SpringerWienNewYork

Alice Sendera
Martina Sendera

Kinder und Jugendliche im Gefühlschaos

Grundlagen und praktische Anleitungen für den Umgang mit psychischen Auffälligkeiten und Erkrankungen

SpringerWienNewYork

Mag. Dr. Alice Sendera
Dr. Martina Sendera, MAS
Perchtoldsdorf, Österreich

Printed in Germany

SpringerWienNewYork ist ein Unternehmen von
Springer Science + Business Media
springer.at

Satz: Jung Crossmedia Publishing GmbH, 35633 Lahnau, Deutschland
Druck: Strauss GmbH, 69509 Mörlenbach, Deutschland

Gedruckt auf säurefreiem, chlorfrei gebleichtem Papier
SPIN 80064269

Mit 133 Abbildungen

Bibliografische Information der Deutschen Nationalbibliothek
Die Deutsche Nationalbibliothek verzeichnet diese Publikation in der Deutschen Nationalbibliografie; detaillierte bibliografische Daten sind im Internet über http://dnb.d-nb.de/ abrufbar.

ISBN 978-3-7091-0868-0 SpringerWienNewYork

Geleitwort

Endlich ist er schriftlich niedergelegt – der Spannungsbogen von Somatik, Intellektualität, Emotionalität, Sozialisation und Genderfrage.

Eine umfassende Sichtweise von vorinstallierter Hardware des menschlichen Seins und seiner Fähigkeiten, die vorgeburtlich angelegt sind, wird dargestellt. Es wird der Beweis erbracht, dass das Menschenkind zum richtigen Zeitpunkt auf die Welt kommt – der richtige Zeitpunkt für die weitere Ausreifung, vor allem des Zentralorgans Gehirn. Durch die entsprechenden Sinnesreize erfolgt die cerebrale Dendritenaussprossung und Vernetzung.

Als Beispiel mag die Vorstellung dienen, wie ein Säugling um das Jahr 1900 aufgewachsen ist. In weitgehend abgedunkelten Räumen, in einer Wiege im seidenen Steckkissen abgelegt, zum Kuss dem Vater von einer Amme gereicht, waren die Sinnesreize – im Vergleich zu heute – spärlich. Ein modernes Kinderzimmer der Jetztzeit ist hell, gut durchlüftet, ein Mobile ist in der Sichtdistanz von 35 bis 40 cm über den Augen angebracht, dem kindlichen Bewegungsluxus wird spielerisch begegnet und die Muttersprache wird von Anbeginn an in ruhiger, nicht verniedlichter Form angewendet. Die Erkenntnisse der Neurophysiologie und Neuropsychologie haben uns einen Weg gewiesen, der in Boulevardzeitungen die Frage in den Raum stellte „Ist Intelligenz lernbar?". Es ist wohl nicht zufällig, dass der meistgebrauchte Intelligenztest für Kinder (HAWIK) vor mehr als einem Jahrzehnt in revidierter Form aufgelegt werden musste, um den Normwert von IQ = 100 neu zu standardisieren.

Im Laufe der Entwicklung werden dem Kind entsprechende Softwareprogramme eingespielt. Dies sind z. B. die Grob- und die Feinmotorik, die Mutter- bzw. Fremdsprache, das Toiletten-Training und ganz hochwertige Programme wie die moralische Urteilsfähigkeit und das gebildete Gewissen.

Im vorliegenden Buch wird das zentrale Augenmerk auf die kindlichen ICD-10-Diagnosen gelegt und in populärwissenschaftlicher Optimalität dargestellt. Der Reformpädagogik, bekannt gemacht seit mehr als 100 Jahren durch Namen wie *Montessori*, *Steiner*, *Adler*, *Spiel* oder *Korczak* – sie alle waren Vordenker einer neuen Welt- und Schulsicht –, wird Rechnung getragen. Die psychosoziale Werkstatt verlangt eine ganzheitliche Sicht der Individualität eines Kindes. Mögen Taten der Sichtweise beider Autorinnen beherzigt werden und folgen.

Wien, im Mai 2011

O. Univ.-Prof. Dr. Max H. Friedrich
Universitätsklinik für Kinder- und Jugendpsychiatrie
Medizinische Universität Wien / AKH Wien

Geleitwort

Es gibt zwei Arten, ein Buch zu lesen: erstens die althergebrachte Weise von vorne nach hinten zu lesen oder zweitens zuerst einmal vom Ende her zu beginnen.

Wenn Sie zur ersten Gruppe gehören, dann haben Sie sich am Schluss des Buches eine Fülle an Wissen und lebenspraktischen Erfahrungen durch die Lektüre angeeignet und haben das gute Gefühl, umfassend und bereichernd informiert worden zu sein. Sie haben begriffliche Fakten, wissenschaftliche Analysen, psychologische wie pädagogische Lösungen und Übungen kennengelernt und vertieften sich in die literarischen Texte. In Summe wurde Ihnen eine Vielzahl von klärenden, inspirierenden wie praktikablen Informationen geboten, die sich im Umgang mit jenen Kindern und Jugendlichen ergeben, die „im emotionalen Spannungsfeld psychischer Auffälligkeiten" wie in einem Spinnennetz befangen gefangen sind. Die vielen Fallbeispiele zeigen deutlich, wie sich in der postmodernen Gesellschaft die Entwicklungsbedingungen für die junge Generation verschlechtert haben und wie das traditionelle Erziehungssystem den kindlichen und jugendlichen Bedürfnissen nicht mehr gerecht wird. Als Folgewirkung sind zunehmende Beziehungs-, Gefühls- und Verhaltensstörungen zu beobachten, die für alle Beteiligten belastend sind. Erziehen, Lehren und Lernen wurden zunehmend schwieriger, weil die Aufgaben und Anforderungen an Elternhaus, Schule und öffentliche soziale Einrichtungen nicht nur steigen, sondern auch heterogener geworden sind.

Wenn Sie zur zweiten Gruppe von Lesern und Leserinnen gehören, dann entdeckten Sie in diesem Buch zuerst jene Vielfalt an Texten aus der Literatur-Werkstatt und sie schmökerten genussvoll in der Sammlung von therapeutischen Übungen, Modellen und Rollenspielen.

Wie auch immer Sie sich diesem Buch nähern: Es ist ein Kompendium an fachlichem Wissen, an lebenspraktischen Erfahrungen – niedergeschrieben von Autorinnen, die in ihren unterschiedlichen Tätigkeitsfeldern als Mutter, Ärztin, Psychologin und Pädagogin mit anschaulichen Beispielen und Orientierungsmustern differenzierte Lösungswege aufzeigen. Sie ermöglichen, den Teufelskreis von Persönlichkeitsstörungen dadurch zu durchbrechen, indem sie aufzeigen, wie in Kindheit und Jugend eine emotionale Stabilität aufgebaut oder wiederhergestellt werden kann, die die Basis für ein gelingendes und glückliches Erwachsenenleben ist.

Fazit: ein Handbuch für alle Berufsgruppen, die mit Kindern und Jugendlichen zu tun haben, und ein Hausbuch für jede Familie, deren „Herzstück" Kinder und Jugendliche sind. In diesem Sinn viel Freude mit diesem

Buch, das Ihnen lebens- und berufsbegleitend als ein verlässlicher Ratgeber dienen kann.

Wien, im Mai 2011 *Mag. OStR. Prof. Jutta Kleedorfer*[*]

* U. a. bundesweit tätig an den Instituten für Fort- und Weiterbildung der pädagogischen Hochschulen, ehem. Professorin für Fachdidaktik und Fachwissenschaft Deutsch an der Privaten Pädagogischen Hochschule der Hochschulstiftung der Erzdiözese Wien, Vorstandsmitglied der Austrian Literacy Association; zahlreiche Publikationen im Bereich der Lese- und Literaturpädagogik sowie Mediendidaktik; Buchautorin.

Vorwort

Drei Dinge sind uns aus dem Paradies geblieben:
Sterne, Blumen und Kinder.

Dante

In den vielen Jahren, in denen wir uns mit der Borderline- und Posttraumatischen Belastungsstörung intensiv beschäftigen, fanden wir heraus, dass unsere Patienten zunehmend jünger werden. Einerseits führen wir das darauf zurück, dass die Gesellschaft zum Glück immer hellhöriger wird und die Betroffenen früher zur Therapie kommen, andererseits zeigt sich eine größere Vielfalt an psychopathologischen Auffälligkeiten, die in der Emotionalität bei den Betroffenen selbst liegen und in der Reaktivität mit anderen zu Problemen im zwischenmenschlichen Bereich führen.

Wir versuchen, einen Einblick in die unterschiedlichen psychischen Störungen und die multifaktoriellen Zusammenhänge zu geben, die durch die Wirkungen und Wechselwirkungen von genetischen, biologischen, kognitiven, sozialen, familiären, psychischen und emotionalen Faktoren bedingt sind. Die Bedeutung emotionaler Phänomene sowie die Dynamik der Reaktivität spielen dabei eine für das Verständnis der Prozesse bedeutende Rolle.

Das Buch beinhaltet einen theoretischen Überblick über die Störungsbilder, und in unserer *Werkstätte* zeigen wir mögliche praktische Anregungen, Strategien, *Skills* und Übungsanleitungen. Es ist uns klar, dass diese nie vollständig sein können, und daher laden wir unsere Leser ein, eigene Ideen einzubringen und die Werkstätte immer weiter zu vergrößern.

Wir bedanken uns – wie immer – bei unseren Kindern, die bei der Entstehung des Buches mitgeholfen haben, und hoffen, dass sie uns alle Fehler, die wir im Laufe der Erziehung gemacht haben, verzeihen.

Aus Gründen der Lesbarkeit wird auf eine geschlechtsneutrale Formulierung verzichtet und alternierend die männliche und weibliche Form verwendet. Das andere Geschlecht ist dabei immer mitgemeint.

Perchtoldsdorf, im Mai 2011 — *Alice und Martina Sendera*

Inhaltsverzeichnis

I. Teil

Entwicklungspsychologie im Kindes- und Jugendalter 5
Entwicklung 5
Bindung und die Entwicklung der Persönlichkeit 24
Emotionale Entwicklung 46
Die Entwicklung der Identität 57
Die Sprachentwicklung 59
Das Spiel 63
Resilienz 67

II. Teil

Psychische Störungen im Kindheits- und Jugendalter 71
Entwicklungsdefizite – psychosoziale Risikofaktoren 75

Persönlichkeitsstörungen bei Kindern und Jugendlichen 84
Symptomatik der Persönlichkeitsstörungen (PS) 85

Borderline-Störung bei Kindern und Jugendlichen 90
Ursachen und Konzepte 94
Invalidierung 98

Selbstverletzendes Verhalten (SVV) 102
Formen der Selbstverletzung (SVV) 106
Funktionalität von SVV 107
Auslöser 107
Therapieansätze 108

Essstörungen 113
Diagnostische Kriterien 114
Anorexia nervosa (Magersucht) 116
Bulimie (Bulimia nervosa) 118
Binge-Eating-Störung 119
Adipositas 120
Therapieansätze 120

Autismus 126
Ursachen 126
Genetik 126
Forschung 126
Neuropsychologie 127
Frühkindlicher Autismus 130
Asperger-Syndrom 130
Therapieansätze 132

Rett-Syndrom 135
Verlauf 136
Genetik 137
Therapieansätze 138

Selektiver Mutismus 140
Therapieansatz 140

Umschriebene Entwicklungsstörungen 141
Störungen von Verhalten und/oder Emotionen 141
Lernstörungen 141
Intellektuell-kognitive Störungen 141
Komorbiditäten 141
Therapieansätze 142

Reaktive Bindungsstörung des Kindesalters 143
Auffälligkeiten 143
Therapieansätze 144

Lese- und Rechtschreibschwäche 145
Ursachen 145
Testverfahren 146
Auffälligkeiten 146
Therapie 147

Bindungsstörung des Kindesalters mit Enthemmung 148
Auffälligkeiten 148

ADS/ADHS 149
Begriffe 150
ADHS und Gesellschaft 150
Die Geschichte der ADHS 154
Prävalenz 156
Ätiologie 158
Genetik 158
Exogene Risikofaktoren 159
Biochemische Faktoren 159
Neuroanatomie und Neurophysiologie 161
Neuropsychologie 162
Depression und PTSD 166
Diagnostik 168
Hochbegabung und ADHS 174
Symptomatik 177
Komorbidität und Differentialdiagnose 181
Komorbidität im Erwachsenenalter 186
Differentialdiagnostik 186
Pharmakotherapie der AD(H)S 187

Psychostimulantien 188
Psychotherapie der ADHS 200
ADHS-Erfahrungsbericht einer Mutter 204

Affektive Störungen im Kindes- und Jugendalter 213
Prävalenz 213
Stimmungsschwankungen 213
Depressionen 215
Manisch-depressives Kranksein (MDK) 235
Suizidalität bei Kindern und Jugendlichen 244
Affektstörungen im Rahmen schizophrener Psychosen 254
Diagnostik 257
Therapie 258
Prognose 260
Stigmatisierung 260

Angststörungen im Kindes- und Jugendalter 262
Definition 262
Einteilung und Symptomatik 263
Ätiologie 264
Neurobiologie 264
Diagnostik 265
Differentialdiagnosen 266
Komorbidität 266
Therapeutische Ansätze 267
Schulangst 268

Somatoforme Störungen im Kindes- und Jugendalter 270
Prävalenz 270
Genetik 270
Prognose 271
Therapeutische Ansätze 271

Die Posttraumatische Belastungsstörung 273
Gefühle 273
Diagnose 274
Risikofaktoren versus Resilienz 275
Genetik 278
Neurobiologisches Modell 279
Komorbidität 280
Pharmako- und Psychotherapie 280
Symptome 287
Hilfe und Unterstützung durch Familie, Schule und Therapie . . . 291

Sucht 294
Alkohol 294
Illegale Drogen 297

III. Teil

Reformpädagogik und alternative Schulsysteme 307
Historischer Rückblick 307
Reformpädagogik 309
Gesunde Lehrer – Gesunde Schule 328
Tiergestützte Therapie und Pädagogik 331

IV. Teil

Werkstätte 357
Übungen – Skills – Strategien –
Ideen in Prävention und Therapie 357

Emotionsregulation 358
Übungen für jüngere Kinder 358
Beobachtung der Gefühle 359
Der Wunsch-Laden 359
Spiele gegen Wut 359
Entspannungstechniken 360

Achtsamkeit 375
MBSR-Methode (Mindfullness Based Stress Reduction)
nach Jon Kabat-Zinn 375
Achtsamkeit und ZEN 376
Übungen 378

Stress-Toleranz – *die Notbremse* 384

Soziale Kompetenz – Zwischenmenschliche *Skills* 389

Anhang zum Kapitel *ADHS* 400
ADHS-Hilfestellungen 400

V. Teil

Literatur-Werkstätte 417
Märchen 417
Die Nixe im Teich 418
Der Teufel mit den 3 goldenen Haaren 422
Das Mädchen ohne Hände 427
Das eigensinnige Kind 432
Das kleine Mädchen mit den Schwefelhölzern 433
Hans mein Igel 435
Vom Bäumchen, das andere Blätter hat gewollt 439
Rotkäppchen 441
Das häßliche Entlein 444
Goldilocks and the three bears 453

Moderne Märchen und Geschichten 455
Texte zum Nachdenken von Sonja Sutor 456

Literaturverzeichnis 459
Sachverzeichnis 469

Eure Kinder sind nicht eure Kinder.
Sie sind die Söhne und Töchter der Sehnsucht
des Lebens nach sich selber.
Sie kommen durch euch, aber nicht von euch,
und obwohl sie mit euch sind, gehören sie euch doch nicht.
Ihr dürft ihnen eure Liebe geben, aber nicht eure Gedanken.
Denn sie haben ihre eigenen Gedanken.
Ihr dürft ihren Körpern ein Haus geben, aber nicht ihren Seelen,
denn ihre Seelen wohnen im Haus von morgen, das ihr nicht besuchen könnt,
nicht einmal in euren Träumen.
Ihr dürft euch bemühen, wie sie zu sein, aber versucht nicht,
sie euch ähnlich zu machen.
Denn das Leben läuft nicht nach rückwärts, noch verweilt es im Gestern.
Ihr seid die Bogen, von denen eure Kinder als lebende Pfeile abgeschickt werden.
Der Schütze sieht das Ziel auf dem Pfad der Unendlichkeit, und Er spannt euch mit
Seiner Macht, damit seine Pfeile schnell und weit fliegen.
Lasst euren Bogen von der Hand des Schützen auf Freude gerichtet sein;
denn so wie Er den Pfeil liebt, der fliegt, so liebt Er auch den Bogen, der fest ist.

aus Khalil Gibran, Der Prophet

I. Teil

Entwicklungspsychologie im Kindes- und Jugendalter

Entwicklung

Die Entwicklung des Menschen vom Neugeborenen bis zum Erwachsenen ist ein immerwährender Prozess, in dem biologische, psychosoziale und situative Faktoren wechselseitig wirksam werden. Dieser Prozess unterliegt einer *Veränderbarkeit (Plastizität),* die das ganze Leben dauert und viele Möglichkeiten zulässt.[1] Entwicklung wird auch als Erwerb von Handlungskompetenzen durch eine ständige Interaktion zwischen Mensch und Umwelt gesehen. Die Entwicklungspsychologie liefert Altersverlaufsbeschreibungen anhand von deskriptiven Altersnormen. Querschnittuntersuchungen liefern Daten über mittlere Unterschiede zwischen den Einzelnen und innerhalb der Altersgruppen. Die über die Zeit zu beobachtenden Entwicklungs-Veränderungen werden meist über das Lebensalter dargestellt bzw. werden Kinder der einzelnen Altersgruppen untereinander verglichen. Die Entwicklungsbesonderheiten erscheinen im zeitlichen Verlauf der Entwicklung in bestimmten Alterszeiträumen. Insofern kann davon ausgegangen werden, dass es Phasen in der Entwicklung gibt, die durch Entwicklungsbesonderheiten charakterisiert sind.

Mit *Entwicklung* ist ein kontinuierlicher Übergang von einem Ausgangszustand in einen neuen Zustand gemeint, wobei der Ausgangszustand die notwendige Basis für den Neuzustand ist.

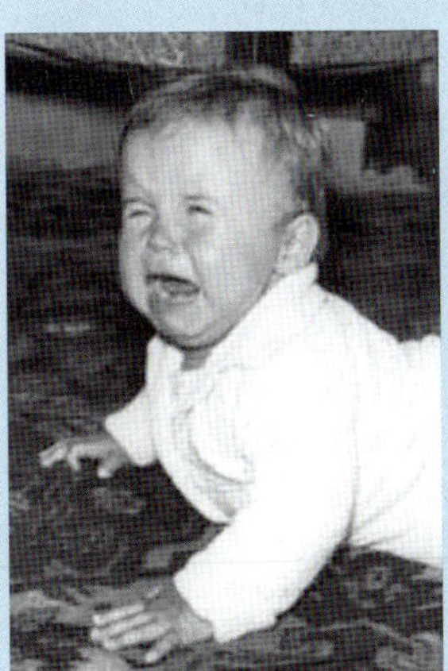

Abb. 1. Entwicklung 1

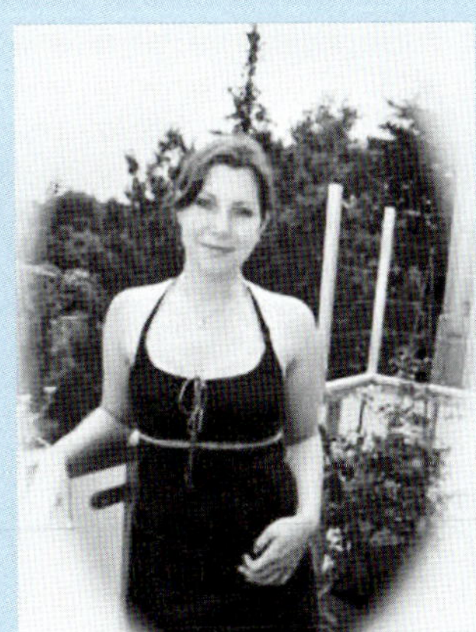

Abb. 2. Entwicklung 2

1 Oerter R, Montada L (Hrsg) (2008) Entwicklungspsychologie. Landsberg: Beltz

Kinder und Jugendliche durchleben verschiedene Stadien, in denen sie sich körperlich, geistig und sozial entwickeln. In diesen Stadien müssen bestimmte Entwicklungsaufgaben bewältigt werden. Dabei beeinflussen Umweltbedingungen wie soziale Herkunft, Kultur, Religion und Rollenerwartungen die Entwicklung der jungen Menschen. Dementsprechend verlagern sich die Grenzen und Möglichkeiten im Bezug auf ihr Verhalten sowie ihre körperlichen und geistigen Fähigkeiten.

Entwicklungsaufgaben

Entwicklungsaufgaben sind kulturelle und gesellschaftlich vorgegebene Erwartungen und Anforderungen, die in einem bestimmten Lebensabschnitt bewältigt werden sollen. Viele Entwicklungsaufgaben und Anpassungsanforderungen bestimmen den Lebenslauf und geben die zu erreichenden Ziele vor.

Tabelle 1. Entwicklungsaufgaben (Beispiele)

Kleinkind	Sprachentwicklung Selbständigkeit Selbstkontrolle Frustrationstoleranz soziale Integration (z. B. im Kindergarten) Phantasie und Spiel Einhaltung von Normen und Regeln Verfeinerung der motorischen Funktionen
Schulalter	Geschlechterrollenidentifikation Treffen einfacher moralischer Unterscheidungen konkrete Operationen Spiel in Gruppen und im Team soziale Kooperation Erwerb der Kulturtechniken (z. B. Lesen und Schreiben)
Pubertät	körperliche Reifung Gemeinschaft mit Gleichaltrigen (Peers) sexuelle Beziehungen
Adoleszenz	Autonomie von der Herkunftsfamilie Identität in der Geschlechtsrolle Internalisiertes moralisches Bewusstsein Berufswahl

Entwicklungstabellen

Untersuchungen zum Entwicklungsstatus von Kindern und Jugendlichen haben eine lange Tradition. Zur Beurteilung des körperlichen und psychischen Entwicklungsstandes werden altersbezogene Normen als Maßstab herangezogen. Es gibt zahlreiche Bemühungen *Entwicklungstabellen* aufzustellen, um eine zeitgerechte Entwicklung aufzuzeigen. Sie helfen bei der Orientierung, in welchem Alter Kinder krabbeln, stehen, laufen oder sprechen sollen, welche Voraussetzungen für die Schulreife erforderlich sind, woran die Veränderungen der Pubertät zu erkennen sind, welche Abweichungen es geben darf und wann es Grund zur Sorge gibt.

Wir beobachten und vergleichen u. a. die Funktionsbereiche

- der visuellen Wahrnehmung
- der kognitiven Entwicklung
- der Sprachentwicklung
- der Entwicklung von Gedächtnis und Lernvermögen
- der sozial-emotionalen Entwicklung
- der Entwicklung der Motorik

In der Altersspanne von drei bis sechs Jahren verläuft die Entwicklung der Funktionsbereiche meist ohne auffällige Sprünge. In der Regel können Kinder mit zwölf Monaten gehen, mit achtzehn Monaten sinnvolle Zweiwortsätze sprechen und um das sechste Lebensjahr ein Verständnis für Zahlen und Mengen erreichen.

Sozialverhalten

Tabelle 2. Beispiel Entwicklung des Sozialverhaltens

3 Monate	6 Monate	9 Monate	12 Monate
Das Kind kann Blickkontakt durch Kopfdrehen halten, lächelt Bekannte und Fremde an	Es nimmt von sich aus Kontakt auf.	Es unterscheidet Fremde von Bekannten, kann eventuell *fremdeln*.	Es kann Kontakt zu anderen aufnehmen und selbst beenden.

Motorische Entwicklung

Tabelle 3. Beispiel Entwicklung der Motorik

3–6 Monate	6–9 Monate	7–12 Monate	11–14 Monate
Es trägt sein Gewicht mit Händen und Füßen (Vierfüßerstand)	Es kann eigenständig sitzen	Es kann an Möbeln entlang aufrecht laufen	Es kann frei laufen

Entwicklungstabellen führen häufig dazu, dass wir Kinder in ein Raster drängen und die individuellen Entwicklungschancen unbeachtet lassen. Wir vergleichen und orientieren uns an einer Norm und vergleichen Kinder mit anderen Kindern im gleichen Alter. Wir bewerten ihre Entwicklung als überdurchschnittlich, dem Alter entsprechend oder zurückgeblieben und das Verhalten als entsprechend, auffällig oder abnorm.

Doch die Grenze zwischen normalen Entwicklungsfortschritten, dem teilweisen Haftenbleiben oder Überspringen von Entwicklungsphasen ist schwer zu ziehen. Bei allen altersabhängigen physischen und psychischen Veränderungen gibt es eine große Variabilität sowohl zwischen den einzelnen Kindern als auch im Völkervergleich.

Was in den meisten Entwicklungstabellen nicht beachtet wird, ist die Beeinflussung durch Stimulation und Motivation der Umwelt. Viele Entwicklungsschritte laufen nicht immer linear und aufbauend ab. Es zeigt sich sowohl eine *interindividuelle Variabilität*, d. h., die Leistung ist weder innerhalb einer Aufgabe noch über mehrere Aufgaben hinweg stabil, als auch eine *intraindividuelle Variabilität*, d. h., beim selben Kind kann z. B. eine rasche motorische, aber eine langsame sprachliche Entwicklung beobachtet werden. Es ist aber auch möglich, dass eine *transitorische Regression* eintritt und das Kind, obwohl bereits erste Schritte gemacht worden sind, wieder eine neuerliche Krabbelphase durchläuft oder wieder einnässt und einkotet, obwohl diese Phase bereits überwunden war. Vor allem, wenn das seelische Gleichgewicht gestört wird, fallen Kinder häufig in frühere Entwicklungsstufen zurück. Auslöser können Veränderungen wie die Ankunft eines Geschwisterkindes, der Schuleintritt oder ein Umzug, aber auch schwerwiegende Traumata wie z. B. Missbrauch sein.

Die individuellen Unterschiede und Möglichkeiten der Entwicklung erfordern unsere Aufmerksamkeit, da es gilt, relevante Abweichungen über die Norm hinaus frühzeitig zu erkennen.

Die WHO-Definition umfasst für die sogenannte *funktionale Gesundheit* drei Bereiche:

- Körperfunktionen und -strukturen
- Aktivitäten
- Teilhaben an Lebensbereichen

> Abweichungen von der Norm sind definiert durch das *Anders-Sein* der betroffenen Personen in den Bereichen des *subjektiven Erlebens* und durch *objektiv beobachtbare Symptome,* sodass die Grenze zwischen Normalität und Pathologie fließend ist.

Normalien war ein Land, in dem die Menschen einander glichen wie ein Ei dem anderen. Das sollte auch so bleiben. Es durften nur Menschen in Normalien leben, die die Kriterien erfüllten und nur Menschen einreisen, die diesen Anforderungen gerecht wurden. Um ja keine Abweichungen, vor allem die Größe betreffend, zuzulassen, wurde von den Wissenschaftlern des Landes das Normmaß entwickelt.

Ein kastenähnliches Bett, in das man genau hineinpassen musste, garantierte das ideale Maß. Wer nach Normalien einreisen wollte, durfte diese Norm weder unter- noch überschreiten.

So kam es, dass Einreisende, die nicht der Norm entsprachen, viele Entbehrungen und Qualen auf sich nahmen, um den Kriterien zu entsprechen und die Kinder wurden in diesem Sinne ge- und erzogen, gekürzt, zusammengepresst und auseinandergedehnt.

Zunehmend wurde jedes Anders-Sein ausgeschlossen und jede Individualität im Keim erstickt. Die Angst wuchs, nicht mehr der Norm zu entsprechen und ausgewiesen zu werden und kein Fremder wagte sich mehr nach Normalien.

Die Menschen wurden immer unfreier und unglücklicher. Sie sehnten sich nach Unterschied und Freiheit!

Eines Tages kam es zu einem Aufstand. Die Anführer zerstörten das Normbett und versprachen den Menschen, dass sie ganz ohne Einschränkungen und Zwänge leben dürften. Alles war erlaubt und zugelassen.

Doch es dauerte nicht lang und die Menschen waren wieder unzufrieden und unglücklich. Sie waren ohne Halt und verloren die Orientierung.

Wieder kam es zu einem Aufstand!

Seitdem versuchen ihre Wissenschaftler Richtlinien und Kriterien zu entwickeln, um endlich die richtige Norm zu finden . . .

A. Sendera

Entwicklungsmodelle

Die Sichtweise über den Einfluss und die Wechselwirkung verschiedener Faktoren auf das Entwicklungsgeschehen veränderte sich im Laufe der Zeit. In neuerer Zeit wird neben Erb- und Umwelteinfluss von immer mehr Forschern noch ein dritter, die Entwicklung beeinflussender Faktor, hervorgehoben, nämlich die Eigenaktivität und Selbststeuerung des Individuums.

Heute wissen wir, dass der Mensch in seiner Entwicklung vom richtigen Zusammenspiel seiner Anlagen und der Umwelt abhängig ist. Dazu kommt, dass Kinder von Anfang an ihre eigene Entwicklung mitformen. Die aktive Rolle des Individuums in der Entwicklung über die ganze Lebensspanne wird betont. Dies geschieht, indem es eine Auswahl trifft, wohin es seine Aufmerksamkeit lenkt. Das Setzen von Prioritäten hilft die Welt besser kennenzulernen, zu erforschen und Interessen zu entwickeln.[2] Das Individuum steht ständig in einer dynamischen Interaktion mit den vielfältigen Faktoren seiner Umwelt. Diese *Person-Umwelt-Interaktionen* stellen die Quelle positiver und negativer Veränderungen der Entwicklungen dar und gehen mit einer relativen Plastizität (Veränderbarkeit) einher.

Dieser aktive Beitrag der Kinder beginnt bereits im Säuglingsalter, sobald der Säugling das Gesicht der Mutter einer fremden Person vorzieht und damit die Bindung zu ihr fördert. In weiterer Folge kann das Kind seine Entwicklung beeinflussen, indem es aktiv auf Anregungen reagiert.

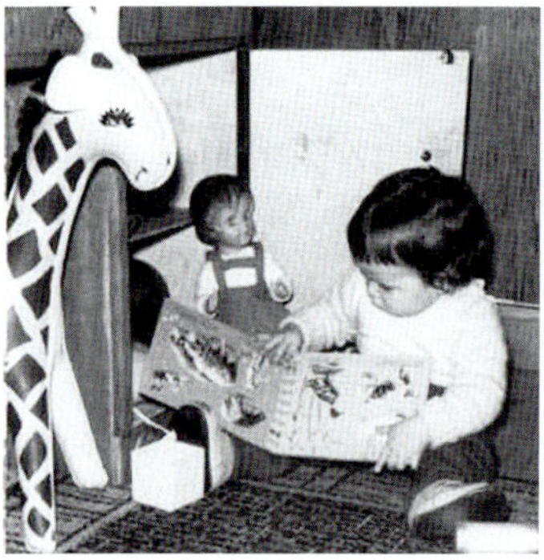

Abb. 3. Kind und Spielzeug

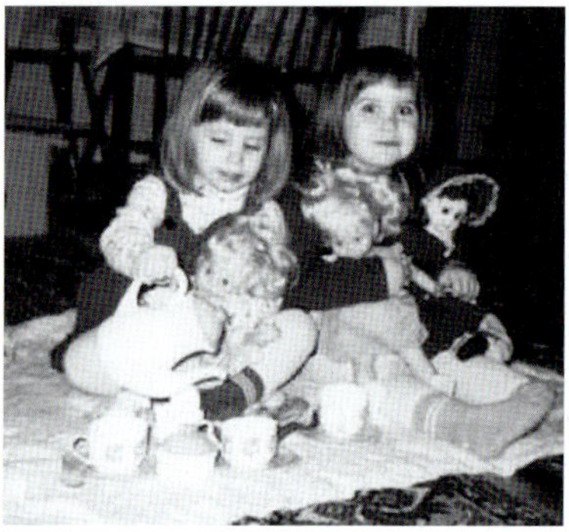

Abb. 4. Puppenjause

Hinter dem aktiven Beitrag zur Selbststeuerung in der Entwicklung verbirgt sich ein zurzeit in der Fachwelt heftig diskutiertes Phänomen – *die Resilienz des Kindes*. Was sich hinter diesem Phänomen verbirgt, was diese Kinder also derart stark macht, schwierigste Umweltfaktoren zu bewältigen und wie wir Kinder darin unterstützen, diese Bewältigungskompetenzen zu entwickeln, wird in anderen Kapiteln noch genauer dargestellt werden.

Das Zusammenspiel von Anlage und Umwelt

Bereits im 4. Jahrhundert vor Christus interessierten sich die griechischen Philosophen, wie sich die Anlagen der Kinder und die jeweiligen Umweltbedingungen auf die Entwicklung auswirkten. Platon und Aristoteles legten in ihren Schriften ihre Ansichten zur Erziehung nieder. Sie vertraten die Auffassung, dass eine *sorgfältige Aufzucht der Kinder* entscheidend für das Wohl des Staates sei.

2 Siegler R, DeLoace J, Eisenberg N (2008) Entwicklungspsychologie im Kindes- und Jugendalter. Heidelberg: Spektrum Akademischer Verlag

Das Gemüt des Kindes muss, fern von Verzärtelung, welche empfindlich, zornig und mürrisch macht, wie von zu großer Strenge, welche Kleinmut und Sklavensinn erzeugt, in einer möglichst heiteren Stimmung gehalten werden.

Platon (427–347 v. Chr.)

Die Frage nach den Einflüssen von Anlagen und Umwelt zieht sich in weiterer Folge wie ein roter Faden durch die Jahrhunderte. Wir finden große Namen wie Locke, Rousseau, Darwin, Watson, die ihre Ansichten dazu aufzeichneten *(siehe auch: Kapitel Schulen)*. Zu Beginn des 19. Jahrhunderts interessierte sich Sir Francis Galton, wie menschliche Eigenschaften weitergegeben werden und schloss aus seinen Forschungen, dass die Anlage der Umwelt überlegen sei.

Lange Zeit verstand man unter *Entwicklung* ein ausschließlich *anlagemäßig* vorgegebenes Reifungsgeschehen vom Säugling bis hin zum Erwachsenen, das nach einem vorgegebenen Programm abläuft. Es musste zu einem bestimmten Zeitpunkt ein anlagebedingter Reifegrad erreicht sein. Der Umwelt wurde dabei nur eine auslösende oder hemmende Funktion zugeordnet.

Zu Beginn des 20. Jahrhunderts gingen die Behavioristen davon aus, dass allein die *Umwelt* das Verhalten bestimme. Sie behaupteten, dass menschliches Verhalten überwiegend erlernt sei und genetische Faktoren bei der Ausformung von Begabungen, Fähigkeiten oder Charaktereigenschaften nur eine untergeordnete Rolle spielten. John Watson, ein bedeutender Vertreter des Behaviorismus, stellte sogar die kühne Behauptung auf, er könne jedes gesunde Kind in jede Richtung formen. Seiner Meinung nach wird die kindliche Entwicklung durch die Umwelt und den Einfluss von Belohnung und Bestrafung, die auf ein bestimmtes Verhalten folgen, gesteuert. Diese Grundgedanken haben die Entwicklung des amerikanischen Erziehungs- und Schulsystems geprägt. Sie beeinflussten aber auch das allgemeine Denken und Handeln der Menschen, da bei jedem richtigen oder falschen Verhalten davon ausgegangen wurde, dass der Mensch selbst oder andere dafür verantwortlich zu machen wären.

Zur gleichen Zeit beschäftigten sich Wissenschaftler wie Alfred Binet (Paris), William Stern (Hamburg), Karl und Charlotte Bühler (Wien) an den Universitäten mit Entwicklungspsychologie, Jean Piaget gründete ein bedeutendes Forschungszentrum und Schulen in Genf. Gleichzeitig beschäftigte sich Sigmund Freud mit der Theorie der Persönlichkeits- und Neurosenentwicklung.[3] Er war der Ansicht, dass biologische, vor allem sexuelle Triebe einen entscheidenden Einfluss auf die Entwicklung haben.

---

3 Oerter R, Montada L (1987) Entwicklungspsychologie. Weinheim: Psychologie Verlag

Die Anlage ist unsere biologische und genetische Grundausstattung. Dieses Erbe beeinflusst unsere Intelligenz, unsere Persönlichkeit, die geistige und körperliche Gesundheit, unsere äußere Erscheinung bis hin zu bestimmten Vorlieben. Es gibt keine Entwicklung ohne Erbanlagen, deren Gesamtheit als *Genotyp* bezeichnet wird. Unter *Phänotyp* verstehen wir die Gesamtheit aller Merkmale, die die äußere Erscheinung eines Individuums zu einem bestimmten Zeitpunkt seiner Entwicklung ausmachen.

Genetik

Unter Vererbung versteht man die Weitergabe des Erbgutes von Generation zu Generation. Das Erbgut eines Individuums stammt je zur Hälfte vom Vater und von der Mutter. Doch obwohl jede Zelle Kopien der elterlichen Gene besitzt, werden nur einige davon aktiv und kommen zum Ausdruck, andere werden nur teilweise oder nie umgesetzt. Dabei gibt es Genvarianten, die *dominant* sind, d. h. sich durchsetzen. Die Genvariante, die zu braunem Haar führt, ist beispielsweise dominant, jene für blonde Haare rezessiv, was bedeutet, dass diese nicht zur Ausprägung kommen. Von vielen Genen sind mittlerweile ihre Rolle und ihre Funktion für den Körperbau und für den Stoffwechsel bekannt. Die körperbedingten Anlagen (Länge, Gewicht, Kopfumfang, Knochenreifung ...) verändern sich aufgrund eines entwicklungsbedingten Bauplanes.

Mittlerweile gibt es Hinweise dafür, dass die Gene auch eine Art Bauplan für die Persönlichkeit haben. Bei Untersuchungen von Persönlichkeitsmerkmalen eineiiger Zwillinge, die getrennt voneinander aufgewachsen sind und somit unterschiedlichen Umweltfaktoren ausgesetzt waren, konnte festgestellt werden, dass diese trotzdem sehr ähnliche Persönlichkeitsstrukturen und Vorlieben entwickelten. Es gibt Hinweise, dass auch bestimmte Verhaltensweisen und Vorlieben teilweise auf genetische Faktoren zurückzuführen sind.

Doch wie schon angedeutet legt der Bauplan der verschiedenen Persönlichkeitseigenschaften nur die Rahmenbedingungen fest. Der Verlauf der Entwicklung wird vom genetischen Erbe teilweise vorgegeben, die Forschung zeigt jedoch auf, dass sich ein bestimmter Genotyp unter verschiedenen Umwelt- und Lebensbedingungen anders entwickeln kann.[4]

Die Gewichtung von Anlage- und Umwelteinflüssen oder die Bedeutung des Zusammenwirkens von beiden ist spezifisch für den einzelnen Erwerb

4 Asendorpf JB (1993) Entwicklungsgenetik der Persönlichkeit. In: Markefka M, Nauck B (Hrsg) Handbuch der Kindheitsforschung. Neuwied: Luchterhand

oder die Bewältigung von Entwicklungsaufgaben notwendig. Man kann nicht von einem psychologischen Merkmal, einer Fähigkeit, Motivation oder Störung auf andere generalisieren. Es gibt z. B. Störungen und Erkrankungen, für die es genetische Dispositionen, die durch günstige Entwicklungskontexte ausgeglichen werden können, gibt.

Persönlichkeit, Fähigkeiten, Vorlieben oder Verhalten eines Menschen werden nicht alleine durch seine Gene bestimmt. Es ist das komplexe Zusammenspiel zwischen der genetischen Ausstattung und seiner Umwelt mit all den Erfahrungen durch Erlebnisse, Erziehung, Sozialisation und kulturellen Einflüssen, das die Entwicklung leitet.

Reifung

Viele Verhaltensweisen unterliegen dem Prozess der *Reifung;* diese ist ein Teil unseres biologischen Erbes und vollzieht sich in einer nicht umkehrbaren Aufeinanderfolge. So werden Kinder mit einem bestimmten Verhaltensrepertoire geboren, dessen Erwerb nicht auf extern gesteuertes Lernen zurückgeführt werden kann. Dies lässt sich am besten im körperlichen Wachstum und in der motorischen Entwicklung beobachten und vergleichen. Sobald Knochen, Muskulatur und Nervenbahnen *herangereift* sind, wird das Kind stehen, krabbeln und laufen können, ohne es lernen zu müssen. Die Sprachentwicklung, die Wahrnehmungsdifferenzierung, die Denk- und Gedächtnisleistungen unterliegen ebenfalls einem Reifungsprozess. Auch hier ist die Disposition vorgegeben, doch ob und wann das Kind diese Fähigkeiten ausüben kann, hängt von seiner Umwelt und den damit verbundenen Möglichkeiten und Reizen ab.

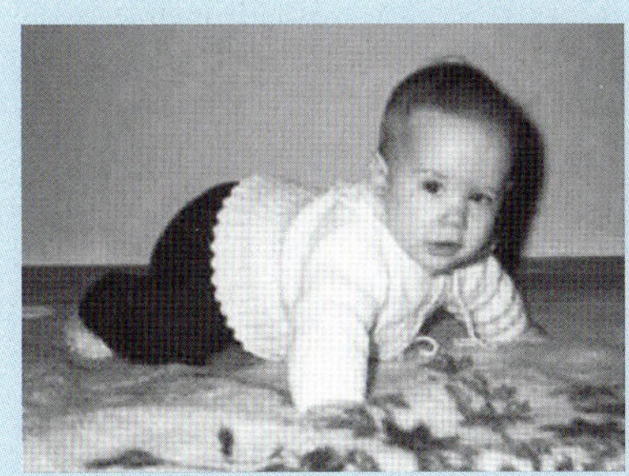

Von Reifung spricht man, wenn spezifische Fähigkeiten weitgehend ohne Lernprozess durch entwicklungsbedingte organische Veränderungen möglich werden.

Abb. 5. Krabbeln

Von großer Bedeutung sind aber auch die *Entwicklung der Persönlichkeit*, die *aktive Selbststeuerung* und die *Entwicklung des Sozialverhaltens*. Das *selbststeuernde Ich* spielt spätestens ab dem 3. Lebensjahr den Koordinator zwischen Kind und Umwelt. Unbewusste Prozesse sublimieren oder fördern

Fehlentwicklungen, steuern die Entwicklung von *Schemata* (Grundüberzeugungen) und unterstützen die Resilienz von Kindern, die auf unterschiedlichen Wegen schwierige Lebensbedingungen und schwierige Ereignisse meistern.

Im Laufe ihrer Entwicklung werden Kinder mit unterschiedlichen Situationen konfrontiert, die das Sozialverhalten positiv oder negativ beeinflussen und in der sich die *soziale Identität* entwickelt.

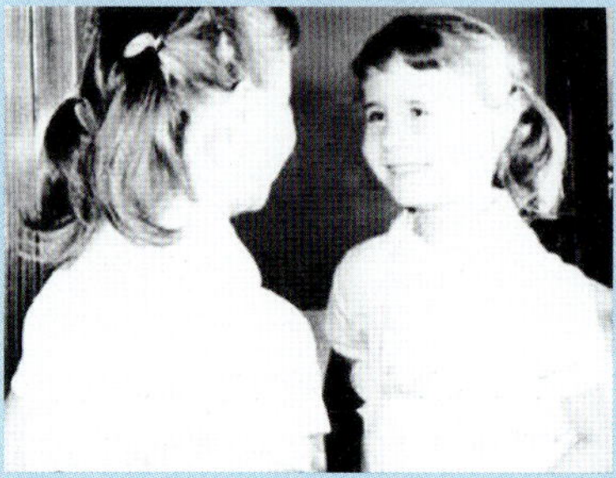

Sozialverhalten und *Sozialkontakte* sind daher ebenfalls Voraussetzung für die psychische und geistige Entwicklung.

Abb. 6. Sozialkontakt

Entwicklungsphasen des Kindes- und Jugendalters

Bis heute versucht man, die Entwicklung in Phasen und Altersstufen zu unterteilen. In vielen Phasenlehren wird angenommen, dass Kinder Fähigkeiten und Fertigkeiten nach einem inneren Bauplan erwerben und nicht durch Unterricht und Erziehung. Nach dieser Theorie erreichen Menschen je nach Alter ein bestimmtes Stadium ihrer Entwicklung, in der die Fähigkeiten und Fertigkeiten voranschreiten.

Man spricht von Entwicklung

- vor der Geburt
- im Säuglingsalter
- beim Kleinkind und Vorschulkind
- im Schulalter
- in der Pubertät
- im Jugendalter

Die heutige Betrachtungsweise der Entwicklungsphasen geht jedoch über diese Zeitspanne hinaus und enthält Aspekte von Wachstum und Gewinn über die gesamte Lebensspanne bis ins hohe Alter. Die meisten Entwicklungsforscher sind sich auch darin einig, dass die meisten Veränderungen nicht abrupt, sondern allmählich eintreten.

Dem Entwicklungs- bzw. Reifungsprozess werden dabei sowohl *physische* als auch *psychische* Faktoren (Körperbau, Temperament, neurobiologische Grundlagen, Persönlichkeitseigenschaften u. a. m.) zugeordnet. Die Vielfalt und das Tempo der dazugehörigen Lernprozesse sind weiters abhängig von sozialen, kulturellen und interpersonellen Bedingungen.

Es steht heute außer Frage, dass die psychische und geistige Entwicklung eines Menschen das gesamte Leben umfasst. Im Laufe der Jahre formierten sich verschiedene Strömungen der Entwicklungspsychologie.

Sigmund Freud als Vertreter der klassisch psychoanalytischen Entwicklungspsychologie unterteilte die frühe Kindheit in eine *orale, anale und ödipale Phase*. Davon ausgehend, dass wesentliche Potentiale des Kindes angeboren sind, schien Entwicklung chronologisch fixierbar zu sein. Man glaubte zu wissen, wie Kinder einer bestimmten Altersstufe geistig, psychisch und körperlich entwickelt zu sein hätten.

Einige Phasentheorien beschreiben, was ein bestimmter Entwicklungsabschnitt mit sich bringt, welche *Einstellungen, Fähigkeiten und Kompetenzen, Interessen* zu erwarten sind, welche Anforderungen im Säuglingsalter, im Schulalter, in der Pubertät und im Jugendalter an die sich entwickelnde Person gestellt werden können bzw. sollten, um einen Fortschritt zu ermöglichen.

Zu den bekannten entwicklungspsychologischen Phasen- bzw. Stufentheorien zählen u. a. die von Piaget entwickelte *Theorie der kognitiven Entwicklung des Kindes,*[5] Kohlbergs *Stufen der moralischen Entwicklung*[6] und der *Geschlechtsrollenidentifikation*[7] sowie das *Stufenmodell* von Erik Erikson.

Theorie der kognitiven Entwicklung

Eine zentrale Rolle in der kognitiven Entwicklung nimmt die Entwicklung der Intelligenz, der Wahrnehmung, der Gedächtnisleistungen und der Sprachbeherrschung ein. Das Denken entwickelt sich nach Piaget von Geburt an zunehmend. Von der vorherrschenden sinnlichen Wahrnehmung bei der Geburt kommt es allmählich zu differenzierteren Lösungsformen bis hin zur abstrakten Begriffsbildung.

5 Piaget J (2003) Das Erwachen der Intelligenz beim Kinde. Stuttgart: Klett-Cotta

6 Kohlberg L, Turiel E (1978) Moralische Entwicklung und Moralerziehung. In: Portele G (Hrsg) Sozialisation und Moral: Neue Ansätze zur moralischen Entwicklung und Erziehung. Weinheim: Beltz

7 Kohlberg LA (1966). A cognitive-developmental analysis of children's sex role concepts and attitudes. In Maccoby EE (Ed), The development of sex differences. Stanford, CA: University Press

Piaget unterteilt die kognitive Entwicklung in vier Phasen:

- Reifung
- Kontakt mit der Umgebung (aktive Erfahrung)
- Soziale Übertragung (soziale Interaktion)
- Äquilibration (Streben nach Gleichgewicht)

Jede Stufe wird auf der vorherigen Stufe aufgebaut. Piaget war der Ansicht, dass Kinder gleichen Alters Aufgaben der gleichen logischen Struktur richtig lösen müssten. Heute wissen wir, dass solche Aufgaben auch von Kindern unterschiedlicher Entwicklungsstufen richtig gelöst werden können. Piaget hat dieses Problem zwar erkannt und dafür den Begriff *Décalage* (horizontale Verschiebung) eingeführt, diese Theorie aber nicht weiter verfolgt. Spätere Forschungsergebnisse zeigen, dass die kognitive Entwicklung bei Kindern schneller verläuft, als Piaget in seinen experimentellen Studien herausfand.[8]

Kinder werden in ihrer kognitiven Entwicklung stark von außen beeinflusst. Dies kann nicht allein mit dem Reifungsprozess begründet werden.

Moralische Entwicklung

Lawrence Kohlberg entwarf ein auf Piaget aufbauendes Stufenmodell zur moralischen Entwicklung. Man versteht darunter Prozesse, die zur Internalisierung von grundlegenden sozialen Normen und Regeln führen. Diese Regeln müssen auch dann eingehalten werden, wenn die Möglichkeit besteht, sie zu brechen, weil weder eine Überwachung gegeben ist noch Sanktionen zu befürchten sind.

Nach Piaget entwickelt sich das Kind vom *moralischen Realismus* im Kleinkindalter über die *fremdbestimmte Moral* im Vor- und Volksschulalter bis hin zur *selbstbestimmten Moral* im weiteren Verlauf. So ist für das Kleinkind noch alles erlaubt, was *nicht* bestraft wird. Später orientiert sich das Kind an den Handlungen anderer Menschen, was für diese in Ordnung ist, ist auch für das Kind in Ordnung. In der Phase der selbstbestimmten Moral entwickeln Jugendliche unabhängig von erwachsenen Bezugspersonen Pflichtgefühl und können eigenständig Verhalten beurteilen. Sie akzeptieren aus eigener Einsicht die Notwendigkeit von Regeln und sind für ihr Verhalten selbst verantwortlich.

8 Astington JW (2000) Wie Kinder das Denken entdecken. München: Reinhardt

Nach Kohlbergs Theorie durchläuft moralisches Handeln und Moralbewusstsein mehrere Stufen wie z. B.

- Internalisierung von Normen
- Gerechtigkeitsempfinden für Regeln
- Zurückstellung eigener Bedürfnisse und Interessen gegenüber anderen

Auf jeder Stufe urteilen Personen unterschiedlich darüber, was richtig ist. Je höher die Stufe, umso differenzierter werden moralische Urteile getroffen. Das Verhalten selbst wird anhand von Kriterien als *moralisch* oder *unmoralisch* eingestuft. Dabei lassen sich bestimmte Verhaltensweisen nicht von vornherein als moralisch oder unmoralisch einstufen. So kann z. B. ein Vorsatz egoistischen Motiven entspringen, um die eigene Überlegenheit zu demonstrieren oder sich der Dankbarkeit des anderen zu versichern oder echte selbstlose Hilfe darstellen. Eine Lüge kann dem Zweck dienen, den Anderen nicht zu verletzen oder sich einen Vorteil zu verschaffen u.v.m.

Heute ist man bemüht, Kinder und Jugendliche in ihrer Eigenständigkeit zu stärken. Sie sollen für sich entscheiden lernen, was sie für richtig oder falsch halten. Man weiß aber auch, dass die Weitergabe von Werten wichtig für die Charakterbildung ist. Der amerikanische Entwicklungspsychologe William Damon ist der Meinung, dass Kinder Stadien durchlaufen, die zum moralischen Denken führen. Er betont aber auch, dass ein hochentwickeltes moralisches Denken nicht bedeutet, dass diese Personen unbedingt nach ihrer Einsicht handeln. So war man lange Zeit der Meinung, dass die Reife des moralischen Handelns vom Entwicklungsstand des moralischen Urteilsvermögens abhängig sei. Doch nicht nur bei Kindern, auch bei Erwachsenen treten diesbezüglich Diskrepanzen auf. Jugendliche Straftäter kennen meist die moralischen Regeln der Gesellschaft, doch sie identifizieren sich nicht damit und handeln auch nicht danach.

Kinder machen sich bereits sehr früh Gedanken über *richtig* und *falsch*, was man darf und was nicht. Sie gehen in Richtung einer systematischen Vorstellung über Moral und entwickeln nach und nach eine moralische Identität.

Geschlechtsidentifikation und soziale Geschlechterrolle

Buben und Mädchen werden mit spezifischen Normen und Verhaltenserwartungen konfrontiert, die durch den biologischen Geschlechtsunterschied gerechtfertigt werden. Die Geschlechterrollen sind in vielen Kulturen durch den wirtschaftlich-sozialen Aufbau der Gesellschaft bestimmt.

Es gibt verschiedene Theorien, die das Entstehen von Unterschieden im Verhalten zwischen den Geschlechtern erklären. Die biologische Forschung geht davon aus, dass Unterschiede zwischen den Geschlechtern genetisch bedingt sind. Psychologische Theorieansätze versuchen zu erklären, warum Buben und Mädchen bereits im Kleinkindalter verschiedene Verhaltensrepertoires, Interessen und Beschäftigungsvorlieben haben.. Geschlechtstypisches Verhaltens wird an Hand verschiedener Modelle zu erklären versucht.

Die Ansätze unterscheiden u. a.:

- das biologische Geschlecht (männliche oder weibliche Körpermerkmale)
- die Geschlechterrolle (soziale Rolle als Mann oder Frau)
- die sexuelle Orientierung (Bevorzugung männlicher oder weiblicher Sexualpartner)

Kohlberg geht davon aus, dass Kinder ihr Wissen über die Geschlechter und die Geschlechterrollenentwicklung so konstruieren wie auch ihr anderes Wissen über die Welt.

In seiner kognitiven Entwicklung bekommt das Kind ab dem dritten Lebensjahr ein Verständnis dafür, welchem Geschlecht es angehört. Bis zum achten Lebensjahr erfolgt dann die sogenannte Herausbildung der *Invarianz* der eigenen Geschlechtszugehörigkeit. Kinder, die die Unveränderbarkeit ihrer Geschlechtszugehörigkeit erkannt haben, sind daran interessiert, sich ihrem Geschlecht entsprechend zu verhalten, sie imitieren geschlechtsspezifisches Verhalten. Damit bestätigen sie sich und anderen ihre Geschlechtszugehörigkeit. In der Soziologie wird zwischen Sex und Gender (soziales oder psychologisches Geschlecht) unterschieden.

Wir sprechen von

- Geschlechtsidentität (Wissen um das eigene Geschlecht)
- Geschlechtsstabilität (Wissen, dass das eigene Geschlecht konstant bleibt)
- Geschlechtskonstanz (Wissen, dass das Geschlecht trotz äußerer Veränderungen gleich bleibt)

Martin und Halverson entwickelten die Theorie der *Geschlechtsschemata*. Im Lauf der Entwicklung bauen sich durch spezifische Informationen Geschlechtsschemata auf, die alle weiteren einschlägigen Informationen filtern und speichern.

Kinder begreifen relativ schnell den Unterschied des biologischen Geschlechts und entwickeln ein Verständnis dafür, was es bedeutet, ein Bub oder ein Mädchen zu sein. Die Passung der jeweiligen Geschlechterrolle ist jedoch einem ständigen Wandel unterworfen.

Wir unterscheiden somit:

- das allgemeine Geschlechtsschema (gleich wie ich; anders als ich)
- das eigengeschlechtliche Schema (sich gleich verhalten wie ein Mann/eine Frau)

Kinder neigen dazu sich eher Dinge anzueignen, die sich in Übereinstimmung mit *ihrem* Geschlecht verhalten. Die Umwelt kann dadurch spätere *Geschlechtsstereotypien* prägen und aufrechterhalten. Von Buben wird erwartet, dass sie eine männliche, von Mädchen, dass sie eine weibliche Rolle einnehmen. In den meisten Fällen werden die Kinder das von selbst tun. Es ist jedoch möglich, dass diese Rolle nicht angenommen wird und dass ein männliches bzw. weibliches Kind sich trotz seiner äußeren Erscheinungsform insgeheim mit der anders geschlechtlichen Rolle identifiziert.

Geschlechtsidentität

Die Geschlechtsidentität entwickelt sich innerhalb des sozialen Miteinanders. So ist die Entwicklung der Geschlechtsidentität außer auf der individuellen Ebene auch auf anderen Ebenen zu sehen:

- Interpersonelle Ebene
- Intergruppenebene
- Interkulturelle Ebene

Um das eigene soziale Geschlecht entwickeln und hinterfragen zu können, sollen Kinder die Möglichkeit haben, sich entsprechend ihren Interessen betätigen zu können. Oft sind das sogenannte geschlechtstypische Handlungsangebote (Mädchen kochen/Buben reparieren Autos), darüber hinaus müssen sie aber auch andere geschlechtsunspezifischeTätigkeiten (Mädchen machen Karriere/Buben versorgen den Haushalt) angeboten bekommen. Die eigene Geschlechtsidentität entwickelt sich nur dann, wenn sie sich bei verschiedenen Handlungen erproben kann und die eigene Person als männlich oder weiblich eingeschätzt wird. Veränderungen in der Gesellschaft jedoch machen eine Veränderung der geschlechtsbezogenen Selbstkonzepte unter Umständen mehrmals im Leben nötig. Die Geschlechtsidentität schließt die Geschlechtszugehörigkeit mit ein. Diese subjektive Einschätzung muss ein stimmiges Selbstbild ergeben.

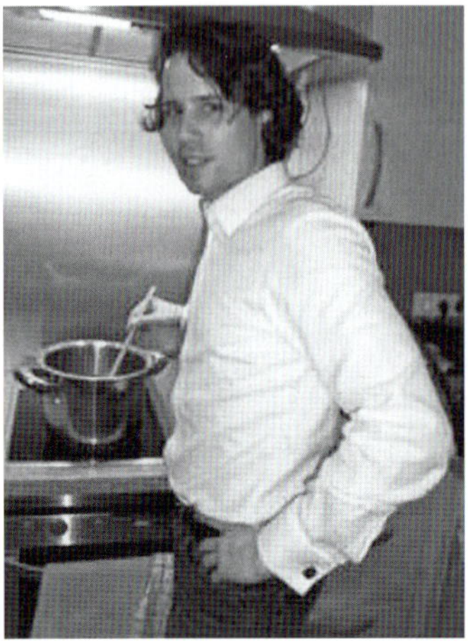

Abb. 7. Geschlechtsunspezifische Tätigkeit 1

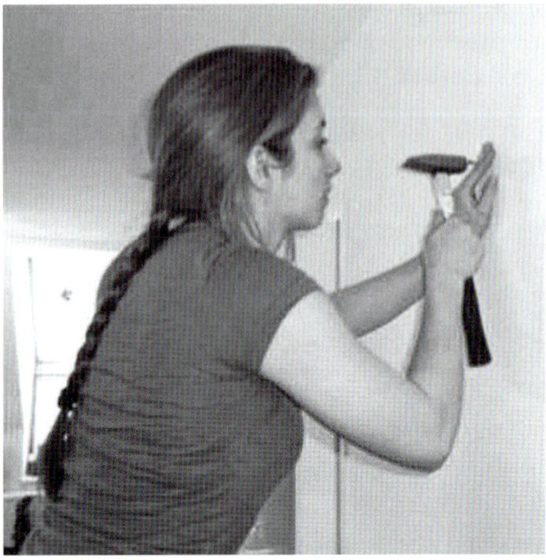

Abb. 8. Geschlechtsunspezifische Tätigkeit 2

Nicht außer Acht gelassen werden darf die Bedeutung der *Genderproblematik,* d. h. das soziale und psychologische Geschlecht im Unterschied zum biologischen Geschlecht. Der Begriff *Gender Mainstreaming* bezeichnet den Versuch, die Gleichstellung beider Geschlechter auf allen gesellschaftlichen Ebenen zu gewährleisten und faire Lebens- und Arbeitsbedingungen zu schaffen. *Gender Mainstreaming* basiert auf der Erkenntnis, dass es keine geschlechtsneutrale Wirklichkeit gibt und sowohl Männer als auch Frauen in sehr unterschiedlicher Weise von politischen und administrativen Entscheidungen betroffen sein können. Ziel ist es, alle sozialen Ungleichheiten zwischen Frauen und Männern in allen Bereichen und bei allen Planungs- und Entscheidungsschritten auszugleichen.

Meine Identität im Kindesalter

Das ist für mich schwer zu definieren. Ich habe bis heute keine Ahnung, was eine „Ich-Identität" überhaupt ist.

Eines vorab zu meiner Lebensgeschichte, ich unterzog mich einer Geschlechtsangleichung. Ich wurde mit einem weiblichen Körper geboren, heute lebe ich mit allen Attributen als Mann. Obwohl ich mich heute stimmiger und wohler in meiner Haut fühle, muss ich zugeben, dass das meiste auch heute noch auf mich zutrifft, deshalb schreibe ich in manchen Passagen in der Gegenwart und in der Vergangenheitsform.

Ich verschlang lange Zeit viele Bücher über das Thema Identität, um endlich herauszufinden und das AHA-Erlebnis zu haben, ja, DAS BIN ICH. Aber meine Kindheit beschreibt am besten das Buch von Maria Lobe „Das kleine ICH bin ICH".

Ich wollte immer irgendwo dazugehören. „Meine Familie und meine Freunde" finden. Seitdem ich denken kann, habe ich immer ALLES getan und gemacht, damit mich die anderen akzeptierten und mochten. Ich versuchte alles zu kopieren, um zu werden wie die anderen ... Was der eine toll fand, fand ich auch toll, ... das ging auch soweit, dass ich vorgab, dass es mir Spaß macht, wo eigentlich meine Seele und/oder Körper verletzt wurden. Ein harmloses Beispiel: Verkehrt in den Mistkübel gesteckt zu werden ... Endresultat war natürlich, dass ich ein ewiger Außenseiter wurde. Ich war nervend, tollpatschig und uncool und lechzte nach Anerkennung.

Mein Leben war/ist in Rollen aufgebaut, überall und in jedem Bereich leb(t)e ich sie. Und diese orientieren(orientierten) sich an der Umgebung. Dies ging/geht ganz automatisch – je nachdem, was gebraucht wurde/wird, um zu „überleben".

Das ist sehr anstrengend. Aber zum Ausgleich, hatte ich immer schon, so lange ich denken kann, meine Phantasiewelt. Da war ich ein Junge, selbstbewusst, cool, ein Genie und über alles beliebt und gemocht. Alles war/ist dort in Ordnung und heil! (Vergleichbar mit Seifenopern, Superman ...)

Ich denke, Rollen spielt jeder (z. B. die Verkäuferin, die einen anlächelt, obwohl ihr zum Heulen ist ...), aber Menschen mit Identität wissen innen drinnen, was sie wirklich sind. Ich brauche/brauchte in der realen Welt die anderen als Spiegel, um ein ICH zu haben.

Also mein ICH hat/te sehr viele Persönlichkeiten – oder vielleicht doch keine Einzige?

Julian

Sexuelle Orientierung

Die sexuelle Orientierung wird definiert als eine lang dauernde emotionale, romantische, sexuelle oder liebevolle Anziehung zu Personen eines bestimmten Geschlechts. Sie muss vom sexuellen Verhalten unterschieden werden und hat mit Emotionen und Selbstwahrnehmung zu tun. Schon im Kleinkindalter sind Kinder neugierig, was ihren eigenen Körper betrifft, so betasten und erkunden sie ihre Geschlechtsorgane und vergleichen sich mit anderen. Manche mögen es, nackt herumzulaufen und möchten gerne wissen, wie die anderen unter der Kleidung aussehen. In der Pubertät fühlen sich Jugendliche sexuell zu anderen hingezogen. Dabei stellt sich die Frage der Hetero-, Homo- und Bisexualität. Wie sich die sexuelle Orientierung entwickelt, ist noch nicht geklärt. Es gibt verschiedene Meinungen über die Ursprünge von Sexualität, wie z. B. genetische, hormonelle Faktoren oder Kindheitserfahrungen. Manche Jugendliche haben bereits im mittleren Kindesalter eine Ahnung bezüglich ihrer sexuellen Neigung. Oft wird jedoch die sexuelle Orientierung erst während der Adoleszenz definierbar, ohne dass vorher sexuelle Erfahrungen gemacht wurden. Eine genaue Angabe über die Zahl der Zugehörigkeit gibt es nicht, die Dunkelziffer ist sehr hoch. Viele homosexuelle Jugendliche haben ihr *Coming-out* erst im Erwachsenenalter. Das *Coming-out* ist für viele Jugendliche vor allem ein soziales Problem, da Homosexualität und Bisexualität zwar offener als früher in der Gesellschaft thematisiert werden, gesellschaftlich jedoch weiter widersprüchliche und entwertende Aussagen existieren. Bei der Enthüllung denken Eltern häufig, dass sie an der homosexuellen Neigung Schuld seien und reagieren mit Wut, Enttäuschung und Verzweiflung. Die Befürchtung, auch im Freundeskreis nicht akzeptiert zu werden, lässt viele Jugendliche ihre gleichgeschlechtliche Neigung verheimlichen. Schwer wird es vor allem dann, wenn die religiöse oder ethnische Zugehörigkeit wenig Akzeptanz für Homosexualität zeigt.

Robert L. Spitzer, Psychiater und Wissenschaftler an der Columbia Universität, war entscheidender Mitverantwortlicher 1973 *Homosexualität* aus der Diagnoseliste zu streichen. Er setzt sich seit vielen Jahren für *Schwulenrechte* ein. Auf die Frage, was er täte, wenn sein heranwachsender Sohn homosexuelle Neigungen hätte und ihm das mitteilte, sagte er, er würde sich wünschen, dass sein Sohn offen für Veränderung sei und Hilfe finden würde.[9]

- Homosexualität ist keine psychopathologische Störung.
- Homosexualität ist ein Bewusstwerdungsprozess.
- Die homosexuelle Neigung kann während der Pubertät ins Bewusstsein treten.

Jugendliche mit homosexuellen Neigungen brauchen Unterstützung und Akzeptanz, um die schwierige Phase des *Coming-out* gut zu bewältigen.

Das Stufenmodell von Erik Erikson

Im Stufenmodell von Erik Erikson erstrecken sich die psychozoziale Entwicklung und die zu erfüllenden Lebensaufgaben über das ganze Leben und sind Voraussetzung für die Entwicklung der Identität. Nach Erikson durchläuft der Mensch phasenspezifische Krisen und Konflikte, die durch die Konfrontation mit gegensätzlichen Anforderungen und Bedürfnissen ausgelöst werden. Jede Stufe besitzt eine besondere Thematik, die Bewälti-

9 Spitzer R (2001) In: Interview, Homosexualität und die reale Chance auf Veränderung. Deutsches Institut für Jugend und Gesellschaft, Bulletin Nr. 1

gung wird als Entwicklungsaufgabe bezeichnet. Für die Entwicklung ist es dabei notwendig, dass der Konflikt einer bestimmten Stufe ausreichend bearbeitet wird, um die nächste Stufe erfolgreich bewältigen zu können. Wenn es nicht gelingt, die in der jeweiligen Stufe auftauchenden Krisen zu meistern, kann es zu Störungen der psychischen Entwicklung kommen.

Tabelle 4. Stufenmodell nach Erikson

Stufe 1	Urvertrauen versus (vs.) Misstrauen	0–ca. 1. Lebensjahr (Lbj.)	Stabiles Sicherheitsbewusstsein (sichere Basis) vs. Angst und Unsicherheit
Stufe 2	Autonomie vs. Selbstzweifel und Scham	2.–3. Lbj.	Erleben von Selbständigkeit und Körperbeherrschung vs. Zweifel an den eigenen Fähigkeiten und Kontrolle von Ereignissen
Stufe 3	Initiative vs. Schuld	3.–6. Lbj.	Vertrauen auf die eigene Initiative und Kreativität vs. fehlendes Selbstwertgefühl
Stufe 4	Kompetenz vs. Minderwertigkeitsgefühl	6. Lbj.–Pubertät	Vertrauen in die eigenen Fähigkeiten vs. kein Selbstvertrauen und Versagensängste
Stufe 5	Identität vs. Identitätsdiffusion	Jugendalter (Adoleszenz)	Vertrauen in die eigene Person vs. schwankendes und unsicheres Selbstbewusstsein
Stufe 6	Intimität vs. Isolierung	Junges Erwachsenenalter	Fähigkeit zur Nähe und zur Bindung an andere vs. Einsamkeitsgefühl, Leugnung des Bedürfnisses nach Nähe
Stufe 7	Generativität vs. Stagnation	Mittleres Erwachsenenalter	Interesse an Familie, Gesellschaft und künftigen Generationen, das über das eigene Belangen hinaus geht vs. selbstbezogene Interessen, fehlende Zukunftsorientierung
Stufe 8	Ich-Integrität vs. Verzweiflung	Hohes Erwachsenenalter	Zufriedenheit mit dem Leben, Gefühl der Ganzheit vs. Enttäuschung

Bindung und die Entwicklung der Persönlichkeit

Das kleine bucklige Mädchen

Es lebte einmal eine Frau, die hatte ein einziges Töchterchen, das sehr klein und kränklich war und zu allem Leid noch einen riesigen Buckel hatte. Wenn die beiden durch das Dorf spazierten, flüsterten und tuschelten die Menschen hinter ihnen nach. Das kleine Mädchen fragte: „Mutter, warum gucken die Leute so sonderbar?" Die Mutter antwortete darauf: „Weil du so schön in deinem neuen Kleidchen ausschaust!" Darauf gab sich das Kind zufrieden.

Doch plötzlich wurde die Mutter schwer krank und starb. Der Vater war untröstlich und wollte auch sterben. Seine Freunde jedoch redeten ihm zu und trösteten ihn. Das kleine Mädchen saß inzwischen jeden Tag von früh bis Abend in der Stube auf dem Fensterbrett, denn es fand sich niemand, der mit ihm ausgehen wollte. Es war noch blässer und kränklicher geworden, denn es fand sich niemand, der sich um das arme Ding kümmerte, noch dazu wohnte es in einem kleinen, engen Gässchen, wo die Sonne kaum schien.

Nach einem Jahr nahm sich der Vater eine neue Frau, die schöner, jünger und reicher als die erste war. Die Stiefmutter ging jeden Tag allein aus und zog jedes Mal ein wunderschönes buntes Kleid an, viel schöner, als die Mutter je eins besessen hatte. Doch das kleine Mädchen nahm sie nie mit sich. Eines Tages fasste sich das Mädchen ein Herz und bat die Stiefmutter, es doch mitnehmen. Die Stiefmutter war entsetzt und sagte, das solle es sich aus dem Kopf schlagen, denn bucklige Kinder gingen nie spazieren, blieben zu Hause, damit sie niemand sähe. Darauf wurde das kleine Mädchen ganz still, und sobald die Stiefmutter das Haus verlassen hatte, stellte es sich auf einen Stuhl und besah sich im Spiegel –, und wirklich, es war bucklig, sehr bucklig! Verzweifelt schlug es mit dem Buckel gegen die Wand, setzte sich wieder auf sein Fensterbrett, sah hinab auf die Straße und dachte an seine liebe Mutter, die es jeden Tag mitgenommen hatte und bewunderte.

Als der Winter kam, war das kleine Mädchen noch blässer und schwächer geworden, sodass es stets im Bett liegen musste, bis es eines Tages tot war. „Weine nicht, Mann", sagte die Stiefmutter, „für das arme Kind ist es so am besten!" Der Mann nickte nur stumm mit dem Kopfe.

Als nun das kleine Mädchen begraben war, klopfte es an die Himmelstür und fragte, ob denn bucklige Kinder auch in den Himmel kämen. Da wuchsen zwei wunderschöne Flügel aus seinem Buckel und es flog damit auf den höchsten Platz im Himmel, wo schon seine Mutter wartete. Diese nahm es in ihre Arme und aller Schmerz und alles Leid verblassten.

Volksmärchen

Bedürfnisse

Die Befriedigung kindlicher Bedürfnisse ist ein zentraler Aspekt menschlicher Existenz und beinhaltet den Wunsch, einen gewissen Gefühlszustand zu erreichen oder zu erhalten. Die Entwicklung eines Kindes lässt sich auch als ein von der Natur her angelegtes, ständiges Streben nach Kompetenz und Autonomie, nach Eigenständigkeit und Unabhängigkeit betrachten. Die Bedürfnisse sind sehr vielseitig, so sind Kinder glücklich, wenn sie daheim gelobt werden, wenn sie spüren, dass ihnen Vater und Mutter Liebe zeigen und mit ihnen gespielt wird.

Die Grundbedürfnisse des heranwachsenden Menschen sind dabei relativ identisch und von Alter und Entwicklung unabhängig. Zu diesen Grundbedürfnissen gehören sowohl physische Bedürfnisse wie Nahrung, Schlaf und Wärme als auch andere wie Liebe, Sicherheit, Anerkennung, Vertrauen, Verständnis, Orientierung, Führung, Förderung, Freude, Frieden oder Sinn. Der Mensch hat das Verlangen, seine elementaren Bedürfnisse zu befriedigen, wobei er, vor allem mit zunehmendem Lebensalter, zugleich auch nach Selbstverwirklichung strebt. So suchen wir nach Maslow erst dann nach Sicherheit, wenn unsere physiologischen Bedürfnisse ausreichend befriedigt sind. Unser Verlangen nach Anerkennung wird dann besonders deutlich, wenn die sozialen Bedürfnisse zu unserer Zufriedenheit erfüllt sind.

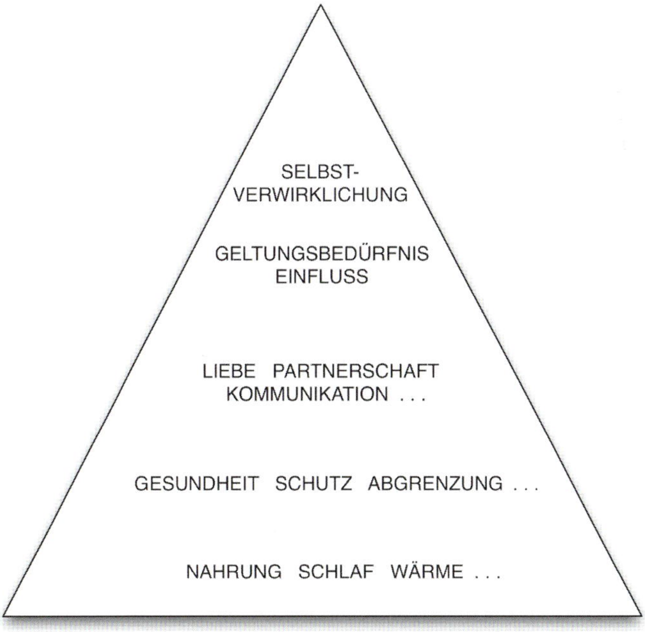

Abb. 9. Bedürfnispyramide nach Maslow

Die Erfüllung der Grundbedürfnisse ist Voraussetzung für eine sichere Bindung, für Spontaneität und Spiel, für die Selbstwerterhöhung sowie für Lustgewinn und Unlustvermeidung.

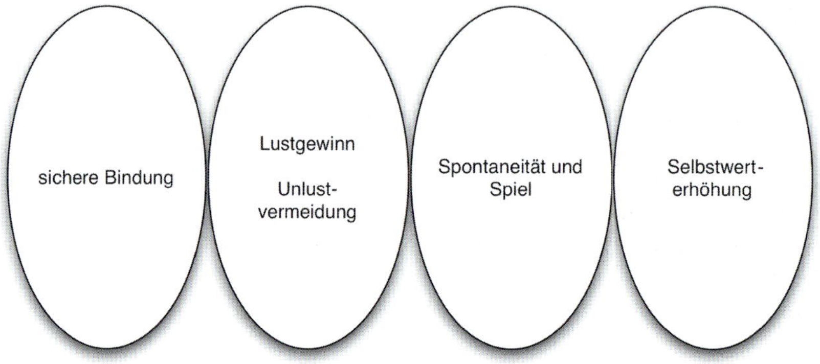

Abb. 10. Befriedigung der Grundbedürfnisse

Bindung

Der bekannte Bindungsforscher J. Bowlby[10] orientierte sich an den Lehren Freuds und der Theorie, dass die frühe Beziehung des Säuglings seine spätere Entwicklung beeinflusst. Nach der psychoanalytischen Auffassung wird die Emotionsentwicklung des Säuglings in Übereinstimmung mit seinen Erfahrungen durch die mütterliche Feinfühligkeit unterstützt und fördert dadurch die Entwicklung des Selbst und des Selbstwertgefühls. Nach Erikson ist die liebevolle Fürsorge durch die Bezugsperson und die Befriedigung der Grundbedürfnisse des Säuglings von wichtiger Bedeutung für die Entwicklung des kindlichen Urvertrauens.

Sowohl in der Bindungstheorie als auch in der psychoanalytischen Theorie geht man davon aus, dass durch die Erfahrung in frühen Beziehungen bestimmte wichtige psychologische Funktionen erworben und entwickelt werden.

Bowlby unterscheidet zwischen Bindung und Bindungsverhalten. Bindungsverhalten kann bereits bei Säuglingen in den allerersten Lebenstagen beobachtet werden, z. B. bei Hunger, körperlichem Unwohlsein oder Langeweile. Es dient dazu, die Aufmerksamkeit der Bezugsperson auf das Kind zu lenken. Es zielt darauf ab, dass Nähe und Kontakt zu einer ausgewählten, schützenden Person garantiert wird, die als *Bezugs-(Bindungs-)Person* be-

10 Bowlby J (1995) Elternbindung und Persönlichkeitsentwicklung. Therapeutische Aspekte der Bindungstheorie. Heidelberg: Dexter

zeichnet wird. Bindungsverhalten ist besonders in der frühen Kindheit erkennbar, zieht sich jedoch über die gesamte Lebensspanne. Es umfasst Verhaltensweisen, die Zuwendung und Fürsorge auslösen oder Protestverhalten in bedrohlichen Situationen. Das Grundbedürfnis nach Nähe macht Kinder abhängig von nahen Bezugspersonen, meist der Mutter. Gemessen an der Erfahrung, ob diese bei Bedarf sofort verfügbar ist, entwickelt sich ein typisches Bindungsverhalten. Bowlbys Ansatz geht jedoch nicht vom *triebgesteuerten, bedürftigen* und *abhängigen,* sondern vom *kompetenzmotivierten* Kleinkind aus. Wenn Kinder darauf vertrauen können, dass ihre Bezugsperson verfügbar ist, sobald sie das Bedürfnis nach Nähe, Sicherheit und Halt verspüren, haben sie in weiterer Folge seltener Angst und sehen in dieser Verbindung eine sogenannte *sichere Basis* oder einen *sicheren Hafen.* Diese Sicherheit erlaubt es dem Kind, seine Umwelt zu erforschen. Kinder werden *bindungssicher,* wenn sie die Erfahrung machen, dass ihre *emotionalen, psychischen und physischen Bedürfnisse* Beachtung finden und gestillt werden. Die frühe Beziehung des Kindes zu seiner Bezugsperson ist auch eine wichtige Voraussetzung für seine späteren sozialen Beziehungen. Die gelungene Interaktion zwischen Kind und Bezugsperson fördert sowohl die kognitive als auch soziale Entwicklung.

Eine Bezugsperson garantiert und fördert

- das körperliches Wohlbefinden (Bedürfnisse)
- das psychische Wohlbefinden (Geborgenheit und Zuwendung)
- die Entwicklung der individuellen Fähigkeiten

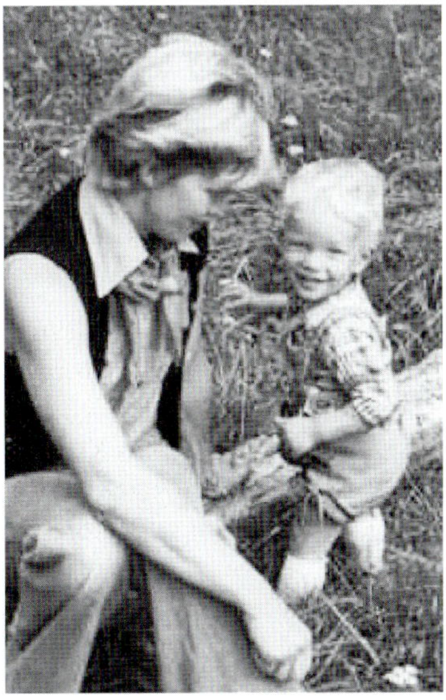

Abb. 11. Sichere Bindung

Um überhaupt eine Bindung aufbauen zu können, ist das Neugeborene mit kommunikativen Fähigkeiten wie Signalverhalten und Orientierungsfähigkeit ausgestattet. Auch neurobiologische Mechanismen spielen dabei eine Rolle. Sogenannte *Spiegelneuronen* ermöglichen es der Bezugsperson Gefühle, Handlungsabsichten und Empfindungen des Kindes intuitiv zu verstehen. Das Kind lernt durch das Spiegelsystem Handlungs- und Interaktionsmöglichkeiten kennen. Es widmet dabei den optischen und akustischen Anreizen seiner Bezugsperson, die ihre Absicht durch bestimmte Signale wie Mimik, Körpersprache, Stimme erkennen lässt, große Beachtung und lernt dabei bestimmte Mimiken zu imitieren. Das wechselseitige Eingehen des Säuglings und der Bezugsperson aufeinander ermöglicht das Aussenden von Signalen und das *Zurückspiegeln*. Für die volle Entfaltung der symbolisch-kognitiven Fähigkeiten des Kindes und die Freisetzung von Aufmerksamkeitsressourcen sind harmonische Interaktionen zwischen Bezugsperson und Kind entscheidend.[11]

In der Frühphase der Entwicklung vermag eine gute Mutter sich den Bedürfnissen des Kindes anzupassen und diesem die Illusion zu vermitteln, dass das, was es in seiner Fantasie oder im Spiel erschafft, wirklich existiere. Parallel dazu entwickelt sich die Fähigkeit zur Symbolbildung und Übergangsobjekte gewinnen an Bedeutung. So vermittelt z. B. allein der Geruch der Mutter das Gefühl, dass es diese wirklich gibt und ein Übergangsobjekt, z. B. ein Kuscheltier, kann beruhigen.

Die Bezugsperson hat aber auch die Aufgabe, dem Kind Informationen über die äußere Welt zu vermitteln, ohne seine eigene Gefühlswahrnehmung und/oder Phantasie zu unterdrücken. Nach Winnicotts Ansicht schützt eine gute Mutter ihr Kind auch vor Ängsten und unterstützt die Erfahrungsbildungen des Kindes mit anderen Personen und Situationen.[12]

Folgende Merkmale elterlichen Interaktionsverhaltens beeinflussen den Aufbau einer sicheren Bindung:

- Sensitivität
  promptes und angemessenes Reagieren auf kindliche Äußerungen (schreien, lächeln)
- eine positive, akzeptierende Haltung
- Synchronisation: sanfte Abstimmung reziproker Interaktionen mit dem Kind

11 Strauß B, Buchheim A, Kächele H (Hrsg) (2002) Klinische Bindungsforschung. Stuttgart: Schattauer

12 Winnicott DW (1973) Vom Spiel zur Kreativität. Stuttgart: Klett-Cotta.
Winnicott DW (1984) Reifungsprozesse und fördernde Umwelt. München: Kindler

- Wechselseitigkeit (Reziprozität)
  Interaktionen, in denen sich Elternperson und Kind auf den selben Gegenstand (Objekt) beziehen
- Unterstützung
  Zuwendung und emotionale Hilfestellung bei kindlichen Aktivitäten
- Stimulation
  häufige Interaktionsaufnahme mit dem Kind

Das mütterliche Pflegeverhalten und das Signalverhalten des Kindes sind aufeinander abgestimmt und fördern so die Ausbildung von emotionalen Beziehungen. Die Entwicklung funktionaler kognitiver Schemata hängt von einer geglückten Interaktion zwischen Mutter und Kind ab. Wichtige Bindungspersonen können durch *feinfühliges Verhalten* die Bindungserfahrungen beeinflussen.

Das Konzept der Feinfühligkeit

Das Konzept der Feinfühligkeit gegenüber den Signalen des Kindes wurde von Mary Ainsworth entwickelt und bedeutet die Signale des Kindes wahrzunehmen, *richtig* zu interpretieren und prompt und *stimmig* darauf zu reagieren, bedeutet aber auch das Autonomiebestreben zu fördern und das Bedürfnis nach Selbstregulation und Selbstbestimmung zu respektieren.[13]

Bindungssichere Kinder suchen die Nähe ihrer Bezugsperson bei Schmerz, können sich aber auch wieder von ihr lösen, wenn sie getröstet sind. Sie zeigen weniger Ärger, Aggression und Ängstlichkeit in Interaktion mit der Bezugsperson, vertrauen auf die Verfügbarkeit und achten deren Regel.

Auf dem Fundament der sicheren Basis sieht Bowlby die Möglichkeit, Verhaltensmuster zu lernen, die das Kind in seiner Rolle in der Gemeinschaft braucht. Diese interaktive Feinfühligkeit *(Containment)* wird auch als Fähigkeit der Bezugsperson verstanden, die Affekte des Kindes nicht nur verstehen und beantworten zu können, sondern diese auch so zu verändern, dass vor allem die *negativen* Gefühle für das Kind erträglich werden.[14] *Feinfühlige* Bezugspersonen erkennen, wenn das Kind zornig ist, signalisieren *(spiegeln)* diesen Affekt mit ihrer Mimik und beruhigen danach mit ihrer Stimme *(modifizieren)*. *Unsichere*

---

13 Bretherton I (1987). New perspectives on attachment relations: Security, communication, and internal working models. In Osofsky JD (Ed), Handbook of infant development. New York: Wiley

14 Dornes M in Ahnert L (Hrsg) (2008). Frühe Bindung. Entstehung und Entwicklung. 2. Auflage, München: Ernst Reinhardt

oder distanzierte Bezugspersonen versuchen das Kind mit anderen Reizen (z. B. Schnuller, Trinken, Essen oder Spielzeug,) abzulenken oder bleiben selbst in den negativen Affekten haften und vermitteln keine *Coping-Strategien*.[15]

Feinfühliges Verhalten gegenüber dem Kind beinhaltet

- die Signale des Kindes wahrzunehmen
- richtig zu interpretieren
- prompt und angemessen darauf zu reagieren

Bezugspersonen bindungssicherer Kinder sind feinfühlig, kooperativ, verfügbar und akzeptieren ihr Kind um seiner selbst willen. Sie setzen Grenzen und fördern das Streben nach Autonomie und sein Bedürfnis nach Selbstregulation und Selbstbestimmung.

Bindungsmuster

Die Einteilung in die komplexen Strukturen der folgenden vier Kategorien lassen unterschiedliche Reaktionsweisen der Kinder bei Trennung und Wiederannäherung von der Bezugsperson erkennen. Die Ergebnisse dieser Beobachtungen ermöglichen Rückschlüsse auf die Qualität der Bindung zwischen Bezugsperson und Kind. Nach Bowlby wird in Belastungs-, Trennungs- und Gefahrensituationen ein Bindungsverhaltenssystem aktiviert, um die Nähe der Bezugsperson zu erhalten und bei Distanz wiederherzustellen.[16] Darüber hinaus bleibt zu betonen, dass ein Kind zu seinen *unterschiedlichen* Bezugspersonen *unterschiedliche* Bindungsstile entwickeln kann, d. h. eine sichere Mutter-Kind-Beziehung etwa hat keinen Einfluss auf die Vater-Kind-Beziehung, sowie zu weiteren Bezugspersonen oder umgekehrt. Das Kind ist also in der Lage, eine Bindungsbeziehung zu verschiedenen Bezugspersonen aufzubauen, wenn diese maßgeblich an seiner Versorgung und Betreuung beteiligt sind. Wird ein Kind von mehreren Bezugspersonen betreut, so kann sich das vorteilhaft auf seine Fähigkeit Beziehungen aufzubauen auswirken. Möglicherweise entsteht dabei eine Differenzierung, sodass das Kind eine Bindungsperson vorzieht. Während seiner Entwicklung übernimmt ein Bindungsmodell die führende Rolle und das Kind lässt sich in weiterer Folge davon leiten. Durch seine Erfahrungen stellt das Kind mit der Zeit Erwartungen an die Verfügbarkeit und Unterstüt-

15 Ahnert L (Hrsg) (2008) Frühe Bindung. München: Reinhardt

16 Strauß B, Buchheim A, Kächele H (Hrsg) (2002) Klinische Bindungsforschung. Stuttgart: Schattauer

zung der Bezugspersonen. Es entwickelt Modellvorstellungen von Beziehungen, sogenannte *innere Arbeitsmodelle*.

Bindungsmuster sind situations- und kontextgebunden.

Durch die Bindungserfahrung entwickelt sich ein inneres Arbeitsmodell (Einstellungen, kognitive Schemata).

Bindungsmuster wirken über Generationen.

Wir unterscheiden:

- Sichere Bindung
- Unsicher-vermeidende Bindung
- Unsicher-ambivalente Bindung
- Unsicher-desorganisierte Bindung

Sicher gebundene Kinder nutzen ihre Bezugsperson als sichere Basis und zeigen eine ausgewogene Balance zwischen Bindungsbestreben und der Neugier, die Umgebung zu erkunden. Bei Trennungen oder Angst suchen sie aktiv die Nähe der Bindungsperson.

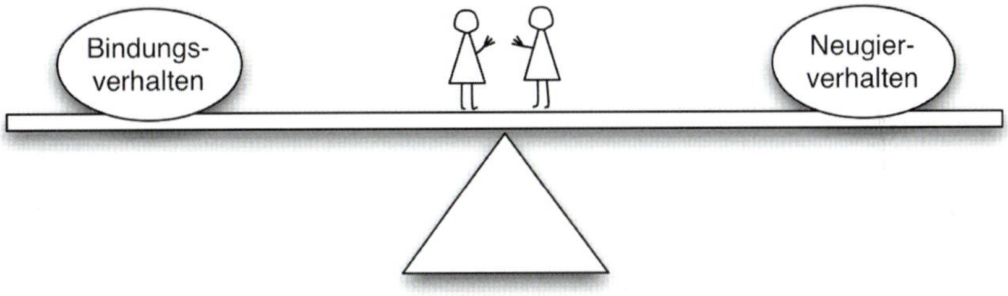

Abb. 12. Sichere Bindung

Die unsicher-vermeidende Bindung ist gekennzeichnet durch ein ausgeprägtes Explorationsverhalten, in der aber kaum Bindungsverhalten auftritt. Auf die Trennungen von der Bezugsperson wird kaum reagiert. Es liegt die Vermutung nahe, dass die Bezugsperson das Bedürfnis nach Nähe in kritischen Situationen entweder zurückweist oder mit Ablenkung auf die Gefühle des Kindes reagiert.

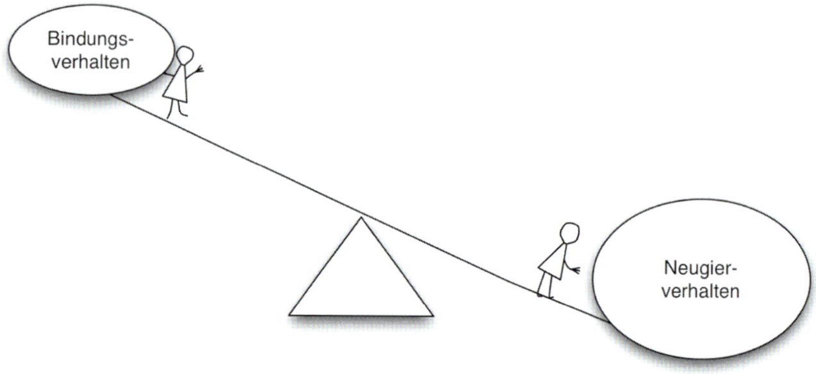

Abb. 13. Unsicher-vermeidende Bindung

Bei der *unsicher-ambivalenten Bindung* zeigen Kinder starkes Bindungsverhalten, aber kaum Explorationsverhalten. Bei Trennung von der Bindungsperson reagieren sie heftig. Bei Rückkehr der Bezugsperson kann das Kind kaum beruhigt werden, ihre Anwesenheit bringt keine Sicherheit. Hier scheinen die Bezugspersonen nur dann verfügbar zu sein, wenn es sich mit den eigenen Bedürfnissen vereinbaren lässt. Bezugspersonen sind entweder überfürsorglich bis kontrollierend oder emotional unerreichbar. Das Verhalten der Bezugsperson lässt sich nicht vorhersagen, ist unsicher und ambivalent. *Das Kind kann sich nicht verlassen!*

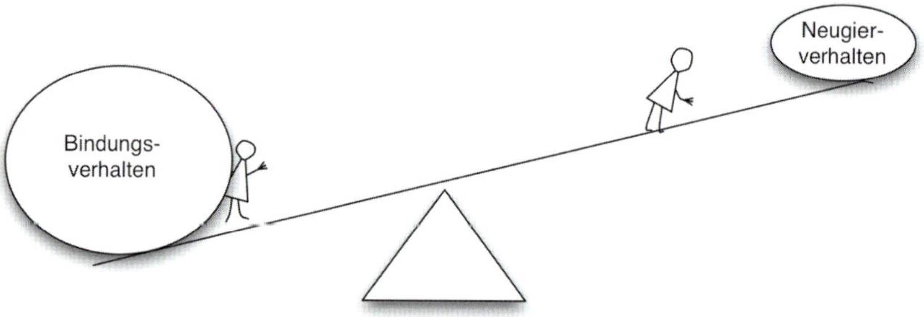

Abb. 14. Unsicher-ambivalente Bindung

Bei der *unsicher-desorganisierten* Bindung zeigen Kinder ein bizarres Verhalten, das auf eine hochgradige Verstörung hinweist. Sie zeigen widersprüchliche Verhaltensmuster, kurz hintereinander oder auch gleichzeitig, wie plötzliches Erstarren, zielloses Umherirren, eine erstarrte Mimik, Gestik und Körperhaltung. Ein Kind rennt beispielsweise nach der Trennung auf die Bezugsperson zu, bleibt dann plötzlich stehen und starrt ins Leere. Es wird darin ein Zusammenhang zwischen widersprüchlichen Bindungserfahrungen und der weiteren emotionalen Entwicklung gesehen. Das Kind zeigt Anzeichen dafür, dass es sich vor der Bezugsperson fürchtet. Es muss mit dem Dilemma fertig werden, dass es vor den Menschen Angst hat, an die es gebunden ist. Es kann sich auf die Bezugspersonen und deren Reaktionen nicht verlassen, es fehlt die Empathiefähigkeit.[17] Das misshandelte Kind sucht weiterhin Kontakt zur misshandelnden Bezugsperson, denn die vorhersagbare, vertraute Erfahrung vermittelt ein größeres Sicherheitsgefühl als eine gewaltfreie unbekannte.

Studien konnten belegen, dass dieses Bindungsmuster mit Vernachlässigung, Misshandlung und Missbrauch in der Lebensgeschichte der Kinder im Zusammenhang steht.

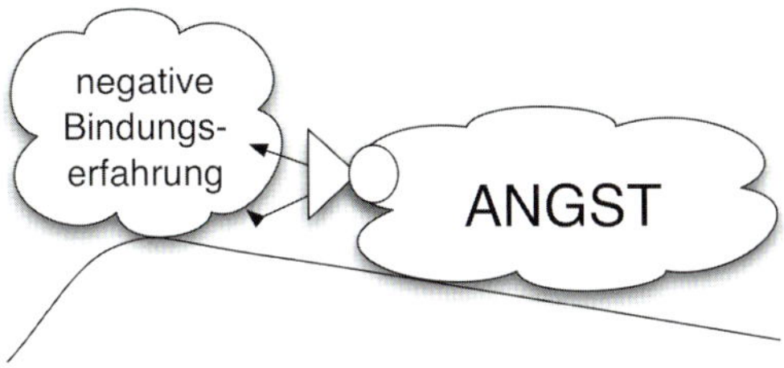

Abb. 15. Unsicher-desorganisierte Bindung

> Das Zusammenspiel – Bindungs-, Neugierverhalten und Furcht – reguliert die Entwicklungsanpassung des Kindes. Die emotionale Zuverlässigkeit der Bezugsperson ist dabei ein wichtiger Faktor, um das Kind bei seiner Entwicklung zu einer eigenständigen, selbstsicheren und sozial kompetenten Persönlichkeit zu unterstützen.

Die unterschiedlichen Bindungsstile geben uns auch einen Einblick in das Nähe-Distanz-Verhältnis zur Bezugsperson

- Sicher gebundene Kinder zeigen beim Verlassenwerden Kummer und sind freudig erregt bei Rückkehr der Bezugsperson. Sie fühlen sich in ihrer Nähe geborgen.
- Unsicher-vermeidend gebundene Kinder zeigen bei Rückkehr der Bezugspersonen kaum Emotionen, suchen keinen Körperkontakt und keine Nähe.

17 Brisch KH (2003) Bindungsstörungen und Trauma. Grundlagen für eine gesunde Bindungsentwicklung. In: Brisch KH, Hellbrügge T (Hrsg) Bindung und Trauma. Risken und Schutzfaktoren für die Entwicklung von Kindern. Stuttgart: Klett-Cotta

- Unsicher-ambivalent gebundene Kinder reagieren auf fremde Personen sehr empfindlich, reagieren beim Verlassenwerden durch die Bezugsperson sehr heftig und reagieren bei Rückkehr ambivalent, einerseits suchen sie Körperkontakt und Nähe, andererseits wehren sie diese ab.
- Unsicher-desorganisiert gebundene Kinder sind sehr beunruhigt und schwanken zwischen Erstarren und Vermeiden.

Bindung ist das emotionale Band zwischen Personen (auch Tieren), entwickelt sich in der frühen Kindheit und erstreckt sich über das gesamte Leben, beeinflusst unsere Beziehungen, wie wir sie wahrnehmen, bewerten und gestalten, Bindungserfahrungen bilden die Muster unserer späteren Beziehungen.

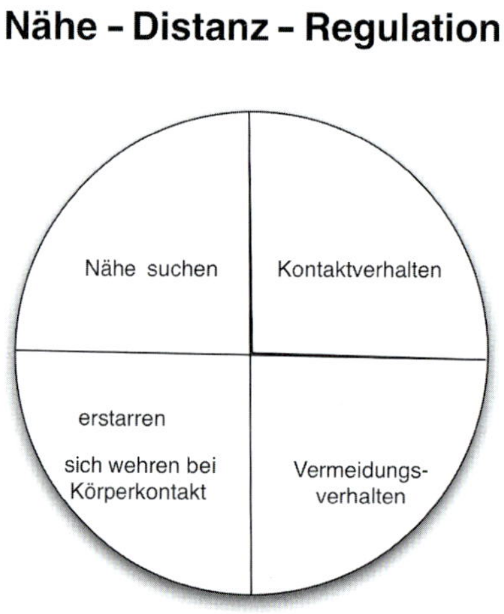

Abb. 16. Nähe-Distanz-Regulation

Temperament

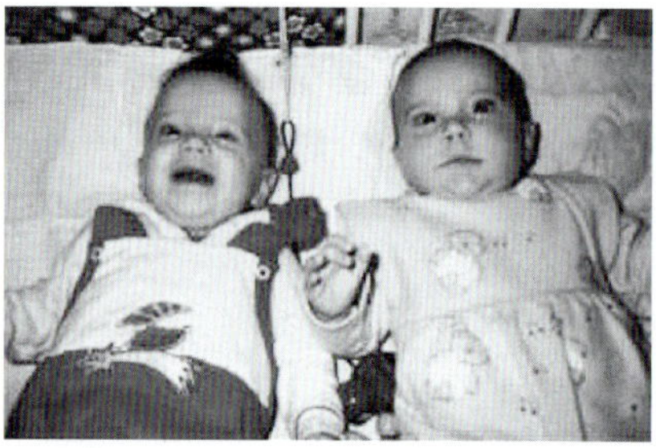

Abb. 17. Temperamentunterschiede 1

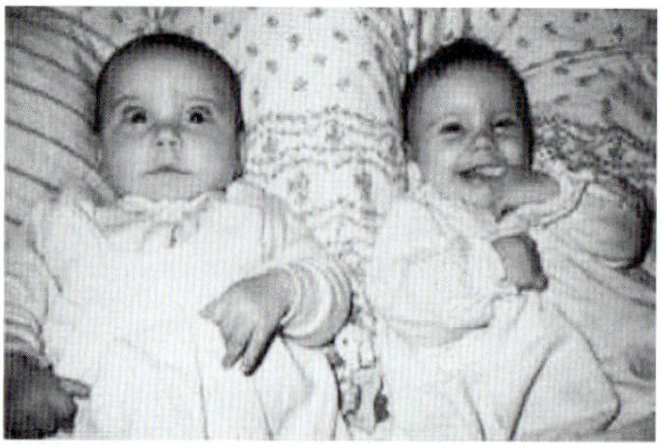

Abb. 18. Temperamentunterschiede 2

Langzeitstudien zeigen, dass auch das Temperament anlagebedingt festgelegt ist. Das Temperament bleibt meist von der frühen Kindheit über das Jugendalter bis in das frühe Erwachsenenalter hin beständig. Das Temperament spielt eine wichtige Rolle bei der Anpassungsfähigkeit. Es ist ein Ausdruck für individuelle Besonderheiten in den emotionalen und formalen Aspekten des Verhaltens, die schon sehr früh in der Entwicklung zu beobachten sind. Bereits beim Säugling können signifikante Temperamentsunterschiede beobachtet werden. So scheinen uns Temperament, Ängstlichkeit oder Aggressivität in gewissem Maße mit in die Wiege gelegt zu werden. Die Ausprägung aber wird stark von der Umwelt beeinflusst.

Die Unterschiede zeigen sich hinsichtlich der Emotionalität und der Reaktionen auf Veränderungen in den Bereichen

- der Aktivität
- der Erregbarkeit
- dem Rhythmus
- der Reaktionsbereitschaft
- der Aufmerksamkeitsbereitschaft
- und der Anpassungsbereitschaft

Sie reichen von ausgeglichen bis unruhig, schüchtern bis gesellig, rigide bis spontan. So gibt es Säuglinge, die sehr unruhig sind, viel weinen oder viel Stimulation brauchen, um zu trinken. Es gibt schüchterne und sensible Kinder, die wieder ganz andere Reaktionen hervorrufen als hyperaktive und aggressive Kinder.

Die Forscher Rothbart und Bates folgen dem Ansatz von Thomas und Chess, dass es wichtig sei, positive und negative Emotionen als separate Komponenten des Temperamentes zu beurteilen. Sie erfassen das Temperament des Kleinkindes durch sechs Dimensionen, wobei die ersten fünf Aspekte besonders wichtig für die Klassifikation und Vorhersage des Verhaltens sind:

1. **Angstvolles Unbehagen**
   Unbehagen und Rückzug in neuen Situationen dominieren: Wie lange braucht das Kind, um sich auf diese neuen Situationen einzustellen?

2. **Reizbares Unbehagen**
   Aufgeregtheit, Wut und Frustration sind vorherrschend, vor allem dann, wenn das Kind nicht das tun darf, was es gerade will.

3. **Aufmerksamkeitsspanne und Ausdauer**
   Misst die Dauer der Zuwendung zu Objekten oder Ereignissen, die gerade von Interesse sind.

4. **Aktivitätsniveau**
   Wie viel bewegt sich das Kind (zappeln, krabbeln, umherlaufen ...)?

5. **Positiver Effekt**
   Beinhaltet das Lächeln und das Lachen, die Annäherung an Menschen, das Ausmaß von Kooperationsbereitschaft und die Folgsamkeit

6. **Rhythmus**
   Beinhaltet die Regelmäßigkeit und Vorhersagbarkeit der Körperfunktionen des Kindes (Biorhythmus)

Das Temperament eines Kindes beeinflusst in Folge wesentlich seine soziale Anpassungsfähigkeit. Die Bindungsforschung vertritt die Auffassung, dass das Betreuungsverhalten der Eltern auf komplexe Weise mit früh festzustellenden Eigenschaften des Kindes interagiert. Caspi, Moffitt und ihre Kollegen fanden heraus, dass Kinder, die unreguliert, negativ und impulsiv reagieren, als Jugendliche und auch später häufig Anpassungsprobleme haben, häufig illegales Verhalten zeigen und eher mit dem Gesetz in Konflikt kommen.[18]

Der Einfluss des Temperamentes allein ist nicht für die Anpassungsfähigkeit an die soziale Umwelt verantwortlich. Diese hängt zu einem großen Teil von der sozialen Umwelt ab, in der das Kind aufwächst. Kinder, die Schwierigkeiten bei Interaktionen mit anderen Menschen, vor allem mit Gleichaltrigen haben, können diese Schwierigkeiten meistern, wenn eine gute Passung zwischen ihrem Temperament und ihrer sozialen Umwelt besteht. Die Anpassungsgüte ist verantwortlich, ob das Kind durch seine Umwelt Unterstützung findet oder Invalidierung erlebt hat, d. h., dass seine Reaktionen, Gefühle und Gedanken sehr oft missachtet, zurückgewiesen, kritisiert, abgewertet oder bestraft wurden. So gehen einerseits bestimmte Temperamentsmerkmale mit einer erhöhten Vulnerabilität gegenüber psychosozialen Stressoren einher, andererseits scheint es Temperamentsmerkmale zu geben, die sich negativ auf das Betreuungsverhalten auswirken. Das Temperament des Säuglings hat somit einen indirekten Einfluss auf die Bindungssicherheit.

> Das angeborene Temperament wird durch Interaktionen mit Bindungspersonen, Kultur, einschneidende Erlebnisse gefördert, zurückgedrängt und gebremst. Bestimmte Züge unseres Temperaments setzen sich im Leben durch und beeinflussen unsere Persönlichkeit.

---

18 Siegler R, DeLoache J, Eisenberg N (2008) Entwicklungspsychologie im Kindes- und Jugendalter. Heidelberg: Spektrum Akademischer Vertrag

Persönlichkeitsentwicklung

Die Frage, was die menschliche Persönlichkeit ausmacht und wie sich die Persönlichkeit beschreiben lässt, beschäftigt Philosophen und Wissenschaftler bereits seit der Antike. Hippokrates teilte die Menschen in vier verschiedene Temperamentstypen wie sanguinisch, phlegmatisch, cholerisch oder melancholisch ein. Seine Theorie beruht auf der Existenz von vier Körperflüssigkeiten wie Blut, Schleim, schwarze und gelbe Galle, die mit dem Temperament einer Person in Zusammenhang stehen. Die Persönlichkeit eines Menschen hängt davon ab, welcher dieser vier Körpersäfte dominiert. Die schwarze Galle wird mit dem melancholischen, die gelbe Galle mit dem cholerischen Temperament verbunden, Schleim wird dem phlegmatischen Temperamentstyp und Blut dem sanguinischen Temperament zugeordnet. Der Melancholiker wird als traurig und grüblerisch, der Choleriker als reizbar und leicht erregbar, der Phlegmatiker als teilnahmslos und schwerfällig und der Sanguiniker als heiter und aktiv beschrieben. Im 19. Jahrhundert versuchte man von der körperlichen Erscheinung auf Charakter und Temperament zu schließen. Ernst Kretschmer ordnete Persönlichkeitseigenschaften bestimmten Körperbautypen wie leptosom, pyknisch oder athletisch zu und glaubte psychiatrische Erkrankungen daraus ableiten zu können. Die Temperamentstheorie von Eysenck unterteilt die Temperamentseigenschaften in *extravertiert* und *introvertiert* sowie in *Neurotizismus* mit den Polen *labil* und *stabil*. Der Psychoanalytiker C.G. Jung ist der Auffassung, dass für Introvertierte die Distanzierung gegenüber ihrer Umwelt charakteristisch ist, sie gelten im Allgemeinen als nach innen gekehrt und verschlossen. Extravertierte, sogenannte nach außen gekehrte Menschen wirken der Umwelt gegenüber als offen, freundlich und zugänglich.

Die Persönlichkeit ist ein komplexes Konstrukt, das verschiedene Aspekte beinhaltet. Die Art und Weise, wie wir die Welt um uns herum wahrnehmen, empfinden und interpretieren, und wie wir in alltäglichen und besonderen Situationen handeln, sagt uns und anderen etwas darüber, wer wir sind. Die Persönlichkeit eines Menschen beinhaltet alle charakteristischen Verhaltensweisen, Interaktionsmuster, emotionalen Neigungen und intellektuellen Fähigkeiten. Wir müssen uns bewusst machen, dass die Persönlichkeitsentwicklung durch eine Vielzahl von Faktoren beeinflusst wird. Dazu gehören z. B. das Erbgut, das Temperament, physiologische Prozesse, aber auch Schemata, Werte, Motive, Interessen, Wahrnehmungs- und Verhaltenstendenzen, Erwartungen, Geschlechtsidentität, Selbstkonzept, Selbstwertgefühle, der soziale Kontext und Umwelteinflüsse, aber auch Einflüsse der Familie, der Gleichaltrigengruppe, des sozialen Netzwerkes, der sozialen Schicht, der Gesellschaft und der jeweiligen Kultur.

Das Werden der kindlichen Persönlichkeit ist abhängig von der Interaktion mit wichtigen Bezugspersonen. Die Sensitivität der Bezugspersonen spielt besonders in den ersten Entwicklungsjahren eine entscheidende Rolle. Kinder sind darauf angewiesen, dass diese ihre Bedürfnisse erkennen und in angemessener Weise befriedigen. Sensitivität hilft aber auch den Eltern zu erkennen, welche Ansprüche sie an das Kind stellen können und wie sie am besten auf ihr Kind Einfluss nehmen können. Nach Erikson ist die beste Voraussetzung, eine ungestörte Persönlichkeitsentwicklung zu durchlaufen, wenn

- im ersten Lebensjahr ein Urvertrauen nach dem Modell der sicheren Basis aufgebaut werden kann, d. h., das Kind sich auf seine Bezugspersonen verlassen kann,
- im zweiten bis vierten Lebensjahr eine beginnende Autonomie möglich ist, d. h., die Möglichkeit besteht, selbst Entscheidungen zu treffen,
- im fünften Lebensjahr die kindliche Moralentwicklung gefördert wird und sich ein *gesundes* Gewissen entwickelt,
- wenn das Kind gelernt hat, Initiative zu ergreifen,
- wenn es gelernt hat mit Schuldgefühlen umzugehen,
- vom sechsten bis zum zwölften Lebensjahr die Möglichkeit besteht, sich konstruktiv mit Aufgaben auseinanderzusetzen und Leistungen zu vollbringen, die von den Mitmenschen akzeptiert werden.

Mit zunehmendem Alter festigen sich die Persönlichkeitseigenschaften und bestimmte Persönlichkeitsmerkmale *(Traits)* akzentuieren sich. Ein *Trait* ist eine Art prototypisches Muster, das ein Mensch in einem bestimmten Kontext ausübt. Diese bilden eine zeitstabile Variable, mit der Verhaltensmuster eines Menschen in bestimmten Situationen vorhergesagt und beschrieben werden können.

Im Wesentlichen gelten nur zeitstabile Variablen als Persönlichkeitseigenschaften, im Laufe des Lebens können sie aber begrenzten Veränderungen unterliegen. Je genauer man die Persönlichkeitseigenschaften kennt, desto besser lassen sich Vorhersagen hinsichtlich der Handlungen in bestimmten Situationen treffen. Dazu zählen physiologische Eigenschaften, welche die Persönlichkeit und Ausstrahlung determinieren, sowie Denkweisen im emotionalen und sozialen Kontext.

Persönlichkeitsmodelle

Verschiedene Persönlichkeitstheorien versuchen die Persönlichkeit eines Menschen anhand von Modellen zu erklären.

Psychoanalytische Modelle

Zu den bekannten psychodynamischen Modellen zählen die auf die Theorien von Sigmund Freud basierenden Persönlichkeitsmodelle. Das sogenannte Instanzenmodell bildet die Grundlage für das Verständnis der regelhaft aufeinanderfolgenden Entwicklungsphasen. Sie gliedern sich in

- **orale Phase (1. Lebensjahr)**
  Lustgewinn aus der Nahrungsaufnahme
  Entstehung von Urvertrauen und Urmisstrauen
  Die zweite Hälfte des ersten Lebensjahres ist die narzistische Phase.
  Lustgewinn durch Entdeckung und Befühlen des eigenen Körpers
- **anale Phase (2.–3. Lebensjahr)**
  Kontrolle über die Blasen- und Darmtätigkeit
  Selbst- und Fremdbestimmungskonflikte
- **phallische/ödipale Phase (4.–6. Lebensjahr)**
  Entdeckung der Genitalien und des daraus zu ziehenden Lustgewinns
  Entwicklung des Über-Ichs
- **Latenzphase (7. Lebensjahr bis Pubertät)**
  Vorübergehender Stillstand in der sexuellen Entwicklung.
  Sexuelle Anpassung an die Anforderungen der Umwelt
- **Genitale Phase (Pubertät)**
  Schnelle körperliche und geistige Entwicklung stehen im Vordergrund
  Dominanz des sexuellen Interesses

Nach dem psychoanalytischen Phasenmodell wird die Persönlichkeit in den ersten Lebensjahren geprägt. Unbewusste Konflikte, die im Erwachsenenalter zu Symptomen führen, können in der Kindheit ihre Wurzeln haben.

Die Persönlichkeit wird als ein dreifach strukturiertes Gebilde *(Strukturmodell)* dargestellt, das aus den Instanzen *Es, Ich* und *Über-Ich* besteht. Das *Ich* stellt das Realitätsprinzip dar, *Es* steht für Triebe und Wünsche und *Über-Ich* für die durch die Erziehung erlernte Moral. Das *Über-Ich* ist demzufolge auch die richterliche Instanz des (erlernten) Gewissens, das die Persönlichkeit kontrolliert. Das *Ich* befindet sich in einem permanenten Entscheidungsprozess (Konflikt) zwischen den lustbetonten Trieben des *Es* und den Ansprüchen des *Über-Ichs.* Ein ausgeglichenes Ich ermöglicht die richtige Balance zwischen *Über-Ich* und *Es.* Gelingt es in den ersten Lebensjahren nicht, die Triebimpulse mit den entsprechenden sozialen Normen in Einklang zu bringen, kann es zur Verdrängung der Impulse, Symptombildungen und *Ich*-Störungen kommen.

Abwehrmechanismen

Zur Bewältigung des Konfliktes stehen dem *Ich,* als dem zum Handeln gezwungenen Teil der Persönlichkeit verschiedene Abwehrmechanismen zur Verfügung. Freud definiert damit den Kampf des *Ich* gegen Kränkungen, unerträgliche Vorstellungen, unbewusste sexuelle Bedürfnisse oder Aggressionen. Die folgenden Abwehrmechanismen sind nicht immer dysfunktional, sondern müssen im Zusammenhang mit der individuellen psychischen Struktur gesehen werden.

- **Verdrängung**

  Das Aufkommen unerwünschter, gefährlicher Impulse in das Bewusstsein wird verhindert, indem diese Impulse vom Bewusstsein in das Unbewusste abgedrängt werden. Doch aus dem Bewusstsein verdrängt bedeutet nicht, dass das Problem damit *verschwunden* wäre. Im Gegenteil: Das Verdrängte bleibt auch aus dem Unbewussten heraus wirksam.

  Dieser Mechanismus spielt besonders bei der Hysterie eine Rolle. Verdrängte Wünsche kommen unbeabsichtigt durch Symptome, Träume und Fehlleistungen wieder zum Vorschein. Es ist Ziel der psychoanalytischen Therapie, verdrängte Inhalte aus dem Unbewussten ins Bewusstsein aufsteigen zu lassen.

- **Spaltung**

  Ist ein früher Mechanismus des Bewusstseins im Umgang mit der Realität, die Welt und die Mitmenschen werden in *gut* oder *schlecht* unterteilt, es gibt keine *Grauzonen*. Diesen Mechanismus findet man bei schweren frühkindlichen Störungen, er ist zum Beispiel typisch für Menschen mit einer Borderline-Störung.

- **Verleugnung**

  Unangenehmes wird nicht zur Kenntnis genommen, Zurückweisung schambesetzter, unangenehmer Aspekte von außen. Die Verleugnung kann dabei sowohl real als auch nur in der Phantasie erfolgen. Verleugnung wird auch als Abwehrmechanismus gesehen, durch den sich das Ich weigert, die Realität einer traumatisierenden Wahrnehmung anzuerkennen.

- **Identifikation**

  Erhöhung des eigenen Selbstwertgefühls durch Identifikation mit einer für das Ich wichtigen Person.

- **Projektion**

  Es kommt zur Verlagerung eines innerpsychischen Konfliktes durch die Abbildung von eigenen Gefühlen, Wünschen und Impulsen, die im Widerspruch zu eigenen oder gesellschaftlichen Normen stehen können, auf andere Menschen oder Objekte der Außenwelt.

Projektion wird oft mit dem psychoanalytischen Begriff *Übertragung* als Synonym verwendet. Allerdings stellt die Übertragung lediglich eine spezielle Form der Projektion dar, in der unbewusste Wünsche und Erfahrungen in bestimmten Beziehungs-Konstrukten reaktiviert werden, zum Beispiel bei Übertragung im therapeutischen Setting. Personen mit einer paranoiden, aber auch histrionischen Persönlichkeits-Störung neigen zu dieser Abwehrform.

- **Introjektion**

  Es kommt zur Einverleibung äußerer Wertorientierungen in die *Ich*-Struktur. Der Psychoanalytiker Sandor Ferenci prägte den Begriff als symmetrische Entsprechung zum Gegenvorgang der Projektion. Ein unliebsamer Inhalt kann daher nicht nur durch Projektion aus der Seele ausgeschlossen und nach außen projeziert werden, sondern eine äußere Realität kann auch in Form eines Introjekts verinnerlicht werden.

  Das Konzept der Introjektion in der Gestalttherapie ist nicht ident mit der psychoanalytischen Definition. Fritz und Laura Perls setzen die Assimilation der Introjektion entgegen. Bei der Assimilation verwandelt der Organismus Neues aus der Umwelt in Eigenes, das er zur Selbsterhaltung und zum Wachstum benötigt.

- **Rationalisierung**

  Rationale Rechtfertigung des eigenen Verhaltens, der theoretische Aspekt eines Sachverhaltes wird dabei stärker beachtet als der emotionale.

  Es kommt zum Versuch, einem abgewehrten Beweggrund oder einer Handlung, zum Beispiel aus Scham, Furcht oder Schuldgefühlen, eine moralisch akzeptable Lösung zu geben.

- **Sublimierung**

  Nicht erfüllte sexuelle Bedürfnisse werden durch gesellschaftlich akzeptierte Ersatzhandlungen befriedigt.

- **Intellektualisierung**

  Es kommt zur Verlagerung gefürchteter, *verbotener* Impulse und Emotionen in eine rein intellektuelle und theoretische Ebene.

- **Regression**

  Bedeutet Rückzug auf eine frühere Entwicklungsstufe in der Persönlichkeitsentwicklung mit einfacheren, primitiveren Reaktionen.

  Wiederbelebung von früheren Verhaltensweisen und damit Rückzug – real oder phantasiert. Häufiger Abwehrmechanismus bei Kränkungen, Zurückweisungen.

- **Kompensation**

  Kompensation ist eine Verhaltensweise, durch die psychische Mängel (z. B. Minderwertigkeitsgefühle) ausgeglichen werden sollen. Es kommt zu Handlungen, die Vollwertigkeit demonstrieren sollen, wobei das *Ich* dazu neigt, die Mängel überzukompensieren.

- **Somatisierung**

  Psychische Probleme werden nicht bewusst wahrgenommen, sondern wirken sich auf körperlicher Ebene aus.

  Ein Aspekt der Somatisierung kann die Konversion (Übertragung) von Emotionen wie Angst, Aggression, Wut, Ärger, Schuld oder sexueller Triebwünsche auf Organe sein.

- **Verschiebung**

  Aufgestaute, meist feindselige Gefühle, werden bei weniger gefährlichen Personen entladen. Andererseits kann die gegen ein äußeres Objekt gerichtete Aggression sich auch auf das *Ich* verschieben (Autoaggression).

- **Reaktionsbildung**

  Ein Impuls, den man fürchtet, wird durch gegenläufiges Verhalten überdeckt.

  Ein Mensch mit starker homo-erotischer Neigung wehrt diese beispielsweise ab, indem er eine starke Homophobie entwickelt.

  Es werden also Triebe und Wünsche, die für verboten gehalten werden, durch etwas ersetzt, das dem ursprünglichen Wunsch entgegengesetzt ist, jedoch ein sozial erwünschtes Verhaltensmuster darstellt.

- **Projektive Identifizierung**

  Der Begriff stammt von der Psychoanalytikerin Melanie Klein. Es handelt sich hierbei um einen unbewussten Abwehrmechanismus von Konflikten, bei dem Teile des Selbst abgespalten und auf eine andere Person projiziert werden. Diese Person wird dann unbewusst als Teil des eigenen Selbst empfunden.

Bestimmte Charakteristika, Persönlichkeitseigenschaften oder Ziele anderer Personen werden dabei in das eigene *Selbst* integriert.

O. Kernberg entwickelte den Begriff im Zusammenhang mit seinen Arbeiten zur Borderline-Störung weiter. Borderline-Patienten neigen besonders dazu, den Therapeuten in ihre Konflikte mit einzubeziehen. Aus diesem Grund erzeugen sie beim Therapeuten häufig heftigere Gegenübertragungsgefühle als Patienten mit anderen psychischen Störungen.

- **Isolierung**

  Es kommt zur Trennung von Inhalt und begleitenden Gefühlen. Damit werden bestimmte Gedanken von anderen Gedankenverknüpfungen isoliert und *unschädlic*h gemacht.

  Zu den Isolierungen gehören Pausen im Gedankenablauf, Formeln und Rituale. Isolierung ist ein für die Zwangsneurose typischer Abwehrmechanismus, wird aber auch bei Phobien und als Abwehr bei der Hysterie beobachtet.

- **Wendung gegen das Selbst**

  Bestimmte Triebimpulse (z. B. Wut oder Hass) werden gegen die eigene Person gerichtet.

- **Ungeschehen machen**

  Verbotene Triebhandlungen werden symbolisch ungeschehen gemacht, wie z. B. zwanghaftes übertriebenes Händewaschen nach sexuellen Handlungen, die mit Schuldgefühlen verbunden sind (häufig bei Zwangserkrankungen).

- **Vermeidung**

  Vermeidung hat den Sinn, miteinander in Konflikt stehende psychische Tendenzen (Triebe, Wünsche, Motive, Werte) mental so zu kompensieren, dass die dadurch gewonnene seelische Verfassung konfliktfreier ist.

  Freud spricht von der Abwehr unerwünschter Triebimpulse des *Es*.

- **Fixierung**

  Es kommt zur Festlegung von Emotionen auf eine begrenzte Vorstellung. Das Verhalten und Empfinden eines erwachsenen Menschen geht oft zu großen Teilen auf Fixierungen an Kindheitserlebnisse zurück.

Diese unbewusste Fixierung bewirkt, dass man jeder Situation, die der ursprünglichen irgendwie ähnelt, in gleicher Weise wie damals begegnet. Analytiker sprechen vom *Wiederholungszwang*.

Anna Freud entwickelte die Theorie ihres Vaters weiter. Sie ist der Meinung, dass Kinder, wenn sie sich bedroht fühlen, die Eigenheiten eines gefährlichen Objekts übernehmen. Sie kehren die Realität um, leugnen diese und versöhnen sich so mit der Wirklichkeit, sie wechseln so von einer passiven in eine aktive Rolle. Sie versuchen die Gefahren, die aus der Welt der Erwachsenen auf sie einströmen, mit Phantasien und Rollenspielen zu kompensieren.

Lerntheoretische Modelle

Lerntheoretiker wie Skinner und Bandura waren der Meinung, die Persönlichkeit sei ein Produkt ihrer individuellen Lernerfahrungen. Die wichtigsten Determinanten des Verhaltens sind erlernt. Die Lerntheorien besagen, dass das Verhalten erlernt sei und situationsspezifisch gesteuert wird. Die sozial-kognitive Lerntheorie Albert Banduras geht davon aus, dass das Verhalten eines Menschen nicht ausschließlich auf die Umweltkontrolle, sondern auch wesentlich auf seine Selbststeuerung zurückzuführen sei.

Die soziale Lerntheorie Julian Rotters als Gegenmodell zum psychoanalytischen Persönlichkeitsverständnis orientiert sich an einem dialektischen Modell, in dem die Umwelt das Individuum und das Individuum in der Interaktion mit dem Umfeld wiederum die Umwelt verändert. Rotter sieht die gesamte Persönlichkeitsentwicklung, die durch Erlebnisse und Erfahrungen geprägt wird, als Lernprozess. Sein Ansatz ist ein sogenanntes *Erwartungs-Wert-Modell*. Dabei betont er die Wichtigkeit von Verstärkern, die für die Person wertvoll sind. Das Aufrechterhalten des subjektiven Verstärkers wird begünstigt, wenn die Person erwarten kann, dass dieser erhalten bleibt.

Kontrollüberzeugung sind generalisierte Erwartungen durch eigenes Handeln erwünschte Ereignisse in der Umwelt zu erreichen. Sie beeinflussen dadurch die Erwartung der Erreichbarkeit von Lernergebnissen und die Motivation zum Lernen.

Nach Rotter können Erwartungen spezifisch oder generalisiert sein. Fehlende spezifische Erwartungen führen zur Anwendung genereller Erwartungen. Er unterscheidet sechs Gruppen von Bedürfniskategorien:

- Anerkennung *(recognition-status)*
- Schutz *(protection-dependency)*
- Dominanz *(dominance)*
- Unabhängigkeit *(independence)*

- Liebe und Zuneigung *(love and affection)*
- physische Sicherheit *(physical comfort)*

Empirisch-statische Modelle

Moderne psychologische Ansätze beziehen sich auf Entwicklungsprozesse und formulieren Persönlichkeitsfaktoren, die handlungsbezogen und beschreibbar sind. Die bekannteste ist die Persönlichkeits-Dimension nach Eysenck. Er verweist vor allem auf die globalen Persönlichkeitskonstrukte – *Extraversion-Introversion und Neurotizismus*.

Unter *Extraversion* versteht man Persönlichkeitseigenschaften wie Aktivität, Geselligkeit, Impulsivität, Lebenslust und Heiterkeit. *Introversion* bedeutet nachdenklich, in sich gekehrt oder verschlossen zu sein. *Neurotizismus* heißt leicht irritierbar, launenhaft, reizbar, nervös sein und sich minderwertig fühlen.

Daraus entwickelte sich das sogenannte *Fünf-Faktoren-Modell (The big five)*. Es bezieht sich auf fünf Persönlichkeits-Dimensionen, die eine Vielzahl von Eigenschaften umfassen:

- Neurotizismus (emotionale Stabilität)
- Extraversion (Geselligkeit, Impulsivität)
- Offenheit für Erfahrungen
- Verträglichkeit, Bescheidenheit
- Gewissenhaftigkeit und Pflichtbewusstsein

Der Ansatz von Raymond Bernard Cattell erfasst 16 Persönlichkeitsmerkmale:

- Sachorientierung versus Kontaktorientierung
- Konkretes Denken versus abstraktes Denken
- Emotionale Störbarkeit versus emotionale Widerstandsfähigkeit
- Soziale Anpassung versus Selbstbehauptung
- Besonnenheit versus Begeisterungsfähigkeit
- Flexibilität versus Pflichtbewusstsein
- Zurückhaltung versus Selbstsicherheit
- Robustheit versus Sensibilität

Interaktionistisches Persönlichkeitsmodell

Durch die dynamische Interaktion zwischen Mensch und Umwelt entsteht eine wechselseitige Beeinflussung, die langfristig veränderbar ist.

Persönlichkeit bezieht sich auf die individuellen psychischen Merkmale und konsistenten Verhaltensmuster eines Menschen. Dazu gehören das Erbgut, das Temperament, physiologische Prozesse, Schemata, Werte, Motive, Interessen, Wahrnehmungs- und Verhaltenstendenzen, Erwartungen, Geschlechtsidentität, Selbstkonzept, Selbstwertgefühle, der soziale Kontext und Umwelteinflüsse.

Persönlichkeitsmodelle stellen Konstrukte zur Erfassung der Persönlichkeit zur Verfügung.

Emotionale Entwicklung

Es gilt heute als gesichert, dass Kinder bereits zum Zeitpunkt ihrer Geburt über unterschiedliche Ausgangsbedingungen für die Entwicklung ihrer Emotionalität verfügen. Für diese Unterschiede gibt es eine genetische Basis. Die Auseinandersetzung über das Wesen und die Entstehung von Emotionen hat verschiedene Wurzeln und nicht nur umgangssprachlich sind die Begriffe *Emotion, Gefühl, Affekt* und *Stimmung* uneinheitlich definiert und werden oft synonym verwendet. Wir verzichten hier auf eine genauere Begriffsklärung und verwenden im Folgenden alle drei Begriffe für ein weit gefächertes, teilweise unscharfes Phänomen mit unterschiedlichen Teilaspekten.

Trotz langjähriger Forschung existiert nämlich für den Begriff *Emotion* weder eine exakte wissenschaftliche Definition noch eine allgemein anerkannte Theorie. Es herrscht auch keine Einigkeit, ob Emotionen angeboren oder teilweise erlernt sind und in welcher Form sie sich im Laufe der Kindheit entwickeln.[19]

Grundsätzlich sind Emotionen physiologische Erregungszustände, durch eine motivationale Handlungstendenz gekennzeichnet und zählen zu den Grundformen des Erlebens. Emotionen geben Information über unser Befinden, warnen vor Gefahr, unterstützen uns bei der Orientierung und helfen uns durch die vorhandenen Handlungstendenzen und Impulse zu überleben. Im sozialen Zusammenleben geben Emotionen die Möglichkeit mit anderen Lebewesen in Interaktion zu treten. Nach Greenberg entstehen

19 Meyer WU, Reisenzein R, Schützwohl A (2001) Einführung in die Emotionspsychologie. Huber: Bern

Emotionen, wenn uns etwas Wichtiges berührt. Sie dauern meist kurz und können sich rasch verändern.

Wir müssen jedoch das emotionale Erleben vom Stimmungszustand unterscheiden. Stimmungen sind diffuse Gefühlserlebnisse, in denen sich die Gesamtbefindlichkeit ausdrückt. Sie sind meist von geringerer Intensität, längerer Dauer als Emotionen und ohne Objektgerichtetheit. Die Art Stimmungen auszudrücken ist teilweise genetisch determiniert und interkulturell gleich.

Das Besondere an menschlichen Emotionen ist die Verknüpfung mit Ideen, Werten und Bewertung sowie die Fähigkeit, sich einen Gefühlszustand bewusst zu machen. Emotionen sind nicht willkürlich kontrollierbar, allein die Vorstellung von Ereignissen kann die zugehörige Emotion bewirken. Aufgrund der menschlichen Fertigkeiten durch Sprache Emotionen auszudrücken, unterliegen diese auch einer kognitiven Bewertung.[20]

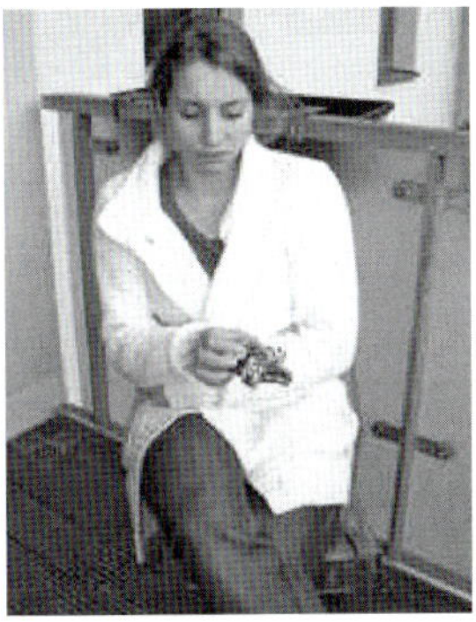

Abb. 19. Ekel 1

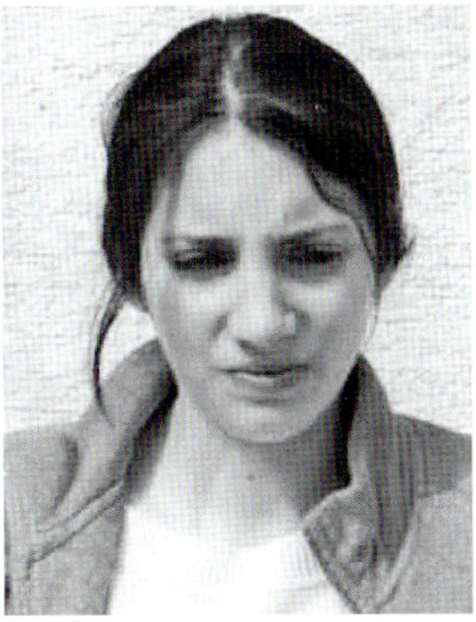

Abb. 20. Ekel 2

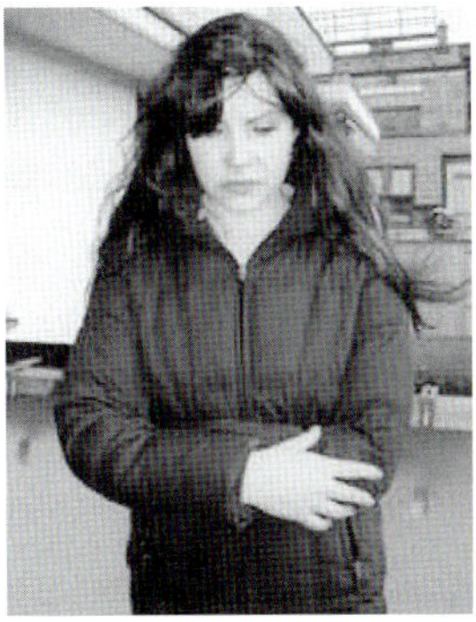

Abb. 21. Scham 1

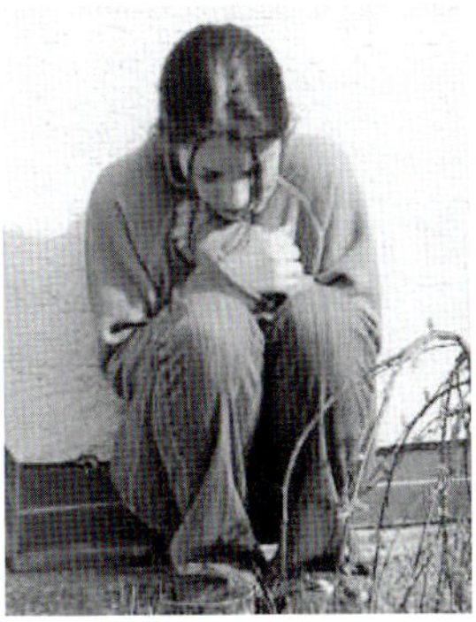

Abb. 22. Scham 2

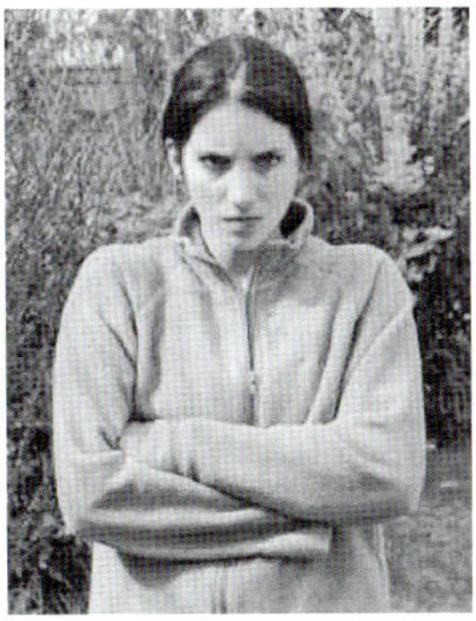

Abb. 23. Wut

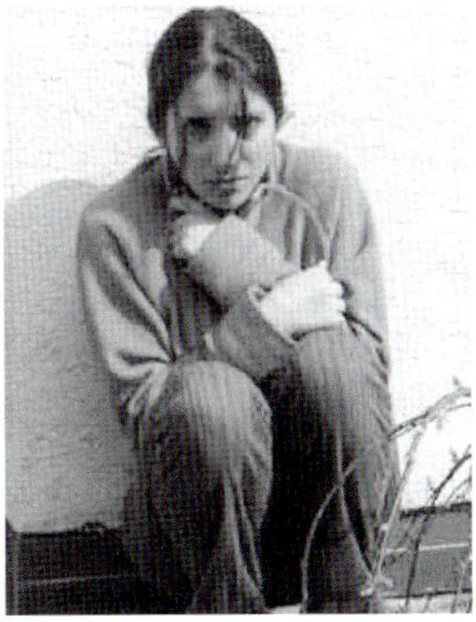

Abb. 24. Angst

20 Sendera A, Sendera M (2005) Emotionen. In: Lexikon Psychologie. Hundert Grundbegriffe. Stuttgart: Reclam

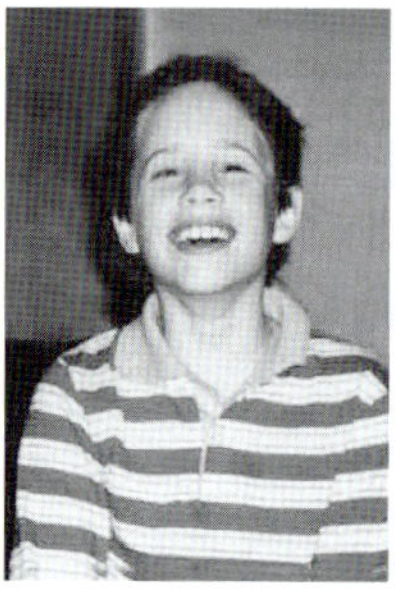

Abb. 25. Freude

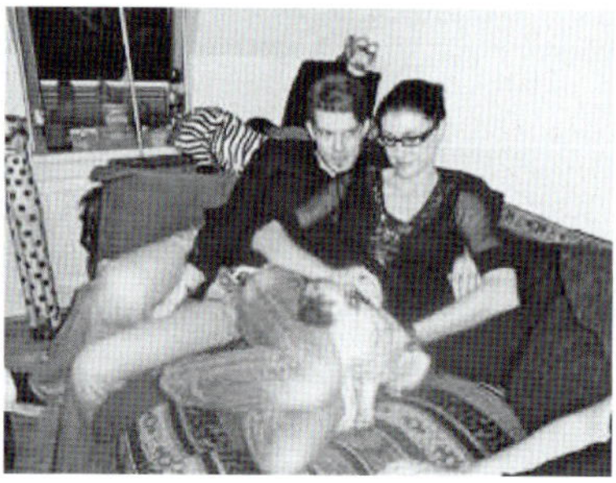

Abb. 26. Geborgenheit

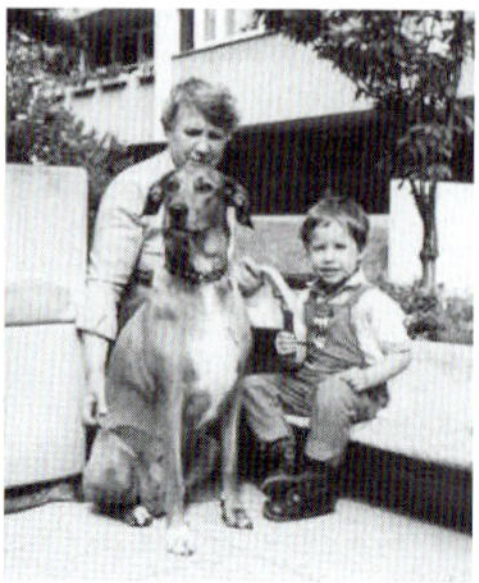

Abb. 27. Stolz

Primäre Emotionen sind die grundlegenden, direkten und unmittelbaren Reaktionen auf bestimmte Situationen, zu denen *Freude, Trauer, Furcht, Ärger, Überraschung* und *Ekel* gehören. Die nahe liegendste Identifikationsmöglichkeit des Primärgefühls bezieht sich nicht auf bestimmte Gefühle, sondern die Tatsache, dass die erste unverfälschte Reaktion auf ein Gefühl beziehungsweise der erste Handlungsimpuls das Gefühl als solches erkennen lassen. *Sekundäre* Emotionen treten erst infolge primärer, innerer Prozesse auf und stellen eine Reaktion bzw. eine Abwehrreaktion gegen diese dar (*Eifersucht, Schuld* und *Scham*). Zu den Hintergrundemotionen zählen u. a. *Unruhe, Anspannung, Wohl- und Unbehagen*. Die Auslöser sind meist intern und manifestieren sich oft in Veränderungen des Stütz- und Bewegungsapparates, der Körperhaltung sowie der Mimik.[21]

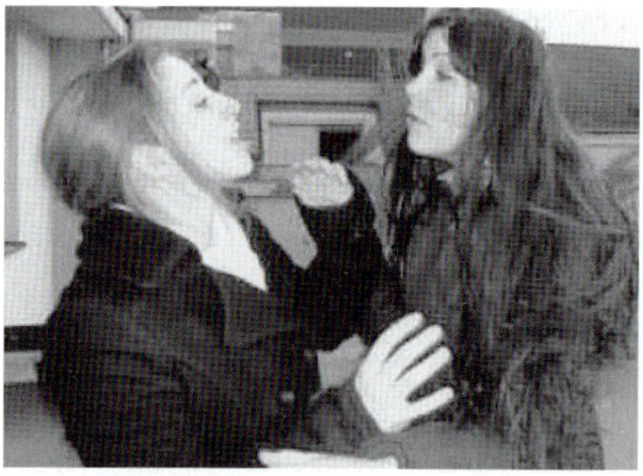

Abb. 28. Angriff – Wut

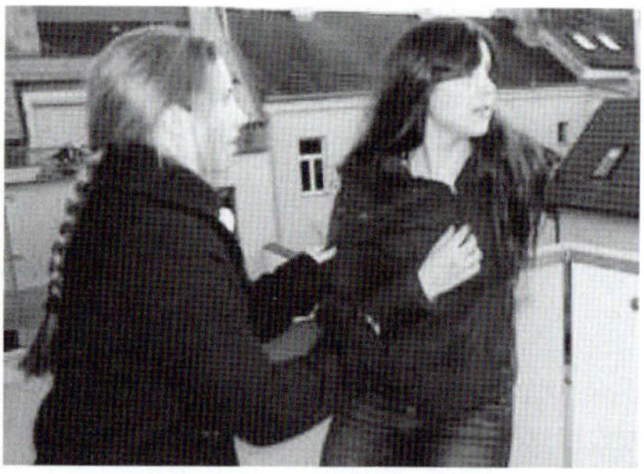

Abb. 29. Angst – Flucht

21 Damasio A (1999) Ich fühle, also bin ich. Die Entschlüsselung des Bewusstseins. München: List

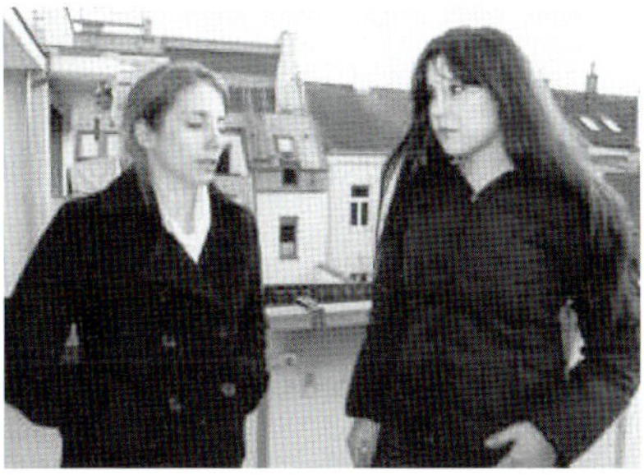

Abb. 30. Konflikt – Schuld

Die Entdeckung, Beschreibung und Erforschung des limbischen Systems hat der Neurophysiologie wichtige Erkenntnisse über menschliche Emotionen, deren Lokalisation und Verbindungen gebracht. Neueste Forschungsmethoden wie z. B. PET-Scan zeichnen Landkarten der Gefühle, indem sie z. B. die Aktivierung der Amygdala (Mandelkern) bei Angstzuständen darstellen können.

Der *funktionalistische Ansatz* der Emotionstheorie von Campos betont die Rolle der Umwelt für die emotionale Entwicklung. Hier wird die Meinung vertreten, dass die Funktion der Emotionen darin bestehe, zielgerichtete Handlungen zu fördern.

Nach Tomkins und Izard sind die Basis-Emotionen angeboren, seit frühester Kindheit voneinander abgegrenzt und unverwechselbar mit körperlichen und mimischen Reaktionen verbunden.

Die *kognitive Emotionstheorie* geht davon aus, dass Lebewesen mit Anpassungsproblemen an die Umwelt wie z. B. Ernährung, Schutz vor Gefahren, Wahl des Sexualpartners konfrontiert sind, die sie lösen müssen, um zu überleben und sich fortzupflanzen zu können. Die Umwelt muss laufend hinsichtlich ihrer Bedeutung für das eigene Wohlergehen bewertet werden. Lazarus vertritt die Meinung, dass Emotionen nicht durch das konkrete Ereignis entstehen, sondern dass der Auslöser von Emotionen die abstrakte Bedeutung und Bewertung ist, die dem Ereignis durch einen Bewertungsprozess zugeschrieben wird. Unser Handeln und unsere Interaktionen unterliegen einem ständigen Bewertungsprozess. Diese emotionsauslösende Bedeutung kann nicht nur realen externen Ereignissen zugeschrieben werden, sondern auch inneren psychischen Prozessen, die vorgestellt bzw. antizipiert sein können. In weiterer Folge lösen Emotionen Handlungsimpulse oder Handlungstendenzen aus, deren Realisierung die Bewältigung des für die jeweilige Emotion typischen Problems ermöglicht.

Eine Emotion hat ihren Beginn in der Auswertung eines internalen oder externalen Reizes. Diese Bewertungen haben ein koordiniertes Netz von Verhaltens-, Erlebens- und physiologischen emotionalen Reaktionstendenzen zur Folge. Die Art und die Intensität der emotionalen Reaktionen werden auch durch Ansichten, Überzeugungen und Wertvorstellungen geprägt.

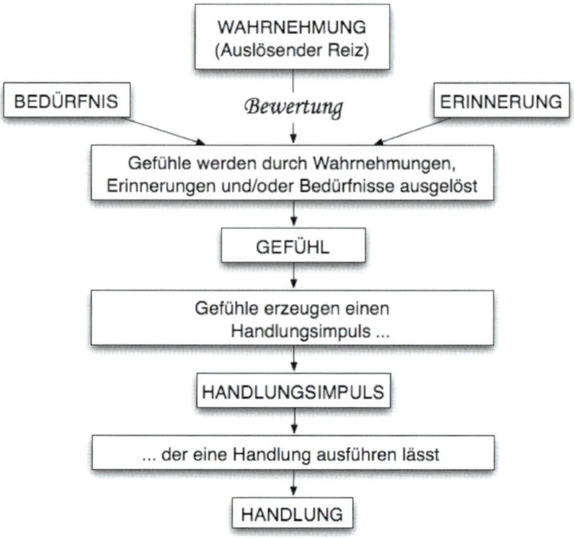

Abb. 31. Modell zur Entstehung von Emotionen

Emotionen stellen daher ein informatives Bedeutungssystem dar, das unterschwellig die Einschätzung einer Situation ermöglicht. Sie informieren die Person über ihr Befinden und veranlassen, dass bei Verlust des Wohlbefindens dieses wiederhergestellt werden kann. Die emotionalen Rückmeldungen mit ihren Körpersignalen und den dazugehörigen Handlungsimpulsen helfen die erforderlichen Handlungen auszuführen.

Tabelle 5. Gefühl – Handlungsimpuls – Ziel

GEFÜHL	HANDLUNGSIMPULS	ZIEL
Angst	Flucht	sich retten in Sicherheit bringen
Wut, Zorn	Angriff	den Gegner vernichten mächtig sein
Scham	sich verstecken	nicht gesehen werden ungeschoren bleiben
Ekel	herauswürgen	den Körper vor Gift schützen

Marsha Linehan betont in ihrem Konzept die Bedeutung der Fähigkeit, Emotionen wahrnehmen, sie zu erkennen und benennen zu können. Die Regulation besteht in der Fähigkeit des Menschen, die aufsteigenden Bilder, Erinnerungen, entstehenden Bewertungen und den daraus resultierenden Handlungsimpuls wahrnehmen und situationsadäquat steuern zu können.

Schemamodelle

Schemamodelle beschreiben, in welcher Weise Denken, Fühlen und Handeln im Gedächtnis abgespeichert, welche Informationen ausgefiltert und welche selektiv verarbeitet werden. Ein Schema ist ein stabil verankerter Komplex aus Glaubenssätzen und den damit zusammenhängenden Gefühlen, Wahrnehmungen und Erinnerungen. Es entsteht auf der Basis eines angeborenen Temperaments und den Erfahrungen und Interaktionen mit den Bezugspersonen. Ein aktiviertes Schema löst bestimmte Handlungs- und Denkweisen aus, die z. B. das Grundbedürfnis nach Nähe und Bindung oder kompensatorisch ein anderes Grundbedürfnis, z. B. nach Autonomie und Kontrolle erfüllen. Schemata steuern auch die Selektion von Informationen und leiten die Gefühls-, Wahrnehmungs-, Interpretations- und Handlungsebene.

Schemata sind veränderungsresistent!

Emotionen ermöglichen eine schnelle, intensive und relativ schematische Bewertungsreaktion. Nach Piaget werden vom ersten Lebenstag an sensomotorische Schemata entwickelt, untereinander koordiniert, ins Gleichgewicht gebracht, automatisiert und internalisiert.[22]

Affektive Schemata basieren auf der Auffassung, dass vergangene Ereignisse in einer unbewussten emotionalen Reaktion gespeichert sind. Es kommt dabei zu einer Verknüpfung von Gefühlen, Gedanken, physiologischen Reaktionen und Handlungsentwürfen. Ein typisches Beispiel für die Aktivierung eines emotionalen Schemas ist das erschreckte Zusammenzucken bei heftigen Geräuschen in einer fremden Situation ohne den realen Verursacher zu kennen. Aktuelle situative Wahrnehmungen werden mit bereits Erlebtem verbunden und stehen in engem Zusammenhang mit assoziativen Phänomenen. So können bereits einzelne Stimuli wie Geruchserinnerungen, Kognitionen, körperliche Empfindungen, die Bestandteil eines Schemas sind, komplett aktivieren. Die aktivierten Schemata orientieren sich an der Erfahrung, werden ständig auf ihren Wahrheitsgehalt überprüft, werden bestätigt oder können gegebenenfalls angepasst werden. Ein negatives emotionales Schema ist z. B. gekoppelt an Erinnerungen, die diese emotionale Empfindung herbeiführen, gleichzeitig aktiviert es Strategien zur Vermeidung dieses Zustandes. Ein Kind, das ständig kritisiert wird, vermeidet alles, was es einer Kritik aussetzen könnte. Dadurch kann es der mit Kritik verbundenen Scham *nicht zu genügen* entgehen.

22 Piaget J (1977) The developement of thought. Equilibration of cognitive structure. New York: Viking Press

Emotionale Störungen sind oft Folge der Aktivierung früher fehlangepasster (dysfunktionaler) Schemata aufgrund von Traumatisierungen oder Vernachlässigungen in der Kindheit. Die tiefgreifendsten Schemata haben oft ihren Ursprung in der Kernfamilie. Später können *Peergroups* und kulturelle Zugehörigkeit Einfluss bei der Entstehung und Aufrechterhaltung haben.

> *Robert S. hat als Kind immer wieder miterlebt, wie seine depressive und emotional nicht verlässliche Mutter tagelang die Familie nicht versorgen konnte und sich zurückzog. Robert war unversorgt, vernachlässigt und fühlte sich einsam. Bei Robert bildete sich das Schema „Ich werde im Stich gelassen". Als Erwachsener wird bei Robert dieses Schema aktiviert, wenn er keine aktive Aufmerksamkeit bekommt, dann fühlt er sich verlassen und einsam. Robert kompensiert diese Gefühle mit vielen Aktivitäten und intensiven kurzen sexuellen Kontakten. Sein Grundbedürfnis nach Bindung und Nähe kompensiert er mit scheinbarer Autonomie und Kontrolle über den jeweiligen Sexualpartner.*

Aktivierte Schemata lösen meist starke und schmerzhafte Emotionen aus. Young unterscheidet 18 Schemata, die jeweils einem unerfüllten Grundbedürfnis zugeordnet werden, sodass fünf *Schemadomänen* entstehen, die jeweils einem unerfüllten Grundbedürfnis zugeordnet werden. Die fünf Domänen umfassen die Themen:

1. Trennung und Ablehnung
2. Beeinträchtigte Autonomie
3. Abgrenzungsprobleme
4. Fremdbezogenheit
5. Übervorsichtigkeit und Hemmung

Tabelle 6. Schemadomäne

Schema	Überkompensation	Schema-Vermeidung	Grundbedürfnis
Trennung und Ablehnung			
Verlassenheit/Instabilität Misstrauen/Missbrauch Emotionale Entbehrung Unzulänglichkeit/Scham Soziale Isolation	kontrollierend und besitzergreifend unrealistische Erwartungen	vermeidet Nähe und enge Beziehungen	sichere Bindung und Schutz

Schema	Überkompensation	Schema-Vermeidung	Grundbedürfnis
Beeinträchtigte Autonomie			
Abhängigkeit/Inkompetenz Anfälligkeit für Verletzungen und Krankheiten Verstrickung/unentwickeltes Selbst	Perfektionismus schmälert die Leistung anderer	vermeidet neue Aufgaben unterwirft sich den Wünschen und Bedürfnissen anderer	Autonomie und Kompetenz
Abgrenzungsprobleme			
Anspruchshaltung/Grandiosität Unzureichende Selbstkontrolle/Selbstdisziplin	Bestreben zu den Erfolgreichsten und Berühmtesten zu gehören	vermeidet Konflikte und Konfrontationen	realistische Grenzen/Selbstkontrolle
Fremdbezogenheit			
Unterwerfung Selbstaufopferung Streben nach Zustimmung und Anerkennung	extreme Kontrolle der anderen Selbstverleugnung erwartet Gegenleistungen	psychosomatische Symptome	Freiheit, Bedürfnisse und Emotionen auszudrücken Selbstwerterhöhung
Übervorsichtigkeit und Hemmung			
Negativität/Pessimismus Emotionale Gehemmtheit Überhöhte Standards/übertrieben kritische Haltung Bestrafen	Perfektionismus übertriebene Konzentration auf die negativen Aspekte des Lebens	Hemmung beim Ausdruck und bei der freien Kommunikation starre Regeln	Spontaneität und Spiel Lust und Unlustvermeidung

Emotionsregulation

Emotionen regulieren zu können, bedeutet die Intensität und Dauer einschließlich der damit einhergehenden physiologischen Prozesse zu verändern (interne Regulation) und den Ausdruck von Gefühlen wie Mimik, Gestik, Körpersprache, Handlungen beeinflussen zu können (externe Regulation). Lazarus sieht bereits im Kopfabwenden des überreizten Säuglings einen Vorläufer solcher Regulationshandlungen.

Das empirische Wissen über das Bindungsverhalten gibt vermehrt die Möglichkeit Modelle zur Emotionsregulation zu entwickeln. Die Entwicklungspsychologie versucht zu belegen, dass die Herausbildung der Emotionsregulation schon im Kleinkindalter beginnt. So entwickelt sich in den ersten Lebensjahren die extern gesteuerte Regulation zur intern gesteuerten. Betrachtet man die Entwicklung des Emotionsausdrucks, ist im Entwicklungsverlauf zunächst die nicht-sprachliche Äußerung von Freude, Traurigkeit, Ärger und Angst zu beobachten. Gleichzeitig lernt das Kind bereits in den ersten Lebensjahren, emotionale Äußerungen der Bezugspersonen zu erkennen und darauf zu reagieren. Seine zunehmende Bewegungsfreiheit und körperliche Geschicklichkeit erlauben dem Kind, mehr und mehr unterschiedliche Ereignisse, die ihm angenehme Gefühle verschaffen, aktiv herzustellen und unangenehme Gefühlserlebnisse zu vermeiden. Es erlangt somit mehr willentliche Kontrolle über die Umweltbedingungen, von denen sein emotionales Wohlbefinden abhängt. In Stress-Situationen lässt sich beobachten, dass Säuglinge und Kleinkinder ihre Emotionen interaktiv mit Unterstützung der Bezugspersonen regulieren. In Stress-Situationen, in welchen das Kind auf sich alleingestellt ist, lernt es von sich aus Regulationsstrategien und Verhaltensweisen, mit welchen es sich selbst beruhigen kann, wie z. B. mit einem Übergangsobjekt, einem Kuscheltier oder durch Daumenlutschen. Das Verstehen von Gefühlszuständen ist abhängig von der affektiven Resonanz der Bezugsperson. Die Bezugsperson reguliert auf der Basis einer vertrauensvollen Interaktion das Erregungsniveau, sie dient der Motivbefriedigung des Säuglings. Die Fähigkeit der Emotionsregulation wird sowohl durch Vererbung als auch durch die Qualität der Eltern-Kind-Beziehung, sowie durch die emotionale Sozialisation der Umwelt beeinflusst. Dabei ist anzunehmen, dass der Verlauf negativer emotionaler Reaktionen mit der Sensitivität der Bezugsperson im Zusammenhang steht. Regeln dienen anfangs der Sicherheit und dem Schutz des Kindes. Im Laufe der Zeit werden auch Regeln für sozial angemessenes Verhalten vermittelt, wobei die Persönlichkeit und die konkreten Lebensumstände der Bezugspersonen deren Verhalten lenkt. Nach und nach internalisiert das Kind dabei auch die in seinem Kulturkreis vorherrschenden Regeln, welche Gefühle sozial akzeptiert sind und welche nicht. Cicchetti und sein Team gehen davon aus, dass sich die Emotionsregulation im frühen Kindesalter parallel zur natürlichen Entwicklung des Kindes herausbildet.[23]

In der Regel helfen Eltern Kindern bei der Emotionsregulation, indem sie die Ursachen negativer Emotionen zu beseitigen versuchen. Ab sechs Monaten beginnen Babys sich selbst zu beruhigen, sich abzulenken durch Blickwendung oder durch Berührung von Gegenständen. Mit beginnender Sprachentwicklung benützen Kinder sprachliche Mittel zur Regulierung des Emo-

23 Cicchetti D, Ganiban J, Barnett D (1991) Contributions from the study of high-risk populations to understanding the development of emotion regulation. In: Garber J, Dodge KA (eds) The development of emotion regulation and dysregulation. Cambridge: Cambridge University Press

tionsausdrucks. Im Alter von vier Jahren kennen Kinder bereits den Unterschied zwischen glücklich, traurig oder wütend und ein Kind mit sechs Jahren versteht bereits, dass der nach außen gezeigte Gefühlsausdruck nicht mit dem inneren übereinstimmen muss: *Meine Mama ist traurig, doch sie lächelt.*

Im Hinblick auf die emotionale Entwicklung des Kindes prägen alltägliche und jahrelang wiederholte Interaktionen zwischen Eltern und Kindern die Erfahrung, wie sehr es sich auf emotionale Beziehungen verlassen kann und welche Konsequenzen die impulsive Äußerung seiner Gefühle nach sich zieht. Während manche Kinder überwiegend ruhig und leicht zufriedenzustellen sind, zeigen sich andere von Anfang an irritierbar, ängstlich und quengelig. Natürlich wirken sich solche Eigenheiten des Temperaments unmittelbar auf die Eltern, deren Stimmung und ihr Verhalten dem Kind gegenüber aus, sodass das Kind den Launen und Erziehungsmaßnahmen seiner Eltern nicht passiv ausgeliefert ist, wie lange Zeit angenommen wurde, sondern selbst einen erheblichen Einfluss darauf nehmen kann. Aufgrund seiner Bindungs-Erfahrungen lernt das Kind Situationen zu bewerten, funktionale und/oder dysfunktionale Arten des Emotionsausdruckes und der Emotionsregulation.

Allmählich wird sich das Kind seines eigenen emotionalen Zustandes bewusst und es entwickelt die Fähigkeit, Emotionen anderer wahrzunehmen. Sobald Kinder erkennen, in welchen Situationen welche Gefühle bei ihnen selbst ausgelöst werden, entwickeln sie auch ein Verständnis für die Emotionen anderer. Mit neun Jahren lernt ein Kind, in welchen Situationen welche Emotionen angemessen sind und kann die eigenen negativen Emotionen so unter Kontrolle halten, dass es sein Gegenüber nicht verletzt.

Untersuchungen zeigen, dass sicher gebundene Kinder ihren Unmut deutlich äußern können ohne dabei physiologische Anzeichen emotionaler Belastung zu haben. Sie haben gelernt, dass ihr Emotionsausdruck etwas bewirkt und dass sie die unangenehme Situation ändern können. Bei unsicher-vermeidend gebundenen Kindern, die sich in Trennungssituationen scheinbar ruhig verhalten, steigt die emotionale Anspannung an. Diese Kinder haben trotz ihres ruhigen Ausdrucksverhaltens keine adäquaten Verhaltensstrategien zur Veränderung der Situation zur Verfügung, die interne Emotionsregulation gelingt nicht.

Durch das wiederholte emotionale Erleben anhand konkreter Situationen entwickeln sich sogenannte *emotionale Schemata*. Das Kind erlangt ein stetig wachsendes Repertoire an Wissen über typische Auslöser von bestimmten Emotionen. Auf diese Weise erwirbt das Kind die Fähigkeit, emotionale Situationen und Reaktionen bei sich und bei anderen vorauszusehen und entsprechend zu handeln. Im Vorschulalter lernt es zunehmend auch komplexere selbstbezogene und soziale Emotionen kennen. Emotionen wie

Stolz, Scham, Schuld oder Neid setzen gewisse kognitive Entwicklungsschritte und ein differenziertes Emotionsverständnis voraus. Daraus lässt sich erkennen, dass die Fähigkeit zur Emotionsregulation eng mit den sozialen Beziehungen außerhalb und innerhalb der Familie zusammenhängt.

Im Laufe der kindlichen Entwicklung sollen die Kinder lernen, eigene Gefühle adäquat anzupassen und zu kontrollieren. Die Fähigkeit, die eigenen Gefühle zu regulieren und sich selbst beruhigen zu können, ist eine wesentliche Voraussetzung für das erfolgreiche Anwenden von Problemlösestrategien unter Stress. Welche Gefühle bzw. welcher Gefühlsausdruck mehr oder weniger erwünscht ist, lernt das Kind durch Interaktionen mit seinen nächsten Bezugspersonen. Dabei kann es vorkommen, dass einige Emotionen ganz selbstverständlich akzeptiert oder gefördert werden, während andere nur unter bestimmten Bedingungen erlaubt oder unerwünscht sind. Durch die Lernmechanismen der operanten Konditionierung, aber auch des Modell-Lernens, entwickelt das Kind so nach und nach ein bestimmtes, individuelles emotionales Repertoire, das einen wesentlichen Teil seiner Gesamtpersönlichkeit ausmacht. Die Erfahrung mit einer positiven Emotionalität und adäquaten Emotionsregulation beeinflusst die soziale Kompetenz und Anpassung, wobei Bindungen zu Menschen, die Rückhalt geben, enorm wichtig sind, um die nötige Kompetenz zur Selbststeuerung überhaupt erwerben zu können

Impulsive Kinder mit einer nicht gelungenen Emotionsregulation haben meist schlechte Beziehungen zu Gleichaltrigen und entwickeln ein Risiko für Delinquenz. Gehemmte Kinder haben ein erhöhtes Risiko für Angst und Depression. Eine besondere Herausforderung für das feinfühlige Eingehen auf die Gefühle des Kindes besteht bei Temperamentsunterschieden zwischen Bezugsperson und Kind.

Die Unterdrückung des Affektausdruckes wird heute als wichtiger Faktor bei der Entstehung psychosomatischer Erkrankungen angesehen.

Mitte des vorigen Jahrhunderts untersuchten Rene Spitz und John Bowlby die Auswirkungen langjähriger Heimerfahrungen auf Kinder und Jugendliche. Die typischen Merkmale der Heimerziehung waren damals Massenversorgung, kaum persönliche und emotionale Zuwendung, keine individuelle Förderung, häufig wechselnde Bezugspersonen und häufig ein autoritärer Erziehungsstil. Die meisten Kinder entwickelten Störungen wie Autoaggression, Verlangsamung der Motorik, allgemeine Verzögerung der seelischen und körperlichen Entwicklung vorwiegend im Bereich der Gefühle, der Sprache, des Kontakt- und Beziehungsverhaltens.

Die Emotionsregulation entwickelt sich in den ersten Lebensjahren von der extern zur intern gesteuerten Regulation.

Kinder lernen, dass alle Emotionen zum Leben dazugehören.

Bezugspersonen zeigen ihre Wertschätzung und Respekt für die kindlichen Gefühle und lehren sie wichtige soziale Kompetenzen.

Darüber hinaus lernen die Kinder, sich selbst zu beruhigen und ihre Emotionen zu regulieren.

Die Anpassungsfähigkeit und die soziale Kompetenz eines Kindes werden durch sein Temperament, den Erziehungsstil und die soziale Umwelt beeinflusst.

Die Entwicklung der Identität

Mit jedem Menschen ist etwas Neues in die Welt gesetzt,
was es noch nicht gegeben hat, etwas Erstes und Einziges.

Martin Buber

Identität definiert eine Person als einmalig und ist somit eine einzigartige Kombination von persönlichen und unverwechselbaren Eigenschaften. Nach Erikson hat die psychosoziale Entwicklungsphase während der Pubertät eine besondere Bedeutung. Er sieht die Persönlichkeitsentwicklung als Ergebnis sozialer Erfahrungen und der Klärung der Frage *„Wer bin ich und wer möchte ich sein?"* Erikson sieht diese Phase als Krise von Identität versus Rollendiffusion. Eine persönliche Identität zu besitzen, beruht auf der Wahrnehmung der eigenen Gleichheit und Kontinuität über die Zeit und der verbundenen Wahrnehmung, dass auch andere Menschen das erkennen. Verschiedene Facetten und Auswahlmöglichkeiten von Beruf, Beziehungen, sexuellen und ideologischen Vorstellungen müssen in ein konsistentes Selbstbild integriert werden, das die persönliche Identität ausmacht. Identitätsbildung bedeutet also, dass sich ein Mensch seines Charakters und seiner Position in der Gesellschaft bewusst wird. Die Inhalte der Erfahrungen sind verantwortlich für die Entwicklung des individuellen *Selbstkonzeptes* oder *Selbstbildes*. Dieses wird zum Gegenstand der eigenen Betrachtung und Bewertung. Die Ausbildung eines Selbstkonzeptes setzt voraus, dass sich das sogenannte *Ich* von seiner sozialen und physischen Umwelt abgrenzt.

Gelingt dies nicht, kommt es zur Rollen- oder Identitätsdiffusion. Während der Pubertät suchen sich Jugendliche mehr oder weniger freiwillig ein bestimmtes Rollenmodell in Bezug auf Beruf, Beziehungsgestaltung, gesellschaftlichen Status, sexuelle Orientierung u. a. m. aus.

Scheitert der Jugendliche an der Aufgabe, diese Elemente erfolgreich miteinander zu vereinbaren, droht eine Identitätsdiffusion. Diese Art von Verwirrung löst häufig Probleme wie Drogenmissbrauch, Anschluss an Jugendbanden und Sekten oder Flucht in die irreale Cyber- und Medienwelt aus.

Die Identitätskonstruktion nach Marcia[24] unterscheidet sich von der Identitätsfindung. Sie beruht auf individuellen Entscheidungen bei der Auseinandersetzung

- wer man sein will
- welcher Gruppe man sich anschließen möchte
- welchen Glauben man annimmt
- welchen Beruf man ergreifen möchte

Marcia fand vier Formen der Identität:

- **Diffuse Identität**

  keine Festlegung auf Beruf oder Werte
  niedriges Selbstwertgefühl
  Unverstanden fühlen durch Bezugspersonen, hören meist auf Peers und *sogenannte* Autoritäten.

- **Moratorium**

  gegenwärtige Auseinandersetzung mit beruflichen und anderen Wertfragen
  hohes Selbstwertgefühl
  sich frei fühlen
  anstreben intensiver Beziehungen

- **übernommene Identität**

  Festlegung auf Beruf oder Werte, die von den Eltern ausgewählt wurden
  hoher Selbstwert bei Frauen, die sich mit einem *starken* Mann identifizieren
  niedriger Selbstwert bei Männern, die sich einem starken führenden Mann anschließen

- **erarbeitete Identität**

  Festlegung auf Beruf oder Werte, die selbst ausgewählt wurden
  führen guter Beziehungen
  Einsatz für andere ohne Eigennutz

---

24 Marcia J E (1993) The status of the statuses: Research review. New York: Springer

Das Selbstwertgefühl

Unter dem Selbstwertgefühl versteht man ein globales und stabiles Gefühl der Wertschätzung der eigenen Person. In der Bindungstheorie wird betont, dass ein sicherer Bindungsstil das kindliche Selbstwertgefühl entscheidend fördert. Die Bezugspersonen geben verlässlichen Schutz und bieten gleichzeitig Unterstützung, die Umwelt zu erkunden und selbständig zu werden. Später ist es wichtig, von Gleichaltrigen gegenseitige Akzeptanz und Sympathie zu erfahren. Entscheidend ist auch das Erleben persönlicher Handlungskompetenzen zur Verwirklichung oder Verteidigung von frühen selbstwertrelevanten Aufgaben und den damit verbundenen positiven Gefühlen.

Ein adäquater Selbstwert hilft eine zu bewältigende Situation richtig einzuschätzen.

Diana Baumrind beschreibt einen Selbstwert fördernden Erziehungsstil als autoritativ (richtungsweisend), der sich durch klare Regeln und Anforderungen an das Kind, aber auch durch ein hohes Maß an Zutrauen und Unterstützung kennzeichnet.[25] Ein positiver Selbstwert ist verbunden mit Wohlbefinden, Lebenszufriedenheit, effektiver Stressbewältigung und verstärkt die sozialen Kompetenzen, dazu gehören die reale Selbsteinschätzung, Frustrationstoleranz und Durchhaltevermögen. Ein gesundes Selbstvertrauen ist eine wichtige Voraussetzung für unser seelisches und körperliches Wohlbefinden. Dadurch sind wir in der Lage Kritik anzunehmen, uns zu wehren, unsere Meinung zu vertreten, auf andere zuzugehen, Kontakte zu knüpfen und unsere Fähigkeiten adäquat zu nutzen.

Die Sprachentwicklung

Der Spracherwerb galt lange Zeit als Prozess der Imitation, als ein Nachahmen der Umgebung.

> *Kaiser Ferdinand der Wissensreiche wollte genau wissen, woher die Sprache kommt, ob diese im Menschen von Geburt an drinnen steckt und einfach heranreift.*
>
> *So ließ er alle neugeborenen Waisenkinder zu sich auf das Schloss bringen, ließ den großen Festsaal umbauen, bestellte Ammen, befahl die Kinder gut mit Essen und Trinken zu versorgen und sie in ein sauberes Bettchen zu legen.*

25 Baumrind D (1996) The discipline controversy revisited. Family Relations: Journal of Applied Family and Child Studies, 45(4)

Das war in der damaligen Zeit sehr viel, denn die meisten Waisenkinder erfroren, verhungerten oder mussten bettelnd durchs Land ziehen.

Die Ammen erhielten jedoch den Befehl nicht mit den Kindern zu sprechen, sie weder zu herzen noch liebevoll in den Arm zu nehmen oder beruhigende Lieder zu summen.

Die Kinder wurden gepflegt, warm gehalten und gut mit Nahrung versorgt.

Der Kaiser kam jeden Tag und beobachtete die Kinder und wartete geduldig, dass diese endlich zu sprechen begännen.

Und siehe da, die Kinder brabbelten und lallten, streckten ihre Händchen nach den Ammen –, doch diese blieben stumm und unnahbar. Nach und nach verstummte ein Kind nach dem anderen und keines blieb am Leben ...

A. S.

Der Spracherwerb ist ein Lernprozess, der durch die aktive Auseinandersetzung des Kindes mit seiner Umwelt getragen wird. Der Spracherwerb ist integriert in den Gesamtbereich sozio-kultureller Normen, Vorstellungen und Verhaltensweisen. Dies macht deutlich, dass der Erwerb von Sprache immer auch eingebunden ist in das Spannungsverhältnis von Individuum und Gesellschaft. Die Voraussetzungen für das Lernen von Sprache sind biologisch bestimmt und bei Geburt schon vorhanden. Jedes Kind hat eine angeborene Bereitschaft, Sprache zu erlernen. Nach der Geburt ist der Säugling auf die Bezugsperson angewiesen, die von Anfang an um eine Interaktion bemüht ist. Erkenntnisse aus der Säuglingsforschung weisen auf die Wichtigkeit dieser stimmlichen Kontaktaufnahme hin. Der Sprachrhythmus bietet dabei ein wichtiges Informationssystem. Häufige Wiederholungen und die vertraute rhythmische Gestaltung der Interaktionen lassen eine Vertrautheit entstehen und machen bestimmte Situationen für das Kind vorhersagbar. Mit der sogenannten *Ammensprache* werden kindliche Äußerungen verdeutlicht, umgestaltet oder differenziert. Dabei sprechen die Bezugspersonen höher, deutlicher, melodischer und mit vielen Wiederholungen. Die Koordination des Sprachrhythmus steht dabei in einem engen Zusammenhang mit dem Gesichtsausdruck und dem Blickmuster. Unterschiedliche Koordinationen des Sprachrhythmus geben Rückschlüsse auf das emotionale Klima, das wiederum Hinweise auf die Bindungsqualität gibt. Sprache ist ein bedeutender Faktor in der kognitiven und emotionalen Entwicklung des Kindes.

Das Erlernen der Sprache ist ein zweifacher Prozess. Einerseits gehören das Verstehen der Sprache und andererseits das Selbst-Sprechen dazu. Kinder, die lange Zeit nicht sprechen, haben einen ziemlich großen passiven Wortschatz, sie speichern die Ausdrücke, die sie von ihrer Umwelt hören. Ein Mix aus biologischen Voraussetzungen und den Einflüssen von Eltern, Geschwistern und anderen Bezugspersonen bestimmt, wann welcher Schritt getan wird.

Der Spracherwerb ist außerdem abhängig von einem ausreichenden Hörvermögen, der Fähigkeit zur aktiven Artikulation von Doppellauten und einem grundlegenden Sprachverständnis. Bei der Geburt des Kindes sind alle für die Sprache wichtigen Organe und Muskeln ausgebildet: das Zwerchfell, der Rachen, die Stimmbänder, die Lippen, die Zunge und das Gehör. Das Kind lernt allmählich, seinen Sprechapparat zu steuern und zu koordinieren. Akustische Signale der Umwelt werden von den Gehörnerven zum Hör- und Sprachzentrum geleitet. Das Gehör ist die Voraussetzung für die Entwicklung von Sprache. Sprechen heißt aber auch, in Beziehung zu anderen Menschen zu treten und sich aktiv der Umwelt zuzuwenden. Die Bezugspersonen zeigen den Kindern, dass Sprache ein Mittel ist, die eigenen Ziele und Intentionen mitzuteilen und diese mit anderen zu teilen. In der Entwicklung setzt dieses Mitteilen bereits eine Differenz von *Selbst* und *Anderen* voraus.

Kinder, die nicht ausreichend Zuwendung erfahren, bleiben in ihrer sprachlichen Entwicklung zurück, da ihnen Anregung und Motivation fehlen. Sie lernen durch die Kommunikation mit Erwachsenen sprechen und erhalten so eine wichtige Voraussetzung für das Interesse am Austausch mit anderen Menschen. Die Qualität dieser frühen verbalen Kommunikation ist entscheidend für die weitere Entwicklung. Die sprachliche Entwicklung wird durch Umweltbedingungen oft gehemmt oder verzögert. Sprachdefizite können u. a. durch mangelndes Sprechen im Alltag, durch zunehmenden Fernsehkonsum oder durch Sprachbarrieren bei Migration bereits im Kleinkindalter entstehen.

Im Verlauf der Sprachentwicklung sind große individuelle Unterschiede zwischen den Kindern zu beobachten, wie z. B. bei der Entwicklung des Wortschatzes, der Aussprache- und Satzbildungsfähigkeit. Wir wissen, dass bei der Sprachentwicklung vor allem der Erwerb von Bedeutungen sehr eng mit der kognitiven Entwicklung verbunden ist. Bei fast allen Kindern ist bei der symbolischen Sprachentwicklung manchmal ein schneller und manchmal ein langsamerer Fortschritt zu beobachten.

Die Art der symbolischen Repräsentationen wird dabei durch die verbale Konversation geprägt. Die Welt kann mit sprachlichen Mitteln infrage gestellt, bestätigt oder modifiziert werden. Während der Interaktion wird kontrolliert, wie der andere reagiert. Dabei beeinflusst jede Person ihr Gegenüber und reguliert gleichzeitig auch sich selbst. Man kann annehmen, dass die Art und Weise, wie Bezugspersonen mit ihren Kindern über Ereignisse, Gefühle und Erfahrungen sprechen, die kognitive und sprachliche Entwicklung des Kindes beeinflusst und so noch vor der Entwicklung des semantischen Wortverständnisses zur Interpretation von Ereignissen und Erfahrungen beiträgt.

Die individuelle Sprachentwicklung wird von insgesamt drei Komponenten beeinflusst:

- Alter und Geschlecht
- biologischen Anlagen
- allgemeinen Umweltfaktoren unter besonderer Berücksichtigung des sozialen Umfelds

Im Rahmen von Forschungen konnte gezeigt werden, dass Zwillinge im Durchschnitt in der Sprachentwicklung etwa sechs Monate hinter allein geborenen Kindern liegen. Sie entwickeln oft eine Art *Geheimsprache,* die nur sie verstehen. Genauer betrachtet handelt es sich dabei um eine einfach strukturierte, unreife Sprache verbunden mit viel Gestik und Mimik. Zwillinge verstehen einander oft nur durch die Körpersprache und Blicke. Durch ihre Nähe zueinander sehen sie keine Notwendigkeit, sich für andere Menschen verständlicher auszudrücken. Die sogenannte *Zwillingssprache* verliert sich meist bis zum Ende des dritten Lebensjahres.

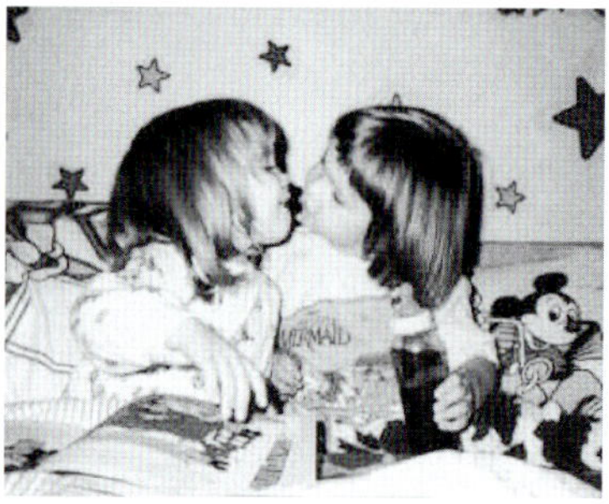

Abb. 32. Kommunikation Zwillinge 1

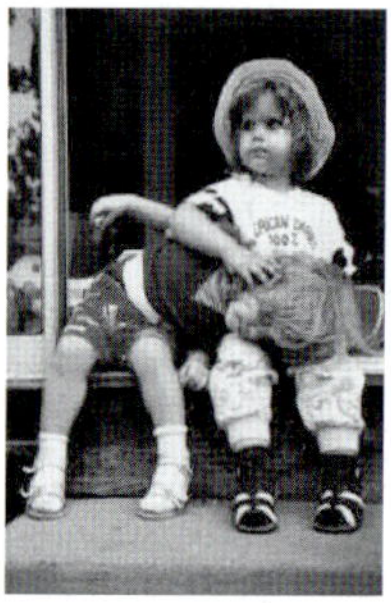

Abb. 33. Kommunikation Zwillinge 2

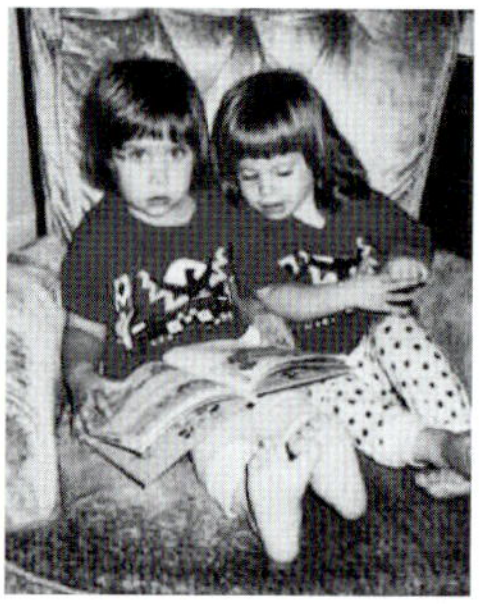

Abb. 34. Kommunikation Zwillinge 3

Wir wissen heute, dass sowohl Sprache als auch Bindung in der sozialen Entwicklung von Kindern von Bedeutung sind. Wie bereits dargestellt besteht ein enger Zusammenhang zwischen der angeborenen kommunikativen Kompetenz des Säuglings und den elterlichen Verhaltensweisen, welche die kognitive, sprachliche und emotionale Entwicklung des Kindes unterstützen und fördern. Elisabeth Meins[26] hat in ihrer empirischen Studie eine positive Beziehung zwischen Bindungssicherheit und Vokabularentwicklung festgestellt. In Anlehnung an das Konzept der Feinfühligkeit von Mary Ainsworth prägte sie den Begriff *Mind-mindedness*. Darunter versteht

26 Meins E (1999) Sensivity, security and internal working models: Bridging transmission gap. Attachment and human develop 1 (3)

sie, dass Eltern die Kinder aus ihrer Sprachlosigkeit befreien, indem sie die Perspektive ihres Kindes einnehmen und so Intentionen des Kindes richtig beachten und interpretieren. Mit der Fähigkeit zur *Mind-mindedness* steigt auch die Wahrscheinlichkeit für eine enge affektive Bindung und die Entwicklung einer sicheren Bindung zwischen Bezugsperson und Kind. Ein Kind, das Sicherheit, Unterstützung und Selbstwirksamkeit erfährt, scheint eher in der Lage zu sein, die kognitiven Herausforderungen des Spracherwerbs zu leisten.

Das unterschiedliche sprachliche Verhalten sicher und unsicher gebundener Kinder kann auf den Kommunikationsstil der Bezugspersonen zurückgeführt werden. So sind unsicher gebundene Kinder weniger aktiv bei der Exploration der Sprache (Sprachschatz, Grammatik), denn die Bezugsperson kann dafür nicht als sichere Basis genutzt werden.

Der Prozess des Spracherwerbs und der Sozialisation ist miteinander verknüpft.

In der frühesten Kindheit werden die Grundlagen für zwischenmenschliche Interaktionen erworben.

Spracherwerb und sprachliche Kompetenz sind mit dem Erwerb kommunikativer und sozialer Kompetenz verknüpft.

Das Spiel

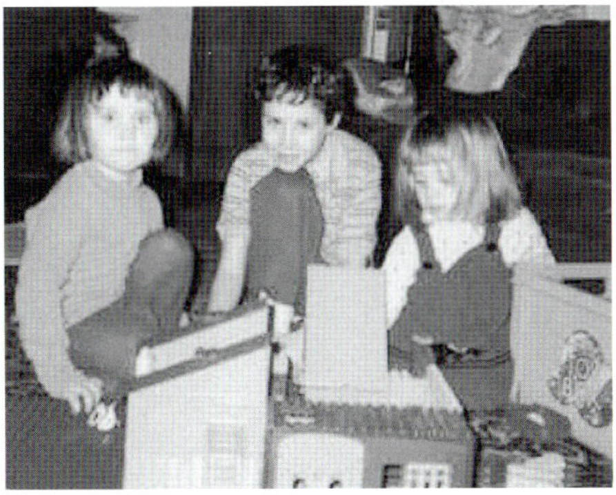

Abb. 35. Gemeinsames Bauen

Das Spiel gehört zu den universellen, biologisch verankerten Grundbedürfnissen des Kindes. Angetrieben durch intrinsische Motivationen wie Neugier, Erfolg und Kompetenz entdeckt das Kind im Spiel die Umwelt, verarbeitet und integriert seine Erfahrungen und übt neue Fertigkeiten aus. Kinder sind offen für das Spielen, sie werden oft *eins mit dem Spiel*. Kinder beim Spielen zu beobachten ist eine ganz besondere Erfahrung. Sie sind so ernsthaft und konzentriert, dass sie alles vergessen, was um sie herum geschieht. Wenn sie beim Essen sitzen, versuchen sie mit Messer und Gabel zu spielen oder erfinden mit der Serviette kunstvolle Kreationen. Sie brauchen weder bestimmte Materialien noch eine vorbereitete Umgebung, um spielen zu können. Das Spiel erfolgt spontan und meist unabhängig von externer Steuerung. Es ist meist mit positiven Emotionen verbunden, wobei Sinn und Spaß im Spiel selbst liegen. Kinder spielen aus Freude am Tun und fördern ihre Fähigkeiten. Sie experimentieren mit der Sprache, führen Selbstgespräche, erkunden ihren Körper und seine Möglichkeiten, stecken verschiedene Dinge in den Mund und gucken, wie Gegenstände zu Boden fallen. Sie ahmen nach, verändern und entdecken.

So können Kleinkinder, die gemeinsam mit einem Erwachsenen ein Bilderbuch betrachten, unterschiedliche Vorlieben haben:

- sie zeigen auf die Bilder und wollen den Begriff hören
- sie wollen eine Geschichte dazu hören
- sie wollen den Begleittext immer wieder vorgelesen bekommen
- sie wenden sich am Ende anderen Spielen zu
- sie wollen das Buch immer wieder *vorgelesen* bekommen

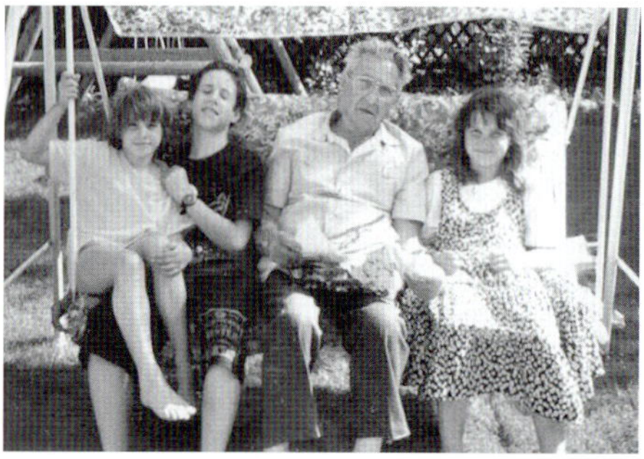

Abb. 36. Vorlesen

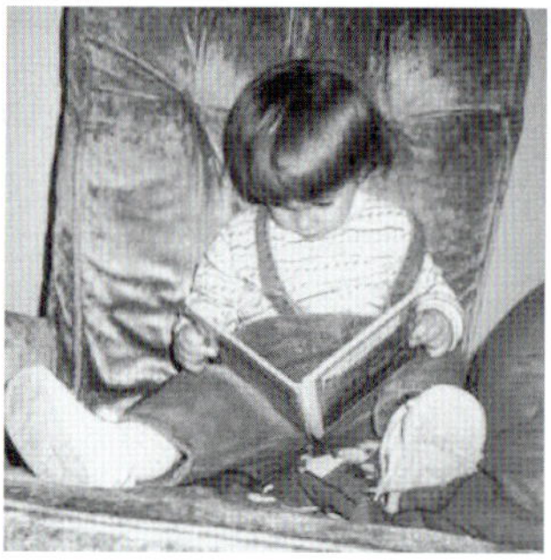

Abb. 37. Bilderbuch

Das kindliche Spiel ist Grundlage des Lernens und der Erfahrungen. Spielen und Lernen sind bei kleinen Kindern untrennbar miteinander verbunden. Die vier Kompetenzbereiche sehen und hören, fühlen und begreifen werden zum Spiel. Durch das Spiel verändern sich die inneren Beziehungsmuster und Strukturen, in denen das Kind sein Denken, Fühlen, Wollen und Handeln erlebt und plant. Zunächst lassen sich die Kinder im Spiel von ihren unbewussten Trieben, Gefühlen und Wünschen leiten. Durch die Reaktionen der Spielpartner und der Umwelt auf ihre Spielaktivitäten werden ihnen ihre eigenen Fähigkeiten und Schwächen, ihre Gefühle und Wünsche zurückgespiegelt. Auf diese Weise bekommen sie ein Bild von sich selbst und ihren Handlungen.

Eine besondere Rolle kommt der Erwachsenen-Kind-Kommunikation zu, sie wird als wichtiger Faktor für die verschiedensten Aspekte der kindlichen Entwicklung angenommen. Besonders das explorative Verhalten des Kindes und die Entwicklung von kognitiv-komplexen Spielhandlungen durch die Bezugsperson-Kind-Kommunikation können unterstützt werden. Das kindliche Spiel ist eng mit Kommunikation verbunden. Das Herstellen und Aufrechterhalten des Blickkontaktes und die Entdeckung, diesen beeinflussen zu können, sind die ersten Erfahrungen mit Kommunikation.

Aus der Spielforschung ist bekannt, dass Kinder, die viel und intensiv spielen, gerade in diesen vier Bereichen folgende Verhaltensmerkmale auf- und ausbauen:

- **Emotionsregulation**

  Erkennen, Erleben und Verarbeiten von Gefühlen; die Verarbeitung von Enttäuschungen und Versagen, Entwickeln einer Frustrationstoleranz und Belastbarkeit, geringere Aggressionsbereitschaft, größere Ausdauer; Erleben von Zufriedenheit; ein ausgewogenes Verhältnis der Grundgefühle Angst, Freude, Trauer, Wut, Scham und Ekel.

- **Soziale Kompetenz**

  ein besseres Zuhören-Können, Toleranzbereitschaft, Kooperationsbereitschaft, höheres Verantwortungsempfinden; höhere Regelakzeptanz, bessere Wahrnehmung von Ungerechtigkeiten, Anbahnung und Halten von Freundschaften

- **Motorische Fähigkeiten**

  Entwicklung einer rascheren Reaktionsfähigkeit, eine besser abgestimmte Auge-Hand-Koordination, eine differenziertere Grob- und Feinmotorik sowie ein besseres Balance-Empfinden

- **Kognitive Fähigkeiten**

  Förderung des logischen Denken, höhere Konzentration, bessere Gedächtnisleistungen, eine höhere Wahrnehmungsbereitschaft (Orientierung), einen differenzierteren Wortschatz, eine differenziertere Sprache, ein besseres Mengen-, Zahl-, Farb- und Formverständnis, eine größere Phantasie und ein schnelleres Durchschauen von Manipulationsversuchen.

Oft entsteht eine Spielhandlung aus der Auseinandersetzung mit der Umwelt. Kinder entscheiden im Rollenspiel, wer sie gerade sind: ein Prinz, eine Prinzessin, ein Kätzchen, ein Ritter oder eine mächtige Fee. Sie legen die Rahmenbedingungen für ihre manchmal imaginären Phantasiespiele fest. Sie füttern ihre Puppen und Stofftiere, besiegen Monster und sind berühmte Helden. Durch diese Phantasiespiele fördern sie nicht nur das Lernen, sondern bewältigen auch für sie belastende Situationen.

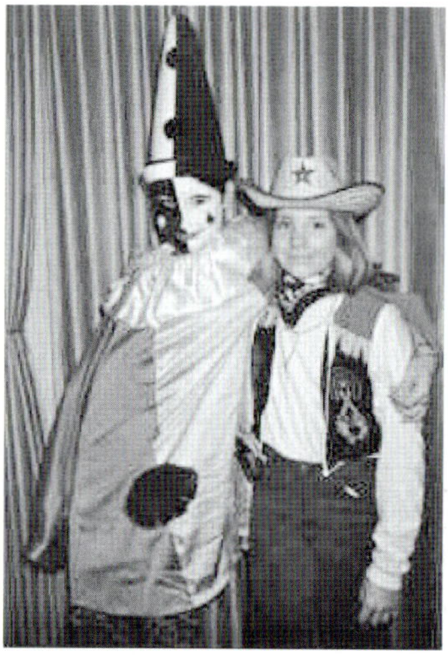

Abb. 38. Kostüme 1

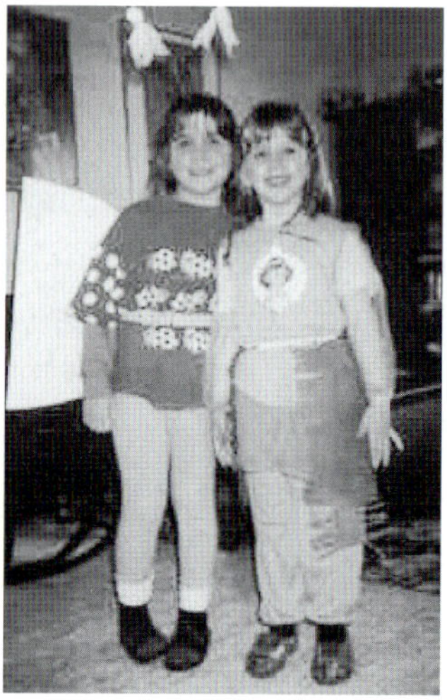

Abb. 39. Kostüme 2

Je nach Alter entwickeln die Kinder und später die Jugendlichen unterschiedliche Spielpräferenzen und Spielgewohnheiten, wobei das Explorationsverhalten (Neugier) und das Spiel viele Übereinstimmungen aufweisen und kaum voneinander unterschieden werden können. Beide werden nur dann aktiviert, wenn das Umfeld sowohl Anregung als auch Sicherheit bietet. *(siehe Bindung)*. Ein Kind spielt nur dann, wenn es sich wohl und geborgen fühlt. Bei Unsicherheit, Müdigkeit oder Hunger wird das Spielbedürfnis durch das Bedürfnis nach Sättigung, Schlaf oder Nähe und Geborgenheit abgeschwächt. Probleme der emotionalen Selbstregulation oder eine unsichere Bindung können sich negativ auf die kognitive Entwicklung auswirken.

Kinder lernen im Spiel Fähigkeiten und Fertigkeiten, die notwendig sind, um ein autonomes und selbstverantwortlicheres Leben zu führen, Situationen einzuschätzen und mit zu gestalten, sowie Erfordernisse für ein soziales Verhalten zu erkennen.

Sie lernen fremde und eigene Wünsche und Bedürfnisse aufeinander abzustimmen.

In der *Psychotherapie* mit Kindern geht es um diese kindliche Wahrnehmung. Die Gefühle, Gedanken und Bedürfnisse in Worte fassen, fällt Kindern oft schwer. Das Spiel ist ein mögliches Kommunikationsmittel und hilft, ihr Inneres zu zeigen und wichtige Botschaften in symbolischer Form auszudrücken. Die Psychonalytikerin Melanie Klein setzte im Verlauf einer Behandlung Spielzeug ein, hauptsächlich als *Spieltherapie*, die die Imagination des Kindes stimulieren und Assoziationen hervorrufen sollte. In Anlehnung an Freuds Aussage, dass der Traum *die Via Regia,* die Königsstraße zum Unbewussten sei, ist das *Spiel die Via Regia* des Kindes, um zum Reich des Unbewussten vorzudringen.[27]

Das Spiel ist für traumatisierte Kinder oft die einzige Möglichkeit, das Erlebte zum Ausdruck zu bringen.

Resilienz

Die Resilienz eines Kindes ist von großer Bedeutung, da sie einen wesentlichen Faktor darstellt, dass trotz widriger Lebens- und Sozialbedingungen eine pathologische Entwicklung gebremst wird und die Erkrankung nicht manifest wird (siehe Kapitel PTSD).

27 nach Ekstein 1994

II. Teil

Psychische Störungen im Kindheits- und Jugendalter

Wie wir im vorigen Kapitel erfahren haben, wird die Entwicklung eines Kindes durch verschiedene Faktoren beeinflusst. Doch keine Entwicklung verläuft frei von Risken, Belastungen oder kritischen Lebensereignissen. Unterschiedliche, meist multifaktorielle Einflussfaktoren können je nach Umfeld, Alter, Geschlecht, Temperament fördernde oder hemmende Auswirkungen haben.

Es ist wichtig, die Aufmerksamkeit auf die *frühzeitige* Erkennung psychischer Probleme und Gefährdungen von Kindern und Jugendlichen, die ein erhöhtes Risiko für Beeinträchtigungen aufweisen, zu lenken. Dabei ist es erforderlich jene Faktoren und Lebensbedingungen zu identifizieren, die die Entwicklung beeinträchtigen und gefährden. Das Vorliegen mehrerer Risken erhöht die Wahrscheinlichkeit des Auftretens von Störungen um ein Vielfaches. Dazu zählen u. a.:

- der sozioökonomische Status und das Lebensumfeld
- die biologischen Voraussetzungen
- die Interaktionsstile
- das Bindungsverhalten

Wir sprechen dann von Entwicklungsabweichungen, wenn diese

- in schwerwiegender Form über einen längeren Zeitraum bestehen
- in mehr als einer Situation oder einem Lebensumfeld auftreten
- in verschiedenen Beziehungen beobachtbar sind
- die Bewältigung der nächst höheren Entwicklungsaufgaben gefährden (siehe Entwicklungsaufgaben)

und folgende Abweichungen aufzeigen:

- Entwicklungsauffälligkeiten

  Abweichung von der normalen Entwicklung ohne medizinische oder psychopathologische Diagnose

- Entwicklungsverzögerungen (Retardierung),

  ein aufholbarer Entwicklungsrückstand

- Entwicklungsstörungen

  Abweichung mit Krankheitswert mit meist bleibender Einschränkung

Ein besonderes Problem bei der Beurteilung von Entwicklungs- und Verhaltensstörungen besteht darin, dass die psychiatrischen Klassifikationen für den nichtklinischen Bereich kaum geeignete Beschreibungen bieten. Wegen der großen Bandbreite ist es jedoch notwendig den Kindern mit subklinischen Auffälligkeiten besondere Beachtung zu schenken, um der späteren Ausbildung von manifesten Symptomen vorzubeugen.

Bei der Erfassung psychischer Probleme und Verhaltensstörungen von Kindern und Jugendlichen müssen körperliche, psychische, bindungstheoretische, interaktionale und soziokulturelle Faktoren in ihrem komplizierten Zusammenspiel beachtet werden.

Viele psychische Störungen des Erwachsenenalters haben ihren Ursprung in Störungen des Kindes- und Jugendalters, u. a. Angststörungen, Depressionen, Essstörungen, Substanzmissbrauch, Hyperaktivität, Aufmerksamkeitsdefizite und Autoritätsprobleme. Auch Verhaltens- und emotionale Störungen mit Beginn in der Kindheit und im Jugendalter zählen dazu. Der Begriff *Verhaltensstörungen* ist ein Versuch, Verhalten, das von bestimmten Wertvorstellungen einer Gesellschaft abweicht und als negativ beurteilt wird, zu erfassen. Kinder mit Verhaltensstörungen zeigen demnach ein anderes als das von ihnen erwartete Verhalten. Für alle Verhaltensauffälligkeiten gilt, dass sich betroffene Kinder damit selbst in ihrer Entwicklung beeinträchtigen oder ihre Verhaltensweisen zu Konflikten mit ihrer Umwelt führen.

Vielfach lassen sich folgenden Verhaltensauffälligkeiten bei Kindern und Jugendlichen beobachten:

- selbstschädigendes Verhalten
  Nägelbeißen, Haare ausreißen, Schnittverletzungen, mit dem Kopf gegen die Wand schlagen oder ähnliche Verletzungen, Substanzmissbrauch, Ess-Störungen
- delinquentes und aggressives Verhalten gegen andere
  Sachbeschädigung (Vandalismus), Brandstiftung, körperliche Gewalt, Diebstähle
- selbstunsicheres und ängstliches Verhalten
  extremer Rückzug und Abwehrverhalten, Schüchternheit, Lügen

Bei der Ermittlung der Ursachen versucht man alle Einfluss- und Risikofaktoren mit einzubeziehen. Die Beziehung zwischen Biologie, Erziehung und sozialem Umfeld hat dabei einen wesentlichen Einfluss. Von Bedeutung sind

- das Geschlecht
- das Alter

- die Vorgeschichte
- der Gesundheitszustand
- das Temperament
- die individuelle Lebenssituation
- die ethnische Zugehörigkeit

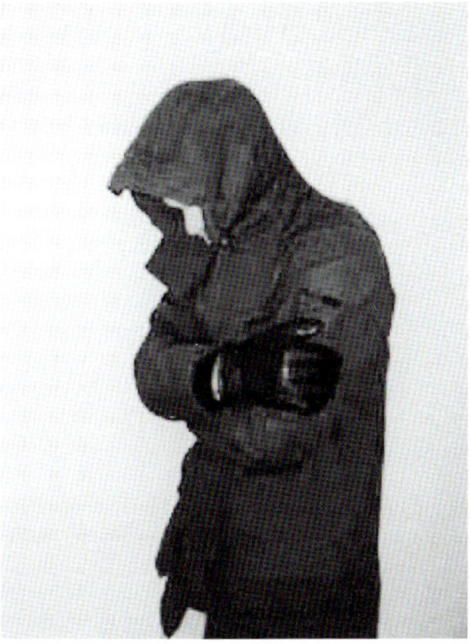

Abb. 40. Abwehrhaltung

Wichtig dabei ist auch, die einwirkenden Begleitfaktoren wie familiäres und soziales Umfeld, Kindergarten und Schule zu berücksichtigen. Durch sein soziales Umfeld wird das Kind in seiner Entwicklung gehemmt oder gefördert und erlangt die damit verbundenen emotionalen und sozialen Kompetenzen. Der negative Einfluss psychosozialer Risikofaktoren, denen das Kind in seiner ganz besonderen Lebenssituation ausgesetzt ist, ist daher immer mehrdimensional zu betrachten. Viele entwicklungsbedingte Auffälligkeiten lassen sich nur über den Schweregrad und die begleitenden Beeinträchtigungen erkennen. Oft sind unter anderem die Sprache, die visuellräumlichen Fertigkeiten und die Bewegungskoordination betroffen. Die Kinder leiden unter Koordinations- und Konzentrationsstörungen, haben Wahrnehmungsstörungen oder Defizite in der motorischen und/oder sprachlichen Entwicklung. Vor allem Koordinations- oder Konzentrationsdefizite zeigen sich bereits sehr früh darin, dass die Kinder dazu neigen oft zu stolpern, zu fallen oder sich zu stoßen. Sie haben Schwierigkeiten zu balancieren, auf einem Bein zu stehen und zu hüpfen oder rückwärts zu gehen. Manche Störungen wie die Selbstwert- und Identitätsproblematik, Bindungsunsicherheiten und schlecht angepasste schemabezogene Denk- und Gefühlsmuster hingegen bleiben lange verborgen. Auch soziale Defizite zeigen sich oft erst bei der Kontaktaufnahme mit Gleichaltrigen und im Gruppenverhalten. Dort reagieren die Kinder auffällig schüchtern oder unangemessen aggressiv und ihre Frustrationsgrenze ist entweder extrem hoch oder sehr vermindert.

Wir finden bei den Entwicklungsstörungen und Verhaltensauffälligkeiten auch eine Diskrepanz zwischen den Fähigkeiten und Bedürfnissen des Kindes und den Erwartungen bzw. Anforderungen seiner sozialen Umwelt.

Im Internationalen Klassifikationskonzept, dem ICD-10[28], wird versucht, die Entwicklungs- und Lernstörungen zu unterteilen. Die Verhaltens- und emotionalen Störungen mit Beginn in der Kindheit und Jugend umfassen ein weites Spektrum verschiedener Störungen:

- hyperkinetische Störungen
- Störungen des Sozialverhaltens
- emotionale Störungen
- Störungen sozialer Funktionen
- Ticstörungen sowie andere Verhaltens- und emotionale Störungen

Leistungsdefizite manifestieren sich

- im Bereich der Sprache
- der schulischen Fertigkeiten
- der motorischen Funktionen
- in Form einer Kombination der verschiedenen Bereiche

Wichtig dabei ist zu unterscheiden, ob ein Kind im Bereich des Lernens generelle Schwächen wie eine Lese-Rechtschreib- und/oder eine Rechenschwäche oder ob es eine Teilleistungsstörung wie Legasthenie oder Dyskalkulie aufweist. Als sekundäre Symptomatik zeigen sich dann Verhaltensauffälligkeiten, eine geringe Frustrationstoleranz, Impulsdurchbrüche, ein mangelndes Selbstvertrauen bis hin zu Depressionen.

Neben der biologisch-medizinischen Entwicklungsebene müssen wir unsere Aufmerksamkeit auch auf die kognitive und psychosoziale Ebene lenken. Komplikationen, Verzögerungen und Defizite müssen beobachtet wer-

28 Dilling H, Mambour W, Schmidt, M H (Hrsg) (1993) Internationale Klassifikation psychischer Störungen, ICD. Bern: Huber

den, besonders im Bereich der viso-motorischen Verarbeitung. So zeigen sich neben Funktionsdefiziten auch vermehrt Verhaltensauffälligkeiten.

Jedes VERHALTEN, das nicht altersadäquat ist (egal ob Aggressionen, Unsicherheiten, Ängste, Zwänge, Schüchternheit, Unruhe), unter dem das Kind selbst oder andere Personen leiden und das über einen längeren Zeitraum andauert, zeigt uns, dass das Kind HILFE braucht!

Entwicklungsdefizite – psychosoziale Risikofaktoren

In der Kindheit werden zahlreiche Einstellungen und Verhaltensmuster erworben sowie Erfahrungen gemacht, die die Entwicklung wesentlich beeinflussen. Dabei ist es von Bedeutung, wo und wie Kinder aufwachsen, denn die sozio-kulturellen Unterschiede, Normen und Werte variieren, sodass Kinder je nach persönlichem Umfeld, Familie, Peers, Lehrern, Nachbarn und Menschen der soziokulturellen Gemeinschaft unterschiedlich unterstützt, gefördert oder gehemmt werden. Auch die Fähigkeit zur Emotionsregulation hängt eng mit den sozialen Beziehungen außerhalb und innerhalb der Familie zusammen.

Die Formen schädigender Einflüsse auf Kinder und Jugendliche sind vielfältig und beinhalten

- soziale Benachteiligung
- Vernachlässigung
- körperliche Misshandlung
- seelische Misshandlung
- sexuellen Missbrauch

Ferner können Kinder aufgrund von negativen Erfahrungen unter extremen Ängsten leiden, sich zurückziehen und aufgrund fehlender Kontakte zu Gleichaltrigen zu wenig soziale Fertigkeiten erwerben. Ausgelöst durch eine abrupte Trennung und der damit verbundenen Fremdbetreuung können Trennungsängste, regressive Verhaltensmuster und andere Verhaltensauffälligkeiten darin ihre Wurzeln haben.

Familiendynamik

Wie bereits erwähnt sind Entwicklungsstörungen mehrdimensional zu betrachten. Das psychosoziale Umfeld der Kinder spielt dabei eine entscheidende Rolle, allen voran die Familie. Denn in fast allen Kulturen und Gesellschaften sichert die Familie, egal ob diese mehrere Generationen, das

Einbeziehen aller Geschwister und deren Angehörigen oder eine Einzelperson umfasst, das Überleben des Kindes. Außerdem vermittelt sie dem Kind die erwünschten Werte und das der jeweiligen gesellschaftlich erwünschten Verhaltensrepertoire.

Der enge Zusammenhang zwischen psycho-sozialen Belastungen der Familie und dem Auftreten von Verhaltensstörungen wird in der Forschung immer wieder durchleuchtet. Psychosoziale Risiken können bereits durch die bei Geburt bestehenden familiären Faktoren wie

- psychische Störungen
- chronische Belastungen
- Delinquenz einer wichtigen Bezugsperson
- mangelnde Bewältigungsfähigkeiten
- mangelnde soziale Integration und Unterstützung
- beengte Wohnverhältnisse
- Disharmonie in der Partnerschaft
- frühe Elternschaft
- Ein-Eltern-Familie
- unerwünschte Schwangerschaft

bestimmt sein. Die Entwicklungsbedingungen können so defizitär sein, dass die heranwachsende Persönlichkeit in ihrer Struktur und Funktion beeinträchtigt wird.

Erziehungsverhalten

Wir wissen heute, dass kognitive und sozial-emotionale Störungen wesentlich durch das Erziehungsverhalten beeinflusst werden. Umgekehrt wird das Erziehungsverhalten der erwachsenen Bezugsperson von eventuellen emotionalen Störungen des Kindes negativ beeinflusst. Emotionale Störungen bei Säuglingen äußern sich meist in sogenannten Regulationsstörungen (Fütterungs- und Schlafstörungen, exzessivem Schreien), die ihre Wurzeln in frühen Interaktionsstörungen haben und bei den Bezugspersonen für das Kind nachteilige Reaktionen auslösen können. Auf diese Weise kann ein Teufelskreis mit steigendem Risiko von Vernachlässigung und Misshandlung entstehen.

Häufig sind Verhaltensauffälligkeiten bei Kindern zu beobachten, wenn der Erziehungsstil folgende Merkmale aufweist:

- Vernachlässigung
- übermäßige Verwöhnung
- Überbehütung
- starke Kontrolle und wenig Unterstützung
- Inkonsequenz und Unberechenbarkeit

Bei schichtspezifischen Vergleichen konnte festgestellt werden, dass mit sinkender Sozialschicht zunehmend anlage- oder milieubedingte psychische Auffälligkeiten bei Kindern und Jugendlichen auftreten. Die Kinder und Jugendlichen zeigen oft Entwicklungsstörungen und Entwicklungsdefizite, erhebliche Verhaltensauffälligkeiten und Störungen im sozialen, emotionalen und kognitiven Bereich wie

- Schwierigkeiten im Aufbau und Halten von Beziehungen
- Schule schwänzen/stören, Streunen
- mangelnde Konzentrationsfähigkeit
- lang anhaltende Krisen und Konflikte in der Familie
- aggressive Verhaltensweisen gegen andere oder sich selbst
- delinquentes Verhalten (z. B. Sachbeschädigungen, Diebstähle)

Die Störungen der betroffenen Kinder und Jugendlichen steigen in Abhängigkeit von der Anzahl familiär belastender Bedingungen. In diesen Familien finden wir eine mangelhafte Konfliktregulation und eine geringe elterliche Erziehungskompetenz. Im Erziehungsverhalten zeigen sich gehäuft übermäßige Strenge, wenig Hilfestellungen oder Inkonsequenz.

Der Verfasser der Studie über Jugendgewalt, Dirk Baier, fand heraus, dass mehr als die Hälfte der Neuntklässler in Deutschland als Kinder Gewalt in der Familie erfahren haben,[29] wobei Gewalt in vielen Fällen ein Ausdruck von Benachteiligung, Hilflosigkeit und Unfähigkeit ist, mit den Bedürfnissen des Kindes angemessen umzugehen. Wenn der Druck und die Belastungen von außen zu stark werden, entlädt sich oft die aufgestaute familiäre Aggression am Kind, dem meist schwächsten Mitglied der Familie.

Die auslösenden Belastungsfaktoren können beim Kind selbst, bei den Eltern oder in der Familiensituation liegen. Sehr häufig finden wir in diesen Familien

29 Baier D, Pfeiffer C, Rabold S, Simonson J, Kappes C (2010) Kinder und Jugendliche in Deutschland. Gewalterfahrungen, Integration, Medienkonsum. KFN: Forschungsberichte Nr. 109

- Armut
- schlechte Wohnverhältnisse
- Langzeitarbeitslosigkeit
- geringes Bildungs- und Ausbildungsniveau
- soziale Isolation
- gesundheitliche oder psychische Beeinträchtigungen der Eltern
- Alkohol- und Drogenkonsum
- Trennungs-, Scheidungs- oder Partnerschaftsprobleme
- fehlende Zukunftsperspektiven

In den letzten Jahren ist der Aspekt der Armut wieder in das Zentrum der Aufmerksamkeit gerückt. In Familien mit geringem Einkommen und geringer Schulbildung ist das Auftreten von Verhaltensauffälligkeiten deutlich erhöht. Kinder aus diesen Familien erhalten weniger Unterstützung, weil die Eltern häufig selbst nicht in der Lage sind, entsprechende Aktivitäten zu setzen.

Während bei körperlicher Gewalt und Vernachlässigung oft persönlichkeitsbedingte und strukturbedingte Merkmale zusammenwirken, werden bei sexualisierter Gewalt in viel stärkerem Maße persönliche und familiäre Belastungsfaktoren angenommen. Es wird vermutet, dass viele Täter in der Kindheit selbst sexualisierter Gewalt ausgesetzt waren.[30]

Emotionaler Missbrauch ist die in Oberschichtfamilien häufigste Form der Gewalt beziehungsweise wird körperliche Gewalt besser verborgen. Die Gewalttätigkeit wird meist in psychischer Misshandlung und emotionaler Vernachlässigung ausgedrückt.

Gleichzeitig muss kenntlich gemacht werden, dass folgende Dynamiken Einfluss auf eine psychopathologische Entwicklung haben:

- Die psychische Erkrankung einer engen Bezugsperson, die wegen ihrer Erkrankung nicht in der Lage ist eine sichere Bindung zum Kind aufzubauen.
- Das Kind als narzisstisches Selbstobjekt
  Die Bezugsperson betrachtet das Kind als ein Objekt, über das sie verfügen kann. Es stehen nicht die Bedürfnisse des Kindes, sondern die der Bezugsperson im Vordergrund.

30 Finkelhor D et al (Hrsg) (1986) A sourcebook on child sexual abuse. Newbury Park: Sage

- Rollenumkehr

  Kind und Eltern handeln nicht gemäß den altersentsprechenden Rollen und Funktionen (das Kind wird wie ein erwachsener Partner behandelt/Partnerersatz, ist beste Freundin oder Kumpel)

  Das Kind übernimmt Elternfunktion und sorgt für die Erwachsenen, es muss Aufgaben übernehmen, denen es emotional nicht gewachsen ist. Die kindlichen Bedürfnisse werden verdrängt und die eigenen Gefühle nicht wahrgenommen und beeinträchtigt.

- Schuldzuweisung

  Das Kind fühlt sich schuldig an den Problemen der Eltern oder am Tod eines Familienmitglieds. Bei Schuldzuweisungen wird das Kind zum Symptomträger aller Familienprobleme.

All diese Wirkfaktoren zeigen, dass die seelischen und körperlichen Grundbedürfnisse von Kindern nicht oder nur unzureichend befriedigt werden.[31, 32]

Es ist jedoch schwierig alle biologischen, kulturellen, sozialen und familiären Faktoren so zu erfassen, dass allein ein Faktor für Fehlentwicklungen und Verhaltensauffälligkeiten verantwortlich gemacht werden kann.

Nicht außer Acht gelassen werden darf der Einfluss von Peers auf die Verhaltensweisen von Kindern. So können antisoziale Freunde und Bandenmitglieder die Aggressivität und antisoziale Verhaltensweisen wesentlich fördern.

Gewalt und Aggression bei Kindern und Jugendlichen

Friedrich Hacker wurde im deutschsprachigen Raum vor allem durch seine Publikationen zum Thema Aggression und Gewalt bekannt. Er machte sich die Thesen von Konrad Lorenz zur angeborenen, triebhaften Natur der Aggression zu eigen und verband diese mit behavioristischen Thesen über sozial erlerntes Verhalten.

> *„Aggression ist eine Grundverhaltensform, die durch Schmerz, Angst, Wut, Provokation, Bedrohung der Stellung in der Rangordnung, Überfüllung und andere innere und äußere Reize ausgelöst, verstärkt oder vermindert und durch Lernerfahrung entscheidend beeinflusst werden kann."*
>
> Friedrich Hacker (1971)

---

31 Koch E, Resch F (2002) Psychodynamische und therapeutische Aspekte der Selbstverletzung, In: P Subkowski (Hrsg) Aggression und Autoaggression bei Kindern und Jugendlichen. Göttingen: Vandenhoek und Ruprecht

32 Egle U, Hoffmann S, Joraschky P (Hrsg) (2000) Sexueller Missbrauch, Misshandlung, Vernachlässigung. Stuttgart: Schattauer

Als Strategie gegen die *Brutalisierung der modernen Welt* schlägt er vor, pädagogische Ziele zu setzen, die die Mechanismen der Aggressionsentstehung bewusst und dadurch beherrschbar machen:

> *„Mit dem Bewusstwerden der eigenen Aggression beginnen jene Prozesse, die, zwar nicht automatisch, aber doch möglicherweise durch genaue und intime Kenntnis der Aggressionswandlungen und Aggressionsverwandlungen Gewalteskalation unterbrechen."*
>
> Friedrich Hacker (1971)

Jugendliche, die durch Gewalttaten in der Öffentlichkeit auffallen und zunehmend mehr im Jugendstrafvollzug landen, lassen aufhorchen.

Gewalt entsteht aus der Diskrepanz zwischen gesellschaftlichen Normen, Machtgefügen und Zwängen und den individuellen Vorstellungen des Jugendlichen von sich, seiner Umwelt und seiner *Freiheit*.

> *Gewalt ist immer aggressiv, aber nicht jede Aggression führt zu Gewalt.*
>
> Friedrich Hacker

Aggression wird oft als gleichbedeutend mit *böse* gesehen und mit Brutalität, Verletzung und Vandalismus assoziiert. Wie man aber aus dem Anfangszitat dieses Kapitels sehen kann, ist Aggression *per se* ein *Gefühl*, dass nicht zwangsläufig zu der entsprechenden *Handlung* führen muss.

Einer der Leitsprüche des *Skills-Trainings* nach der Dialektisch Behavioralen Therapie ist:

> Ich bin nicht mein Gefühl!

Das bedeutet, ich habe zwar im Moment das Gefühl der Wut, ich habe möglicherweise auch den Impuls zuzuschlagen, aber ich kann anders handeln. Ich habe die freie Entscheidung, ob ich wirklich dem Impuls nachgeben und mir langfristig mehr Schaden und Ärger als Nutzen einhandeln will.

Diese Erkenntnis, zusammen mit der Erfahrung, dass Emotions- und Impulskontrolle durchaus Sinn machen kann, wird im *Skills-Training* – auch Diagnose übergreifend – vermittelt und geübt.

Was kann aggressives Verhalten von Kindern bedeuten?

Es kann ein Hilferuf an die Umwelt sein, der Wunsch wahrgenommen zu werden, es kann eine emotionale Krise anzeigen oder aufzeigen, dass im sozialen Umfeld etwas nicht stimmt.

Aggressives Verhalten kann sich ganz unterschiedlich zeigen:

- offene Aggression mit körperlichem oder verbalem Ausagieren
- indirekte Aggression, zum Beispiel Verleumden, heimliches Zerstören
- nach Innen gerichtete Aggression (Autoaggression)
- anerkannte Aggression wie zum Beispiel Gewalthandlungen im Krieg

In der Annahme, dass aggressive Handlungen hauptsächlich erlerntes Verhalten sind, muss man sich die Frage stellen, was erreichen die Kinder dadurch?

Sie können einerseits Aufmerksamkeit und Zuwendung erreichen, andererseits negative oder bedrohliche Zustände abwehren. Wird das Verhalten von Eltern oder Lehrern geduldet, erhält das Kind noch zusätzliche positive Verstärkung.

Als Verstärker können wirken:

- häusliche Gewalt
- laufende Frustrationen
- ungerechte, vor allem körperliche Strafen
- angespannte Gruppenatmosphäre
- Vorhandensein von Waffen im häuslichen Umfeld
- aggressive Vorbilder
- entsprechender Medienkonsum

Zum letzten Punkt *Medienkonsum* muss gesagt werden, dass, abgesehen von den zunehmend brutaler werdenden Gewaltdarstellungen, in vielen Filmen und Computerspielen *Gewalt* mit *Macht* gleichgesetzt wird.

Gerade in der Pubertät, wo Identitätskrisen und Selbstwertprobleme den Jugendlichen zusetzen, ist *Macht* Vorbild und Ziel.

Jüngere Kinder können Gewaltdarstellungen nicht verarbeiten und haben oft Albträume, Angstzustände und können auch depressive Reaktionen entwickeln.

Ein weiteres im Zunehmen begriffenes Problem ist Gewalt im **Internet**. Trotz Schutzgesetzen kommen Kinder und Jugendliche gewollt oder manchmal auch ungewollt auf entsprechende Internetseiten.

Genetik

Die meisten Autoren sind der Meinung, dass Kinder nicht gewalttätig geboren werden, sondern Familie, Schule, *Peergroups*, Gesellschaft und Medien die Persönlichkeit formen.

Trotzdem spielt bei der Gewaltbereitschaft auch die Genetik eine Rolle.

Man geht davon aus, dass aggressives Verhalten durch ein sehr komplexes Zusammenwirken von Erbanlagen und Umweltbedingungen bestimmt wird.

Die Neigung zur Aggression wird zumindest teilweise von Generation zu Generation weitergegeben, allerdings bleibt immer offen, ob durch Vorbild, Erziehung oder Vererbung.

Es ist erwiesen, dass Hippocampus und Amygdala bei traumatisierten Personen eine Volumsreduktion zeigen. Offenbar verändert schwerer Stress in der frühen Kindheit die molekulare Organisation dieser Hirnregionen.

Aus anderen Studien weiß man, dass die Serotonin-Konzentration im Gehirn Aggressivität und Impulsivität beeinflusst.

Viele Diskussionen drehen sich um die Existenz eines *Gewalt-Gens*. Die neurobiologischen Faktoren, die zu Gewalt beitragen, sind noch wenig erforscht. Seit einigen Jahren ist bekannt, dass das sogenannte *MAO-A-Gen* mit impulsiver Gewalt assoziiert ist.
Ein Team um Avshalom Caspi vom King's College in London konnte im Jahr 2002 nachweisen, dass eine bestimmte Variante von *MAO-A* beeinflussen kann, wie sich Misshandlung von Kindern im Erwachsenenalter auswirkt.

Monoaminooxidasen *(MAO)* sind am Abbau von Neurotransmitter-Stoffen beteiligt. Das Gen *MAO-A* ist für das Enzym *Monoaminooxidase A* kodiert und regelt insbesondere die Konzentration von Serotonin und Noradrenalin. Es gibt zwei Varianten des Gens.

Caspi und sein Team entdeckten unterschiedliche Reaktionen von Testpersonen auf die zwei Varianten des *MAO-A-Gens*: Die Personen, die die hoch aktive Variante des Gens trugen, zeigten – trotz Misshandlung in der Kindheit – später kein ausgeprägtes anti-soziales Verhalten. Bei der weniger aktiven Variante war das Gegenteil der Fall.

Die Ergebnisse aus dem Jahr 2002 lieferten eine relativ eindeutige Beziehung zwischen Genetik und Umwelt im Zusammenhang mit aggressiven Verhaltensmustern. Gleichzeitig konnte laut Forschung – wenigstens teilweise – geklärt werden, warum nicht alle misshandelten Kinder zu Gewalttätern werden. Gewalttätige Jugendliche haben oft eine *typische* Karriere hinter sich. Beginnend mit Gewalterfahrung in der Familie, Schulversagen, Sonderschulen, demotivierenden und frustrierenden Erfahrungen, Heimunterbringungen, Kinder- und Jugendpsychiatrie bis zum Strafvollzug.

Die Eingliederung ins Berufsleben gestaltet sich entsprechend schwierig und die Spirale von Entwertung, Demütigung, Misserfolg und Gewalt dreht sich weiter.

Die Gewalt in Schulen ist laufend Thema der Medien, von Vandalismus über Beschimpfungen der Lehrer – und umgekehrt – bis zur Gewalt gegen Gesundheit und Leben.

Dabei ist ein deutliches Gefälle zwischen den Schultypen zu verzeichnen. Die meisten Anzeigen und Vorfälle finden sich in Berufsschulen, danach in Hauptschulen, gefolgt von Gymnasien und Grundschulen.

Persönlichkeitsstörungen bei Kindern und Jugendlichen

Es existiert keine einheitliche Vorstellung über die Ursachen bzw. die Entstehung von Persönlichkeitsstörungen. Die Entwicklung der gesunden oder gestörten Persönlichkeit ist das Ergebnis einer komplexen Wechselwirkung aus Umwelt- und Anlagefaktoren. Unter Persönlichkeit verstehen wir die Summe aller psychischen Eigenschaften und Verhaltensmuster in Bezug auf die Merkmale des Wahrnehmens, Denkens, Fühlens und der zwischenmenschlichen Beziehungsgestaltung.

Laut DSM-IV versteht man unter Persönlichkeitsstörung im Allgemeinen ein tief eingewurzeltes Fehlverhalten mit entsprechenden zwischenmenschlichen und gesellschaftlichen Konflikten. Die Auswirkungen sind den Betroffenen oft schmerzhaft bewusst, vor allem, wenn es wegen der Störung zu sozialen und beruflichen Einschränkungen kommt. Der Beginn lässt sich bis in die Kindheit und Jugend zurückverfolgen und zeigt ein überdauerndes Muster von innerem Erleben und Verhalten, das merklich von den Erwartungen der soziokulturellen Umgebung abweicht.[33]

Die abweichenden Verhaltensmuster manifestieren sich in mindestens zwei der folgenden Bereiche:

- Kognitionen (dysfunktionale Denkmuster bei der Wahrnehmung von sich selbst, anderen Menschen und Ereignissen, z. B.: *Ich bin ein besonderer Mensch. Ich muss nicht die Regeln einhalten, die für andere gelten. Wenn ich andere nicht unterhalte oder beeindrucke, bin ich ein Nichts. Ich bin schwach und bedürftig. Ich kann keine Entscheidungen treffen.*)
- Affektivität (in Bezug auf Intensität, Labilität und Angemessenheit emotionaler Reaktionen)
- Gestaltung zwischenmenschlicher Beziehungen
- Impulskontrolle

Bei Jugendlichen wird die psychiatrische Diagnose aufgrund der noch vorhandenen Entwicklungsmöglichkeiten sehr zurückhaltend gestellt. Grund dafür ist, dass mit der Diagnose Persönlichkeitsstörung viele Vorurteile verbunden sind, die die negativen Verhaltensmuster etikettierend in den Vordergrund stellen. Bei Kindern und Jugendlichen kann sich daher die psychiatrische Diagnose sowohl negativ auf die Entwicklung des Kindes, sein Selbstkonzept als

33 DSM-IV

auch auf sein familiäres Umfeld auswirken. Nicht außer Acht gelassen werden dürfen die möglichen negativen Auswirkungen für die Zukunft.

Nach ICD-10 ist die Diagnose Persönlichkeitsstörung nicht vor dem 16.–17. Lebensjahr zu stellen, obwohl festgehalten wird, dass stabile und anhaltende Verhaltensmuster bereits in der Kindheit auftreten können. Das DSM-IV beinhaltet zwar indirekt ein Konzept der Entwicklung, der Begriff Persönlichkeitsstörung darf auch für Jugendliche verwendet werden, die Diagnose einer antisozialen Persönlichkeitsstörung darf jedoch nicht vor dem 18. Lebensjahr vergeben werden. Nicht übersehen werden darf, dass sowohl im ICD-10 als auch im DSM-IV Entwicklungsperspektiven fehlen. Für die vorhandene Problematik werden die Begriffe Persönlichkeitsentwicklungsstörungen, Entwicklungsstörungen, Störungen mit strukturellen Defiziten oder strukturelle Ich-Störungen verwendet.

Symptomatik der Persönlichkeitsstörungen (PS)

Tabelle 7. Persönlichkeitsstörungen

Schizoide Persönlichkeitsstörung (PS) Leitsymptome – Erwachsene • Soziale Kontaktschwäche • Eingeschränkte emotionale Erlebnis- und Ausdrucksfähigkeit • Missachtung gesellschaftlicher Normen Auffälligkeiten bei Kindern und Jugendlichen • Das Kind/der Jugendliche ist lieber allein, zieht sich zurück, will mit anderen nichts zu tun haben • kommt mit anderen Kindern nicht gut zurecht • zeigt ein merkwürdiges Verhalten
Dissoziale (antisoziale) PS Leitsymptome – Erwachsene • Überdauernde Neigung zu Devianz und Delinquenz • Egozentrizität, Gefühlskälte, fehlende Selbstkritik, mangelnde Schuldgefühle Auffälligkeiten bei Kindern und Jugendlichen • Das Kind/der Jugendliche ist grausam zu Tieren • ist hinterhältig und grausam zu anderen, kommandiert gerne andere • macht Dinge mutwillig kaputt, neigt zu Vandalismus

- fühlt sich nach Fehlverhalten nicht schuldig
- gerät in Prügeleien
- ist impulsiv
- lügt, stiehlt
- reißt von zu Hause aus, schwänzt die Schule
- legt Feuer

Emotional instabile PS
Leitsymptome – Erwachsene
Impulsiver Typus

- Mangelnde Impulskontrolle
- defizitäre Affektsteuerung
- Neigung zu Wutausbrüchen, hohe reaktive Aggressivität

Borderline Typus

- Emotionsregulationsstörung
- Instabilität in Bezug auf das Selbstbild und zwischenmenschlichen Beziehungen
- Wiederholte Selbstschädigungen und parasuizidale Handlungen

Auffälligkeiten bei Kindern und Jugendlichen

- Das Kind/der Jugendliche streitet viel, neigt zu Jähzorn und Wutausbrüchen
- klagt über Einsamkeit, fühlt sich unverstanden und ungeliebt
- ist grausam zu anderen
- neigt zu Selbstverletzung und Risikoverhalten

Histrionische PS
Leitsymptome – Erwachsene

- Übermäßiges Verlangen nach Aufmerksamkeit
- Neigung zu Dramatisierung
- Labile Affektivität
- Wechselnde zwischenmenschliche Beziehungen

Auffälligkeiten bei Kindern und Jugendlichen

- Das Kind/der Jugendliche steht gern im Mittelpunkt und fordert viel Aufmerksamkeit
- neigt zu sexuellem Verführungsverhalten
- provoziert gern

Anakastische PS
Leitsymptome – Erwachsene

- Perfektionismus
- Gewissenhaftigkeit
- Inflexibilität

Für Kinder und Jugendliche sind keine Kriterien vorhanden.

Ängstliche (vermeidende) PS
Leitsymptome – Erwachsene

- Minderwertigkeitsgefühle
- Sehnsucht nach Zuwendung und Angst vor Zurückweisung
- Mangelnde soziale Kompetenz
- Ängstlichkeit

Auffälligkeiten bei Kindern und Jugendlichen

- Das Kind/der Jugendliche hat Angst etwas Falsches zu tun
- ist scheu, schüchtern und gehemmt

Abhängige (dependente) PS
Leitsymptome – Erwachsene

- unselbstständige Lebensführung
- mangelnde Übernahme von Selbstverantwortung
- Gefühle des ständigen Angewiesenseins auf Unterstützung
- Angst vor Trennung und Alleinseins

Auffälligkeiten bei Kindern und Jugendlichen

- Das Kind/der Jugendliche hängt sich an Erwachsene
- jammert leicht
- ist dickköpfig
- hortet gern Dinge
- benimmt sich nicht altersentsprechend

Sonstige näher oder nicht näher bezeichnete PS
Narzistischer Typus
Leitsymptome – Erwachsene

- Neigung zu Großartigkeit in Phantasie und Verhalten
- starke Kränkbarkeit und Überempfindlichkeit

Auffälligkeiten bei Kindern und Jugendlichen

- Das Kind/der Jugendliche prahlt gern, spielt den Clown
- ist ungehorsam
- will perfekt sein

Passiv-aggressiver Typ
Leitsymptome – Erwachsene

- passiver Widerstand gegenüber Forderungen nach angemessenen Leistungen

Auffälligkeiten bei Kindern und Jugendlichen

- verweigert Leistungen (zeigt sich oft im Schulversagen)
- fühlt sich unverstanden, ungerecht behandelt und überfordert

Kombinierte PS
Beeinträchtigungen ohne spezifische Symptome

Paulina Kernberg vertritt das Konzept der Persönlichkeitsstörung im Kindes- und Jugendalter und belegt anhand von evaluierten psychodynamischen Konzepten, dass ungünstige frühe Entwicklungsbedingungen die Ursache von Persönlichkeitsstörungen sind.[34] Längsschnittstudien lassen den Zusammenhang zwischen Problemen, die bereits im 4. Lebensjahr aufgetreten sind und Psychopathologien im Erwachsenenalter vermuten.[35] So zeigen z. B. Menschen mit einer ängstlich vermeidenden Persönlichkeitsstörung bereits sehr früh ein extrem schüchternes Verhalten. Auffallende Impulsivität und Grausamkeiten gegenüber Tieren im Vorschulalter gelten als Vorläufer für antisoziales Verhalten.

Charakteristisch für Persönlichkeitsentwicklungsstörungen ist die hohe Komorbidität. Es zeigen sich nicht nur typische Muster von Persönlichkeitsstörungen, sondern auch

- Angststörungen
- Posttraumatische Belastungsstörungen
- Somatoforme Störungen
- Depressionen

34 Kernberg P, Weiner A, Bardenstein K (2005) Persönlichkeitsstörungen bei Kindern und Jugendlichen. Stuttgart: Klett-Cotta

35 Kagan J, Zentner M (1996) Early childhood predictors of adult psychopathology. Harvard Review of Psychiatry 3

- Dissoziative Störungen
- Selbstverletzungen
- Ess-Störungen
- Entwicklungsverzögerungen und soziale Defizite

Aber auch

- Identitätsstörungen
- elektiver Mutismus (Verweigerung des Sprechens)
- Anpassungsstörungen nach schweren Belastungen
- Störungen des Sozialverhaltens
- Aufmerksamkeitsstörungen mit Hyperaktivität
- Entwicklungsstörungen im Bereich der Sprache mit und ohne Aufmerksamkeitsstörungen
- Lese-, Rechtschreib- und Rechenstörungen
- Bindungsstörungen

Borderline-Störung bei Kindern und Jugendlichen

In der Erwachsenenpsychiatrie wird die Borderline-Störung den Persönlichkeitsstörungen zugeordnet. Die Diagnosekriterien einer Persönlichkeitsstörung gehen davon aus, dass ein kontinuierlicher Verlauf der Problematik von der Kindheit über die Jugend ins Erwachsenenalter hinein gegeben ist. In der Internationalen Klassifikation psychischer Störungen (ICD-10) werden die Persönlichkeitsstörungen unter F6, bei Persönlichkeits- und Verhaltensstörungen aufgeführt.

Nach ICD-10 enthält die Borderline-Störung Merkmale des F60.30 impulsiven Typus und des F60.31 Borderline-Typus. Um der Borderline-Störung zu entsprechen, müssen drei der folgenden fünf Kriterien zutreffen:

Tabelle 8. ICD-10/BLS

1. Tendenz, unerwartet und ohne Berücksichtigung der Konsequenzen zu handeln (mangelnde Impulskontrolle)
2. Affektinstabilität (unberechenbare und unbeständige Stimmung)
3. Unzureichende Handlungsplanung (Schwierigkeiten in der Beibehaltung von Handlungen, die nicht unmittelbar belohnt werden)
4. Neigung zu aggressivem oder streitsüchtigem Verhalten
5. Wutausbrüche, insbesondere wenn impulsives Verhalten behindert oder kritisiert wird.

Zusätzlich müssen 2 weitere Eigenschaften und Verhaltensweisen vorliegen:

Tabelle 9. Diagnostische Kriterien ICD-10 /BLS

1. Unsicherheit über das eigene Selbstbild und die Identität sowie der inneren Präferenzen (einschl. der sexuellen)
2. Intensives, unbeständiges (in heterosexuellen Beziehungen häufig promiskuitives) Beziehungsverhalten (oft Auslöser emotionaler Krisen)
3. Wiederholte Drohungen oder Handlungen mit Selbstschädigung
4. Chronisches Gefühle der Leere

Die Diagnostischen Kriterien der Borderline-Persönlichkeitsstörung (DSM-IV)[36] beinhalten 9 Items, von denen mindestens 5 erfüllt werden müssen:

Tabelle 10. Diagnostische Kriterien DSM-IV/BLS

1.	Verzweifeltes Bemühen, ein tatsächliches oder vermutetes Verlassenwerden zu vermeiden. (Hier werden keine suizidalen oder selbstverletzenden Handlungen berücksichtigt, die im Kriterium 5 enthalten sind.)
2.	Ein Muster von instabilen und intensiven zwischenmenschlichen Beziehungen, das sich durch einen Wechsel zwischen extremer Idealisierung und Abwertung auszeichnet
3.	Identitätsstörung: eine ausgeprägte und andauernde Instabilität des Selbstbildes oder der Selbstwahrnehmung
4.	Impulsivität in mindestens zwei potentiell selbstschädigenden Bereichen (z. B. Geld ausgeben, Sex, Substanzmissbrauch, rücksichtsloses Fahren, Fressanfälle)
5.	Wiederholte suizidale Handlungen, Suiziddrohungen oder -andeutungen oder selbstverletzendes Verhalten
6.	Affektive Instabilität, die durch eine ausgeprägte Orientierung an der aktuellen Stimmung gekennzeichnet ist (z. B. starke episodische Niedergeschlagenheit, Reizbarkeit oder Angst, üblicherweise wenige Stunden bis (selten) wenige Tage anhaltend)
7.	Chronisches Gefühl der Leere
8.	Unangemessene, starke Wut oder Schwierigkeiten, Wut oder Ärger zu kontrollieren (z. B. häufige Wutausbrüche, andauernder Ärger, wiederholte Prügeleien)
9.	Vorübergehende, stressabhängige paranoide Vorstellungen oder schwere dissoziative Symptome

Heute wird im psychiatrischen *Setting* mit der diagnostischen Zuordnung Borderline-Störung bei Kindern und Jugendlichen vorsichtig umgegangen. Gerne wird auf die Begriffe Entwicklungsstörungen, Frühstörungen oder Störungen mit strukturellen Defiziten zurückgegriffen.

Häufige Verhaltensmuster bei Kindern und Jugendlichen, die im Wesentlichen mit den DSM-IV-Kriterien der Borderline-Störung übereinstimmen:

36 Saß H, Wittchen H-U, Zaudig M (Hrsg) (1996) Diagnostisches und Statistisches Manual Psychischer Störungen DSM-IV. Göttingen: Hogrefe

Tabelle 11. Verhaltensmuster BLS/Kinder und Jugendliche

1.	Schwierigkeiten sich aus der symbiotischen Beziehung zur primären Bezugsperson zu lösen Fordern der Aufmerksamkeit des Erwachsenen ganz für sich Angstvoll klammernde Beziehungen zu den Bezugspersonen
2.	Kontaktprobleme und Ängste Gleichaltrigen gegenüber Schwierigkeiten beim Einfügen in eine Gruppe Arrogantes und quälendes Verhalten kleineren Kindern gegenüber Oft Außenseiter in der Klasse oder Auffallen durch Clownerien
3.	Pendeln zwischen verschiedenen Entwicklungsniveaus Schwankungen zwischen Größenphantasien und Selbstwertproblemen Abschrecken anderer Kinder durch ihre Größenphantasien
4.	Impulshandlungen Impulsives oder angstvolles Verhalten
5.	Selbstschädigendes Agieren Somatisierungen
6.	Extreme Ängste
7.	Altersunangemessene aggressive und impulsive Reaktion bei Frustrationen
8.	Psychotische Episoden mit kurzfristigem Verlust der Realitätsprüfung

Zusätzlich können noch folgende Auffälligkeiten beobachtet werden:

- **Schizoide Gefühlsarmut**
  - Mangel an Mitgefühl
  - mangelnder Gefühlsausdruck
  - keine oder kaum Wahrnehmung von Körperempfindungen wie Hitze, Kälte, Hunger, Schmerz
  - Das Kind lässt sich nicht trösten und
  - kann sich nicht in eine Gruppe einfügen
- **Diskrepante Entwicklung**
  - Diskrepanz zwischen intellektueller, motorischer und emotionaler Entwicklung
  - Hin- und Herpendeln zwischen alters-entsprechendem und kleinkindhaftem Verhalten

- **Funktionelle Beschwerden**
  - Fütter- und Essstörung im Säuglings- und Kleinkindalter
  - oft sogenannte Schrei-Babys
  - Bettnässen
  - Schlafstörungen
  - Sprachstörungen
- **Konzentrations- und Teilleistungsstörungen**

> Wir sprechen nur dann von einer Borderline-Störung im Kindes- und Jugendalter, wenn sich die Symptomatik nicht nur auf eine Entwicklungsstufe begrenzen lässt, die geforderte Mindestzahl der Kriterien erfüllt ist und die Verhaltensmuster andauernd, durchgehend und situationsübergreifend auftreten.

Hinter den Verhaltenssymptomen finden wir folgende Problembereiche:

1. **Störung der Emotionsregulation**

   Die Störung der Impuls- und Emotionskontrolle steht sicherlich im Zentrum der Symptomatik. Eine extrem niedrige Reizschwelle führt zur Auslösung von Emotionen, die sich auf sehr hohem Erregungsniveau halten und nur langsam abklingen. Die Kinder haben Schwierigkeit mit belastenden Gefühlen umzugehen und leiden unter Stimmungsschwankungen. Sie haben eine niedrige Frustrationstoleranz, sind impulsiv und reagieren wesentlich heftiger als andere in ähnlichen Situationen. Ihre Impulse werden ohne Berücksichtigung der Konsequenzen ausagiert. Die Fähigkeit vorauszuplanen ist gering und es besteht die Neigung zu aggressivem und gewalttätigem Verhalten.

   Es gibt aber auch Kinder, die mit Rückzug reagieren und einen dissoziativen Bewältigungstil entwickeln. Schon bei scheinbar geringfügiger emotionaler Belastung kommt es zu dissoziativen Phänomenen, wie Trancezuständen, Amnesien oder Derealisationserleben.

   Als Bewältigungsstrategien der damit verbundenen unerträglichen Spannungszustände finden wir Selbstverletzung, Hochrisikoverhalten und Somatisierungsstörungen.

2. **Bindungs- und Beziehungsstörung**

   Die Kinder zeigen häufig Verhaltensmuster, die auf eine unsicher-desorganisierte Bindung hinweisen. (siehe Bindungsmuster)

3. Störung der Interaktion

In den Familien finden sich Kommunikationsstile, in denen Interaktionen auf intensivem und extremem Affektniveau stattfinden. Die Interaktion ist aufgrund der niederen Frustrationstoleranz und der mangelnden Fähigkeit, Widersprüche in Emotionen und Verhalten zu akzeptieren, sowie aufgrund der Impulsivität schwierig. Die Interaktionen sind affektiv organisiert, das heißt, der dem Gefühl zugeordnete Handlungsimpuls steuert die Reaktionen.

Toni lebt allein mit seiner Mutter. Er muss viele Aufgaben übernehmen, die über sein Alter hinausgehen. In der Volksschule fällt Toni nicht nur durch sein impulsives Verhalten auf, sondern auch, dass er über die anderen Kinder bestimmen möchte. Widersetzt sich ein Kind seinen Anordnungen, gerät er in Wut, schreit und versucht mit Gewalt, seinen Willen durchzusetzen.

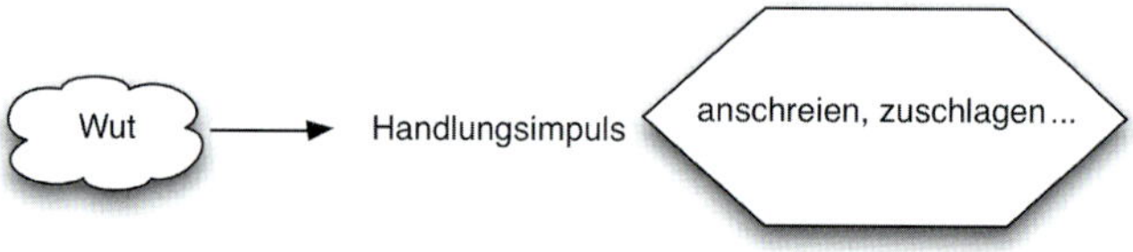

Abb. 41. Affektive Interaktion

Ursachen und Konzepte

In den psychoanalytischen Theorien wird das Spektrum der Borderline-Störung unterschiedlich diskutiert. Menschen mit einer Borderline-Störung setzen hauptsächlich Abwehrformationen wie *Spaltung* und *Projektive Identifizierung* ein. Außerdem bestehen Defizite in der *Ich*-Struktur und eine mangelnde Integrationsfähigkeit für widersprüchliche Gefühle, die zur *Identitätsdiffusion* führen.

Auf der Grundlage der Psychoanalyse haben vor allem die Beziehungen zu den primären Bezugspersonen große Bedeutung. Diese Überlegungen werden in der Fachwelt unter dem Begriff *Objekttheorie* oder *Ich-Psychologie* diskutiert.

Grinker[37] **und Mitarbeiter** nennen jeweils vier Charakteristika, die bis heute gelten: Wut als Hauptaffekt, wechselnde extrem distanzierte und nahe affektive Beziehungen, keine dauerhafte Selbstidentität und eine Depression im Sinne von Einsamkeits- und Leeregefühl.

37 Grinker R R, Werble B, Drye R C (1968) The borderline syndrome. A behavioral study of egofunctions. New York: Basic Book

Stern beschreibt als Erster eine psychoanalytisch orientierte Borderline-Pathologie und liefert damit wichtige Grundlagen für spätere Borderline-Konzepte. Er bezieht sich auf eine begrenzte Realitätsprüfung, beschreibt psychotische Episoden sowie Phänomene wie Überidealisierung und Entwertung, Entwicklung starker Ängste, Irritationen und Projektionen in Übertragungssituationen. Er weist bereits auf eine **frühe Störung in der Mutter-Kind-Interaktion** hin.[38] Nach dem analytischen Konzept können die Gefühle Liebe und Hass nur durch Spaltung getrennt erlebt werden. Die Bezugsperson ist entweder total böse oder ein guter, idealisierter Mensch ohne Fehl und Tadel.

Mit dem Namen **Winnicott** ist ebenfalls ein bedeutendes Konzept zur Erklärung der Borderline-Pathologie verbunden. Er lenkt die Aufmerksamkeit auf das Wechselspiel von äußerer und innerer Welt und schafft die **Welt der Zwischenbereiche und der Übergangsphänomene.**[39] Übergangsobjekte und Übergangsphänomene gehören zum Bereich der Illusion und bilden die Grundlage des Erlebens. Illusion steht für Situationen, in denen zwischen *Ich* und *Nicht-Ich*, zwischen *Innen und Außen* nicht zu unterscheiden ist. In der Frühphase der Entwicklung vermag eine gute Mutter sich den Bedürfnissen des Kindes anzupassen und diesem die Illusion zu vermitteln, dass das, was es erschafft, wirklich existiere. Die Mutter hat die Aufgabe, dem Kind die Informationen über die äußere Welt zu vermitteln, ohne seine eigene Gefühlswahrnehmung und Phantasie zu unterdrücken. Nach Winnicotts Ansicht schützt eine gute Mutter ihr Kind auch vor vielen Ängsten.

Sobald das Kind beginnt, zwischen *Ich* und *Nicht-Ich* zu unterscheiden, bekommen sogenannte *Übergangsobjekte* zur Bewältigung der Trennung von der Mutter Bedeutung. So vermittelt z. B. bereits der Geruch der Mutter das Gefühl, dass es sie wirklich gibt. Objekte wie ein kleines Tüchlein oder ein Kuscheltier werden wichtig, sie helfen zu akzeptieren, dass die reale Mutter der Außenwelt angehört und nicht immer vom Selbst kontrolliert werden kann. Die Übergangsobjekte sind in einem Zwischenraum zwischen dem Selbst und dem Objekt angesiedelt. Winnicott spricht daher von einem *Zwischenraum*, der sowohl für die Trennung vom Objekt, die Selbstentwicklung, aber auch für Kreativität und Phantasieentwicklung entscheidend ist.

Menschen mit einer Borderline -Störung kennen keinen Zwischenraum,[40] sie müssen sich schon sehr früh an der äußeren Welt orientieren und sich

38 Stern A (1938) Psychoanalytic investigation of and therapy in the borderline group of neuroses. Psychoanalytic Quaterly 7

39 Winnicott D W (1965/1974/1984) Reifungsprozesse und fördernde Umwelt. München: Kindler

40 Green A (1977) The borderline concept. In: Hartocollis P (ed). Borderline personality disorders. New York: International Universities Press

an diese anpassen. Dadurch haben sie ein *Falsches Selbst* entwickelt. Sie kennen nur subjektiv und objektiv, sind angepasst, überreif und gefügig. Diese frühe Anpassung an die Umwelt bewirkt später eine Unfähigkeit, Bindungen einzugehen.[41]

Wenn also die primären Bezugspersonen die für das Kind erforderliche Sicherheit nicht erfüllen können, kann sich der Halt gebende Beziehungsraum zwischen Mutter und Kind nicht entwickeln. Dann kommt es zu schweren Entwicklungsdefiziten: Ein traumatisch fixierter Dauerzustand der Angst und Existenznot führt zu kognitiven, psychischen und physischen Beeinträchtigungen. In Anlehnung an Winnicott ermöglicht das Konzept des **Potential Space**, dem Kind trotz ungünstiger Entwicklungsbedingungen innerhalb der Familie seine eigene Persönlichkeit und ein differenziertes Selbst zu entfalten. Der *Potential Space* ermöglicht dem Kind, die reale Welt kreativ zu erschaffen und so zu einem kohärenten Selbstgefühl zu gelangen. Hierbei geht es nicht darum, sich an eine bestehende Welt anzupassen, sondern seine eigene zu erschaffen. Der *Potential Space* ist ein Raum, den das Kind, der Jugendliche und auch der Erwachsene kreativ mit Spiel erfüllen kann.

P. Kernbergs[42] psychodynamische Konzepte zeigen ungünstige frühe Entwicklungsbedingungen als Ursache von Persönlichkeitsstörungen auf. Verhaltensweisen, die mit Störungen im Bereich der Impuls- und Affektregulierung, eingeschränkter Realitätswahrnehmung oder auch aggressivem antisozialem Verhalten einhergehen, überdauern die gesamte Entwicklung bis ins Erwachsenenalter hinein. O. Kernberg und P. Kernberg beschreiben die Borderline-Entwicklungs-Störungen als pathologische Teilobjektbeziehungen. Kinder, Jugendliche und Erwachsene neigen zu extrem guten oder extrem bösen Teilobjektbeziehungen und den damit verbundenen primitiven Abwehrmechanismen (z. B. Spaltung, Projektion, der projektiven Identifizierung). Ein und dieselbe Person wird extrem idealisiert und dann abrupt und nicht nachvollziehbar als extrem feindselig oder böse wahrgenommen. Reaktionen zwischen Selbstüberschätzung und extremen Selbsthass treten auch gegen sich selbst gerichtet auf. O. Kernberg führt die Borderline-Störung auf eine angeborene Disposition zur Entstehung der Wut als Grundaffekt als Folge schmerzhafter Erfahrung und dem Erleben schwerer chronischer Aggression in der frühen Entwicklung zurück.

---

41 Janssen P L (2001) Psychoanalytische Konzepte der Borderline-Struktur. In: Dammann G, Janssen P L (Hrsg) (2001) Psychotherapie der Borderline-Störungen, Krankheitsmodelle und Therapiepraxis – störungsspezifisch und schulenübergreifend. Stuttgart: Thieme

42 Kernberg P, Weiner A, Bardenstein K (2000) Persönlichkeitsstörungen bei Kindern und Jugendlichen. Stuttgart: Klett-Cotta

In Anlehnung an M. Mahlers **Objektbeziehungstheorie** werden die Psyche und ihre Strukturen als etwas verstanden, dass sich aus menschlichen Interaktionen und nicht aus biologisch abgeleiteten Spannungen entwickelt. Nicht Spannungsreduktion, sondern der Wunsch, Beziehungen herzustellen und aufrechtzuerhalten, motiviert den Menschen.

Weitere Borderline-Konzepte zeigen schwere Defizite des Selbstgefühls, die häufig mit neurokognitiven Defiziten einhergehen, auf.

Nach dem **multifaktoriellen Modell** von Zanarini und Frankenburg sind mehrere Aspekte für die Entstehung einer Borderline-Störung von Bedeutung. Dieses komplexe Modell legt eine Störung mit Defiziten nahe, die sich aus einer Kombination verschiedener Risikofaktoren herleiten lassen. Die Borderline-Symptomatik ist demnach eine komplexe Mischung von angeborenem Temperament, schwierigen Erfahrungen in der Kindheit und relativ subtilen Formen neurologischer und/oder biochemischer Dysfunktionen, welche die Folge dieser Kindheits-Erfahrungen oder einer angeborenern Vulnerabilität sein können.[43]

Das Konzept der Mentalisierung von Fonagy und Target baut auf der Bindungstheorie und der Fähigkeit auf, das eigene und das Verhalten anderer Menschen vorauszusehen und zu erklären. Die Anlagen zur Entwicklung der Mentalisierungsfähigkeit sind uns angeboren. Mentalisierung dient der Selbstorganisation, der Impulskontrolle, der Affekt- und Gefühlsregulation und der Beziehungsgestaltung.[44]

Die Mentalisierungsfähigkeit wird wesentlich durch interpersonelle Erfahrungen bestimmt. Mentalisierungsstörungen und frühe Störungen der Bindung werden mit mehreren psychischen und Verhaltens-Störungen bei Kindern, Jugendlichen und Erwachsenen in Zusammenhang gebracht. Durch die affektarmen und traumatisierenden Entwicklungsbedingungen kann die Fähigkeit zur Mentalisierung verhindert werden. Psychische Zustände können gedanklich nicht gefasst werden und es besteht kein psychischer Raum, in dem eine Reflexion der emotionalen Befindlichkeit oder eine Distanzierung von konflikthaftem Erleben möglich ist.

---

43 Zanarini M C, Williams A A, Lewis R, Reich B, Vera S C, Marino M F, Levin A, Yong L, Frankenburg F (1997) Reported pathological childhood experiences associated with the development of borderline-personality disorder. Am J Psychiat 154

44 Fonagy P, Gergely G, Jurist E, Target M (2004) Affektregulierung, Mentalisierung und die Entwicklung des Selbst. Stuttgart: Klett-Cotta

Das biosoziale Modell

Diese Theorie berücksichtigt die Wechselwirkung von biologischen, psychologischen und sozialen Aspekten. Wir wissen heute, dass die psycho-sozialen Faktoren (Familie, Peers, Umfeld) einen großen Einfluss bei der Entstehung und Aufrechterhaltung von Störungen haben können. So werden bei der Ursachenforschung einerseits biogenetische Ursachen bzw. eine *Vulnerabilität* in Form von innerer Unruhe, Anspannung, Nervosität und damit mangelhafter *Reagibilität* und schließlich einer erhöhten Verletzbarkeit vermutet, andererseits wird diese genetische Prädisposition immer in Kombination mit belastenden Umweltfaktoren gesehen. Diese Kinder zeigen bereits sehr früh entweder ein impulsives oder ein verschlossenes und in sich gekehrtes zwischenmenschliches Kontaktmuster und Verhalten.

Die Bezugspersonen reagieren auf dieses Verhaltens meist mit

- Zurückweisung
- Ablehnung
- Entwertung
- verletzender Kritik
- Missbilligung
- Einschränkungen
- Benachteiligungen
- Invalidierung

Invalidierung

Emotionale Invalidierung bedeutet, dass das emotionale Erleben und Verhalten eines Menschen von seiner Umwelt entwertet oder für ungültig erklärt wird. Gemeint ist ein soziales Umfeld, welches auf adäquate Gefühlsäußerungen eines Kindes dysfunktional reagiert. In diesem sogenannten *invalidierenden Umfeld* hat ein Kind nie Chancen, die Bedeutung von Gefühlen kennenzulernen. Persönliche Wahrnehmungen und Gefühle eines Kindes werden in diesem Umfeld als *nicht stimmig* oder sogar als *falsch* interpretiert. Ein Kind, das über den schmerzlichen Verlust eines Stofftieres trauert, wird nicht getröstet, sondern nicht ernst genommen, ausgelacht oder beschimpft.

Die emotionalen Reaktionen und die Mitteilungen persönlicher Erfahrungen werden meist

- als falsch bezeichnet
- als sozial inakzeptabel bezeichnet

- trivialisiert oder zurückgewiesen
- kritisiert oder bestraft
- als nicht normal bezeichnet (pathologisiert)

Die Bezugspersonen reagieren unangemessen, unberechenbar bzw. übermäßig stark auf Gefühlsäußerungen und kindliche Reaktionen oder negieren diese mit Sätzen wie *„Das ist nicht so schlimm!", „Das kann nicht weh tun!"* oder *„Stell Dich nicht so an!"*

Das Umfeld lehrt das Kind nicht

- Gefühle richtig zu benennen und diese mitzuteilen
- wie es Gefühle regulieren soll
- Probleme, die zu schmerzlichen Gefühlen führen, zu lösen

Das Kind lernt daher nicht

- private Erfahrungen und Gefühle adäquat zuzuordnen, zu benennen und mit sozial akzeptierten normativen Erfahrungswerten zu vergleichen
- Vertrauen in die eigenen emotionalen und kognitiven Erfahrungen zu entwickeln und diese als adäquate Reaktionen auf Ereignisse zu interpretieren

Es entwickelt keine effektive Emotionsregulationsfähigkeit und lernt daher auch keine Fertigkeiten zur Affektmodulation. Somit wird die Diskrepanz zwischen den persönlichen Erfahrungen und dem, was die Umwelt bestätigt, immer größer und adäquates emotionales Lernen wird verhindert. Es werden keine Strategien gelernt, um mit negativen Gefühlen und Situationen umzugehen. Schmerzliche Gefühle werden abgespalten oder überspielt (maskiert). Stattdessen lernt das Kind, aktiv eigene Erfahrungen zu unterdrücken und Außenbestätigungen oder Außenwahrnehmungen zu übernehmen. Die Sensibilität dieser Wahrnehmung wird derart perfektioniert, dass kleinste Hinweise und Außenwahrnehmungen genügen, um diese zu übernehmen und darauf zu reagieren. Die Zurückweisungen und Abwertungen münden schließlich in eine Selbstabwertung und Selbstentfremdung.

Kinder versuchen die belastenden Situationen zu verändern, indem sie sich unauffällig und brav verhalten. Sie entwickeln ein Gespür für das, was von ihnen erwartet wird. Doch auch wenn dieses Verhalten zu guten Leistungen führt und von der sozialen Umwelt positiv bewertet wird, ändert sich das negative Selbstbild nicht. Die Kinder haben das Gefühl, der Umwelt etwas vorzuspielen, falsch zu sein und das eigene wahre Ich zu verbergen. Sie gewinnen die Überzeugung, von niemandem wirklich gekannt und verstanden zu werden. Diese dysfunktionalen Annahmen bleiben auch im Erwachsenenalter bestehen, belasten die zwischenmenschlichen Beziehungen und induzieren Schuldgefühle.

Das Kind wird zum Seismographen für die Gefühle anderer Personen.

Die auf Linehan zurückzuführende **Diathese-Stress-Theorie** geht davon aus, dass Menschen mit einer genetischen oder erlernten Bereitschaft zu einer emotionalen Fehlregulierung (Diathese) dann eine Borderline-Störung entwickeln, wenn sie in einer Umgebung aufwachsen, in der sie entwertet werden. Dabei werden von Seiten eines emotional vulnerablen Kindes große Anforderungen an die Familie gestellt, die in der Regel nicht erfüllt werden können. Die sich daran anschließenden emotionalen Ausbrüche des Kindes werden meist von den Eltern ignoriert oder bestraft. In der Folge entladen sich die aufgestauten Emotionen explosionsartig und die Eltern sehen sich gezwungen darauf zu reagieren. Sie verstärken dadurch das Fehlverhalten. Das Kind lernt mittels seiner heftigen emotionalen Ausbrüche die Aufmerksamkeit der Eltern zu erhalten.

Innere und äußere emotionsauslösende Ereignisse, die von den meisten Menschen ohne bedeutende Beeinträchtigung ihres Erlebens wahrgenommen werden, können bei Personen mit einer Borderline-Störung zu schweren Krisen mit intensiver Wut, Angst, Scham, Depression und Verzweiflung führen.

M. Linehan

Typisch für invalidierende Familiensysteme, in denen überwältigende Emotionen beim Kind erzeugt und/oder nicht toleriert werden, sind Familien, in denen physischer bzw. sexueller Missbrauch stattfindet. So berichten mehr als 70 Prozent der Menschen mit einer Borderline-Störung über Missbrauchs-Erfahrungen in der Kindheit. Das Dilemma des Kindes ist, dass sowohl das Bindungs- als auch das Verteidigungs-System gleichzeitig aktiviert werden. Diese Kinder entwickeln meist eine intensive pathologische Bindung an diejenigen, die sie misshandeln und vernachlässigen.

Nach dem **neurobehavioralen Modell** ist das zentrale Problem die *Emotionsregulationsstörung*. Eine für diese Störung typische, extrem niedrige Reizschwelle führt zur Auslösung von Emotionen, die sich auf sehr hohem Erregungsniveau halten und nur langsam abklingen. Die schmerzlichen Emotionen werden von den Betroffenen nicht differenziert wahrgenommen und können nicht gesteuert werden. Die mangelnde Impulskontrolle und eine niedrige Frustrationsschwelle führen zu heftigen Reaktionen. Innere und äußere emotionsauslösende Ereignisse, die von den meisten Menschen ohne bedeutende Beeinträchtigung ihres Erlebens wahrgenommen werden, führen bei Menschen mit einer Borderline-Störung zu schweren Krisen mit intensiver Wut, Angst, Scham, Depression und Verzweiflung.[45] Dazu kommt, dass die Betroffenen durch ein invalidierendes Umfeld belastet sind. Betroffene Erwachsene beschreiben diesen Zustand als extrem belastend. Erlernte dysfunktionale Verhaltensmuster helfen den aversiven Spannungszustand zu durchbrechen.

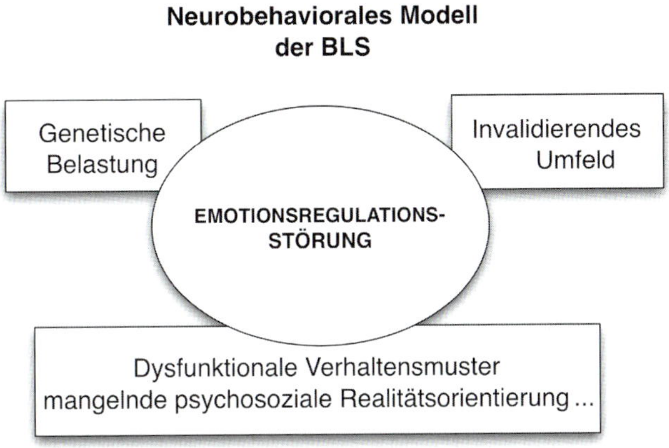

Abb. 42. Neurobehaviorales Modell der BL

45 Linehan M M (1996) Dialektisch-Behaviorale Therapie der Borderline Persönlichkeitsstörung. München: CIP

Selbstverletzendes Verhalten (SVV)

Wir wissen heute, dass selbstverletzendes Verhalten (SVV) nicht immer gleichzusetzen ist mit der Absicht, sich selbst zu töten. SVV gilt jedoch als Risikofaktor für Suizid. Bei Kindern und Jugendlichen außerhalb der klinisch-psychiatrischen Diagnostik ist zu klären, welche Bedeutung SVV hat.[46]

Neben den absichtlich zugefügten Verletzungen gibt es auch *Piercings, Tattoos* und sogenannte *Brandings* und *Cuttings*, bei denen festgelegte Muster und Formen auf die Haut gebrannt oder geschnitten werden.

Interview

Sandra S. (23 Jahre, Studentin) hat mehrere Piercings und zwei Tätowierungen.

Alice Sendera: Was war Dein Beweggrund, Dich piercen zu lassen?

Sandra: *Für mich bedeutet es eine Verschönerung des Körpers und eine Möglichkeit, sich von der Masse abzuheben – also etwas Hübsches und auch Individuelles.*

A. S.: Wie alt warst Du beim ersten Piercing?

S.: *Vierzehn Jahre, das Bauchnabel-Piercing.*

A. S.: War Deine Mutter einverstanden?

S.: *Sie kann diese Art von Verschönerung nicht nachvollziehen, hat aber nach langem Überreden und vielen Argumenten eingewilligt.*

A. S.: Du sagst, es ging auch darum, Dich von den Anderen abzuheben. Das ist jetzt nach zehn Jahren nicht mehr der Fall, da sich sehr viele Jugendliche piercen lassen. Würdest Du jetzt etwas Anderes tun?

S.: *Der Beweggrund ist jetzt anders. Jetzt finde ich es selbst schön, also geht es nur noch um mich und mein SchönheitsEmpfinden. Deshalb treten z. B. die Piercings, die man nicht gleich sieht, in den Vordergrund. Ich habe jetzt nur noch ein Piercing, das man gleich sieht, an der Nase.*

A. S.: Könntest Du Dir vorstellen, dass Jugendliche sich piercen lassen, um den Wunsch nach Selbstverletzung zu vertuschen?

S.: *Das kann es schon geben, aber primär glaube ich, dass es einfach zur Szene passt, zu der man gehört. Ich denke, dass man süchtig danach*

---

46 Sachsse U (2002) Selbstverletzendes Verhalten. Psychodynamik – Psychotherapie. Das Trauma, die Dissoziation und ihre Behandlung. Göttingen: Vandenhoeck & Ruprecht

werden kann. Die Aufregung vorher, der Schmerz, das Hoch danach etc . . ., das ist ein Grund, warum die Leute oft weitermachen.

Deshalb gibt es einige Leute, die immer mehr brauchen, genau so ist es bei Tätowierungen. Es gibt auch da Leute, die immer weitermachen. Vielleicht kann man das Hochgefühl mit dem bei exzessivem Sport vergleichen.

Ich glaube daher, dass sich die Sucht danach erst entwickelt und die meisten es nicht so wahrnehmen und sehen.

A. S.: Setzt Du piercen gleich mit tätowieren?

S.: *Nein, da man Piercings wechseln und wieder entfernen kann. Bei Tätowierungen muss man sich schon mehr Gedanken machen, da diese ja für ewig bleiben.*

A. S.: Hattest Du deswegen Angst?

S.: *Bei der ersten Tätowierung nicht, weil diese einen sehr persönlichen Wert hat, eine Erinnerung an einen verstorbenen Freund ist und daher nie unpassend sein wird. Bei der zweiten ging es mehr um eine Verzierung, ein schönes weibliches Motiv, einfach etwas Hübsches. Da denke ich schon nach, wie es später aussehen wird und ob es später noch zu mir passt. Daher sollte man sich vor einer Tätowierung mehr Zeit nehmen.*

Piercings waren, seit ich alt genug bin selbst zu entscheiden, bei mir eher spontan und oft nach der Beendigung einer Beziehung, wenn es mir schlecht ging.

Interview

G. (34 Jahre, berufstätig) hat eine farbige Tätowierung über den gesamten Rücken, Arme und teilweise der Brust.

A. S.: Was war für Dich der Grund, Dich tätowieren zu lassen?

G.: *Ich habe keine typische Tätowierung, aus Modegründen ist es daher nicht. Meine Tätowierung geht eher in Richtung Ausdruck und manifestieren einer inneren Einstellung, dass Du zeigen kannst, was Du empfindest, ohne es zu sagen. Ich wollte eine Rückentätowierung, einen Drachen. Das ist mein chinesisches Sternzeichen und ein sehr symbolisches Tier. Zu diesem Zeitpunkt hatte ich bereits seit sechs Jahren japanische Kampfkunst betrieben, was ich bis heute mache, konnte meine wachsende Begeisterung und sich dadurch ändernde Lebenseinstellung damit ausdrücken, auch die Abgrenzung zu anderen Leuten zeigen. Meine verrückte Seite musste ich dadurch nicht aufgeben, sie geht durch die Eingliederung ins Berufs- und Erwachsenenleben nicht verloren und ist dadurch auf meinem Körper festgehalten.*

A. S.: Fühlst Du Dich dadurch gestärkt?

G.: *Ja, weil es auch nur ganz wenige Leute gibt, die diese Art und Größe (ca. ein Drittel der Körperoberfläche) von Tätowierung haben.*

Wegen der Selbstverletzung mache ich es nicht, die Schmerzen sind ein Nebeneffekt, den ich in Kauf nehme, damit ich das Kunstwerk erhalte. Die Schmerz-Erfahrung an sich ist etwas, das man vorher nicht kennt. Wenn man es überstanden hat, stellt sich eine Art Stolz darauf ein, sonst könnte man nicht jahrelang hingehen und es aushalten. Man könnte es auch mit Leistungssport vergleichen. Wann das passiert, kann ich nicht beurteilen, meine Tätowierung dauert schon seit über fünf Jahren.

Ich habe sehr viel Zeit und Geld investiert und alle, die ich kennengelernt habe, zeigen kein selbstverletzendes Verhalten. Bei den meisten geht es um Mode, Einstellungen oder auch Liebesbeweise, Memory-Tattoos.

Ich kann nicht nachvollziehen, dass es um das Erleben von Schmerz oder Selbstbestrafung geht, bzw. das im Vordergrund steht.

A. S.: Wie schätzt Du die Suchtkomponente ein?

G.: *Ist sicher vorhanden, es ist wahrscheinlich, dass man, wenn man einmal tätowiert wurde, mit großer Wahrscheinlichkeit wieder geht, vor allem bei anspruchsvolleren Motiven.*

Sicher dann, wenn das Bild längere Zeit in Anspruch nimmt, um es fertigzustellen. Da kann es sein, dass Du dann weitergehst, weil es Dir gefällt und Dir simmer neue Motive einfallen.

A. S.: Ist es wie ein Glücksgefühl, wenn es vorbei ist?

G.: *Nein, nicht immer, nur wenn ein besonders schöner Teil fertig ist.*

Die Suchtkomponente kann ich nicht so sehen, spätestens, wenn kein Platz mehr ist, ist es aus.

Ich sehe es eher wie ein „Hobby".

A. S. Tätowieren ist gesellschaftlich nicht immer anerkannt – hast Du schon Ablehnung erlebt?

G.: *Meine Tätowierung zeige ich im Berufsleben nicht her, daher nein. Gesicht und Hände sind frei. In der Freizeit habe ich keine negative Kritik bekommen, maximal: „Es ist schön, aber nichts für mich."*

A. S.: Gibt es eine Botschaft von Dir an andere?

G.: *Nein, die Entscheidung muss jeder selbst treffen, ob eine Tätowierung das Richtige ist. Wichtig ist, sich seriös beraten zu lassen, für eine kleine Modetätowierung genauso wie für ein Gesamtkunstwerk.*

Das Auseinanderhalten zwischen Körperverzierung und offenem selbstverletzenden Verhalten bedarf einer genauen Kenntnis der *Funktion* von SVV.

So kann SVV als sogenannte Mode-Erscheinung von Jugendlichen eingesetzt werden, um die älteren Generationen zu schocken und sich von ihnen abzugrenzen, ähnlich früherer Möglichkeiten durch auffallende Kleidung, extreme Haarschnitte, Musik oder eigener Sprache. In diesem Fall verliert mit zunehmendem Alter die SVV ihre Wirkung und dieser Trend wird im Laufe der Zeit durch einen anderen abgelöst werden. Manche Jugendliche probieren Selbstverletzung einfach aus, weil es *cool* und *in* ist.

Auch Zuwendung und Aufmerksamkeit, die SVV bei der Umwelt auslöst, hat Bedeutung. Ein bestimmtes Verhalten wird nachgeahmt, wenn damit ein Erfolg erzielt wird. In Heimen und anderen Einrichtungen bekommen Kinder und Jugendliche wegen des bekannten appellativen Charakters der Selbstverletzung viel Aufmerksamkeit und das SVV breitet sich aus.

Selbstverletzendes Verhalten kann das Symptom einer psychischen Erkrankungen sein, u. a. der Borderline-Störung.

Es kann aber möglicherweise eine eigenständige Dynamik entwickeln und ist dann als eigene psychische Erkrankung zu werten.

Unter selbstverletzendem Verhalten versteht man Handlungen, die bewusst gegen den eigenen Körper gerichtet sind.

SVV tritt bereits im Grundschulalter auf, ca. ab dem 12. Lebensjahr nehmen Selbstverletzungen deutlich zu. Mädchen und junge Frauen scheinen dabei deutlich häufiger betroffen als Buben oder junge Männer. Bei männlichen Betroffenen finden wir oft ein Risikoverhalten, das als sogenannte *Mutproben* und nicht als selbstschädigendes Verhalten eingeschätzt und daher häufig übersehen wird. Dazu zählen auch riskante Verhaltensweisen wie regelmäßiges Rauchen und inkonsequente Verhütung.

Die Unfähigkeit negative Gefühle wie Hoffnungslosigkeit, Frust, Wut und Scham zu bewältigen, hat zur Folge, dass ein unerträgliches Spannungsgefühl entsteht sowie ein Gefühl des Ausgeliefertseins und der Ohnmacht. Betroffene berichten von einer großen Leere, sie fühlen sich innerlich wie tot, erleben ihren Körper gefühllos und sich selbst von der Wirklichkeit abgetrennt. Auch die ungenügende Fähigkeit zur Mentalisierung führt zu der Angst, die Kontrolle über die eigenen Emotionen zu verlieren.

Der Wunsch, diesen nicht auszuhaltenden Zustand zu beenden, beherrscht das Denken und Handeln. Die Selbstverletzung als vermeintlich einziger Ausweg, um die Gefühlszustände wieder zu kontrollieren und das Hier und Jetzt aushaltbar zu machen, läuft oft wie ein Ritual ab.

Selbstverletzendes Verhalten wird auch als Selbstbestrafung eingesetzt. Betroffene glauben beispielsweise Freude oder Wut nicht empfinden zu dürfen und fühlen sich schuldig. Auch positive körperliche Empfindungen können Verwirrungen und Schuldgefühle auslösen.

Am häufigsten finden wir oberflächliche Schnittverletzungen mit scharfen Gegenständen wie Rasierklingen oder Glasscherben, Verbrühungen und Verbrennungen mit Zigaretten, einem Feuerzeug oder dem Bügeleisen oder das bewusste und wiederholte Aufreißen von verheilenden Wunden oder Verätzung der Haut mit Chemikalien. Jugendliche mit psychischen Problemen haben ein besonders hohes Risiko, sogenanntes selbstverletzendes Verhalten zu entwickeln. Die Häufigkeit und der Schweregrad der selbstschädigenden Aktionen nehmen im Laufe der Zeit zu. Selbstverletzendes Verhalten allein ist jedoch kein Hinweis auf das Vorhandensein einer Borderline-Störung. Selbstverletzungen finden wir auch bei anderen Störungen wie Depressionen, Ängsten, Autismus, geistigen Behinderungen oder Störungen des Sozialverhaltens.

Formen der Selbstverletzung (SVV)

- **Schwerwiegende Selbstverstümmelung**

  ist sehr selten und normalerweise in Verbindung mit psychotischen Zuständen, eingeschlossen sind Dinge wie Kastration, Amputation von Gliedmassen, Ausstechen der Augen

- **Stereotype Selbstverletzung**

  ritualisierte und stereotype Form ohne erkennbare Funktion, wie z. B. rhythmisches Kopf gegen die Wand schlagen

- **Wiederholte oberflächliche bis mittelschwere Selbstverletzung**

  häufigste Form, oft bei Störung des Sozialverhaltens, Borderline-Störung, Essstörungen, wie zum Beispiel ritzen, schneiden, verbrennen Diese Form kann bei Kindern und Jugendlichen eine demonstrative Funktion haben!

SVV kann den Betroffenen zum Abbau von Stress und aversiven Spannungszuständen verhelfen und sie fühlen sich oft für eine kurze Zeit erleichtert. Es kann aber auch zu einer Art Euphorisierung, im Sinne der nicht-substanzgebundenen Sucht, eingesetzt werden. Dazu gehören die sogenannten *daily cutters*, die sich täglich oft sogar mehrmals schneiden.

Auch *Hochrisikoverhalten* und *Mutproben* werden zur Spannungsregulation und gegen das Gefühl der nicht auszuhaltenden Langeweile und Leere eingesetzt.

Durch SVV kommt es – neurobiologisch nachgewiesen – zu einer erhöhten Ausschüttung der körpereigenen Opiate (Endorphine).

Funktionalität von SVV

- Reduzierung eines als unerträglich empfundenen Spannungszustandes oder inneren Schmerzes
- Beendigung von dissoziativen Zuständen *(sich wieder spüren)*
- Demonstration der eigenen Verzweiflung – *Hilferuf*
- Erhalten von Zuwendung und Erlangen von Aufmerksamkeit
- Schockieren der Mitmenschen
- Nachahmungseffekte
- Beendigung von Leere und Langeweile

Auslöser

Wie bereits erwähnt, ist das Bindungsverhalten sich selbst verletzender Kinder gestört. Das unsichere Bindungsverhalten stellt dem Kind keine *funktionalen* Strategien zu Verfügung, um mit negativen Emotionen, Trennungs- und Wiedervereinigungserlebnissen umzugehen. SVV hat nicht immer einen konkreten Auslöser, meist sind es zwischenmenschlich belastende Erfahrungen oder seelische Konflikte. Diese müssen für Außenstehende nicht immer ersichtlich sein und nicht als außergewöhnlich eingeschätzt werden. Bereits eine geringfügig erscheinende zwischenmenschliche Unstimmigkeit kann eine nicht zu bewältigende und nicht aushaltbare Belastung darstellen. Oft sind es *dysfunktionale* Schemata und Gedanken, die den Mechanismus auslösen.

Mögliche Auslöser:

- Zwischenmenschliche Konflikte
- Das Gefühl der Leere
- Versagensängste

- Schulprobleme
- Trennungssituationen
- Entscheidungssituationen
- Loyalitätsprobleme
- Tod eines geliebten Menschen
- Selbstwertproblematik
- Körperschemastörung
- Gedanken wie zum Beispiel:
  Ich bin nicht gut genug.
  Niemand mag mich.
  Das schaffe ich nie.

Selbstverletzendes Verhalten ist als ein ernstzunehmendes Zeichen einer krisenhaften Entwicklung zu sehen.

Therapieansätze

Die besondere Schwierigkeit bei der Behandlung ist die Beziehungsgestaltung. Der Erfolg hängt von einer gelungenen therapeutischen Beziehung ab, in der in der ersten Therapiephase die Stabilisierung im Zentrum der Aufmerksamkeit steht. Erschwerend sind oft die Bedingungen durch das familiäre und soziale Umfeld, das in den therapeutischen Prozess miteinbezogen werden muss. Dabei hat sich eine hierarchische Vorgehensweise bewährt:

1. Die Arbeit im *Hier* und *Jetzt*

   Welche Themen sind im Moment für den Jugendlichen wichtig?
2. Reduktion von selbstschädigendem und riskantem Verhalten
3. Verhinderung von therapiegefährdendem Verhalten
4. Thematisierung von belastenden Lebensereignissen und Konflikten

Im Folgenden werden drei mögliche Therapieansätze kurz skizziert:

Die Dialektisch-Behaviorale Therapie für Adoleszente (DBT-A)[47]

Die Dialektisch-Behaviorale Therapie (DBT) wurde von Marsha M. Linehan spezifisch für die ambulante Behandlung chronisch suizidaler Frauen entwi-

47 Freiburger Arbeitsgruppe (DBT-A) (2009) Abteilung für Psychotherapie und Psychotherapie im Kindes- und Jugendalter des Klinikums der Universität Freiburg

ckelt. Sie beinhaltet eine Vielzahl von Strategien und Elemente aus verschiedenen Therapieschulen, die teilweise aus heterogenen Richtungen stammen sowie fernöstliche Meditationstechniken *(Zen)*.

Die *Therapie-Compliance* hat einen hohen Stellenwert. Die von Marsha Linehan formulierten Grundannahmen spielen dabei eine bedeutende Rolle:

- Die Jugendlichen wollen sich ändern.
- Sie geben ihr Bestes.
- Sie müssen sich sehr anstrengen, stärker motiviert sein und hart arbeiten, um sich zu verändern.
- Sie haben ihre Schwierigkeiten nicht selbst verursacht, müssen sie aber selbst lösen.
- Das Leben suizidaler und depressiver Jugendlicher ist sehr schmerzhaft und schwer auszuhalten.
- Die Jugendlichen müssen in vielen wichtigen Situationen neue Verhaltensweisen lernen.
- Es gibt keine absolute Wahrheit.
- In der DBT kann man nicht versagen.

Therapieablauf

- Einzeltherapie
- *Skills*-Gruppe
- Telefonberatung durch den Therapeuten im Krisenfall
- Supervisionsgruppe für den Therapeuten
- Edukation für Kinder/Jugendliche und Eltern oder andere Bezugspersonen

Einzeltherapie

Es gilt die sensible Balance zwischen der erforderlichen Akzeptanz und Veränderungsmöglichkeiten von dysfunktionalen Verhaltensweisen herzustellen.

Folgende jugend- und familienspezifische Schwierigkeiten (Dilemmata) gilt es zu lösen:

- Exzessive Nachsicht versus autoritärer Kontrolle
- Normalisieren pathologischer Verhaltensweisen versus Pathologisierung von normalem Verhalten

- Autonomieentwicklung versus Abhängigkeit

Der Therapeut verwendet Validierungs-Strategien, um der früher erfahrenen Invalidierung entgegenzuwirken. Durch die Validierungsstrategien werden die Motivation und die Veränderungsbereitschaft aktiviert sowie bereits vorhandene Ressourcen mobilisiert.

Tabelle 12. Validierung – Invalidierung

Validierung	Invalidierung
Ungeteilte Aufmerksamkeit und Interesse sowie Akzeptanz aller Gedanken und Gefühle, die vom Patienten gebracht werden	Unaufmerksamkeit, unpassender Themenwechsel
Reflexion von Gefühlen, Gedanken und Verhaltensweisen des Patienten, z. B. durch kurze Zusammenfassung, eventuell Wiederholung eines Schlüsselwortes (Spiegeln)	Unempathisches verhalten, Nicht-Eingehen auf das Gespräch
Ausdrücken und Klären von Gefühlen und Gedanken	Interpretation des Gespräches und der Gefühle des anderen *(Ich weiß genau, wie Du Dich fühlst . . .)*
Positive Aspekte und Sinnhaftigkeit des momentanen Verhaltens finden	Der Selbst-Invalidierung zustimmen
Die Handlung aufgrund der gegebenen Umstände als nachvollziehbar darstellen (Verständnis, das aber nicht immer mit *gutheißen* gleich zu setzen ist)	Pathologisieren und kritisieren
Auf gleicher Ebene kommunizieren	Den Gesprächspartner abwertend und als inkompetent behandeln
Reziproke Selbstöffnung (Berichten eigener emotional stimmiger Erfahrungen) im Bezug auf die Verletzlichkeit des anderen, ohne sich selbst in den Mittelpunkt zu stellen. Der Fokus bleibt bei der Vulnerabilität des Gesprächpartners.	Sich selbst in den Vordergrund drängen, auf die Selbstöffnung nicht eingehen

Der Schwerpunkt der Therapie liegt darin, dem Jugendlichen bei der Lösung seiner Probleme zu helfen und die Balance zwischen der Veränderung und Akzeptanz zu finden, mit dem Ziel, die Handlungskompetenz zu erweitern.

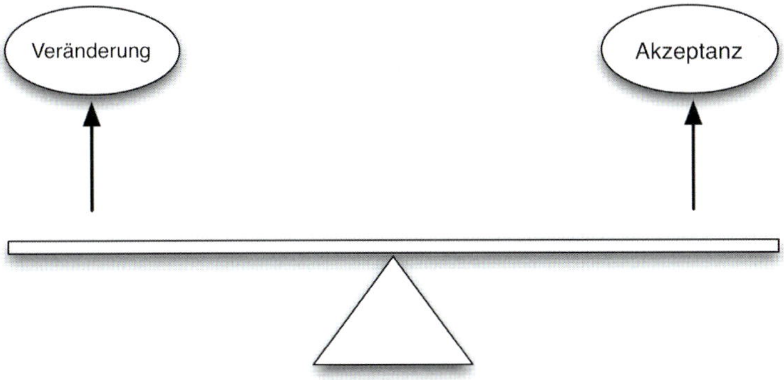

Abb. 43. Balance – Veränderung – Akzeptanz

Ziele der DBT-A

Balance – Walking the Middle Path

Tabelle 13. Ziele der DBT-A

Vermeiden zu großer Nachsicht (Eltern)	*versus*	Vermindern der autoritären Kontrolle
Steigern der Entschlusskraft	*versus*	Verbessern der Disziplin
Erkennen pathologischer Verhaltensmuster	*versus*	Vermindern des *Normalisierens* pathologischen Verhaltens
Vermindern von extremem Autonomiebedürfnis	*versus*	Aufbau von Selbstvertrauen
Abnahme pathologischer Abhängigkeit	*versus*	Stärkung des Vertrauens in andere
Aufbau funktionaler Verhaltensmuster	*versus*	Akzeptanz vorhandener, *noch* Schutz fungierender Muster

Skills-Training

Parallel zur Einzeltherapie erfolgt die Vermittlung von *Skills*, die helfen, selbstschädigende Verhaltens-, und belastende Gefühls- und Denkmuster zu verändern. Das meist in Gruppen durchgeführte Training wird von speziell ausgebildeten *Skills-Trainern* durchgeführt. Der Ablauf ist klar strukturiert und bietet viel Raum für Psycho-Edukation, Übungen und für neue Erfahrungen.

Spezielle Methoden der Achtsamkeit, Spannungsregulation, Emotionsregulation, sozialer Kompetenz sowie spezielle Jugendlichen- und Familiendilemmata *(Walking the Middle Path)* werden diskutiert und nach Lösungsansätzen gesucht. Die neuen *Skills* sollen helfen aktuelle Schwierigkeiten besser bewältigen zu können.

Telefonberatung durch den Therapeuten

Der Patient hat die Möglichkeit telefonischen Kontakt mit dem Therapeuten aufzunehmen, um selbstschädigendes Verhalten zu verhindern. Der Therapeut unterstützt den Patienten mithilfe von adäquaten *Skills,* um die belastende Situation zu bewältigen. Dabei gilt der Grundsatz:

Ich darf um Hilfe bitten!
Wer um Hilfe bittet, muss Hilfe annehmen!

Die übertragungsfokussierte Therapie (TFP)

Die übertragungsfokussierte Psychotherapie (TFP) wurde von Otto Kernberg entwickelt. Sie ist eine gut strukturierte und in einem Manual festgehaltene Therapieform. Aufbauend auf der Vorstellung, dass die Schwierigkeiten im *Hier und Jetzt* auf unbewussten Wiederholungen von pathologischen und internalisierten Beziehungsmustern aus der Vergangenheit basieren, wird zu Beginn und im Verlauf der Therapie ein Familienvertrag mit dem Jugendlichen unter Einbeziehung der Bezugspersonen erarbeitet. Mit modifizierten Behandlungsstrategien werden veränderte Interventionen oder Behandlungstaktiken sowie spezifische Behandlungsmethoden empfohlen. Der Fokus liegt in der Analyse von Übertragungs- und Gegenübertragungsprozessen.

Wichtig ist neben der genauen Diagnostik die Erfassung der sozialen Situation, der vorhandenen Ressourcen und der wichtigen Bezugspersonen. Die partnerschaftliche Haltung ermöglicht eine größtmögliche Transparenz. Das therapeutische Vorgehen konzentriert sich von Beginn an auf *Klärung, Konfrontation* und *Interpretation* unbewusster Vorgänge, die sich in der therapeutischen Beziehung in Übertragungs- und Gegenübertragungsphänomenen manifestieren.

Die mentalisierungbasierte Therapie (MTB)

Die mentalisierungsbasierte Psychotheraie wurde von den Psychoanalytikern Anthony Bateman und Peter Fonagy entwickelt. Die MBT fördert die Entwicklung der Mentalisierungsfähigkeit *(Theory of Mind)* und Mentalisierungsbereitschaft. Das mentale Erleben ist der Fokus der gemeinsamen Aufmerksamkeit und nicht das Verhalten. Der Therapeut konstruiert und rekonstruiert Vorstellungen des mentalen Geschehens, dabei werden Unterschiede, Perspektiven und Relativitäten herausgearbeitet. Die Akzeptanz unterschiedlicher Auffassungen und Perspektiven wird gefördert. Intuition *(Wise Mind)*, das richtige Einfühlen, Engagement und Wärme sind wesentliche Faktoren der MTB.

Essstörungen

Die große Gruppe der Essstörungen wird zu selbstverletzendem Verhalten gezählt, sodass wir sie an dieser Stelle anführen:

> Der Kaspar, der war kerngesund,
> Ein dicker Bub und kugelrund.
> Er hatte Backen rot und frisch;
> Die Suppe aß er hübsch bei Tisch.
> Doch einmal fing er an zu schrein:
> „Ich esse keine Suppe! Nein!
> Ich esse meine Suppe nicht!
> Nein, meine Suppe ess ich nicht!"
>
> Am nächsten Tag – ja sieh nur her!
> Da war er schon viel magerer.
> Da fing er wieder an zu schrein:
> „Ich esse keine Suppe! Nein!
> Ich esse meine Suppe nicht!
> Nein, meine Suppe ess ich nicht!"
>
> Am dritten Tag, o weh und ach!
> Wie ist der Kaspar dünn und schwach!
> Doch als die Suppe kam herein,
> Gleich fing er wieder an zu schrein:
> „Ich esse keine Suppe! Nein!
> Ich esse meine Suppe nicht!
> Nein, meine Suppe ess ich nicht!"
>
> Am vierten Tage endlich gar
> Der Kaspar wie ein Fädchen war.
> Er wog vielleicht ein halbes Lot –
> Und war am fünften Tage tot.
>
> Heinrich Hoffmann

Gerade im Kinder- und Jugendlichenbereich werden wir zunehmend mit Essstörungen konfrontiert. Die Ursachen liegen oft in dysfunktionalen Familienstrukturen, wobei ein ausgeprägtes Leistungsdenken, Perfektionismus und Überbehütung genauso beachtet werden müssen wie Misshandlungen, Missbrauch und Vernachlässigungen.

Essstörungen sind

- psychische Störungen, deren Kern im gestörten Selbstwert(-gefühl), im niedrigen Selbstvertrauen, in Störungen der eigenen Identität liegt

- seelische Auffälligkeiten ohne erkennbare organische Ursache, die meistens im Kindes- und Jugendlichenalter oder frühen Erwachsenenalter auftreten
- häufig durch soziale und gesellschaftliche Faktoren und Normen definiert

Sie reichen von wahllosem, zwanghaftem In-sich-Hineinstopfen großer Nahrungsmengen *(Binge Eating)* bis zur Verweigerung jeglicher Nahrungsaufnahme *(Anorexia nervosa)*. Die Hauptursachen für die Häufigkeitszunahme sind sowohl das durch den gesellschaftlichen Schlankheitswahn bedingte Diätverhalten als auch die Frauenrolle und die widersprüchlichen Rollenerwartungen an Frauen.

Diagnostische Kriterien

Anorexia nervosa

- Körpergewicht mindestens 15 % unter dem Normalgewicht, BMI < 17,5
- Bei Kindern fehlende Gewichtszunahme und Wachstumshemmung
- Selbst herbeigeführter Gewichtsverlust (Vermeidung bestimmter Speisen, Erbrechen, Abführen)
- Extreme körperliche Anstrengungen
- Gebrauch von Appetitzüglern, Diuretika

Bulimia nervosa

- Häufige Episoden von Essattacken (drei Monate lang, mindestens zweimal pro Woche) mit Konsumation riesiger Nahrungsmengen
- Andauernde Beschäftigung mit dem Essen, unwiderstehliche Gier oder Zwang zu essen
- Unangemessene Kompensationsmechanismen (selbstinduziertes Erbrechen, Abführen, Appetitzügler, Diuretika, zwischenzeitliche Hungerperioden, exzessiver Sport)
- Krankhafte Furcht zu dick zu werden

Das **Psychodynamische Erklärungsmodell** sieht die Ursachen der Essstörung vor allem in unbewältigten Entwicklungsaufgaben sowie intrapsychischen Konflikten – dem Identitätskonflikt, dem Streben nach Autonomie im Gegensatz zu den Trennungsängsten in der Ablösephase sowie dem Konflikt, Angst vor Nähe mit Verschmelzungswünschen zu vereinen.

Auch Abwehr der Sexualität mit verzögerter Entwicklung bis zur Amenorrhö spielt eine Rolle.

Genetik

Bis jetzt konnte die Vermutung, dass auch genetische Faktoren als Ursache ausschlaggebend sind, nicht bestätigt werden. Zwillingsstudien legen jedoch das Vorhandensein genetischer Ursachen nahe.

Neurobiologische Faktoren

Mangelernährung bewirkt Veränderungen, sowohl im körperlichen, metabolischen und endokrinen als auch im psychischen Bereich. Hungern im Sinne einer Essstörung, aber auch unvernünftige Diäten führen zu Veränderungen des Neurotransmitter-Stoffwechsels mit Störung des Hunger-Sättigungsmechanismus.

Epidemiologie

Die Lebenszeitprävalenz beträgt bei Anorexia nervosa 0,5 % für Frauen und 0,05 % für Männer, für Bulimie 0,5–3 % für Frauen und 0,2 % für Männer. Der Beginn der Erkrankung liegt meist in der Adoleszenz: In den letzen Jahren findet man zunehmend Essstörungen bei Frauen im mittleren Alter, die versuchen, dem *Forever Young and Beautiful*-Wahn zu entsprechen und mit unkontrolliertem übertriebenen Diätverhalten in eine Essstörung kippen.

Die Mortalitätsrate beträgt bei Anorexia nervosa 5–20 %, bei Bulimie ist die Prognose günstiger, bis zu 80 % zeigen einen langfristig günstigen Verlauf.

Mögliche Auffälligkeiten

- Ständige gedankliche und tatsächliche Beschäftigung mit dem Essen
- Gestörte Körperwahrnehmung
- Zunehmende soziale Isolation
- Depression
- Verzerrte Wahrnehmung und falsche Auslegung innerer Zustände
- Körperliche Folgeschäden

> Zu den typischen Merkmalen zählen das gestörte Verhältnis zum Essen und zum eigenen Körper!
>
> Essstörungen sind keine Modekrankheit!

Im Allgemeinen unterscheiden wir folgende Erscheinungsformen:

Tabelle 14. Essstörungen

Anorexie Restriktiver Typ (nahrungsverweigernder Typ) Binge-Purging Typ (bulimischer Typ)	Anorexia athletica	Orthorexia nervosa
Bulimie	Binge-Eating-Syndrom	Adipositas

Anorexia nervosa (Magersucht)

Anorexia nervosa und die Bulimie treten zu mehr als 90 Prozent bei Mädchen und jungen Frauen auf und nur circa fünf Prozent bei Burschen. Anorexia nervosa hat langfristig gesehen eine der höchsten Sterblichkeitssraten aller psychiatrischen Störungen.

Restriktiver Typ

Die Betroffenen versuchen ihren Hunger vollkommen unter Kontrolle zu bringen und verlieren bald das Gefühl für Hunger. Meist beginnt die Krankheit mit dem Wunsch schlank zu sein. Im Zentrum der Störung steht dabei das verzerrte Körperbild, das dazu führt, dass die Körpergrenzen auch bei extremer Unterernährung nicht mehr richtig eingeschätzt werden können und sich die Patientinnen auch bei extremer Unterernährung zu dick fühlen. Hungern gilt als Leistung. Zu Beginn wird die Magersucht von euphorischen Gefühlen begleitet, die Stärke auf Essen verzichten zu können führt zu Macht- und Überlegenheitsgefühlen. In späterer Folge herrschen depressive Symptome und Suizidgedanken vor.

Binge-Purging-Typ (bulimischer Typ)

Beim sogenannten Binge-Purging-Typ wird der Gewichtsverlust durch Erbrechen oder den Gebrauch von Abführmitteln und entwässernden Medikamenten selbst herbeigeführt. Die Beschäftigung mit Essen, das Lesen von Kochbüchern, Zubereiten von köstlichen Mahlzeiten für andere beherrschen die Gedankenwelt.

Die körperlichen Folgeschäden zeigen sich u. a. durch

- Ausbleiben und Störungen der Menstruation
- Kräfteverfall und häufiges Frieren

- Herz-Kreislauf-Störungen, Ohnmachtsanfällen, verlangsamte Herzfrequenz, Schrumpfung des Herzmuskels, Störungen im Magen-Darm-Bereich, Nierenschäden, Elektrolyt-Störungen
- Trockene, schuppige Haut, flaumartige Behaarung (Lanugobehaarung – Ganzkörperbehaarung), Kopfhaarausfall, brüchige Nägel
- Mangelerscheinungen
- Hirnatrophie

Anorexia athletica

Die Anorexia athletica (Sportanorexie) basiert auf einer bewussten Abnahme des Körpergewichts oder des Körperfettanteils zur Leistungssteigerung. Wir finden sie sehr oft im Leistungssport. Im Gegensatz zur Anorexia nervosa und Bulimie zählt die Anorexia athletica nicht zu den psychiatrischen Erkrankungen. Es besteht jedoch die Gefahr, dass das Kontrollverhalten bei entsprechender Veranlagung in pathologische Bereiche entgleitet. Der Körper wird als Mittel zum Zweck eingesetzt, um zu Anerkennung und Erfolg zu gelangen.

Es können aber auch übertriebener Ehrgeiz und der Hang zu Perfektionismus zu exzessivem Training sowie einseitiger und mangelnder Ernährung führen. Durch den damit verbundenen Leistungsdruck besteht für den jugendlichen Sportler allerdings eine hohe Gefahr an Magersucht zu erkranken.

Eine besondere Rolle spielen dabei Ausdauersportarten, denn je geringer das Körpergewicht ist, umso weniger Ballast muss *mitgeschleppt* werden und umso höher ist die Sauerstoffaufnahme pro Kilogramm Körpergewicht. Bei Turnern, Ballett-Tänzern, Tanzsportlern besteht die Vorstellung, dass mit einem schlanken Körper eine höhere Bewertung erzielt werden kann (was manchmal leider auch der Wahrheit zu entsprechen scheint).

Bei jungen Sportlerinnen kennzeichnen folgende Symptome das Vorhandensein einer Störung:

- gestörtes Essverhalten
- verspätete Menarche
- Amenorrhöe
- verzögerte Pubertät
- Knochenbrüche
- Unterentwicklung des Körpers

Bei Burschen finden wir

- ein zusätzlich verzögertes Wachstum bis hin zum Wachstumsstopp

Orthorexia nervosa

Zunehmend ist eine neue Art der Ess-Störung zu beobachten, nämlich die Besessenheit für eine gesundheitsfördernde Ernährung. Wie bei der Anorexia nervosa und der Bulimie wird dem Essen ein unangemessen hoher Stellenwert eingeräumt. Die Beschäftigung mit gesundem Essen und die krankhafte Sorge, alles richtig zu machen, rücken in den Vordergrund. Im Laufe der Zeit kommt es zu einer verminderten Genussfähigkeit. Wird gegen eine der selbst auferlegten Essensregeln verstoßen, kommt es zu starken Schuldgefühlen und Selbsthass.

Wir finden die Orthorexia nervosa sehr häufig bei Mädchen und Frauen aus höheren Bildungsschichten und Patienten mit somatoformen Störungen.

Sie kann auch eine Vorstufe zur Anorexia nervosa darstellen.

Fallweise verbirgt sich eine beginnende Essstörung auch hinter vegetarischem oder veganem Essverhalten, dass es den Jugendlichen ermöglicht, Speisen abzulehnen, ohne dabei besonders aufzufallen.

Bulimie (Bulimia nervosa)

Purging-Typ

Die Gewichtsreduktion wird durch selbst herbeigeführtes Erbrechen, Missbrauch von Abführmitteln und entwässernden Medikamenten erreicht.

Non-Purging-Typ

Nach den Essattacken wird extremes Fasten und gesteigerte Bewegung zur Gewichtsregulierung eingesetzt.

Folgeschäden

- Magen-Darmbeschwerden (Reflux, Sodbrennen, Verdauungsstörungen)
- Probleme mit den Zähnen (Karies)
- Kreislaufprobleme
- Entzündung des Rachens und der Speiseröhre
- Vergrößerte Ohrspeicheldrüsen
- Niedrige Körpertemperatur

- Verformung der Nägel
- Mangelerscheinungen

Binge-Eating-Störung

Im Zentrum der Störung finden wir Episoden von Essanfällen mit Verschlingen großer Nahrungsmengen verbunden mit dem Gefühl des Kontrollverlustes. In vielen Fällen dienen die Fressanfälle der Spannungsregulation, helfen bei Stressabbau und werden zur Emotionsregulation eingesetzt. Betroffene haben deswegen Schuldgefühle und ekeln sich vor sich selbst. Manche Jugendliche mit Adipositas (Übergewicht) leiden an dieser Ess-Störung.

Betroffene essen:

- während der Essanfälle viel schneller als gewöhnlich
- so lange, bis sie sich unangenehm voll fühlen
- obwohl sie eigentlich gar nicht hungrig sind
- wegen unerträglicher Gefühle
- meist allein, weil sie sich schämen

Auffälligkeiten

- unkontrollierte Essanfälle
- gestörtes Essverhalten zwischen den Anfällen
- unregelmäßige Ernährung
- häufiges Durchführen und Abbrechen von Diäten
- negatives Körperbild
- Wahrnehmungsstörungen in Bezug auf die Hunger- und Sättigungsregulation
- Grübeln über die Nahrungszufuhr, die eigene Figur und das Gewicht
- interpersonelle Defizite

Folgeschäden durch Adipositas

- Herz-Kreislauferkrankungen
- Erkrankung des Bewegungsapparates
- Atembeschwerden

Adipositas

In jüngster Zeit können wir eine massive Zunahme von Übergewicht bei Kindern und Jugendlichen feststellen. Als Ursache von Adipositas gelten neben einer genetischen Disposition vor allem eine zu fett- und kalorienreiche Ernährung und zu wenig Bewegung. Vielfach lässt sich feststellen, dass diese Kinder einerseits zu viele Kalorien zu sich nehmen, andererseits aber an wichtigen Nährstoffen unterversorgt sind. Adipöse Kinder und Jugendliche leiden häufig unter einer verminderten Leistungs- und Konzentrationsfähigkeit, einem mangelnde Selbstwertgefühl und sozialer Ausgrenzung. Die Belastung durch das soziale Umfeld führt nicht selten zu psychischen Begleiterkrankungen. Depression und Minderwertigkeitsgefühle erschweren nicht nur die soziale Integration, sondern auch den Übergang ins Erwachsenenalter und die zukünftige Lebensgestaltung.

Therapieansätze

Die Therapie einer Essstörung, gleich welcher Art, geht über eine Ernährungsberatung weit hinaus. Bewährt hat sich die Kombination einer ärztlichen und psychotherapeutischen Behandlung, die nicht nur im ambulanten *Setting,* sondern auch stationär und in störungsspezifischen Institutionen angeboten werden.

In der Prävention stehen die Aufklärungsmöglichkeiten an den Schulen an erster Stelle. Viele Institutionen bieten den Lehrkräften nicht nur Information, sondern auch methodisch-didaktische Ansätze, Unterrichtsmaterialien, Übungen und Projektideen an.

Ziele

- Normalisierung des Essverhaltens
- Psycho-Edukation (z. B. Folgen der Unterernährung, Bedeutung der regelmäßigen Nahrungsaufnahme und gesunden Essverhaltens, Folgen einseitiger Ernährung)
  Arbeit am Körperbild
- Erhöhen des Selbstwertes
- Erwerben sozialer Kompetenz

Prävention im Schulunterricht

- Information in den Unterricht einbauen
- Hilfe und Gespräch anbieten, nicht aufdrängen. Die meisten Betroffenen finden es gut, wenn ihnen Hilfe angeboten wird, sie aber nicht damit „bedrängt“ und in die Enge getrieben werden.

- Aussagen und Kommentare über das Gewicht vermeiden
- Elternkontakt
- Miteinbeziehen von Beratungsstellen

Skills zur Unterstützung einer störungsspezifischen Therapie

- Abbau der Vorstellung von sogenannten verbotenen Nahrungsmittel (Anorexie) – *schwarze Liste*
- Achtsamkeitstraining
- Genusstraining
- Körperwahrnehmungsübungen, z. B. vor dem Spiegel
  dem Körper etwas Gutes tun, z. B. Pflege, Kosmetik
- Tagesablauf strukturieren
- Essanfall hinausschieben (Binge Eating)
  Time-out nehmen (weggehen)
  ablenken
- Notfallskoffer (Bulimie, Binge Eating)
- Körperübungen
- Atemübungen und Entspannungsübungen
- Stresstoleranz
  - radikale Akzeptanz
  - *Anti-Craving Skills* (Achtsamkeit, Ablenkung, körperliche Aktivität)
- Das *Craving* wie eine Welle wahrnehmen, die kommt und wieder geht.Gedanken-Stopp-Übungen
  Diese Übung hilft, sich selbst zu beruhigen. Sie unterbricht negative Gedanken, indem man, wenn diese auftauchen, entweder laut STOPP sagt oder sich das achteckige Stopp-Schild vorstellt. Diese Übung wird mit Atemübungen (Bauchatmung) kombiniert.
- Übungen zur Emotionsregulation
- Die Balance zwischen Hunger und Sättigung herstellen:
  - Führen von Essprotokollen
  - Essen mehrerer kleiner Mahlzeiten pro Tag (mindestens 2–3), bewusst essen, nichts anderes tun, einen bestimmten Platz aussuchen, z. B. am gedeckten Tisch

- Sich zwischen den Mahlzeiten gedanklich nicht mit dem Essen beschäftigen
- Erleben der Rhythmen von Appetit, Hunger, und Sättigung
  Appetit antizipiert die Nahrungsaufnahme (Vorbeugung eines Mangelzustandes)
  Hunger bedeutet, der Körper braucht Nahrung (Mangelzustand)

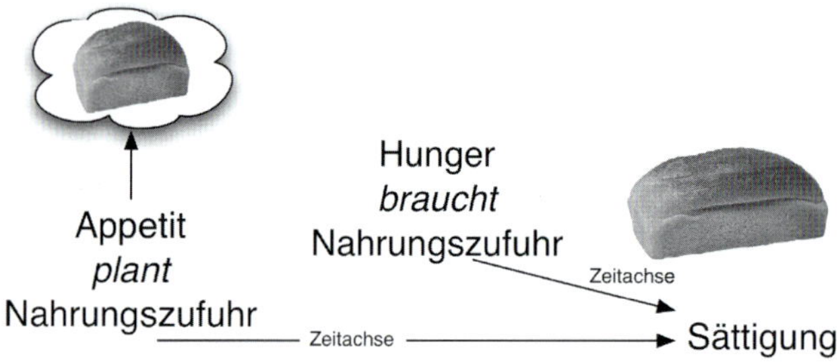

Abb. 44. Balance: Nahrungszufuhr – Sättigung

Integrative Bewegungstherapie[48]

IBT kann in einem Einzel-*Setting* oder in Form einer Gruppentherapie stattfinden.

In der IBT-Gruppentherapie sind sowohl Patientinnen mit Anorexie als auch Bulimie vertreten.

Strukturierte Übungsangebote dienen der Förderung der beeinträchtigten Wahrnehmung, dem Kennenlernen des eigenen Körpers und der Regulierung der Körperfunktionen.

Das Erleben unbewusster Empfindungen und Finden neuer Ressourcen sowie Ausprobieren neuer Verhaltensmuster wird ermöglicht.

Problemspezifische Angebote, die zu emotionalem Wieder-Erleben und Bewusstmachen von in den Körper verdrängten Konflikten führen, machen die Bearbeitung und Integration in den Lebenskontext möglich.

48 Schaumann U (2009) Methodische Vorgehensweise und spezielle Techniken der IBT. In: Waibel M, Jakob-Krieger C, Integrative Bewegungstherapie, Störungsspezifische und ressourcenorientierte Praxis. Stuttgart: Schattauer

Bausteine der Therapie

- Schulung der Wahrnehmung
- Arbeit am Ausdruck und an der Regulation von Gefühlen und Körperempfindungen
- Arbeit an zugrunde liegenden Konflikten, vor allem der Identität, Autonomie, Grenzen und Geschlechtsrolle

Beispiele für Übungen

Wahrnehmungsübungen

- Selbstberührung zur Sensibilisierung der Körperoberfläche – Körperbild und Grenzen
- Wahrnehmen des Körpers im Gehen, wahrnehmen von auftauchenden Empfindungen und Impulsen
- Wahrnehmung des Körpers im Stehen, guter Kontakt zum Boden, Position des Schwerpunktes, Zentrierung auf die eigene Mitte
- Wahrnehmung des Körpers im Liegen, Bodenkontakt, Beobachtung des Atems, Betrachtung des Körpers von außen und kräftiges Abstreifen, evtl. Zeichnen des *inneren Bildes*
- Wahrnehmung des Körpers im Bezug zum Raum und zu den Mitmenschen in der Gruppe (Blickkontakt, Rhythmus, gemeinsames Gehen)
- Wahrnehmung der Verschränkung von Körper, Seele und Geist – Spüren der inneren Bewegung, Einfluss von Körperhaltung und -ausdruck auf Gefühle

Ausdrucksübungen

Ausdrücken von Emotionen, vor allem Aggression, fällt Patientinnen mit Essstörung oft schwer.

Als Übungen können Pantomime, Tanz, Rollenspiele eingeführt werden.

Taue, Bälle, Stäbe dienen als Hilfsmittel.

Ziel ist es, die gegen den eigenen Körper gerichtete Aggression nach außen zu lenken.

Übungen zu Kernthemen

Rollenspiele zu den Themen

- Autonomie und Kontrolle (Nähe – Distanz, Loslassen, sich lösen)
- Körperbild (Wahrnehmung der Veränderungen des Körperbildes während des Therapieverlaufes, angeleitete Körperimaginationen)
- Aggression und Autoaggression (siehe Ausdrucksübungen)
- Grenzen (Wahrnehmung der äußeren Körpergrenzen und des persönlichen Raumes)
- Ambivalenz (z. B. Darstellung ambivalenter Konflikte als Körperbild oder Gruppenskulptur)
- Abwehr der Sexualität (Wahrnehmung der sexuellen Identität, Bewusstwerden ausgeblendeter Körperregionen durch Bewegungsimprovisation oder Körperimagination)
- Wirkung gesellschaftlicher Einflüsse auf das Selbstbild

Interview

A. (29 Jahre, Studium der Ernährungswissenschaften, berufstätig)

A. S.: Du warst ziemlich lange an Anorexie erkrankt. Hast Du es damals als Krankheit gesehen?

A.: *Nein, ich wusste schon, dass etwas nicht normal ist und die Leute haben mir gesagt, dass ich zu dünn bin, aber ich habe es nicht als Krankheit gesehen.*

A. S.: Das klingt so als hätte sich die Krankheit eingeschlichen?

A.: *Ja.*

A. S.: Wann hast Du bemerkt, dass du krank bist und Hilfe brauchst?

A.: *Das eine Mal hat mir die Mutter meines Babysitterkindes ein Foto von früher gezeigt, wo nur mein Gesicht drauf war, weil sie es so lieb fand. Da habe ich plötzlich gesehen, wie es wirklich ist. Einmal, als ich Diplomarbeit schrieb, habe ich bemerkt, wie schwach ich bin, weil ich nicht einmal den Ordner heben konnte. Mein Vater hat mich dann zum Arzt gebracht.*

A. S.: Was hat Dir bei diesem Arztgespräch geholfen?

A.: *Er hat mich damals gefragt, was ich habe, ich sagte Schwindel, Schwäche, ich kann nichts essen. Ich hatte nicht das Gefühl, gleich in eine Diagnose gedrängt zu werden. Die Art, wie er es gesagt hat, war so neutral und verständnisvoll, so als wäre es etwas, was passie-*

ren kann. Er war auch überzeugt, dass ich es da raus schaffe, er hat es nie bewertet, sondern wie eine normale Krankheit behandelt.

Er hat auch sehr interessiert zugehört.

A. S.: Konntest Du es dann als Krankheit annehmen?

A.: *Ja, zu dem Zeitpunkt als ich gar keine Kraft mehr hatte.*

A. S.: War es sehr schwer für Dich, das Schlank sein Wollen als Krankheit zu sehen?

A.: *Ja schon, ich will ja auch jetzt noch schlank sein, sonst fühlt sich mein Körper fremd an, wenn ich nicht dünn bin. Das ist auch jetzt noch schwierig.*

A. S.: Würdest Du jetzt erkennen, wenn Du wieder in die Krankheit hinein schlitterst?

A.: *Jetzt sage ich ja, aber ich bin nicht sicher, weil man es nicht sehen will.*

A. S.: Ist es dadurch erschwert, Hilfe anzunehmen?

A.: *Es ist lange Zeit schwer Hilfe anzunehmen, weil man alles wegschieben will, was damit zu tun hat. Es ist schwer zu beurteilen, ich kann mir jetzt nicht mehr vorstellen, wie es zum Beispiel vor 2 Jahren war. Ich kann mir auch nicht vorstellen, dass ich wieder so weit komme.*

A. S.: Ich finde es toll, dass Du es geschafft hast. Hattest Du etwas, was Dir Mut gemacht hat, durchzuhalten?

A.: *Mein Hausarzt hat mir immer wieder schöne Gedanken mit nach Hause gegeben, an denen konnte ich mich anhalten. Zum Beispiel: „Wenn man eine gute Beziehung zu einem anderen Menschen hat, dann muss man nicht viel reden und spürt, wie es dem Anderen geht, genau so ist es auch mit einem selbst. Man spürt, was man braucht, wenn man eine gute Beziehung zu sich selbst hat. Es ist wichtig, zu versuchen zu fühlen, was man braucht."*

Ich finde, es ist enorm wichtig, dass man auf Leute zugeht, bei denen man eine Essstörung bemerkt und sieht, da man es selbst nicht wahrnimmt.

Das heißt, es ist wichtig, **aktiv** auf Betroffene zuzugehen und sie anzusprechen und nicht wegzusehen!

Autismus

Autismus zählt zu den schweren Entwicklungsstörungen, der besonders die Persönlichkeitsentwicklung massiv beeinträchtigt. Menschen mit einer autistischen Störung isolieren sich von ihrer sozialen Umwelt und die Betroffenen leben nur in ihrer eigenen Gedanken- und Vorstellungswelt. Vielen fällt es schwer, ihre eigenen Gefühle wahrzunehmen und zu äußern und es gelingt ihnen nicht, sich in die Gefühle anderer Menschen hineinzuversetzen. Bei dem Versuch mit ihnen Kontakt aufzunehmen reagieren sie abweisend, weichen dem Blickkontakt aus und vermeiden Körperkontakt und Berührungen. Sie können kaum dauerhafte und vertrauensvolle Beziehungen zu anderen Menschen aufbauen.

Ursachen

Bis heute gibt es noch viele offene Fragen über die Entstehung des Autismus, es besteht jedoch ein allgemeiner wissenschaftlicher Konsens darüber, dass die Ursache der Erkrankung in einer erblichen Störung der Hirnentwicklung zu suchen ist.

Genetik

Es konnte gezeigt werden, dass genetische Ursachen eine Rolle spielen, Veränderungen an bestimmten Chromosomen (Chromosom 11) zu finden sind sowie das für den Glutamat-Stoffwechsel wichtige Protein Neurexin 1 betroffen ist. Man nimmt an, dass nicht ein bestimmtes Gen alleine verantwortlich ist, sondern dass es sich um ein Zusammenwirken mehrerer Faktoren handelt.

Die genetischen Forschungen beinhalten die sogenannte *Verhaltensgenetik* mit Zwillings- und Familienuntersuchungen sowie die *Molekulargenetik* mit Genomuntersuchungen.

Die Konkordanzraten für Autismus sind für eineiige Zwillinge 36–91 %, für andere Geschwister 3–7 %, für Verwandte 2. Grades 0 %.[49]

Forschung

Die Methoden der funktionellen Bildgebung (fMRT, PET) zeigen bei autistischen Kindern und Kontrollgruppen unterschiedliche Hirnaktivitäten beim

49 Folstein und Rutter (1977) Steffenbug et al (1989), Bolton et al (1995)

Betrachten von Gesichtern und mangelnde Zusammenarbeit weiter entfernt gelegener Gehirnareale – gestörte neuronale Verschaltung?

Man nimmt an, dass die Symptomschwere von vorhandenen Kompensationsmöglichkeiten abhängt.

Eine ausführliche und möglichst frühe Diagnostik entscheidet über den weiteren Verlauf!

Eine stimmige Zusammenarbeit von Eltern, Therapeuten. Kindergarten und Schule kann die Generalisierungsfertigkeiten des Kindes optimieren und somit die Prognose verbessern.

Neuropsychologie

Theorien zur Erklärung von Autismus:

- Exekutive Dysfunktion – fehlende Fähigkeit zur Planung, strategischem Denken, Flexibilität und zielorientiertem Handeln führen zu eingeschränkten Interessen, Angst vor Veränderung, repetitiven Verhaltensweisen
- Schwache zentrale Kohärenz (Fähigkeit, Dinge im Zusammenhang wahrzunehmen), segmentierte Wahrnehmung, erinnern von Details, aber nicht des Ganzen bewirken überdurchschnittliches Detailwissen, aber fehlende Vernetzung und Abstraktion
- Gestörte *Theory of Mind* (mentale Fähigkeiten, die für das Sozialverhalten notwendig sind) – sowohl eigenes als auch fremdes Verhalten kann nicht erkannt, verstanden und interpretiert werden. Die fehlende Interpretationsfähigkeit von Verhalten und Emotionen wird auch als *Mindblindness* bezeichnet. Daraus ergibt sich die mangelnde Fähigkeit zur Empathie und unangemessenes Kontakt-Verhalten.

Mit der Frage, ob man Emotionserkennung trainieren kann, beschäftigen sich die Studien von Golan & Baron-Cohen, 2006: *The Interactive Guide to Emotions* und Bölte et al., 2006: *Facial affect recognition training in autism.*

Es konnte beobachtet werden, dass bestimmte autistische Verhaltensweisen von der Umwelt verstärkt, geändert oder abgeschwächt werden können. Der Erziehungsstil der Eltern oder bestimmte Lebensereignisse können Fehlverhalten entweder kompensieren oder einen schädigenden Einfluss auf die allgemeine Entwicklung und die Verhaltensprobleme haben.

Extrem vernachlässigte Kinder zeigen manchmal autistische Züge wie emotionale Gleichgültigkeit und fehlende Initiative. Diese Verhaltensmuster können jedoch nach intensiver Zuwendung zu einem beträchtlichen Teil oder vollständig wieder ausgeglichen werden.

Autismus äußert sich durch eine Vielzahl an Symptomen, die unterschiedlich ausgeprägt sind. In Anlehnung an die Diagnosekriterien des ICD-10 und DSM-IV zählen zu den übergeordneten Symptomen

- die Störung der zwischenmenschlichen Beziehungen und gegenseitigen Interaktionen. Der Mangel an sozio-emotionaler Gegenseitigkeit zeigt sich in fehlenden oder unangemessenen Annäherungsversuchen sowie unangemessenen Reaktionen auf Annäherung durch Andere und fehlende Einschätzung der sozialen Signale sowie fehlendes Einfühlungsvermögen.
- die Störung von Kommunikation und Sprache – es kann zu Wortneubildungen (Neologismen) kommen, wiederholtem Nachsprechen von Wörtern (Echolalie) und vertauschen derselben sowie zu Monologisieren, steifer Sprechweise und mangelnder Fähigkeit ein Gespräch zu beginnen oder weiterzuführen.
- stereotype Verhaltensweisen und eingeschränkte Interessen und Aktivitäten – es kommt zu zwanghaftem Festhalten an dysfunktionalen Handlungen, Themen oder Ritualen, repetitiven motorischen Manierismen, wie zum Beispiel Drehen der Finger vor den Augen, Hüpfen, Schaukeln, besonderem Interesse an Teilaspekten einer Sache mit Unfähigkeit das Ganze wahrzunehmen.

Bei Kindern zeigen sich vor allem Auffälligkeiten in der Wahrnehmung und deren Verarbeitung. Betroffene Kinder haben hauptsächlich schwere Beziehungs- und Kommunikationsprobleme, es zeigen sich aber auch Beeinträchtigungen in den motorischen, kognitiven und affektiven Funktionen. Die Kinder vermeiden Körper- und Blickkontakte und kapseln sich völlig von der Außenwelt ab. Ein typisches Merkmal ist zum Beispiel die leichte Erregbarkeit auf Umwelteinflüsse.

Autistische Kinder haben oft Störungen in den fünf Sinnesbereichen Hören, Sehen, Schmecken, Riechen und Tasten. Die sensorischen Wahrnehmungen werden im Hirn dahingehend verarbeitet, dass sie durch die Reizvielfalt der Umwelt nicht überflutet werden. Die vielen Informationen, die auf die Kinder einströmen, werden gefiltert und die Wahrnehmung wird so eingeengt, dass nur winzige Einzelheiten aufgenommen werden. Diese werden aber besonders genau registriert und die Kinder nehmen oft die winzigsten Details oder Veränderungen wahr.

Die Beeinträchtigungen variieren im Ausprägungsgrad und manifestieren sich zu unterschiedlichen Zeitpunkten:

- frühkindlicher Autismus (Kanner-Syndrom)

  manifestiert sich in den ersten drei Lebensjahren

- Asperger-Syndrom

  wird frühestens ab dem 3./4. Lebensjahr, im Verlauf des Schulalters oder später diagnostiziert und betrifft hauptsächlich Buben

- Rett-Syndrom

  tritt in der frühen Kindheit auf und betrifft fast nur Mädchen.

Die frühe Erkennung einer autistischen Störung ist wichtig, um möglichst schnell mit einer Frühförderung zu beginnen und die bestmögliche Entwicklung zu gewährleisten. Es ist sinnvoll, dass Eltern, wenn sie Auffälligkeiten bemerken, frühzeitig einen Facharzt für Kinder- und Jugendpsychiatrie aufsuchen. Anhand von standardisierten Verfahren können Kompetenzen und Defizite autistischer Kinder bereits ab dem 24. Lebensmonat ermittelt werden.

Die weitere Entwicklung kann sehr unterschiedlich verlaufen. Bis zu zwanzig Prozent der autistischen Kinder können im Erwachsenenalter einen Beruf ausüben und ein selbständiges Leben führen. Zwanzig Prozent zeigen deutliche Verhaltensauffälligkeiten und circa sechzig Prozent leben in spezifischen Einrichtungen (vor allem, wenn zusätzlich geistige Einschränkungen bestehen).

Manche autistischen Menschen können jedoch auch überdurchschnittliche Leistungen erbringen und Fähigkeiten entwickeln.

Diagnostikinstrumente

- Fragebogen zur Sozialen Kommunikation – FSK
- Beobachtungsskala für Autistische Störungen – ADOS
- Diagnostisches Interview für Autismus – revidiert – ADI-R:

  Hintergrund-Informationen über Kind und dessen Familie

  - Frühe Entwicklungsgeschichte, Meilensteine
  - Spracherwerb
  - Verlust von Fähigkeiten
  - Kommunikation und Sprache
  - Soziale Entwicklung und Spielverhalten
  - Interessen

- Repetitives Verhalten
- Isolierte besondere Fähigkeiten
- Komorbiditäten

Frühkindlicher Autismus

Die Abkapselung von der menschlichen Umwelt ist bereits schon im ersten Lebensjahr erkennbar. Das Kind reagiert nicht auf die feinfühligen Signale der Bezugsperson und reagiert zum Beispiel auch nicht mit einem Lächeln auf freundliche Zuwendung. Es kann keine Beziehung zu seiner Umwelt aufbauen. Außenstehende können in seine Welt nicht eindringen.

Folgende auffällige Verhaltensmuster sind bereits früh erkennbar:

- Das Kind hat kein Interesse an Spielzeugen beziehungsweise bereits im Babyalter einen anderen Umgang mit Spielsachen – beispielsweise drücken und drehen sie ihre Spielsachen wesentlich häufiger als andere Kinder.
- zeigt nicht auf Dinge
- nimmt nicht Kontakt auf, um sein Spielzeug herzuzeigen
- zieht sich zurück, um allein zu spielen
- reagiert nicht auf Rufen seines Namens
- hat kein Interesse an anderen Kindern
- vermeidet Blickkontakt
- wiederholt stereotyp dieselben Laute, Silben, Worte oder Tätigkeiten
- mag keine *Als-ob*-Spiele (symbolische Spiele)

Asperger-Syndrom

Das Asperger-Syndrom ist eine Kontakt- und Kommunikationsstörung mit den typischen Beeinträchtigungen des Interaktionsverhaltens, mangelndem Einfühlungsvermögen, starrem Festhalten an Gewohnheiten, motorischen Auffälligkeiten und häufig ausgeprägten Spezialinteressen.

Das Spezialinteresse bezieht sich meist auf spezifische intellektuelle Bereiche wie Mathematik, elektronische Datenverarbeitung, lesen, hier vor allem das sogenannte *auswendige Lesen* bereits in einem sehr frühen Alter. Hier gibt es Bereiche ausgeprägter Fertigkeiten, wie ein überdurchschnittliches Text- oder Zahlengedächtnis, das rasche Auswendiglernen und das Wiedergeben der eingeprägten Inhalte.

Auffällige Verhaltensmuster:

- erfassen Situationen nicht als Ganzes, Orientierung an unbedeutsamen Merkmalen
- fotografisches Gedächtnis
- gutes Gedächtnis, was das Spezialinteresse betrifft
- Unfähigkeit, Erlerntes auf ähnliche Situationen zu übertragen
- Probleme, Aufmerksamkeit auf Neues auszurichten
- Vergesslichkeit und leichte Ablenkbarkeit
- Verzögerte Reaktion auf komplexe Aufforderungen
- wortwörtliches Auslegen von Sprache
- Unfähigkeit, die Wirkung ihres Verhaltens auf andere einzuschätzen
- Unfähigkeit, sich in die Gefühlswelt anderer hineinzuversetzen
- zum Teil sensorische Über- oder Unterempfindlichkeit (Geräusche, Berührungen, Licht, Temperaturen)
- Schwierigkeiten mit der zeitlichen Organisation – *was ist wann zu tun?*
- Schwierigkeiten mit der räumlichen Organisation – *was gehört wohin?*

Autismus	Asperger-Syndrom
Auffälligkeiten meist schon in den ersten Lebensmonaten, Diagnose bis zum dritten Lebensjahr	Auffälligkeiten circa ab dem 3. Lebensjahr
große intellektuelle Unterschiede zwischen Betroffenen	geistig normal entwickelt, häufig Spezialinteressen, fallweise Hochbegabung
große Schwierigkeiten in sozialen Situationen	Schwierigkeiten in sozialen Situationen
verzögerte Sprachentwicklung, fallweise Mutismus	keine oder leichte Verzögerungen der Sprachentwicklung
keine motorischen Einschränkungen	motorische Ungeschicktheit

Autismus ist eine Störung der sozialen Interaktion mit eingeengtem Interesse, Sprach- und Sprechproblemen sowie Auffälligkeiten in der nichtverbalen Kommunikation bei großen intellektuellen Unterschieden.

Das Asperger-Syndrom betrifft Menschen mit normaler bis überdurchschnittlicher Intelligenz, keiner oder nur leicht verzögerter Sprachentwicklung, motorischen Einschränkungen und Problemen in sozialen Interaktionen.

Therapieansätze

Sowohl das therapeutische als auch das pädagogische Handeln zielt auf die Verbesserung der Wahrnehmungsstörungen, den Aufbau positiver menschlicher Beziehungen, die Entwicklung von Kommunikationsstrategien und den Abbau von Ängsten und Irritationen ab.

Möglichkeiten:

- Aufmerksamkeits- und Interaktionstraining
- Tiergestützte Therapie, häufig Reittherapie
- Musiktherapie
- Hilfestellung durch Montessori-Pädagogik und -Materialien
- Involvierungstherapie – verhaltenstherapeutischer Ansatz
  - Über das Spiel wird der Kontakt zum Kind hergestellt, indem der Therapeut sich in die Spiele des autistischen Kindes mit einbeziehen lässt.
- Wahrnehmungstherapie nach Affolter
  - alltägliche Strukturen in Räumen wie wir sie z. B. in Küche, Werkraum, Spielraum oder Badezimmer vorfinden, helfen gezielt zu handeln. Bekannte alltägliche Situationen werden wahrgenommen, neu gestaltet und bewältigt. Die Wahrnehmungen und Erlebnisse werden anschließend erzählt, gemalt oder aufgeschrieben.
  - Ziel ist die Verbesserung
    - der Konzentration und Aufmerksamkeit
    - der Auge-Hand-Koordination und Bewegungskoordination
    - der Feinmotorik
    - der Körperhaltung und Tonus-Regulation
    - des Aktivitäts- und Handlungsniveaus

    - des Sprachverständnisses und der aktiven Sprachleistungen
    - der Reizverarbeitung

- Sensorische Integrationstherapie nach Ayres

  Die Kinder erhalten in einem wie ein Spielplatz eingerichteten Raum die Möglichkeit Sinnes-Erfahrungen zu sammeln und diese sinnvoll miteinander zu verknüpfen. Das Ziel der Therapie ist die Schulung der Wahrnehmung, insbesonders der Tiefenwahrnehmung, des Gleichgewichtes, um durch Berührung und Verknüpfung mit den anderen Sinnen neue Muster zu lernen. Gezielte Reizangebote helfen dem Kind, aktiv zu handeln und Dinge zu erforschen.

- Sprachliche Förderung
- TEACCH-Programm nach Eric Schopler
  - TEACCH ist die Abkürzung für *Treatment and Education of Autistic and related Communication handicapped Children* und bedeutet Begleitung und pädagogische Förderung autistischer und in ähnlicher Weise kommunikationsgestörter Kinder, Jugendlicher und Erwachsener
  - Ziel ist es, durch strukturiertes Lernen die in der Umwelt vorhandenen Strukturen hervorzuheben und zu vereinfachen. Wichtig ist es herauszufinden, welche Hilfestellungen notwendig sind, um eine bessere Orientierung und Erfahrungsmöglichkeiten bieten zu können und selbstständigeres Handeln zu ermöglichen.
- Bobath Konzepte
  - Alle Aktivitäten werden in der Behandlung von Kindern alltagspraktisch durchgeführt und kindgerecht gestaltet. Der Schwerpunkt des Konzeptes ist die Schulung bestimmter Fertigkeiten wie
    - sitzen, stehen, gehen, laufen, springen
    - Bewegungsübergänge wie z. B. vom Sitzen zum Aufstehen
    - Feinmotorische Fertigkeiten wie greifen, hantieren mit Gegenständen u. a. m.
- Multifunktionelle Fördertherapie
  - Förderung der akustischen und visuellen Wahrnehmung
    Fixieren und Betrachten von Gegenständen
    Unterscheiden von Formen und Farben
    Richtungshören
    Zuordnen von Objekten und Geräuschen

- Förderung der passiven und aktiven Sprache
  Lautbildungsübungen
  Wortbildungsübungen
  Satzaufbau
  Erlernen von Imitation
- Förderung des Lesens, Schreibens und Rechnens
- Rhythmische und musikalische Förderung
- Förderung der emotionalen und sozialen Kompetenz

• Konfliktmanagement (zwischenmenschliche *Skills*)
  - Konfliktkompetenz ist die Bereitschaft und Fähigkeit, erfolgreich mit unterschiedlichen Konflikten umzugehen.
  - z. B. Rollenspielübungen für Kinder, bei denen die Kinder klare Vorgaben erhalten. Die Kinder sollen während der Rollenspiele bestimmte Satzmuster oder ein bestimmtes Verhalten üben.
  - Weitere Ziele sind
    - die Förderung von Handlungsplanung und Bewegungskoordination
    - das Zusammenspiel von Auge und Hand
    - Förderung von Sprache, Kommunikation, Selbständigkeit und sozialer Kompetenz

• Roboter *Kaspar*

  An der Universität Hetfordshire werden Roboter und ihre Wirkung in der Therapie mit autistischen Kindern getestet. Der Roboter kann lächeln, Mund und Augen bewegen, gestikulieren und ist mobil. Er soll Kontakt herstellen und erreichen, dass die Kinder Interesse an anderen Kindern und auch Erwachsenen entwickeln.

  In den Augen des Roboters sind zwei Kameras, die die Reaktion ihres Gegenübers registrieren.

  Das Projekt IROMEC widmet sich Kindern, deren Spielfähigkeiten entweder aufgrund von kognitiven, entwicklungsverzögernden oder körperlichen Behinderungen, beeinträchtigt sind. IROMEC untersucht inwieweit und auf welche Weise Spielroboter Möglichkeiten des Spielens schaffen können. Der Roboter fungiert als sogenannter *Sozialer Mediator*.

• Sowie weitere Angebote der Therapie und Förderzentren

Rett-Syndrom

Das Rett-Syndrom ist eine genetisch bedingte, progressiv verlaufende neurologische Entwicklungsstörung. Es ist, nach dem Down-Syndrom, die am häufigsten anzutreffende Form einer genetisch bedingten geistigen Behinderung, die fast ausschließlich Mädchen und Frauen betrifft und sich dahingehend äußert, dass die gesamte Entwicklung erheblich beeinträchtigt ist. Nach einer zuerst scheinbar normal verlaufenden frühen Entwicklung erfolgt ein Verlust der Sprache, der lokomotorischen Fähigkeiten und der Gebrauchsfähigkeiten der Hände sowie einer Verlangsamung des Kopfwachstums. Auffällig sind die typischen Handstereotypen, d. h. waschende, wringende Bewegungen.

Dies ist normalerweise das erste auffällige Anzeichen. Handbewegungen gibt es jedoch auch bei anderen Störungen. Bei der Diagnose des Rett-Syndroms ist es nicht so entscheidend, was ein Kind mit seinen Händen tut als vielmehr, dass es Dinge, die es schon einmal konnte, nicht mehr durchführt. Um das Rett-Syndrom sicher diagnostizieren zu können, muss die Kombination des normalen Handgebrauchs gefolgt vom Verlust der Fähigkeit, die Hände willentlich einsetzen zu können, gegeben sein. Der Grad dieses Verlustes hängt vom Alter ab, in dem die Rückentwicklung begann. Die Diagnose ist schwieriger, wenn die Störung früh beginnt.

Die Geschwindigkeit oder der Rhythmus der Bewegungen kann manchmal dabei helfen, die jeweilige Gefühlssituation zu deuten – Aufregung, Wut oder Freude. Wenn das Kind älter wird, verlangsamen sich die Handbewegungen und verlieren an Intensität, doch sie werden prinzipiell beibehalten.

Die stereotypen Handbewegungen werden stärker, wenn das Kind gestresst oder gelangweilt ist. Es ist wichtig zu erkennen, dass die wiederholten Handbewegungen nicht bewusst gesteuert werden.

Es ist möglich, die Handbewegungen durch Ablenkung zu reduzieren.

Die Koordination von Augen und Händen ist meist schlecht, da Schauen und Greifen schwer zu koordinieren sind.

Bisher ging man davon aus, dass Mädchen mit Rett-Syndrom geistig schwer behindert seien, das muss anhand der fortschreitenden Erkenntnisse über die Entwicklungspsychologie dieses Syndroms überdacht und differenziert werden. Elternberichte, Erfahrungen und Beobachtungen durch Pädagogen lassen vermuten, dass die Mädchen mehr verstehen als ihnen unmittelbar anzumerken ist.[50]

50 Jantzen W (1998) Vom Nutzen der Syndromanalyse am Beispiel des Rett-Syndroms. Behindertenpädagogik, 37. Heft 4

Typische Begleiterscheinungen sind Skoliose, Epilepsie und Atmungsauffälligkeiten (Luftschlucken bis zu schweren Schluck-Störungen, Hyperventilation, Anhalten von Luft bis zum kurzzeitigen Bewusstseins-Verlust).

Ungefähr 75% aller Mädchen mit Rett-Syndrom entwickeln eine Skoliose, d.h. eine seitliche Verkrümmung des Rückgrats. Auch Kyphosen, Sitzbuckel, treten häufig auf.

Ab dem 2. bis 4. Lebensjahr kann es zu einem Verlust der Gehfähigkeit bis hin zur Rollstuhlbedürftigkeit aufgrund von Bewegungsstörungen kommen.

Kinder mit Rett-Syndrom entwickeln häufig eine Epilepsie. Es ist für Eltern schwierig, bei ihren Kindern zwischen einem epileptischen Anfall und einem Verhalten, das für das Syndrom typisch ist, zu unterscheiden. Die Mädchen machen oft ruckartige Bewegungen, rollen mit den Augen oder erscheinen abwesend. Dieses Verhalten führt zu Verwechslungen mit epileptischen Krampfanfällen.

Verlauf

Im Verlauf des typischen Rett-Syndroms können folgende Stadien unterschieden werden:

Frühe Symptome

Anhand von Videoaufnahmen wurde die frühkindliche Entwicklung der Patientinnen analysiert, bei denen später ein Rett-Syndrom diagnostiziert wurde.

- Trinkschwäche
- verminderte Muskelspannung
- auffälliges Schreien

Das frühe Stadium im Alter von 6 bis 18 Monaten

- Verlangsamung und Stillstand in der Entwicklung
- Weniger Augenkontakt, Verlust des Interesses an Spielzeug

Das zweite Stadium, meist im Alter von 1 bis 4 Jahren

- Dramatischer Verlauf
- Verlust der bereits erworbenen Sprache und Handfertigkeiten in kürzester Zeit

- Verlangsamtes Kopfwachstum
- Irritation, weinen, schreien
- Beginn der stereotypen Handbewegungen
- Häufig autistische Züge und Einschränkung der kommunikativen Fähigkeiten

Das dritte Stadium

Relative Stabilisierung

- Wiedererlangen einzelner Fähigkeiten, insbesondere der Kommunikation
- Durch Augenkontakt und mithilfe der sogenannten *Unterstützten Kommunikation nach Rett* Verständigung mit der Umwelt
- Die motorischen Fähigkeiten sind weiter stark eingeschränkt, epileptische Anfälle treten häufig auf. Dieses Stadium kann Jahre andauern.

Das späte Stadium

- Es stehen Bewegungsstörungen und orthopädische Probleme, insbesondere eine Wirbelsäulenverkrümmung, im Vordergrund.
- Die Prävalenzrate wird mit 1:10000 bis 1:15000 angegeben. Das Rett-Syndrom gehört somit zu den nicht seltenen Störungsbildern von Kindern, die an Schulen für geistig- oder mehrfach behinderte Kinder unterrichtet werden, und hat als eigenständige Diagnosekategorie Eingang in die ICD-10-Klassifikation gefunden (F 84.2).

Genetik

Bis 1999 konnte das Rett-Syndrom nur anhand der Diagnosekriterien, die 1984 auf einem internationalen Kongress in Wien festgelegt wurden, diagnostiziert werden.

Forscher vom Howard Hughes Medical Institut (HHMI) am Baylor College of Medicine und an der Stanford Universität haben 1999 das sogenannte Rett-(RTT-)Gen gefunden.

Durch diese Entdeckung wurde eine neue Art genetisch bedingter Erkrankungen gefunden, die auch verantwortlich sein können für andere Entwicklungsstörungen des Nervensystems.

Seit Oktober 1999 steht ein Gentest zur Verfügung, der seitdem auch die weniger typischen Fälle herausfindet und sie eindeutig dem Rett-Syndrom zuordnet. Die Diagnose kann mithilfe des Gentestes wesentlich früher gestellt werden, da bereits der Verdacht auf Rett-Syndrom genügt, um die Untersuchung einzuleiten. Es zeigt sich, dass es doch eine Reihe von relativ milden Verlaufsformen gibt. Vereinzelt wurden sogar Jungen als *Rett-Kinder* diagnostiziert.

Therapieansätze

Es gibt keine Therapie, die das Rett-Syndrom heilt, aber durchaus Möglichkeiten und unterstützende Therapien, die den Mädchen das Leben erleichtern.

Die stärkste Beeinträchtigung ist die enorme physische Behinderung. Dies verdeckt oft die Fähigkeit, vorhandenes Wissen und Verstehen unter Beweis zu stellen. Ein Mädchen mit Rett-Syndrom versteht sehr viel mehr als man erkennen kann.

Die bestehende Apraxie macht es unmöglich, etwas zu denken und gleichzeitig durchzuführen. Am besten sprechen die Kinder auf positiv motivierende Tätigkeiten, die ihre Gefühle ansprechen, an. Da jeweils nur ein *Sinneskanal* benutzt werden kann, ist das gleichzeitige Anschauen und Greifen unmöglich. Die Konzentrationsfähigkeit ist größer, wenn nur eine Tätigkeit ausgeübt werden soll.

Die Kommunikationsbereitschaft der Mädchen ist so zu fördern, dass die Interaktionsversuche der Mädchen feinfühlig wahrgenommen werden und versucht wird, daraus ein alternatives Sprachsystem zu entwickeln. Außerdem sollen die Mädchen ganzheitlich in ihrer Motorik, ihrer Wahrnehmung, ihrem Emotional- und Sozialverhalten sowie in der Persönlichkeitsentwicklung gefördert werden. Besonders bewährt haben sich Therapien im Wasser, die Erfahrungen ermöglichen, die an Land nicht gemacht werden können und die tiergestützte Therapie, hier vor allem die Therapie mit Pferden.

Hippotherapie:

Die dreidimensionale Schwingung des Pferderückens wirkt fördernd auf die Stimulierung von Gleichgewichtsreaktionen und Koordination. Sie stimulieren auch die Körperwahrnehmung im Raum im Sinne einer starken Stimulierung der Körpernahsinne.

Die Nähe eines sanften und freundlichen Tieres kann subjektives Wohlbefinden erzeugen und beruhigen.

Besonders die Gleichgewichtsstörungen können hierbei behandelt und die Gehfähigkeit der Kinder verbessert werden, wenn früh genug nach der Diagnosestellung mit der Hippotherapie begonnen wird. Wissenschaftliche Nachweise der Effektivität bei Rett-Syndrom sind wegen der sehr unterschiedlichen Verlaufsformen der Bewegungsprobleme nicht einfach, die Beobachtung zeigt jedoch durchaus gute Erfolge.

Koordination, Raumgefühl und Gleichgewicht werden geschult, Automatismen können durch die intensive Beschäftigung mit dem Tier unterbrochen werden.

Bei Kindern mit epileptischen Anfällen ist sicherzustellen, dass das Kind jederzeit vom Pferd geholt werden kann, falls ein Anfall beginnt.

Selektiver Mutismus

Wir verstehen darunter eine emotional bedingte Störung der sprachlichen Kommunikation, bei der der Betroffene nur mit bestimmten Personen oder unter besonderen äußeren Bedingungen spricht. Beim selektiven Mutismus handelt es sich um eine psycho-soziale Phobie, d. h. eine emotional bedingte Hemmung bzw. Angst vor sprachlicher Kommunikation. Das Verhalten mutistischer Kinder wird oft als schüchtern oder störrisch fehlinterpretiert. Diese Störung beruht nicht auf einer fehlenden Sprachfertigkeit.

Mutismus ist keine Kommunikationsstörung!

In manchen Fällen kommt es zum totalen Mutismus, bei dem das Kind mit niemandem mehr spricht. Die Störung tritt häufig bei sensiblen Kindern auf, wenn deren Bedürfnis nach Zuwendung, Liebe und Sicherheit vernachlässigt wird oder wenn durch negative Erfahrungen Ängste entstanden sind.

Auffällige Verhaltensmuster:

- Das Kind spricht nur mit Personen seines Vertrauens und in bestimmten Situationen,
- das Schweigen besteht länger als vier Wochen,
- es lächelt kaum,
- hat einen starren Blick, kann keinen Blickkontakt halten,
- wirkt wie versteinert,
- kompensiert das Nicht-Sprechen mit sehr guten schriftlichen Leistungen und
- besitzt eine hohe Sensibilität.

Therapieansatz

Es hat sich eine ganzheitliche Therapie, oft sogar stationäre Therapie bewährt, die dem Kind einen Milieuwechsel ermöglicht. Der Mutismus darf dabei auf keinen Fall als isoliertes Symptom gesehen werden, sondern als Bestandteil des Gesamtverhaltens des Kindes unter den Gegebenheiten seines sozialen Umfeldes.

Umschriebene Entwicklungsstörungen

Der Begriff der umschriebenen Entwicklungsstörung geht von isolierten und umschriebenen Funktionsstörungen der kindlichen Entwicklung aus, die im Wesentlichen eine Funktionsstörung des Zentralnervensystems ist, die zu einer Störung der Informationsverarbeitung führt. Vielfach finden wir die umschriebenen Entwicklungsstörungen auch unter dem Begriff Teilleistungsstörungen, die sich laut ICD-10 für eine Diagnosestellung möglichst auf beobachtbares, genau zu beschreibendes Verhalten stützen, dazu zählen u. a.:

Störungen von Verhalten und/oder Emotionen

Impulsivität, aggressives oder zerstörendes Verhalten, emotionale Labilität, Ungeduld u. a. m.

Lernstörungen

Das Unvermögen bestimmte Lerninhalte wie z. B. Lesen, Rechtschreiben, Schriftbild, Rechnen aufzunehmen. Hier handelt sich um Störungen, die nicht durch eine allgemein intellektuelle Beeinträchtigung oder schlechte schulische Förderung erklärt werden kann.

Intellektuell-kognitive Störungen

Eine Schwäche des Gedächtnisses, des Sprachverständnisses oder der Sprachentwicklung

Komorbiditäten

- Aktivitäts- und Aufmerksamkeitsstörungen (insbesondere bei Rechenstörungen)
- Anpassungsstörungen: ängstlich und/oder depressiv (insbesondere bei Rechenstörungen)
- Störungen des Sozialverhaltens, gekennzeichnet durch Aggressivität, Kontaktstörungen, dissoziale Verhaltensauffälligkeiten, Lügen und Stehlen
- Psychosomatische Symptome: Kopf- und Bauchschmerzen, Übelkeitsgefühle und Erbrechen im Zusammenhang mit Schulleistungsanforderungen
- Schulangst

Therapieansätze

Bewährt haben sich spezielle Förderprogramme, die neben einer übenden und verstärkenden Ausrichtung auch die sekundären emotionalen und familiären Komplikationen berücksichtigen. Die Behandlungsziele umfassen die funktionelle Behandlung der Teilleistungsstörung und die Unterstützung des Kindes bei der psychischen Bewältigung der Beeinträchtigungen infolge der Entwicklungsstörung schulischer Fertigkeiten.

- Die ambulante Therapie unterstützt durch Fördermaßnahmen die begabungsadäquate schulische Eingliederung. Gleichzeitig sind die psychischen Verarbeitungsprozesse und die psychosozialen Konsequenzen zu beachten.
- Die Teilstationären und stationären Interventionen sind in den Fällen angezeigt, in denen eine schwere psychische Begleitsymptomatik, wie z. B. schwere Schulangst mit chronischer Schulverweigerung, Depression mit Suizidalität, dissoziale Entwicklung und drohende Ausschulung besteht.

Reaktive Bindungsstörung des Kindesalters

Sie tritt laut ICD-10 in den ersten fünf Lebensjahren auf und ist durch anhaltende Auffälligkeiten im sozialen Beziehungsmuster des Kindes charakterisiert. Diese werden von einer emotionalen Störung begleitet und reagieren auf Wechsel in den Milieuverhältnissen. Die Wurzeln der Störung finden wir wahrscheinlich als direkte Folge schwerer elterlicher Vernachlässigung, Missbrauch oder schwerer Misshandlung.

Auffälligkeiten

- Hemmung von Bindungsverhalten
- Beginn der Störung vor dem fünften Lebensjahr, nach dem zehnten Lebensmonat
- Die Störung zeigt sich in unterschiedlichen Situationen und Zusammenhängen
- Widersprüchliche Reaktionen in unterschiedlichen sozialen Situationen
- Die Störung geht nicht (ausschließlich) auf eine Entwicklungsverzögerung zurück[51]
- Keine Nähe- und Kontakt-Suche bei einer Bezugsperson unter Belastung
- Furchtsamkeit und Übervorsichtigkeit
- Massive Hemmung
- Hohe Ambivalenz
- Vermeidungsverhalten
- Eingeschränkte soziale Interaktionen mit Gleichaltrigen
- Gegen sich selbst oder andere gerichtete Aggressionen
- Unglücklichsein
- In einigen Fällen Wachstumsverzögerung (durch Vernachlässigung auch der körperlichen Bedürfnisse)

51 Tizard und Rees, 1975

Therapieansätze

Spieltherapie, Verhaltenstherapie, alle anderen Therapieformen in späterem Lebensalter.

Lese- und Rechtschreibschwäche

Die Weltgesundheitsorganisation (WHO) bezeichnet die Lese-Rechtschreibstörungen bzw. Legasthenie als *Umschriebene Entwicklungsstörung schulischer Fertigkeiten,* auch bekannt als kombinierte Lese-, Rechtschreibstörung oder als isolierte Rechtschreibstörung, die nicht mit einer allgemeinen Lernschwäche verwechselt werden darf. Es handelt sich dabei um ein bis heute noch nicht klar definiertes Syndrom. Die Lese- und Rechtschreibschwäche (Legasthenie) wird in der ICD-10 definiert als ausgeprägte Beeinträchtigung der Entwicklung der Lese- und Rechtschreibfähigkeiten, die nicht durch folgende Merkmale gekennzeichnet ist:

- intellektuelle Minderbegabung
- neurologische Erkrankung (z. B. Seh- oder Hörbehinderung)
- psychiatrische Erkrankung
- soziale Deprivation (z. B. Vernachlässigung)
- Lehrschwäche (falsche/schlechte Unterrichtsplanung)

Über die Häufigkeit gibt es in der Literatur sehr unterschiedliche Angaben, im Allgemeinen geht man davon aus, dass etwa acht bis zwölf Prozent aller Menschen in unterschiedlicher Ausprägung an einer Lese- und Rechtschreibschwäche leiden. Bei der Geschlechterverteilung sind oft Buben mehr betroffen als Mädchen, man geht von einem Verhältnis 3:1 aus.

Ursachen

Die Ursachen für Legasthenie sind nur schwer zu nennen. Es besteht die Vermutung, dass Legasthenie primär anlagebedingt sei. Weiters besteht ein erhöhtes Risiko, von Legasthenie betroffen zu sein, wenn diese bereits familiär aufgetreten ist. Durch die neuesten Forschungsergebnisse wurde bestätigt, dass die Chromosomen 15 (visuelle Verarbeitung) und 6 (akustische Verarbeitung) an der Entstehung der Legasthenie beteiligt sind.[52]

Legasthenie tritt in allen sozialen Schichten auf, die äußeren Einflüsse sind jedoch wichtig für den Verlauf der Lese- und Rechtschreibstörung. Legasthenie nicht heilbar, sondern die betroffenen Kinder können nur durch gute

52 Straßburg H-M, Dacheneder W, Kreß W (2008) Entwicklungsstörungen bei Kindern. Praxisleitfaden für die interdisziplinäre Betreuung. München: Urban & Fischer

schulische und außerschulische Betreuung so weit unterstützt werden, dass die Reizverarbeitung optimiert wird.

Testverfahren

- AFS-Dyslexia Screening (Aufmerksamkeit, Funktionen, Symptome)
- Schulleistungstests, die im Bereich Lesen, Schreiben oder Rechnen die Leistung eines Schülers mit denen von Gleichaltrigen und Fehlerarten nach quantitativen und qualitativen Aspekten vergleichen und kategorisieren.

Auffälligkeiten

Tabelle 15. Auffälligkeiten bei Legasthenie

Lautunterscheidung	Das Kind kann einzelne Laute nicht aus dem Wort heraushören (*reibn* statt *schreiben*) oder es kann ähnlich klingende Laute nicht unterscheiden (g–k, ü–ö).
Raumorientierung	Es hat Schwierigkeiten zu erkennen, wie der Raum nach oben – unten, rechts – links aufgeteilt ist und welche Lage die Buchstaben haben (b–d, p–q, b–p).
Verbindungsschwäche	Es kann Buchstabe n nicht lautierend zusammenschleifen (M A M A wird nicht zu Mama verschmolzen), auch der Übergang von Druck- zur Schreibschrift fällt schwer, schlechtes Leseverständnis.
Wortbilder	Es kann das Lautwort Mama nicht zu dem Schriftwort Mama umsetzen.
optische Unterscheidung	Es kann die kleinen visuellen Unterschiede nicht wahrnehmen (c–o, m–n, fein–kein).
serielle Abläufe	Das Kind kann nur schwer Reihen lernen und einhalten (das Alphabet, das Einmaleins, Wochentage). Es kann beim Hören, Lesen oder Schreiben nicht die richtige Buchstabenfolge wahrnehmen (meine statt Miene, Weise statt Wiese, Gräten statt Gärten), Es kann Rechtschreibregeln nicht anwenden, große Lese- und Schreibunlust, feinmotorische Schwierigkeiten (unruhige, verkrampfte Schrift).

Charakteristisch ist die Häufigkeit und hohe Stabilität von Fehlern. Selbst durch wiederholtes Üben kann das Kind meist nicht selbst erkennen, ob das Wort richtig oder falsch gelesen bzw. geschrieben ist. Unter Stress nimmt die

Fehlerhäufigkeit zu, dies führt dazu, dass Kinder bei Leistungsüberprüfungen (Diktaten, Schularbeiten) wesentlich schlechter abschneiden als in ruhigen Übungssituationen.

Therapie

Leider reicht die schulische Förderung oftmals nicht aus. Wichtig ist daher eine qualifizierte Förderung, um den schulischen Anforderungen gewachsen zu sein. Häufig erfolgt diese durch außerschulische private Anbieter und alternative Schulsysteme (siehe Schulen).

Die Therapie dauert in der Regel mehrere Jahre. Für jedes Kind sollte ein individuelles Förderprogramm erstellt werden, da häufige Misserfolgserlebnisse die Versagensängste und Lernblockaden weiter schüren können.

Bewährt hat sich eine Kombination verschiedener therapeutischer Maßnahmen:

- Rechtschreibtraining und/oder
- lautanalytisches Funktionstraining
- psychotherapeutische Maßnahmen
- lernstrategische Programme
- Entspannungsübungen
- psychomotorische Übungen
- spezielle Lernprogramme am PC

Bindungsstörung des Kindesalters mit Enthemmung

Dieser Störung liegt ein spezifisches abnormes soziales Funktionsmuster, das sich meist im fünften Lebensjahr aus der reaktiven Bindungsstörung entwickelt, zugrunde. Es besteht die Tendenz, trotz deutlicher Änderungen in den Milieubedingungen zu persistieren.

Auffälligkeiten

- Diffuses, nicht-selektives Bindungsverhalten
- Relative Überaktivität des Bindungssystems
- Kernsymptome: anklammerndes, distanzloses, emotional flaches, oberflächliches Verhalten
- Trost-Suche unterschiedslos bei vertrauten oder fremden Personen
- Zurückgezogenheit, kein oder bizarres Trost-Suchen bei Belastung[53]
- Fehlen einer exklusiven Bezugsperson
- Aufmerksamkeitssuchendes und wahllos freundliches Verhalten
- Kaum modulierte Interaktionen mit Gleichaltrigen und Fremden
- Komorbide emotionale Störungen (z. B. Angststörung, Depressionen, Phobien)
- Verhaltensstörungen
- Eher ungünstige Prognose, häufig Entwicklung einer Persönlichkeits-Störung

Es gibt wenig Information über spezifische Therapieansätze und Wirksamkeit. Medikamentöse Behandlung ist nur im Sinne von komorbiden Störungen bekannt.

Gezielte Förderung elterlicher Feinfühligkeit und verhaltensorientierte Ansätze in der frühen Kindheit sind möglicherweise hilfreich.

53 Gaensbauer und Sands (1979)

ADS/ADHS

Die Geschichte des Zappelphilipp
nach Heinrich Hoffmann von 1845

„Ob der Philipp heute still
wohl bei Tische sitzen will?"
Also sprach in ernstem Ton
der Papa zu seinem Sohn,
und die Mutter blickte stumm
auf dem ganzen Tisch herum.
Doch der Philipp hörte nicht,
was zu ihm der Vater spricht.
Er gaukelt
und schaukelt,
er trappelt
und zappelt
auf dem Stuhle hin und her.
„Philipp, das missfällt mir sehr!"

Seht, ihr lieben Kinder, seht,
wie's dem Philipp weiter geht!
Oben steht es auf dem Bild.
Seht, er schaukelt gar zu wild,
bis der Stuhl nach hinten fällt.
Da ist nichts mehr, was ihn hält.
Nach dem Tischtuch greift er, schreit.
Doch was hilfts? Zu gleicher Zeit
fallen Teller, Flasch und Brot.
Vater ist in großer Not,
und die Mutter blicket stumm
auf dem ganzen Tisch herum.

Nun ist Philipp ganz versteckt,
und der Tisch ist abgedeckt.
Was der Vater essen wollt,
unten auf der Erde rollt.
Suppe, Brot und alle Bissen,
alles ist herabgerissen.
Suppenschüssel ist entzwei,
und die Eltern stehn dabei.
Beide sind gar zornig sehr,
haben nichts zu essen mehr.

Begriffe

ADHS:	Aufmerksamkeits-Defizit-Hyperaktivitäts-Störung
ADS:	Aufmerksamkeits-Defizit-Störung
ADHD:	Attention Deficit Hyperactivity Disorder
ADD:	Attention Deficit Disorder

ADHS und Gesellschaft

Die Diagnose ADHS spaltet Menschen und Meinungen.

Betroffene und deren Angehörige stehen unter großem Druck, Kinder werden ins *Abseits* gedrängt, Eltern sind überfordert und fürchten eine Negativkarriere ihres Kindes vom Schulversagen bis in die Dissozialität und Straffälligkeit.

ADHS hängt, ähnlich der Borderline-Störung, ein Mythos an, der die Verfechter – die einerseits die Erkrankung als Modediagnose, Erfindung von Ärzten und Pharmaindustrie sowie als gesellschaftliches Konstrukt sehen und jede Medikation streng ablehnen, andererseits die wissenschaftlich und rein schulmedizinisch orientierten Menschen, die keine alternativen Methoden zulassen wollen – in zwei extreme Lager teilt.

Ist ADHS eine Modediagnose?

Die Antwort lautet: Nein! ADHS ist hinreichend und zuverlässig diagnostizierbar, beginnt im Kindes- und Jugendalter und verläuft chronisch. Bei rechtzeitiger Intervention können die negativen Auswirkungen deutlich gemildert werden.[54, 55]

Diskussionen und Kontroversen

Allerdings gibt es auch innerhalb der wissenschaftlichen Abhandlungen immer wieder Diskussionen und gerade im Erwachsenenbereich noch sehr viele offene Fragen und Forschungsbedarf.

ADHS ist in den letzten Jahren immer mehr in den Blickpunkt der Öffentlichkeit gerückt und Skeptiker äußern ihre Sorgen über *unnötige Psychiatrierung* von Kindern und Jugendlichen, schwere Nebenwirkungen der Medika-

---

54 Kahl K G, Kordon A (2005) ADHS im Erwachsenenalter. DNP,1–2:22–30

55 Kahl K G, Kordon A (2005) ADS/ADHS – eine Modediagnose? Neuro-Date, 19:143

mente, deren unsachgemäße Verordnung, Missbrauch und illegale Weitergabe.

In den USA steht laut Studien *Methylphenidat* an vierter Stelle im Schwarzmarkthandel und auch eine österreichische Kollegin, die im Strafvollzug tätig ist, berichtete uns, dass sie *Ritalin* nicht mehr verschreiben könne, da Missbrauch und schwunghafter Handel damit betrieben würde.

In Amerika prägten Hallowell und Ratey (2005) den Begriff *Pseudo-ADD (Pseudo-ADS)* für Konzentrationsstörungen und Ablenkbarkeit als Folge von Reizüberflutung.

Immer schnelleres Tempo, Rastlosigkeit, Gewalt und die Angst davor, ebenso die An- und Überforderung bereits der Kinder, noch mehr Leistung zu bringen, noch kreativer zu sein, lassen die Menschen nicht mehr zu Ruhe kommen.

EDV-Unterstützung in allen Lebensbereichen, Kommunikation in Stichworten, elektronisch und so kurz wie möglich, *Jobhopping* aufgrund einer immer schwieriger werdender Arbeitsplatzsituation erfordern rasche Anpassung und ständige Flexibilität, um überleben zu können.

Die Menschen, die sich der Meinung angeschlossen haben, ADHS sei nur ein gesellschaftliches Konstrukt und gehöre zur normalen Bandbreite menschlichen Verhaltens, lehnen die Klassifizierung als *Störung* gänzlich ab.

Andere sehen ADS/ADHS als eine besondere Form der Wahrnehmung an, sodass es lediglich notwendig ist, abhängig von der individuellen Situation und der Stärke des Leidensdruckes, mit den Schwächen und Stärken richtig umgehen zu lernen.

Krankheit, Störung oder Gabe?

Der Arzt Edward M. Hallowell schreibt über AD(H)S als eine *Art zu leben*:

> *Jemand sagte einmal: Zeit ist das Ding, das alles davon abhält, zugleich zu passieren. Zeit stückelt Momente in kleine Teilchen, sodass wir eine bestimmte Sache nur zu einem bestimmten Zeitpunkt tun können. Bei AD(H)S kollabiert die Zeit. Zeit wird ein schwarzes Loch. Für eine AD(H)S-Person ist es, als ob alles zugleich geschieht. Dies schafft ein Gefühl des inneren Tumultes oder sogar der Panik. Das Individuum verliert die Perspektive und die Fähigkeit, Prioritäten zu setzen. Vielfach sind diese Leute hochintuitiv und vorstellungsbegabt. Sie haben ein „Gefühl" für Dinge, eine Art, die Ursache von Dingen sofort verstehen zu können, während andere ihren Weg auf methodische Art durchdenken müssen. Es ist*

wichtig für andere, gegenüber diesem sechsten Sinn, den viele AD (H)S-Betroffene haben, sensibel zu sein und ihn zu bemuttern. AD (H)S ist eine Lebensgestaltung und bis vor kurzem war es versteckt, auch vor denen, die es haben.

Das menschliche Erleben von AD(H)S ist mehr als eine Sammlung von Symptomen: AD(H)S ist eine Art zu leben.

Wir möchten in diesem Buch die wissenschaftlich fundierten Meinungen und Forschungsergebnisse für unsere Leser zusammenfassen, aber ebenso Skeptiker zu Wort kommen lassen, über medikamentöse Therapie und deren Erfolge sowie Nebenwirkungen und ebenso über alternative therapeutische Möglichkeiten berichten.

Beides ist wichtig, ebenso wie der Respekt vor dem Können, der Erfahrung und der Meinung der jeweils anderen.

Was immer dem Kind, dem Jugendlichen hilft, ist gut. Als Motto soll hier allerdings die Weisheit von Paracelsus nicht vergessen werden: *Primum nihil nocere,* keinesfalls darf Schaden zugefügt werden.

Behandlungsziel

Wenn man es als Behandlungsziel sieht, das bestmögliche Potential des Kindes auszuschöpfen, Ressourcen zu aktivieren, soziale Fähigkeiten zu fördern, die optimale Schul- und Berufswahl zu ermöglichen sowie das Kind vor Selbstschädigung zu schützen und mögliche Begleitkrankheiten zu erkennen und behandeln, kommt nur ein multimodaler Ansatz infrage, eine Zusammenarbeit von Ärzten, Psychologen, Pädagogen und Familie, gegebenenfalls auch der Pharmakotherapie.

Die Therapieansätze richten sich nach dem Schweregrad der Erkrankung und dem Leidensdruck des Kindes und der Familie.

Die Unterteilung in drei Schweregrade hat sich als sinnvoll erwiesen:

1. Leichte Betroffenheit durch biologische und genetische Disposition ohne ausgeprägte Symptomatik und Behandlungsbedürftigkeit. Diese Menschen sind sehr kreativ, haben wohl geringere Impulshemmung und Konzentrationsfähigkeit, können aber Details besser wahrnehmen. Frühzeitige Diagnostik und bei Bedarf soziale Hilfestellung können die Entwicklung günstig beeinflussen.
2. Mittelschwer Betroffene sind therapiebedürftig und sind auch anfälliger für Begleit- und Folgeerkrankungen. Ohne Behandlung ist das

Suizidrisiko erhöht, die Chancen auf Versagen in der Schule und im Beruf und dadurch einer Abwärtsspirale nehmen zu.

3. Bei schwer Betroffenen fällt gestörtes Sozialverhalten auf, ein hohes Risiko für Komorbiditäten, Suchtverhalten und Entwicklung in die Dissozialität.

   Rechtzeitige therapeutische Maßnahmen unter Miteinbeziehung des Umfeldes können Symptome abschwächen und die Entwicklung günstig beeinflussen.

   Trotz der Tatsache, dass der Schweregrad der Störung auch genetisch und neurobiologisch bedingt ist, darf jedoch nicht außer Acht gelassen werden, dass der Einfluss der Umwelt und das Verhalten der Eltern in der frühen Kindheit eine große Rolle spielen. Beispielsweise können traumatische Erfahrungen das Störungsbild vertiefen und den Verlauf negativ beeinflussen.

Stärken der ADHS-Betroffenen – ADHS als Ausdruck einer besonderen Vitalität und Kreativität

ADHS-Betroffene haben nicht nur negative Eigenschaften und machen, wie oft geschildert wird, ihrer Umwelt ständig Probleme.

Abhängig vom Schweregrad sind sie besonders sensibel, erfassen Veränderungen rasch und können sich gut einfühlen, was sie zu besonderer Empathie befähigt.

Sie sind begeisterungsfähig, kreativ, offen und, richtig dosiert, kann die Impulsivität sie zu besonders interessanten Gesprächspartnern machen.

Thomas Hartmann, ein Autor, der sich selbst als *ADHS-Fall* bezeichnet, sieht in seinem Buch *„Eine andere Art die Welt zu sehen“* ADHS-Menschen als Nachfahren der *steinzeitlichen Jäger in einer Gesellschaft sesshaft gewordener Bauern*.

Er beschreibt ADHS als *Edison-Gen*, um zu zeigen, dass geniale Menschen wie Edison, W. A. Mozart, Albert Einstein, Richard Wagner u.v.m. schon damals typische AD(H)S-Symptome aufwiesen.

Über sich selbst schreibt er:

> *Ich habe mit zahlreichen Schriftstellern, Künstlern und Rednern, bei denen ADHS diagnostiziert wurde, über ihre Erfahrungen mit Ritalin gesprochen ... Viele von ihnen berichteten, wenn sie das Mittel einnähmen, verlaufe ihr Leben zwar organisierter und sie seien besser in der Lage ihre Arbeit zu tun, doch ihre Kreativität leide darunter.*
>
> *Ein Schriftsteller benutze Ritalin beim Korrekturlesen, nicht jedoch bei kreativer schriftstellerischer Arbeit ...*

Indigokinder

In der Esoterikszene verbreitete sich eine Zeit lang die Theorie der Amerikanerin Nancy Ann Tape, dass ADHS-Kinder mit besonderen spirituellen Fähigkeiten ausgezeichnet seien, um als Vorboten einer besseren Welt zu gelten.

Leider hält sie dabei die Eltern, die an sie glauben, davon ab, den Kindern adäquate Unterstützung und Therapie zukommen zu lassen.

Der amerikanische Psychiater Russel Barkley kritisiert, dass das Konzept der Indigo-Kinder durch keine wissenschaftlichen Studien gestützt wird. Viele der beschriebenen Verhaltensweisen seien so allgemein beschrieben, dass sie auf die meisten Menschen zuträfen.

Die Geschichte der ADHS

Die Schilderung von Symptomen, die einer ADHS entsprechen könnten, findet man bereits 250 Jahre vor Christus als Klage einer Mutter in einer Ode von Herodas über einen Jungen, *„der dieser den letzten Nerv raube, nicht richtig lesen könne, die Tafel verkratze, keine Hausaufgaben mache, überall umher turne und ständig irgendwelchen Blödsinn mache."*

1844 lasen die Menschen über Kinder wie den *Zappelphilipp.*

Auch heute noch kennen wir alle den *Struwwelpeter* von dem Psychiater Heinrich Hoffmann.

Die Geschichte erzählt, dass Hoffman ein Weihnachtsgeschenk für seinen dreijährigen Sohn suchte:

> *Gegen Weihnachten des Jahres 1844, als mein ältester Sohn drei Jahre alt war, ging ich in die Stadt, um demselben zum Festgeschenke eine Bilderbuch zu kaufen, wie es der Fassungskraft des kleinen menschlichen Wesens in solchem Alter entsprechend schien. Aber was fand ich? Lange Erzählungen oder alberne Bildersammlungen, moralische Geschichten, die mit ermahnenden Vorschriften begannen, und schlossen, wie: „Das brave Kind muss wahrhaft sein" oder „Brave Kinder müssen sich reinlich halten", usw.*

Hoffman beschloss, selbst ein Buch für seinen Sohn zu schreiben und wurde damit zum erfolgreichen, aufsehenerregenden Kinderbuchautor.

Er beschreibt in seinem Buch nicht nur das ADHS-Kind als *Zappelphilipp,* sondern auch andere Störungsbilder wie zum Beispiel den *Hans Guck-in-die-Luft* für ADS, den *Suppenkaspar* für die Essstörung und den *Struwwelpeter* für dissoziales Verhalten.

1902 beschrieb der englische Kinderarzt George Still die Symptomatik als einen *Defekt der moralischen Kontrolle,* beobachtete jedoch auch, dass nicht nur die Erziehung dafür verantwortlich sein könne, sondern erbliche oder nachgeburtliche Schäden bestehen könnten.

Im *Lancet* beschrieb er zwanzig Kinder aus seiner Praxis, die oft aggressiv und trotzig waren, gegen Regeln verstießen, übermäßig emotional reagierten und wenig inhibitorische Neigung zeigten. Er bezeichnet dieses Verhalten als *ungezügelt, bösartig, grausam und unehrlich.*

In den dreißiger Jahren berichtete Charles Bradley[56] erstmals über die beruhigende Wirkung von *Benzedrin*, einem anregenden Mittel, auf hyperaktive Kinder und setzte damit einen Grundstein für die Behandlung mit Stimulantien.

In den fünfziger Jahren wurde der Begriff *Minimal Brain Damage, Minimale Cerebrale Dysfunktion,* eingeführt und vorrangig hirnorganische Schäden als Ursache angenommen, jedoch mangels Beweismöglichkeiten bald wieder verlassen.

In den USA ist AD(H)S seit 1949 bekannt und wird mit Psychostimulantien behandelt.

In den achtziger Jahren wurde als Ursache eine spezielle Allergie auf Nahrungsmittelzusätze, Farb- und Konservierungsstoffe angenommen, doch konnte dieser Verdacht nicht bestätigt werden. Das Thema Ernährung wird jedoch auch heute noch diskutiert, manche Autoren empfehlen eine Diät, angereichert mit Omega-3-Fettsäuren[57], andere spezifische Auslassdiäten, Gabe von Vitamin- und Mineralstoffen, die Verhaltensverbesserungen, zumindest vorübergehend, bewirken sollen.

1980 wurde der Begriff ADD in das DSM-III aufgenommen, im DSM-III-R 1987 folgte das Kriterium *Hyperaktivität.*

2002 einigte sich das Gesundheitsministerium in Deutschland auf die offizielle Diagnose AD(H)S.

Bio-psycho-soziale Theorien wurden diskutiert und beforscht.

Ab den neunziger Jahren begannen intensive neurobiologische und neurophysiologische Forschungen, moderne bildgebende Verfahren ermöglichen heute ein gut untermauertes wissenschaftliches Bild der Störung.

---

56 Bradley C (1937) The Behaviour of children receiving benzedrine. Am J Psychiatry 94: 577–585

57 Döpfner M (2006) Alternative Therapien: Mehrfach ungesättigte Fettsäuren. ADHS Report,7:1–5

Für manche Eltern ist es eine Entlastung zu erfahren, dass es für das Verhalten ihres Kindes eine Ursache gibt, die nicht von ihnen oder ihrem Erziehungsstil verschuldet wurde. Plötzlich hat das Chaos einen Namen!

Auf der anderen Seite steht die Angst vor Stigmatisierung durch eine psychiatrische Diagnose und die Gefahr, jedes Fehlverhalten auf die Störung zu schieben und anzunehmen, dass jedes Problem mit der richtigen *Pille* gelöst werden könne.

Prävalenz

ADHS – Aufmerksamkeits-Defizit-Hyperaktivitäts-Störung – ist die häufigste psychiatrische Erkrankung des Kindes- und Jugendalters.

Nach aktuellen Schätzungen werden etwa achtzig Millionen Kinder weltweit mit Stimulantien behandelt, in Deutschland sollen es circa Vierhunderttausend sein, das heißt, circa zwei bis sechs Prozent der Kinder und Jugendlichen zwischen drei und siebzehn Jahren sind betroffen.

Studienabhängig variieren die Angaben, unter anderem fallen die Prävalenz-Angaben auch unterschiedlich aus, je nachdem ob nach DSM-IV oder ICD-10 diagnostiziert wurde.

Die Möglichkeit der Unterscheidung in Subtypen laut DSM-IV spielt dabei eine Rolle.

Die Unterscheidung in einen hyperkinetisch-impulsiven, vorwiegend unaufmerksamen und gemischten Typus ergeben höhere Prävalenz-Raten als bei Diagnosestellung nach ICD-10.

Bei Knaben wird die Diagnose circa viermal häufiger gestellt als bei Mädchen, die Studienangaben schwanken hier zwischen 3:1 bis 9:1.[58]

Viele Pädagogen und Therapeuten meinen, dass ADHS im Zunehmen begriffen sei und auch als typische Erkrankung unserer schnelllebigen und hektischen Zeit zu sehen wäre. Dafür gibt es zwar keinen wissenschaftlichen Beleg, doch lässt sich nicht leugnen, dass die Anforderungen an die Kinder immer größer werden und die Zeit der Zuwendung und Stille immer geringer wird.

Davon ausgehend, dass ADHS-Kinder durch Stress und Überstimulation deutlich leichter überfordert werden und wesentlich vulnerabler für komor-

58 Döpfner M, Fröhlich J, Lehmkuhl G (2000a) Hyperkinetische Störungen. Göttingen: Hogrefe

bide Erkrankungen sind, ist verständlich, dass die Erkrankung zunehmend häufiger diagnostiziert wird.

Die Möglichkeit, durch neue Diagnosemethoden und Tests eine korrektere Abgrenzung zu anderen Störungen und Komorbiditäten zu treffen, trägt ebenfalls dazu bei.

Im Vergleich zu deutschen Studien wird ADHS in den USA deutlich öfter diagnostiziert mit bis zu zehn Prozent, in Israel, wo eine Frühdiagnostik als Routine vor der Einschulung erfolgt, bis zu zwanzig Prozent. Im Verlauf der Erkrankung kommt es zum Symptomwandel und mit großer Wahrscheinlichkeit zum Hinzutreten von komorbiden Erkrankungen.

Nach der Pubertät bleibt ADHS entweder vollständig oder in Teilbereichen bei bis zu sechzig Prozent der Betroffenen bestehen.

In Zusammenschau mit den möglichen Komorbiditäten man findet gehäuft dissoziale Entwicklungen mit Straffälligkeit, Suchtmittelabhängigkeit[59] und erhöhte Neigung zur Selbstschädigung, riskantem Fahrverhalten[60] und gehäuftem Partnerwechsel mit statistisch erhöhtem Auftreten von ungewollten Schwangerschaften und sexuell übertragbaren Erkrankungen.

Kulturelle Unterschiede

Das Verhalten von Kindern wird in unterschiedlichen Kulturen auch unterschiedlich bewertet. Manchmal genügt es schon etwas weiter in den Süden Europas zu fahren, um festzustellen, dass Kindern gänzlich andere Möglichkeiten und Rechte zugestanden werden. Wenn uns bereits das Wort ADHS auf der Zunge liegt, freut man sich bereits in Italien über ein besonders aufgewecktes Kind.

Der Wissenschafter Terry Orlick verglich die Meinungen amerikanischer Eltern mit denen der Eltern aus Papua-Neuguinea, wo den Kindern kaum Verbote auferlegt werden und diese selbstverständlich herumtollen dürfen, wo amerikanische Kinder still sitzen müssen.

Wieder andere Vergleiche zeigen, dass beispielsweise in China, wo noch strengere Verhaltensregeln gelten, die Diagnose Hyperaktivität wesentlich öfter gestellt wird.

---

59 Barkley R A, Fisher M, Smallish L, Fletcher K (2004) Young adult follow up of hyperactive children: antisocial activities and drug use. J Child Psychol Psychiatry 45:195–211

60 Barkley R A, Murphy K R, Kwasnik D (1996) Motor vehicle driving competences and risks in teens and young adults with attention-deficit/hyperactivity disorder. Pediatrics, 98:1089–95

Ätiologie

Die bisher bekannten genetischen, biochemischen, neurophysiologischen und bildgebenden Studien zeigen, dass bei der ADHS auf genetischer Basis eine Dysfunktion der Katecholamine, vor allem des Dopamin, im frontostriatalen System vorliegt, die zur Beeinträchtigung der Impulsivität, der motorischen Kontrolle sowie der Reizwahrnehmung und -verarbeitung führt.

Allerdings muss bedacht werden, dass in diesem Konzept die kulturellen, psychosozialen und psychodynamischen Aspekte noch nicht berücksichtigt sind und viele Autoren und Forscher die Frage stellen, ob es sinnvoll ist, ADHS als *Einheitsdiagnose* zu verwenden wie im DSM-IV und ICD-10 beschrieben.

Genetik

ADHS ist eine komplexe Störung, die durch unterschiedliche ätiologische Faktoren beeinflusst wird.

Es besteht eine sehr hohe genetische Beteiligung, sechzig bis achtzig Prozent, die den Boden für die Entwicklung einer ADHS bereitet.

Zwillingsstudien ergaben eine hohe Konkordanz (bis zu achtzig Prozent bei monozygoten Zwillingen) und Heritabilität (circa siebzig bis achtzig Prozent).

Beispielsweise haben Kinder von Erwachsenen mit ADHS zu fünfzig bis sechzig Prozent selbst ADHS.

Genetische Studien ergaben die Beteiligung mehrerer Gene, die für Neurotransmitterfunktionen zuständig und für die ADHS-Entstehung verantwortlich sind.

Als Beispiel kann hier das Dopamintransporter-Gen[61] sowie das D2- und D4-Dopaminrezeptor-Gen genannt werden.[62]

61 Cook E H J, Stein M A, Krasovski M D, Cox N J, Olkon D M, Kieffer J E, Leventhal B L(1995) Association of attention-deficit disorder and the dopamine transporter gene. Am J Human Genet 56 993–998

62 Gill M, Daly G, Heron S, Hawi Z, Fitzgerald M (1997) Confirmation of association between attention deficit hyperactivity disorder and a dopamine transporter polymorphism. Mol Psychiatry 2, 311–313

Exogene Risikofaktoren

- Nikotinabusus in der Schwangerschaft (Linnet et al. 2003; Vuijk et al. 2006)

  (für Alkohol liegen widersprüchliche Daten auf, für Koffein keine eindeutigen Nachweise)
- Hypoxie bei der Geburt
- Frühgeburt, niedriges Geburtsgewicht
- Virale Infektionen
- Selten Toxine (Bleivergiftung)
- Ungünstige psychosoziale Bedingungen, die zwar keine ursächliche Bedeutung haben, aber für den Schweregrad und Verlauf eine Rolle spielen

Ungünstiges soziales Milieu kann bei ADHS, wie bei allen psychischen Erkrankungen bei entsprechender Disposition, den Schweregrad und Verlauf negativ beeinflussen, ist aber nicht als unmittelbare Ursache anzusehen.

Biochemische Faktoren

Die Steuerung der exekutiven Funktionen, der Aufmerksamkeit und Motorik wird über verschiedene Neurotransmittersysteme reguliert:

Das mesostriatale System wird für stereotype Verhaltensweisen sowie Zuwendung und Aufrechterhaltung von Aufmerksamkeit als zuständig gesehen, das meso-kortiko-limbische System für die motorische Aktivität, Handlungsplanung und Neugierde, der Nucleus accumbens für Belohnung und Motivation.[63]

- **Das dopaminerge System** ist im präfrontalen Kortex, Zingulum und Striatum lokalisiert, im Zusammenhang mit den Bahnen zu Temporal- und Parietallappen.

  Das sogenannte *vordere Aufmerksamkeitszentrum* ist verantwortlich für die nicht fokussierte Aufmerksamkeit, das Arbeitsgedächtnis,

63 Afifi A K (1994) Basal ganglia: Functional anatomy and physiology. Part I. J Child Neurolog, 9:249–260

Reizhemmungsmechanismen und Exekutivfunktionen wie zum Beispiel das Setzen von Prioritäten, Organisation und Selbstkontrolle.

Die Steuerung all dieser Funktionen läuft subkortikal, im Striatum und Thalamus ab.

Die Produktion von Dopamin erfolgt in der Substantia nigra und im ventralen Tegmentum.

Der Nucleus accumbens, verbunden mit dem limbischen System, ist das Motivations- und Belohnungszentrum.

Die dopaminergen Systeme sind auch in andere Krankheitsbilder mit einbezogen wie zum Beispiel bei Morbus Parkinson, wo ein Dopamin-Defizit im Striatum besteht oder bei diversen Dyskinesien, bei denen ein Dopamin-Überschuss verantwortlich ist.

Veränderungen des Dopamin-Systems im Frontalhirn sind bei Schizophrenie und der Major Depression in Diskussion.

Störungen des Dopaminsystems im Striatum führen zu motorischen, im Frontalhirn zu psychischen und in der Substantia nigra und im Tegmentum zu Störungen im Lernverhalten.

- **Das noradrenerge System** steuert das *hintere Aufmerksamkeitszentrum* (hinterer Parietalkortex, Colliculi superiores, Pulvinar), das die Vigilanz reguliert, die Aufmerksamkeit ausrichtet und das Erkennen neuer Stimuli ermöglicht.

  Noradrenalin wirkt als Neurotransmitter und Stress-Hormon, steuert Wachheit, Aufmerksamkeit und Erregbarkeit.[64]

  Die Produktion erfolgt im Locus coeruleus und lateralem Tegmentum.

  Die noradrenergen Neurone sind aktiv im normalen Wachzustand und zeigen im Schlaf und bei verminderter Aufmerksamkeit geringere Entladungen.

- **Das serotonerge System** scheint bei ADHS eine geringere Rolle zu spielen,

  da SSRI sich in der Therapie als wenig wirksam zeigten. Über die Rolle von Serotonin bei ADHS wird noch weiter geforscht, da zahl-

64 Arnsten A F T, Steere J C, Hunt R D (1996) The contribution of a a2-noradrenergic mechanismus to prefrontal cortical cognitive function. Arch Gen Psychiatry, 53 477

reiche Wechselwirkungen zwischen dem serotonergen und noradrenergen System bestehen und beide in das dopaminerge System eingreifen können.[65]

In diesem Zusammenhang muss erwähnt werden, dass Serotonin eine bedeutende Rolle bei den mit ADHS gehäuft komorbid auftretenden Erkrankungen wie zum Beispiel Angst, Depression, Zwangserkrankungen und Aggressionsproblemen spielt.

Für die unterschiedlichen Kernsymptome gibt es entsprechende biochemische Hypothesen (Rösler und Retz, 2006).

Für die Hyperaktivität wird zum Beispiel eine hyperdopaminerge neuronale Aktivität angenommen, während hypodopaminerge Aktivität im präfrontalen Kortex für die kognitiven Defizite verantwortlich sein könnte.

Im Vergleich mit gesunden Probanden konnte gezeigt werden, dass bei ADHS-Patienten die Dopamintransporter-Dichte im Striatum durch Methylphenidat deutlich reduziert werden kann.

Neuroanatomie und Neurophysiologie

Durch EEG und diverse bildgebende Verfahren wie Kernspintomographie, PET und SPECT konnten Unterschiede zwischen gesunden Probanden und ADHS-Betroffenen deutlich gemacht werden.

PET: Positronen-Emissions-Tomographie

SPECT: Single-Photon-Emissions-Computertomographie

Bei Kindern mit ADHS findet sich beispielsweise eine Volumsminderung im frontostriatalen und zerebellären Bereich, Gebiete, in denen das dopaminerge Transmittersystem eine Rolle spielt. In diesen morphometrischen Befunden sieht Rothenberger (Rothenberger et al., 2003) einen Hinweis auf eine frühe strukturelle Veränderung der Gehirnorganisation bei ADHS.

In Kernspintomographien konnten die Größenabnahme des Frontallappens, vor allem der rechten Seite, des Corpus callosum sowie der Basalganglien gezeigt werden.[66]

---

65 Gainetinov R R, Wetsel W C, Jones S R, Levin E D, Jaber M, Caron M G (1999) Role of serotonin in paradoxical calming effect of psychostimulans on hyperactivity. Science 15, 397–401

66 Hynd G W, Semrud-Clikeman M, Lorys A R, Novey E, Eliopulos D, Lyytinen H (1991) Corpus callosum morphology in attention deficit hyperactivity disorder. Morphometric analysis of MRI. J Learning Dis 24, 141–146

Bei PET-Untersuchungen zeigte sich bei Erwachsenen mit ADHS ein verminderter Glukose-Umsatz bei der Lösung von visuellen oder auditiven Aufgaben im frontalen und parietalen Kortex und es konnte in verschiedenen Studien gezeigt werden, dass der Glukosemetabolismus auf Gabe von d-Amphetamin oder Methylphenidat signifikante Veränderungen erfährt.[67,68]

Funktionelle Befunde bei ADHS-Kindern ergeben eine diffusere erhöhte Aktivierung der zentralen Netzwerke, vor allem einer präfrontalen Dysfunktion, die mit der Störung der exekutiven Funktionen und der Impulskontrolle einhergeht.

Im Spontan-EEG finden sich Zeichen einer zentralnervösen Entwicklungsstörung, langsamere Aktivität und mangelnde topografische Differenzierung des Alpha-Grundrhythmus. Verminderte Amplituden bei akustischen und visuellen Reizen korrelieren mit Defiziten bei Signalerkennung und kontrollierter Reizverarbeitung.

Einige Studien weisen auf eine Entwicklungsverzögerung der Gehirnreifung hin, die aber teilweise wieder aufgeholt werden kann.

EEG-Abweichungen bei spezifischer Aufgabenstellung können besonders bei aufmerksamkeitsabhängigen Tests gezeigt werden.[69 70]

Neuropsychologie

Ein wiederkehrendes Problem bei neuropsychologischen Modellen ist die Tatsache, dass Komorbiditäten diese beeinflussen und einige bei ADHS gestörte kognitive Funktionen auch bei anderen psychischen Störungen vorhanden sind. Daher ist die Überprüfung der Differenzialdiagnosen und der komorbiden Erkrankungen oft ausschlaggebend.

Zusammenfassend kann man jedoch kein ADHS-typisches neuropsychologisches Profil erstellen.

---

67 Matochik J A, Liebenauer L L, King A C, Stymanski H V, Cohen R M, Zametkin A J (1994) Cerebral glucose metabolism in adults with nattention deficit hyperactivity disorder after chronic stimulant treatment. Am J Psychiatry 151, 658–664

68 Zametkin A J, Nordahl T J, Gross M, King A C, Semple W E, Rumsey J, Hamburger S, Cohen R M (1990) Cerebral glucose metabolism in adults with hyperactivity of childhood onset. N Engl J Med 323, 1361–1366

69 Chabot R J, Merkin H, Wood L M, Davenport T L, Serfontein G (1996) Sensitivity and specifity of QEEG in children with attention deficit or soecific development learning disorders. Clin Electroencephal 27, 26–34

70 Mann C A, Lubar J F, Zimmermann A W, Miller C A, Muenchen R A (1992) Quantitative analysis of EEG in boys with attention-deficit-hyperactivity-disorder: controlled study with clinical implications. Pediatr Neurol 8, 30–36

Psychoanalytisches Modell

Aus psychoanalytischer Sicht können die Symptome der ADHS zunächst als Teil des natürlichen Ausdrucksrepertoires eine Säuglings angesehen werden.

Abgesehen von Genetik und neurobiologischen Faktoren nimmt die Pathologie ihren Anfang bereits im Säuglingsalter durch misslingende frühe Interaktionen und frühe Traumatisierung.[71]

In der Bindungstheorie spricht man von ängstlich-ambivalenter oder desorganisierter Bindung.

Diese kindlichen Beziehungen bestimmen den weiteren Verlauf der ADHS-Symptomatik und münden in narzisstisches oder symbiotisches Beziehungsverhalten.

Mit impulsiven Ausbrüchen versucht das Kind die Aufmerksamkeit auf sich zu lenken und seine Verletzungen zu zeigen. Der Bindungstheorie zufolge verbleibt das Kind in einem aussichtslosen Kampf um die Aufmerksamkeit der Mutter und lebt in seinen Symptomen die Wut über deren Unerreichbarkeit aus. Die Hyperaktivität kann als vergebliche Suche nach Bindung und Aufmerksamkeit der Bezugsperson angesehen werden, insofern bezieht sie sich auf diese misslungenen frühen Kommunikationsversuche.

Nach Neraal[72] ist es der Mutter nicht gelungen, die sogenannte *Ausdrucksmotorik* des Säuglings richtig zu interpretieren und darauf zu reagieren, sodass der Säugling ständig unruhig und in Alarmbereitschaft ist.

Ständig schreiende und unruhige Säuglinge erzeugen in der Mutter das Gefühl der Hilflosigkeit, manchmal auch des Ärgers oder der Wut, die sich wiederum auf das Kind auswirken.

Genauso wie zufriedene Säuglinge lächeln und strampeln, kann Unlust durch Weinen, Schreien und Strampeln ausgedrückt werden. Das heißt, schon beim Säugling beginnt Kontakt über die sogenannte Ausdrucks- oder Affektmotorik.

Es gibt allerdings auch Säuglinge, die sich völlig still verhalten und später ADHS entwickeln. Nach du Bois[73] kann auch Funkstille eine missglückte Kommunikation sein und Kontaktversuche scheitern lassen.

---

71 Carlson E A, Jacobovitz D, Sroufe L (1995) A developmental investigation of inattentiveness and hyperactivity. Child Development, 66: 37–54

72 Dr. med. Terje Neraal, Facharzt für Kinder- und Jugendpsychiatrie und Psychotherapeutische Medizin, Psychoanalytiker. 1973–1995 Mitarbeiter am Zentrum für Psychosomatische Medizin der Justus-Liebig Universität Gießen

73 Du Bois R (2005) Zur Einschätzung von Aufmerksamkeitsstörungen,Hyperaktivität und Impulsivität. In du Bois R Resch F (2005) Klinische Psychologie des Jugendalters. Stuttgart: Kohlhammer

Diese *Empathiestörung* kann unterschiedliche Ursachen haben. Es kann sich um unerwünschte Kinder handeln, Mütter, die selbst traumatisiert und mit der Situation überfordert sind, mögliche soziale Isolation sowie Schuld- und Versagensgefühle, weil das Kind nicht beruhigt werden kann.

Im Kleinkindalter zeigt sich oft, dass sogenannte *Schreikinder* auffallend dysphorisch und unruhig sind und wenig Lust am Spielen zeigen – also typische ADHS-Symptome. Dabei kann es sich hier um Kinder von sozial und psychisch belasteten Müttern handeln, die durch ihr Verhalten die Konflikte mit den Eltern spiegeln.

Es gibt viele empirische Hinweise, dass das Temperament und die Vitalität des Säuglings bei der Entstehung von ADHS vor allem dann eine große Rolle spielt, wenn es sich zu der primären Bezugsperson konträr verhält. Zum Beispiel kann es einen Risikofaktor darstellen, wenn ein besonders temperamentvoller Säugling auf eine sehr ruhige Mutter trifft, die sich in die Gefühlswelt und Intensität ihres Kindes nicht einfühlen kann und Schwierigkeiten im Umgang mit dem Säugling hat, ihn nicht ausreichend beruhigen und halten kann (*Containment)*.

Wie aus der Bindungsforschung bekannt ist, stellt die mütterliche Feinfühligkeit das wichtigste Element für den Bindungstyp im ersten Lebensjahr dar.

Nach Grossmann und Mitarbeitern handelt es sich dabei um folgende Fähigkeiten:

- Wahrnehmen des Verhaltens des Säuglings
- Richtige Interpretation seiner Äußerungen
- Prompte und adäquate Reaktion darauf

Später wehrt das Kind durch seine Symptome traumatische Erinnerungen ab oder nützt seine aggressiven Anteile als Schutz vor depressiven Phasen.

Die Medikation kann sich von der Funktion eines guten in die eines schlechten Objektes verwandeln und das angepasste Verhalten als Maske vor sadistische Phantasien halten.

Die nachgewiesen gute Wirksamkeit der Stimulantien auf die aktuelle Symptomatik vermittelt das Gefühl, die Krankheit im Griff zu haben oder heilen zu können.

Langfristig sieht es jedoch nicht so optimistisch aus. Medikation alleine reduziert die Notlage des Kindes auf Biochemie und lässt erneut Vernachlässigung der Bedürfnisse zu, die primär schon an der Entstehung der Störung beteiligt waren.

Der Kinderpsychiater Terje Neraal stellt hier auch die erforderliche therapeutische Empathie infage.

Das gängige ADHS-Konzept ermöglicht es Eltern, durch das Stellen einer Diagnose entlastet zu werden und nicht sich selbst die Schuld geben zu müssen.

Viele Therapeuten empfinden diese Ansätze als unbefriedigend und suchen nach Methoden, die in die Tiefe gehen, dem Leid der Kinder gerecht werden und die individuelle Geschichte und das zugehörige Umfeld mit einbeziehen.

Charakteristisch für die psychoanalytische Zugangsweise ist der Versuch, die unterschiedlichen Persönlichkeitsstrukturen zu verstehen, die den vorliegenden Symptomen zugrunde liegen sowie die Dynamik emotionaler Beziehungen zu verstehen.

In der analytischen Einzeltherapie mit Jugendlichen stehen gestörte und misslingende Beziehungen im Mittelpunkt. Die Beziehungsgestaltung des Kindes bzw. Jugendlichen zeigt sich in der *Übertragung* auf den Therapeuten und wird dort bearbeitet. Oft zeigt sich, dass Kind und Mutter in einer ambivalent symbiotischen Beziehung verhaftet sind, der Vater ausgeschlossen ist und dem Kind dadurch die altersentsprechende Autonomie vorenthalten wird.

Das unaufmerksame und unruhige Verhalten bindet die Mutter rund um die Uhr, andererseits will das Kind durch wildes draufgängerisches Verhalten aus der Symbiose entkommen.

Im späteren Kindesalter kann sich durch vielfache Enttäuschungen und Misserfolge eine narzisstische Bindungsstörung[74] entwickeln, vor allem dann, wenn aggressives Verhalten im Mittelpunkt steht. Ein folgendes Scheitern der Selbstkontrolle, in der Pubertät oft mit Alkoholkonsum kombiniert, bedarf dringend frühzeitiger Therapie.

In schwerer Ausprägung einer ADHS ist medikamentöse Therapie unvermeidbar, um Psychotherapie und soziale Integration möglich zu machen.

Das Medikament als *gutes Objekt* kann die Chance symbolisieren, die destruktive Seite des Kindes in die Persönlichkeit zu integrieren und sowohl den Eltern als auch dem Betroffenen Hoffnung geben.

Das Medikament hat die Aufgabe unerträgliche Situationen erträglich zu machen.

Absetzversuche können große Angst auslösen, manchmal mehr bei den Angehörigen als beim Kind selbst.

74 Du Bois R (2005) Zur Bedeutung der narzisstischen Regulation bei dissozialen Krisen – am Beispiel des Weglaufens und Streunens. In: du Bois R, Resch F (2005) Klinische Psychologie des Jugendalters. Stuttgart: Kohlhammer

Es ist erwiesen, dass sich, unabhängig von einer Medikation, in der Pubertät die Schulleistungen verschlechtern. Hier ist es wichtig, dass die Anerkennung und Zuwendung der Eltern nicht ausschließlich auf schulische Leistungen fixiert ist, sonst kann Versagen und Scham die Situation zusätzlich massiv verschärfen.

Depression und PTSD

Sowohl bei depressiven als auch traumatisierten Kindern kann nicht automatisch von aggressiv-impulsivem Verhalten auf ADHS geschlossen werden.

Bei depressiven Kindern findet man Leistungs- und Sozialängste und die Unfähigkeit, erlittene oder drohende Verluste zu verarbeiten. Hypermotorik und Reizbarkeit können als Abwehr vor Objektverlust interpretiert werden.

Ähnlich verhält es sich bei traumatisierten Kindern, die ADHS-ähnliche Symptome zeigen können, die Aufmerksamkeitsstörung jedoch kaum relevant ist.

Die Hyperaktivität kann benützt werden, um überwältigende Erinnerungen nicht zuzulassen, Ablenkung zu schaffen und bedrohliche Assoziationen zu vermeiden.

Therapeutisch kann die Erfahrung des *sicheren Ortes* hilfreich sein sowie eine Struktur, die Halt gibt und Grenzen zeigt, emotionale Nachreifung und Schutz vor Retraumatisierung.

In einem Vortrag über ADHS spricht der Kinder- und Jugendpsychiater Terje Neraal unter dem Titel *Sprachlose Innerlichkeit* über das Verstehen von Symptomen und Veränderung von Beziehungen:

Hinter den Verhaltensauffälligkeiten von ADHS-Kindern verbergen sich Gefühle, Vorstellungen und Motive, die diese nicht durch Sprache ausdrücken können. Die ständige Unruhe und störendes Verhalten lässt Eltern, Lehrer, Ärzte und Therapeuten das Augenmerk auf oberflächliche Symptome richten statt auf das innere Erleben des Kindes. Der Appell bleibt ungehört und die bereits in der frühen Kindheit begonnene Kontaktstörung vertieft sich.

Unabhängig von den gängigen neurobiologischen und neurophysiologischen Modellen ist es therapeutisch unerlässlich, den Kontakt zur inneren Welt des Kindes herzustellen, die Welt *mit seinen Augen* zu sehen. Nur so kann herausgefunden werden, ob es sich bei den Verhaltensauffälligkeiten und ADHS-ähnlichen Symptomen nicht doch um Entwicklungsstörungen oder emotionale Störungen handelt. Dabei ist es oft schwierig Erklärungen vom Kind zu bekommen, nicht weil es nicht will, sondern weil es seine Welt nicht in Worten ausdrücken kann.

Zudem muss man beachten, dass Kinder, die vernachlässigt oder traumatisiert wurden, oft kognitiv keinen Zugang zu ihren Erlebnissen haben und dadurch unter hohe Spannung geraten, die sich in erhöhter Impulsivität und Rastlosigkeit oder dissoziativen Zuständen, die mit ADS verwechselt werden könnten, zeigt.

Der Therapeut kann mit der Innenwelt des Kindes in Kontakt treten, wenn er weiß, **was** das Kind **wie** erlebt.

Wenn die Verständigung nicht gelingt, löst das beim Kind Gefühle von Hilflosigkeit und Ratlosigkeit aus, die sich auf den Therapeuten übertragen. Hier muss der Therapeut reflektieren und seine Gefühle wahrnehmen, um nicht noch mehr Druck auf das Kind auszuüben.

Diese Gefühle und der daraus entstehende Druck verstärken die Hektik des Kindes noch mehr.

Neraal spricht von *Symptomsprache,* mittels der sich die Kinder ausdrücken, sie sprechen über Handlungen und Verhalten.

Zur Hyperaktivität bringt er die Begriffe *Leistungs- und Ausdrucksmotorik* ins Spiel.

Die Leistungsmotorik wird eingesetzt, um ein Ziel zu erreichen, die Ausdrucksmotorik, um das innere Befinden auszudrücken.

Vernachlässigte deprivierte Kinder bringen dies oft durch Schaukelbewegungen, sogenannte *Jaktationen,* zum Ausdruck.

Kontaktabbruch findet auch bei Frühgeborenen mit wochenlangem Aufenthalt in Brutkästen statt. Eine Osloer Studie hat gezeigt, dass bis zu einem Viertel dieser Kinder Verhaltensauffälligkeiten ähnlich ADHS aufweisen. Dies kann zum Teil an hirnorganischen Veränderungen wie zum Beispiel bei Sauerstoffmangel liegen, aber auch durch den Beziehungsabbruch entstehen.

All dies sollte bei der Diagnosestellung, die gründlich und mit ausreichender Zeit stattfinden sollte, berücksichtigt werden.

Neraal[75] warnt vor übereiliger Diagnosestellung und konsekutiver medikamentöser Therapie mit Medikamenten, die in den Gehirnstoffwechsel von Kindern eingreifen.

Er empfiehlt – außer bei schweren Fällen – eine tiefenpsychologisch orientierte Psychotherapie und eventuell Gruppen-, Ergo- oder Kunsttherapie.

Parallel dazu brauchen auch die Eltern Unterstützung.

75 Neraal T, Wildermuth M (Hrsg) (2008) ADHS-Symptome verstehen – Beziehungen verändern. Gießen: Psychosozial-Verlag

Diagnostik

ICD-10

Tabelle 16. ICD-10

Hyperkinetische Störungen: Diese Gruppe von Störungen ist charakterisiert durch einen frühen Beginn, meist in den ersten fünf Lebensjahren, einen Mangel an Ausdauer bei Beschäftigungen, die kognitiven Einsatz verlangen, und eine Tendenz, von einer Tätigkeit zu einer anderen zu wechseln, ohne etwas zu Ende zu bringen; hinzu kommt eine desorganisierte, mangelhaft regulierte und überschießende Aktivität. Verschiedene andere Auffälligkeiten können zusätzlich vorliegen. Hyperkinetische Kinder sind oft achtlos und impulsiv, neigen zu Unfällen und werden oft bestraft, weil sie eher aus Unachtsamkeit als vorsätzlich Regeln verletzen. Ihre Beziehung zu Erwachsenen ist oft von einer Distanzstörung und einem Mangel an normaler Vorsicht und Zurückhaltung geprägt. Bei anderen Kindern sind sie unbeliebt und können isoliert sein. Beeinträchtigung kognitiver Funktionen ist häufig, spezifische Verzögerungen der motorischen und sprachlichen Entwicklung kommen überproportional oft vor. Sekundäre Komplikationen sind dissoziales Verhalten und niedriges Selbstwertgefühl.
Außer: Affektive Störungen Angststörungen Schizophrenie Tiefgreifende Entwicklungsstörungen
Einfache Aktivitäts- und Aufmerksamkeitsstörung: Aufmerksamkeitsdefizit bei: hyperaktivem Syndrom Hyperaktivitätsstörung Störung mit Hyperaktivität
Außer: Hyperkinetische Störung des Sozialverhaltens
Hyperkinetische Störung verbunden mit Störung des Sozialverhaltens
Sonstige hyperkinetische Störungen
Hyperkinetische Störung, nicht näher bezeichnet (F90.9)

Im ICD-10 sind für die Diagnose der *einfachen Aktivitäts- und Aufmerksamkeitsstörung* Hyperaktivität und Unaufmerksamkeit notwendig. Die beeinträchtigte Aufmerksamkeit zeigt sich darin, dass Tätigkeiten nicht beendet werden und von einer Aktivität zur anderen gewechselt wird. Diese Defizite in Aufmerksamkeit und Ausdauer sollten nur dann diagnostiziert werden, wenn sie im Verhältnis zum Alter und Intelligenzniveau des Kindes sehr stark ausgeprägt sind.

Die Überaktivität im ICD-10 ist mit den Symptomen der Hyperaktivität im DSM-IV inhaltsgleich.

Folgende Begleitmerkmale stützen die Diagnose:

- Distanzlosigkeit in sozialen Beziehungen
- Unbekümmertheit in gefährlichen Situationen
- impulsive Missachtung sozialer Regeln

DSM-IV

Für eine Diagnose nach den Kriterien des DSM-IV, müssen in den Bereichen der Unaufmerksamkeit oder der Hyperaktivität und Impulsivität jeweils sechs (oder mehr) Symptome in einem, mit dem Entwicklungsstand des Kindes nicht zu vereinbarenden und unangemessen Ausmaß, vorhanden gewesen sein.

Tabelle 17. DSM-IV

Symptome der Unaufmerksamkeit

Sechs (oder mehr) der folgenden Symptome von Unaufmerksamkeit sind während der letzten sechs Monate in einem mit dem Entwicklungsstand des Kindes nicht zu vereinbarenden und unangemessen Ausmaß vorhanden gewesen:

- Beachtet häufig Einzelheiten nicht oder macht Flüchtigkeitsfehler bei den Schularbeiten, bei der Arbeit oder bei anderen Tätigkeiten
- Hat oft Schwierigkeiten, längere Zeit die Aufmerksamkeit bei Aufgaben oder beim Spielen aufrechtzuerhalten
- Scheint häufig nicht zuzuhören, wenn andere ihn/sie ansprechen
- Führt häufig Anweisungen anderer nicht vollständig durch und kann Schularbeiten, andere Arbeiten oder Pflichten am Arbeitsplatz nicht zu Ende bringen (nicht aufgrund oppositionellen Verhaltens oder Verständigungsschwierigkeiten)
- Hat häufig Schwierigkeiten, Aufgaben und Aktivitäten zu organisieren
- Vermeidet häufig oder hat eine Abneigung gegen oder beschäftigt sich häufig nur widerwillig mit Aufgaben, die länger dauernde geistige Anstrengungen erfordern (wie Mitarbeit im Unterricht oder Hausaufgaben)
- Verliert häufig Gegenstände, die für Aufgaben oder Aktivitäten benötigt werden (z. B. Spielsachen, Hausaufgabenhefte, Stifte, Bücher oder Werkzeug)
- Lässt sich oft durch äußere Reize leicht ablenken
- Ist bei Alltagstätigkeiten häufig vergesslich.

Hyperaktivität und Impulsivität

Sechs (oder mehr) der folgenden Symptome der Hyperaktivität und Impulsivität sind während der letzten sechs Monate beständig in einem mit dem Entwicklungsstand des Kindes nicht zu vereinbarenden und unangemessenen Ausmaß vorhanden gewesen:

- Zappelt häufig mit Händen oder Füßen oder rutscht auf dem Stuhl herum.
- Steht in der Klasse oder in Situationen, in denen Sitzen bleiben erwartet wird, häufig auf
- Läuft herum oder klettert exzessiv in Situationen, in denen es unpassend ist (bei Jugendlichen oder Erwachsenen kann das auf ein subjektives Unruhegefühl beschränkt bleiben)
- Hat häufig Schwierigkeiten, ruhig zu spielen oder sich mit Freizeitaktivitäten ruhig zu beschäftigen
- Ist häufig „auf Achse“ oder handelt oft, als wäre es „getrieben“
- Redet häufig übermäßig viel und laut

Symptome der Impulsivität

- Platzt häufig mit Antworten heraus, bevor die Frage zu Ende gestellt ist
- Kann nur schwer warten, bis es an der Reihe ist
- Unterbricht und stört andere häufig (platzt z. B. in Gespräche oder Spiele anderer hinein)

Für eine Diagnose nach den Kriterien des DSM-IV ist es des Weiteren unerlässlich, dass

- einige Symptome vor dem 7. Lebensjahr und in zwei oder mehr Bezugssystemen (z. B. Schule, Arbeitsplatz oder zu Hause) auftreten
- deutliche Belege für eine klinisch bedeutsame Beeinträchtigung im sozialen, Lernleistungs- oder beruflichen Bereich vorhanden sind
- die Symptome nicht durch eine andere psychische Störung besser erklärt werden können (z. B. Affektive Störung, Angststörung, Dissoziative Störung oder eine Persönlichkeitsstörung)

Als Leitsymptome der ADHS bezeichnet man

- die Störung der Aufmerksamkeit,
- der Impulskontrolle
- sowie Hyperaktivität

Bei der Diagnose der ADS fällt letztere weg.

Entscheidend bei der Diagnosestellung ist in jedem Fall sowohl die wissenschaftlich fundierte Methodik als auch das Vorhandensein von ausreichend Zeit und Ressourcen im klinischen Alltag.

Eine gesicherte Diagnose ist nur nach einer mehrdimensionalen Abklärung möglich:

1. Ausführliche Anamnese mit dem Kind/Jugendlichen, den Eltern oder anderen Erziehungspersonen, evtl. Lehrer:

   aktuelle Problematik und störungsspezifische Probleme

   Erfragung der Hauptkriterien in ihrer Intensität und Häufigkeit

   Schwangerschafts- und Geburtsanamnese

   Familienanamnese

   Entwicklung des Kindes, Verhalten zu Hause, in der Schule/im Kindergarten, in der Freizeit

   Soziales Umfeld, Ressourcen
2. Abgrenzung zu eventuellen Komorbiditäten, Differenzialdiagnostik
3. Eventuell Anamnese mit den Lehrern oder Kindergärtnerinnen (NUR mit Einverständnis der Eltern)

   Fremdbeobachtung ist insofern wichtig als Kinder oft in der Ordination angepasstes Verhalten zeigen, dass durchaus im Gegensatz zum Bericht von Eltern und Lehrern steht. Ideal wäre eine Verhaltensbeobachtung im gewohnten Umfeld, zum Beispiel im Unterricht.
4. Eine medizinische Untersuchung, internistisch und neurologisch, wird zum Ausschluss organischer Erkrankungen durchgeführt. Zu achten ist auf Schilddrüsendiagnostik, Anfallsleiden (vor allem bei ADS), organische Hirnverletzungen, *Restless-Legs-Syndrom)*.
5. Eine genaue Medikamentenanamnese (vor allem Psychopharmaka und Antihistaminika) ist erforderlich, da ADHS-Symptome auch auf Nebenwirkungen dieser hinweisen können.

Standardisierte Fragebögen gibt es zur Selbst- und zur Fremdbeurteilung, zum Beispiel FBB-HKS, SBB-HKS, DISYPS-K, Screening-Fragebögen wie die Child-Behaviour-Checklist CBCL4–18, CBCL2–3, auf Lehrerebene als Teacher-Report-Form TRF 6–18 oder als Selbstbeurteilungsbogen im Youth-Self-Report YSR für 11–18-Jährige.

Defizite im Bereich der Aufmerksamkeit bei ADHS sind in der Regel nicht mit den üblichen Aufmerksamkeitstests erfassbar. Am ehesten bekommt man Ergebnisse im Bereich der Aufnahme und Verarbeitung von Informationen.

Bei Tests zur Erfassung der kontinuierlichen Aufmerksamkeitsleistung, *Continous PerformanceTest*: CPT, fallen vor allem vermehrt impulsive – als Auslassungsfehler – auf. Bei Entscheidungen findet man verlängerte sowie vermehrt variable Reaktionszeiten.

Diese Defizite in der Intention, Vorbereitung, Wahrnehmung und Verschlüsselung eines Reizes und der entsprechenden Reaktion sind abhängig vom Arbeitsgedächtnis und den exekutiven Funktionen des präfrontalen Kortex.

Go/no go-Tests überprüfen die Funktionen des Frontallappens im Sinne der adäquaten Aufrechterhaltung und Vernetzung von Strategien zur Aufgabenbewältigung.[76]

Tabelle 18. Test-Beispiele

KT 3–4 Konzentrationstest für 3. und 4. Klassen	R. Heck-Möhling	3. und 4. Klassen	Erfasst die Genauigkeit, Arbeitstempo und Art der Fehler bei einer Konzentrationsleistung. Würfelfiguren müssen miteinander verglichen werden. Zwanzig Minuten reine Arbeitszeit.
TPK Testreihe zur Prüfung der Konzentrationsfähigkeit	E. Kurth und G. Büttner	2. bis 6. Klasse	Erfassung von Leistungsmenge, Leistungsgüte und Stabilität bei wechselnden konzentrativen Anforderungen. Vierzig Minuten reine Arbeitszeit.
KLT-R Konzentrations-Leistungs-Test, Revidierte Fassung	H. Düker und G. A. Lienert	Sämtliche Klassenstufen	Erfasst werden sowohl die Quantität als auch die Qualität der Dauerbeanspruchungen und des Leistungsverlaufs. Die Bearbeitungsdauer beträgt ca. 20 Minuten

Auch für Entwicklungs-, Intelligenz- und Teilleistungsdiagnostik gibt es spezifische Verfahren, wie zum Beispiel den Wiener Entwicklungstest WET von

76 Denkla M B (1996) Biological correlates of learning and attention: What is relevant to learning disability and attention deficit hyperactivity disorder? Dev Behav Ped 17, 114–119

Kastener-Koller und Deimann, 2002 und den Entwicklungstest 6 Monate – 6 Jahre von Petermann et al., 2006.

Als Beispiel für Intelligenztestverfahren kann der Hamburg-Wechsler-Intelligenztest für Kinder HAWIK-III oder der Grundintelligenztest Skala I CFT1, Skala 2 u.v.m. gelten.

Neuropsychologische Tests, wie zum Beispiel Zoo-Spiel, FWI-Test und spezifische Aufmerksamkeitstests kommen bei ADHS eher selten und nur mit gezielter Indikation zur Anwendung.

Bei der Darstellung der Testdiagnostik sollte näher auf die Konstrukte Aufmerksamkeit und Konzentration eingegangen werden. Aufmerksamkeit und Konzentration werden von Laien oft synonym verwendet, beschreiben jedoch zwei verschiedene kognitive Vorgänge. Schmidt-Atzert und Mitarbeiter (2004) analysierten beide Konstrukte und bieten folgende Definitionen an:

Aufmerksamkeit wird als das selektive Beachten relevanter Reize oder Informationen definiert und stellt somit ein wahrnehmungsnahes Phänomen dar.

Konzentration wird als Fähigkeit definiert, unter Bedingungen schnell und genau zu arbeiten, die das Erbringen einer kognitiven Leistung normalerweise erschweren.

Aufmerksamkeit wird also dem Wahrnehmungsprozess zugeordnet, während die Konzentrationsfähigkeit eine Aussage über die Güte der Bearbeitungsleistung trifft.

Als Untersucher sollte man weiterhin darauf achten, dass Aufmerksamkeit ein mehrdimensionales Konstrukt darstellt. Man unterscheidet dabei die geteilte Aufmerksamkeit (z. B. diktierten Text aufschreiben – es wird gleichzeitig Zuhören und richtiges Schreiben gefordert) von der fokussierten Aufmerksamkeit (z. B. Rechenaufgabe bei Nebengeräuschen lösen – es wird gefordert, dass störende Geräusche ausgeblendet werden) und der Daueraufmerksamkeit (wie lange kann die Aufmerksamkeit über die Zeit hinweg aufrechterhalten werden. Dabei kann es je nach selektiver Beeinträchtigung zu spezifischen Leistungsstörungen kommen (Büttner & Schmidt-Atzert, 2004).

Tests erfassen häufig Tempo- und Fehlerwerte, deren Summe den Testwert ergeben. Da beide Kennwerte unabhängig voneinander sind, kann in Einzelfällen die alleinige Betrachtung des Gesamttestwertes zu Fehlinterpretationen führen. So führen beispielsweise hohe Bearbeitungsgeschwindigkeit bei hoher Fehlerquote zum selben Gesamttestergebnis wie eine mittlere

Fehlerquote bei durchschnittlicher Bearbeitungsgeschwindigkeit, obwohl die zugrunde liegenden Fertigkeiten deutlich voneinander zu unterscheiden sind.

Verlaufskontrolle

Eine Kontrolle des Störungsbildes, der Leitsymptome und vorhandener Komorbiditäten ist wichtig, um Therapie, Medikation und Anpassung überprüfen und im Rahmen einer medikamentösen Therapie eventuell einen Auslassversuch machen zu können.

Kurzfassung des Verlaufes

- Im Säuglingsalter berichten Eltern über ein sehr hohes Aktivitätsniveau, Temperamentsausbrüche, überwiegend negative Interaktionen der Mutter oder des Vaters mit dem Kind, eventuell Entwicklungsverzögerungen.
- Im Kindergarten kommt es zu starker motorischer Unruhe, Oppositionsverhalten, kurzer Spieldauer und Entwicklungsdefiziten.
- Bei Schuleintritt macht sich Ablenkbarkeit und Unruhe bemerkbar, es zeigen sich Lern-/Teilleistungsschwächen, teilweise aggressives Verhalten, Schwierigkeiten mit Mitschülern, verminderter Selbstwert.
- Im Jugendalter geht die motorische Unruhe zurück, die Aufmerksamkeitsstörung tritt in den Vordergrund, das aggressive-dissoziale Verhalten nimmt zu, es finden sich emotionale Auffälligkeiten, Substanzmissbrauch – teilweise durch komorbide Krankheitsbilder überlagert.
- Im Erwachsenenalter trifft man vermehrt Menschen mit dissozialem/delinquentem Verhalten, antisozialer Persönlichkeitsstörung, Borderline-Persönlichkeitsstörung, Angst- und Depressionsproblematik.

Dazu muss angemerkt werden, dass es sich dabei nicht um die *normale* Entwicklung der ADHS-Problematik handelt, sondern um komorbide psychische Störungen, die bei ADHS eher die Regel als die Ausnahme darstellen (siehe Kapitel Komorbiditäten und Differenzialdiagnose).

Hochbegabung und ADHS

Hochbegabung und ADHS werden oft in Zusammenhang gebracht, Studien zufolge besteht jedoch kein kausaler Zusammenhang.

Allerdings können Kinder mit Hochbegabung ihr Aufmerksamkeitsdefizit besser kompensieren und oft wird die ADHS-Symptomatik erst später evident.

Andererseits kann schulische Unterforderung zu unruhigem, unaufmerksamen Verhalten führen.

Das bedeutet, dass unter der Annahme einer Hochbegabung besonderer Wert auf Differenzialdiagnosen und Abklärung von Komorbiditäten gelegt werden muss.

Nach Wittmann und Holling[77] ist für hochbegabte Kinder das Risiko für das Vorliegen einer psychischen Erkrankung nicht größer als für durchschnittlich begabte Kinder.

Hochbegabung ist die Disposition für herausragende Leistungen und nicht die Hochleistung selbst. Eine Hochbegabung setzt sich zusammen aus sehr guter Motivation, Kreativität und überdurchschnittlichen Fähigkeiten auf einem oder mehreren Gebieten. Sie kann unter entsprechender Förderung und Führung des Kindes zu Höchstleistungen führen.

Nach Angaben der deutschen Gesellschaft für Hochbegabung sind 2% bis 3% aller Kinder weit überdurchschnittlich intellektuell befähigt und gelten somit als hochbegabt. Eine Normalverteilung der Intelligenz vorausgesetzt, entspricht dies einem Intelligenzquotienten von 130 oder mehr. Es hat sich daher eingebürgert, einen IQ von 130 als Grenzwert zur intellektuellen Hochbegabung anzusetzen.

Hochbegabung zeigt sich in drei Merkmalen:

- überdurchschnittliche Fähigkeiten
- Kreativität
- hohe Motivation

Einige Merkmale, die bei hochbegabten Kindern auftreten, sind unter anderem:

- hohes Detailwissen in einzelnen Bereichen
- schnelles Merken von Fakten
- vielfältige Interessen
- rasches Erfassen von Ursache-Wirkungs-Beziehungen
- Bevorzugung unabhängigen Arbeitens

77 Wittmann A J, Holling H (2004) Hochbegabtenberatung in der Praxis. Göttingen: Hogrefe

- großer Wortschatz
- Sinn für Humor
- kritisches Denken, unabhängiges Bewerten
- Streben nach Perfektion verbunden mit hoher Selbstkritik
- hohe Sensibilität
- Langeweile bei Routineaufgaben
- ausgeprägter Gerechtigkeitssinn
- großes Interesse an „Erwachsenenthemen“ sowie an abstrakten Themen wie Gerechtigkeit, Gut-Böse, Tod

Hochbegabte Kinder können in der Schule und im sozialen Umgang Probleme entwickeln, wenn ihre intellektuellen Bedürfnisse lange Zeit nicht wahrgenommen oder akzeptiert wurden und sie ihre Fähigkeiten nicht entfalten konnten.

Im Kindergarten fällt das Kind auf, weil

- es sich langweilt und stört, um wahrgenommen zu werden
- es sich für Dinge interessiert, die nicht für altersadäquat gehalten werden

In der Schule fällt das Kind auf, weil

- es sich ständig unterfordert fühlt
- weil es sich als *Clown* der Klasse aufführt, damit die Mitschüler es akzeptieren und die Lehrer es wahrnehmen
- es sich von Lehrern und Mitschülern nicht verstanden und nicht akzeptiert fühlt
- es trotz bekannter Intelligenz *unerklärlich* schwache Leistungen zeigt

In seiner Umgebung fällt das Kind auf, weil

- es an den üblichen *altersgemäßen* Freizeitaktivitäten keinen Gefallen findet
- es perfektionistisch und sich selbst und anderen gegenüber sehr kritisch ist
- es sehr sensibel reagiert
- es intellektuell zwar seinem Alter um Jahre voraus ist, gefühlsmäßig aber meist seinem Alter entsprechend reagiert
- es sich manchmal von der Umwelt isoliert fühlt

Symptomatik

Kindheit (sechs bis zwölf Jahre)

In der Kindheit steht folgende Symptom-Trias im Vordergrund:

- Aufmerksamkeitsdefizit
- Mangelnde Impulskontrolle
- Motorische Unruhe und Bewegungsdrang

Man spricht auch von der Störung der **Exekutivfunktionen:**

Mit Exekutivfunktionen sind grundlegende mentale Prozesse höherer Ordnung gemeint, die für das Funktionieren und das Zusammenspiel elementarer Funktionen verantwortlich sind, wie Aufmerksamkeitsaktivierung und Aufmerksamkeitskontrolle, Zeitgefühl, Initiieren von Handlungen, Handlungskontrolle, Hemmung von Impulsen, Regulation von Gefühlen, Anpassungsfähigkeit, Analyse und Verarbeitung von Informationen, Planen und Problemlösen sowie für weitere komplexe kognitive Funktionen.

Intakte Exekutivfunktionen regulieren die innere Verhaltenskontrolle und damit die Selbstregulation eines Menschen und dienen dem Erwerb von Selbsteinschätzung, bewusster Selbststeuerung sowie reifen Denkens und Handelns.

Automatisch funktionierende Exekutivfunktionen sorgen dafür, dass Menschen sich an unerwartete Situationen in einer veränderten Umwelt anpassen können, dass sie aus ihren Erfahrungen lernen können und ermöglichen einen sozialen Anpassungsvorgang.

Im frühen Kindesalter dienen die Exekutivfunktionen dem Erwerb von Verhaltenskontrolle, im Schulalter dem Erwerb von kognitiven Funktionen und Kompetenzen, und ab der Pubertät dem Erwerb von Selbsteinschätzung, bewusster Selbststeuerung und reifem Denken und Handeln.

Probleme, die sich oft schon früher in der Familie und im Kindergarten gezeigt haben, werden in der Schule evident.

Die Kinder haben Schwierigkeiten mehreren, zugleich gegebenen Anweisungen Folge zu leisten, über Vergesslichkeit und Chaos, zum Beispiel im Kinderzimmer und der Schultasche, wird berichtet, emotionale Ausbrüche und Stimmungsschwankungen sind häufig und oft nicht der Situation entsprechend.

Die Kinder sprechen oft sehr impulsiv und laut und unterbrechen andere, was, zusammen mit der motorischen Unruhe und der schwankenden Beteiligung am Unterricht, oftmals den Lehrer überfordert und den Unterricht massiv stört.

Konflikte mit Geschwistern und Mitschülern können eskalieren.

Mangelnde Aufmerksamkeit, Ablenkbarkeit, Flüchtigkeitsfehler, Trödeln, fehlende Hausaufgaben führen zu Misserfolgen in der Schule, was Ablehnung und Verweigerung nach sich zieht, Lehrer wiederum verärgert, Eltern belastet und so den Kreis der Leistungsschwäche schließt.

Gruppenarbeit kann sich schwierig gestalten, da Ungeduld und mangelnde Kooperation von den anderen Kindern meist nicht toleriert wird.

In vielen Publikationen wird darauf aufmerksam gemacht, dass berücksichtigt werden muss, dass ADHS-Kinder unter bestimmten Umständen durchaus sehr aufmerksam sein können, nämlich wenn der Lerninhalt sie interessiert, neugierig macht und entsprechend attraktiv für sie ist.

Wir sprechen dann von einer *spontanen,* vom Interesse geleiteten *unwillkürlichen* Aufmerksamkeit, im Gegensatz zur geforderten *willkürlichen normalisierten* Aufmerksamkeit.

An dieser Stelle sei nochmals darauf hingewiesen, dass die Wahl der individuell richtigen Schule dabei eine enorme Rolle spielt.

Geschwister fühlen sich oft vernachlässigt, weil die gesamte elterliche Energie für das ADHS-Kind gebraucht wird und keine Zeit für die anderen bleibt.

Auch die Paar-Beziehung wird dadurch hart auf die Probe gestellt.

Schuldgefühle, aber auch gegenseitige Schuldzuweisungen, Stress und Sorgen um die Zukunft des Kindes sind an der Tagesordnung.

Eine nette Feier, ein Stadtbummel, Kino u.v.m. kann zum *Desaster* werden und wird zunehmend vermieden, was zur sozialen Isolierung führen kann.

Kinder mit ADS, also Verhaltensdefizit ohne Hyperaktivität, werden oft erst sehr spät bemerkt und diagnostiziert. Sie sind verträumt, antriebslos, langsam und oft müde. Sie können sich nicht selbst organisieren und sind sehr vergesslich.

In diesen Fällen ist die Arbeit mit den Eltern und Information der Lehrer bzw. die Wahl des richtigen Schultyps besonders wichtig.

Jugend und Adoleszenz (12–21 Jahre)

Mit Pubertätsbeginn verändern sich auch die Symptome der ADHS.

Die motorische Unruhe lässt nach, manchmal lässt sie sich noch an ständig wippenden Füßen, trommelnden Fingern oder Nesteln erkennen.

Die Aufmerksamkeitsproblematik wird schwieriger mit steigenden schulischen Anforderungen, die verminderte Impulskontrolle wird von der Umwelt immer weniger toleriert, verbale und physische Attacken stellen die Jugendlichen oft an den Rand der Gesellschaft.

Die Wahrscheinlichkeit komorbider Erkrankungen nimmt zu, die Gefahr von Substanzmissbrauch steigt.

Durch die Impulsivität kommt es in ersten Beziehungen zu Problemen, ungeschützter Verkehr und ungewollte Schwangerschaften sind statistisch häufiger (Barkley et al., 2006).

Das Erkennen der eigenen Störung und Selbstreflexion ist zwar günstig, kann aber zu Frustration und depressiver Reaktion führen.

Bezüglich der regelmäßigen Einnahme der erforderlichen Medikamente ist es wichtig, dass der Jugendliche freiwillig dazu steht und die Therapie akzeptiert. Ausreichende Information, Unterstützung sowie Anleitung zur Selbstbeobachtung können dabei helfen, ebenso wie – bewertungsfreies – *Feedback* von Außenstehenden.

Bei ernsten Schulschwierigkeiten sollte das Gespräch mit Lehrern und Direktion gesucht und ein Wechsel in eine Schule überlegt werden, die dem Jugendlichen in seinen Interessen entgegenkommt und Ressourcen bereithält.

Oft ist es in der Pubertät schwierig zu unterscheiden, inwieweit mangelnde Kooperation und Motivation sowie Oppositionsverhalten an der Störung selbst, an der Pubertät oder möglicherweise bereits an komorbiden Störungen liegt.

Hier ist eine sehr genaue Anamnese, Verhaltensbeobachtung und therapeutische Unterstützung wichtig.

Oftmals kann die Ausprägung des Verhaltens der Jugendlichen in unterschiedlicher Umgebung auch unterschiedlich stark sein. Die meisten Konflikte gibt es, wie bei allen Pubertierenden, zu Hause im Zusammenleben. Auch hier scheint es sich um *normale* pubertäre Verhaltensweisen zu handeln, die Intensität ist jedoch oft deutlich erhöht.

Probleme mit den *Peergroups* sind für Jugendliche viel bedrohlicher, da sie hier schneller ins *Abseits* kommen.

ADHS kann in die Dissozialität führen und amerikanische Studien zeigen, dass der Anteil von ADHS-Betroffenen in den Gefängnissen zwischen neun und fünfundzwanzig Prozent schwankt.[78]

78 Curran S, Fitzgerald M (1999) Attention-deficit/ Hyperactivity disorder in the prison population. Am J Psychiatry 156: 1664–1665

Es besteht ein deutlich erhöhtes Risiko für Drogen- und Alkoholmissbrauch, aber auch im Konsumverhalten betreffend Einkaufen, Medien, vor allem exzessives Computerspielen.

Auch der Handel zum Beispiel mit Methylphenidat kann zum Problem werden. In Amerika spricht man bereits vom *Schulhof-Verkauf,* Studien zufolge gaben elf Prozent der Befragten zu, verschriebene Medikamente verkauft zu haben, andererseits nimmt die Zahl der Jugendlichen, die ohne Verschreibung und Diagnose Methylphenidat nehmen, zu.[79]

Die häufigsten Drogen im Jugendbereich sind Alkohol, Tabak und Cannabis. Ein gleichzeitiges Einnehmen von Methylphenidat oder Atomoxetin ist bedenklich und daher muss nicht nur die Indikationsstellung streng sein, sondern auch Dosierung, Abgabe und Verhalten im Bezug auf Drogen ständig kontrolliert werden.

Bezüglich Tabak rauchen gibt es keine spezifischen Einschränkungen.

Die Sorge, dass Stimulantien als Einstieg in einen Drogen-Abusus fungieren könnten, hat sich nicht bewahrheitet, im Gegenteil, die Therapie, wahrscheinlich durch die vermehrte emotionale Stabilität, bewirkt ein vermindertes Risiko für Suchtentwicklung.

Atomoxetin unterliegt zwar nicht dem Suchtmittelgesetz, eine gleichzeitige Einnahme mit Alkohol oder illegalen Drogen ist trotzdem in jedem Fall zu unterlassen.

Das Risiko im Straßenverkehr zu verunfallen ist ebenfalls erhöht, laut Studie von Fried und Mitarbeitern[80] um das Zwei- bis Vierfache.

Beim Erwerb des Führerscheins besteht keine Verpflichtung zur Offenlegung, der Betroffene ist für sich selbst und seine Fahrtüchtigkeit verantwortlich.

Wenn die Jugendlichen volljährig werden, müssen sie in der Lage sein mit ihren Finanzen umzugehen. Dies fällt ADHS-Betroffenen oft schwer. Beratung durch Eltern, aber auch Außenstehende kann notwendig sein, wichtig ist jedoch schon früher, den Umgang mit Geld zu thematisieren und zu üben. Taschengeld und Ferialpraktika geben die Möglichkeit dazu. Hier sollten konkrete Richtlinien gegeben und befolgt werden – keine Extras, kein

79 Wilens T E, Gignac M, Swezey A, Monuteaux M C, Biederman J (2006) Characteristics of adolescents and young adults with ADHD who divert or misuse their prescribed medications. J Am Acad Cild Adolesc Psychiatry 45: 408–414

80 Fried R, Petty C R, Surmann C B, Reimer B, Aleardi M, Martin J M, Coughlin J F, Biederman J (2006) Characterizing impaired drivingbin adults with ADHD: A controlled study. J Clin Psychiatry 67(4): 567–574

Ausborgen, kein Überziehungsrahmen, Begrenzung der Handy-Rechnung u.v.m.

Mit Beginn der Arbeitstätigkeit können, abhängig von der Toleranz des Dienstgebers, viele Probleme erneut auffallen. ADHS-Betroffene wechseln durchschnittlich häufiger den Arbeitsplatz als andere, viele arbeiten lieber selbständig und sind so wesentlich erfolgreicher.

Bei guter Motivation und der richtigen Arbeit können jedoch auch überdurchschnittliche Leistungen erbracht werden und die meist offene direkte Kommunikation Erfolg und Beliebtheit bringen.

Die große Kreativität kann zum Beispiel in künstlerischen Berufen zum Erfolg führen.

Erwachsenenalter

Da dieses Buch dem Kindes- und Jugendalter gewidmet ist, soll zur adulten ADHS nur ganz kurz berichtet werden.

Die Symptome wandeln sich mit zunehmendem Alter weiter, die motorische Unruhe lässt weiter nach und ist oft ganz verschwunden, die Impulskontrolle wird besser, das Aufmerksamkeitsdefizit bleibt häufig bestehen.

Bei einer Emotionsregulations-Störung können, oft aufgrund von Komorbiditäten, aber auch von Misserfolgs-Erlebnissen und Zurückweisungen, entsprechende Symptome auftreten. *Coping-Strategien* wurden entwickelt, manchmal auch in dysfunktionaler Weise.

Eine Erstdiagnose im Erwachsenenalter ist selten, oft kommen die Patienten mit Depression oder Angstsymptomen zum Arzt.

Manche Erwachsene suchen Rat, wenn bei ihren Kindern die Diagnose ADHS gestellt wurde und sie sich selbst in den Symptomen wiedererkennen oder wenn sie aufgrund von Berichten oder Internet-Recherchen selbst eine Diagnose gestellt haben.

Komorbidität und Differentialdiagnose

Die Diagnostik von ADHS ist unter anderem auch aufgrund der hohen Rate von fünfzig bis achtzig Prozent an komorbiden Erkrankungen schwierig.

1. **Entwicklungsstörungen:**

   Hier ist eine sehr genaue und korrekte Diagnostik wichtig, da Entwicklungsstörungen ADHS-ähnliche Symptome zeigen können, aber auch eine Überschneidung von beidem möglich ist.

Die **Entwicklung der Feinmotorik und Koordination** kann betroffen sein, meist fällt dies erst im Volksschulalter auf. Es sind keine hirnorganischen Ursachen nachweisbar, neurologisch können ein schlaffer Muskeltonus, Reflexdifferenzen sowie besondere *Ungeschicklichkeit* auffallen.

Eine Kombination mit **Lernstörungen** im Sinne von Rechtschreib-, Rechen- und Leseproblemen belastet die Kinder zusätzlich zu den Kernsymptomen und erschwert den Schulbesuch. Auch diese Störung tritt familiär gehäuft auf.

Differentialdiagnostisch muss beachtet werden, dass die genannten Teilleistungsstörungen per se zur Überforderung und damit ADHS-ähnlichen Symptomen führen können und somit nicht als Komorbidität anzusehen sind.

Diagnostisch muss neben den Teilleistungsschwächen auf alle Fälle ein Intelligenztest durchgeführt werden.

A. **Auditive Verarbeitungsstörungen** sind gekennzeichnet durch eine Störung der basalen Reizverarbeitung im Hirnstamm,

B. **auditive Wahrnehmungsstörungen** durch fehlende oder verminderte Interpretation des Gehörten.

a. Es besteht kein nachgewiesener Zusammenhang mit ADHS. Allerdings sind die Symptome denen der Kinder mit ADS sehr ähnlich. Aufforderungen werden nicht oder mangelhaft verstanden und ausgeführt, Gehörtes rasch wieder vergessen, ähnlich klingende Wörter verwechselt, die Ablenkbarkeit ist erhöht.

b. Konsequente Störungen des Lernverhaltens und sozialer Interaktionen sind oft schwierig von ADHS abzugrenzen. Differentialdiagnostisch zeigen Kinder mit auditiver Wahrnehmungsstörung altersadäquate Dauerleistungen und gute nicht-verbale Merkfähigkeit.

2. Verhaltensauffälligkeiten können auch durch dauernde schulische **Über- oder Unterforderung** zustande kommen.

Bei Überforderung können Kinder frustriert, motorisch unruhig, leicht ablenkbar reagieren, Misserfolge und eventuelle leider immer noch übliche Strafen verstärken das Verhalten und erschweren die Abgrenzung zu ADHS.

Bei Komorbidität von ADHS und Minderbegabung (IQ unter 79) ist die Sicherung der Diagnose wesentlich komplizierter, bei einem IQ unter 50 unmöglich.

Unterforderte Kinder können ebenfalls mit Unruhe, Störungen und Verhaltensauffälligkeiten auf sich aufmerksam machen. Die Wahl des richtigen Schultyps und Elternberatung sind hier im Vordergrund.

Nicht jedes unaufmerksame oder unruhige Kind ist gestört.
Hinter den Symptomen können sich Entwicklungsdefizite, Erziehungsfehler oder eine unangemessene Schulsituation verbergen.

3. Das bewusste Missachten von Regeln, häufige Wutausbrüche und verminderte Frustrationstoleranz, die über das normale Maß an altersentsprechendem *Trotz* bis zum ca. zehnten Lebensjahr hinausgehen, wird als **Oppositionelle Verhaltensstörung** bezeichnet.

   Als Unterscheidung zur Sozialverhaltensstörung im engeren Sinn kommt es dabei nicht zur Gesetzesübertretung.

   Differentialdiagnostisch muss beachtet werden, dass die oppositionelle Verhaltensstörung einerseits bei ADHS-Kindern häufig anzutreffen ist, andererseits auch eigenständig vorkommen kann.

   Elternberatung und -training sind in jedem Fall hilfreich.

   Döpfner und Mitarbeiter haben ein spezielles Trainingsprogramm *THOP* entwickelt.[81]

4. **Tic-Störungen** treten häufig komorbid mit ADHS auf.

   Allen voran sind motorische Tics wie zwinkern, Schulter zucken und ähnliches oder vokale Tics wie zum Beispiel räuspern. Die Symptome können vorübergehend sein oder andauern und in der Intensität stark schwanken.

   Oft ist eine familiäre Häufung zu sehen, Diagnosestellung ist meist durch Eltern oder Lehrer möglich, da die Kinder selbst die Tics nicht immer bewusst wahrnehmen.

CAVE: Tics können durch Methylphenidat ausgelöst oder verstärkt werden!

Ein Auslassversuch kann den Beweis ergeben. In diesem Fall ist eine Umstellung auf ein anderes Medikament erforderlich.

81 Döpfner M, Schürmann S, Fröhlich J (2002) THOP das Therapieprogramm für Kinder mit hyperkinetischem und Oppositionellem Problemverhalten. Weinheim: PVU/ Beltz

5. **Reaktive Bindungsstörungen** zeigen sich durch Symptome im emotionalen und sozialen Bereich vor dem fünften Lebensjahr.

   Nach Bolby und Ainthworth beruht eine sichere kindliche Bindung nicht auf der Stärke, sondern der Qualität der Bindung und vor allem der Fähigkeit der Bezugsperson Sicherheit zu vermitteln.

   Motorische Unruhe ebenso wie Auffälligkeiten im Sozialverhalten müssen von den Symptomen bei ADHS differenziert werden.

   Gleichzeitig mit der Bindungsstörung kann es zu Entwicklungsstörungen, Angsterkrankung, anderen emotionalen Erkrankungen oder auch hyperkinetischen Störungen kommen. Eine genaue Differentialdiagnostik ist erforderlich.

6. **Emotionale Störungen** können die Folge vieler Frustrationserlebnisse, Zurückweisungen und Misserfolge der Kinder sein.

   Sie bekommen durch ADHS-typisches Verhalten zwar vermehrt, aber auch oft negative Zuwendung. Dadurch leidet das Selbstwertgefühl und weiteres Problemverhalten wird proviziert, das oftmals langfristig in emotionalen Störungen, sozialen Rückzug und Entstehen negativer Schemata münden kann.

   Das heißt, Elternschulung als Prävention ist wichtig, um es nicht dazu kommen zu lassen.

   Als Differentialdiagnose wichtig sind Depression und Angststörung. Vor allem bei reiner ADS-Symptomatik muss eine Depression hinterfragt werden.

   Depressionen sind aber auch, einer Studie von Döpfner und Mitarbeitern zufolge, mit bis zu vierzig Prozent eine häufige Komorbidität, wobei sich die Leitsymptome von denen der Erwachsenen beziehungsweise im Entwicklungsverlauf deutlich unterscheiden.

7. ADS-Symptome können eine Überlappung mit **Absencen** zeigen, eine Form der Epilepsie, bei der die Kinder kurz (bis zu fünfzehn Sekunden) *weggetreten* und nicht ansprechbar sind, sich nachher aber nicht erinnern können. Als Differential-Diagnostikum kann das EEG mit einer typischen *Spike-Wave-Aktivität* Klarheit bringen.

8. Das **Asperger-Syndrom** ist eine tiefgreifende Entwicklungsstörung mit schwerer Störung des Sozialverhaltens, häufig kombiniert mit motorischen Auffälligkeiten und speziellen Begabungen. In Studien wird über eine Häufung von ADHS-Symptomen bei Autismus geschrieben. Diagnostisch ist eine Abgrenzung wichtig, oft treten die

typischen Autismus-Symptome erst nach einer wirksamen Behandlung der ADHS auf.

9. **Sozialverhaltensstörungen:**

   Bei Jugendlichen sind Komorbiditäten eher die Regel als die Ausnahme.

   Die Sozialverhaltensstörung und Hyperkinetische Störung kann häufig mit ADHS kombiniert auftreten, aber auch als isolierte Diagnose.

   Korrekte Diagnostik und ausführliche Anamnese sind unerlässlich, um herauszufinden, ob die Störung auf Basis der ADHS entstanden oder komorbid vorhanden ist, beziehungsweise um sicher zu gehen, dass die Diagnose nicht übereifrig vergeben wird und zu Stigmatisierung führt, da bei dieser Diagnose häufig die Entwicklung einer dissozialen Persönlichkeitsstörung beobachtet wird.

   Medikation ist hier meist unerlässlich, fallweise wird auch *Risperidon*, ein Neuroleptikum, zur verbesserten Impulskontrolle eingesetzt.

10. Innere und motorische Unruhe, Konzentrationsprobleme, Störung der exekutiven Funktionen im Rahmen einer **psychotischen Erkrankung** können ADHS-Symptomen ähnlich sein. Differentialdiagnostisch ist eine genaue Verlaufsanamnese hilfreich, da ADHS-Symptome meist in der frühen Kindheit beginnen, während Schizophrenie ihren Beginn meist erst im Jugendalter hat.

11. **Sucht**

    Vor allem Jugendliche mit ADHS haben ein deutlich erhöhtes Risiko für Substanzmissbrauch, bei komorbiden Störungen, vor allem Persönlichkeitsstörungen ist dieses noch weiter erhöht.

    Der Versuch einer Selbstbehandlung mit Alkohol, Cannabis oder Kokain kann den Beginn einer Suchtkarriere darstellen, aber auch die erhöhte Impulsivität und *High-Risk*-Verhalten sind möglicherweise ursächlich beteiligt.

    Therapeutisch muss vorrangig am Suchtverhalten und Substanzmissbrauch gearbeitet werden, unter Umständen in stationärem *Setting*.

12. **Persönlichkeitsstörungen**

    Die Diagnose wird im Allgemeinen erst ab dem sechzehnten Lebensjahr vergeben, da ein wichtiges Diagnosekriterium die Persistenz der Symptome ist. Vor diesem Alter spricht man von einer Persönlichkeitsentwicklungsstörung.

Eine Kombination von ADHS mit Sozialverhaltensstörung beinhaltet ein hohes Risiko für die Entwicklung einer **dissozialen Persönlichkeitsstörung**.

Auch eine **Boderline-Persönlichkeitsstörung** kann Symptomüberlappungen zeigen.

Komorbidität im Erwachsenenalter

Eine groß angelegte Studie in der Lübecker ADHS-Ambulanz brachte valide Daten.[82]

Von 128 Patienten hatten 93, das heißt 72,7%, mindestens eine komorbide Störung aus Achse 1. Jeder Dritte zeigte zwei oder mehrere komorbide Störungen, bei 15 Patienten war eine komorbide Persönlichkeitsstörung vorhanden, am häufigsten eine Borderline-Persönlichkeitsstörung.

Insgesamt am häufigsten fanden sich affektive Störungen mit 48%, davon am häufigsten mit 32% eine unipolare Major Depression. Immerhin jeder Fünfte hatte eine depressive Episode, 7% eine bipolare Störung.

Angst- und Zwangserkrankungen fanden sich bei 26% der Patienten, davon am häufigsten soziale Phobien.

Die zweithäufigste Gruppe waren substanzassoziierte Erkrankungen, vor allem mit Alkohol- und Cannabis-Abusus.

Nach Rösler und Mitarbeitern findet man in Strafanstalten eine überdurchschnittliche Häufung von ADHS-Patienten, kombiniert mit antisozialer Persönlichkeitsstörung.

Bei Patienten mit komorbider Lese- und Rechtschreibstörung konnte eine gehäufte Entwicklung von selbstunsicherer Persönlichkeitsstörung und sozialen Phobien beobachtet werden.

Differentialdiagnostik

- Major Depression: Die Symptomabgrenzung ist vor allem bei vordergründiger Konzentrationsstörung, Motivationsmangel und Vergesslichkeit nicht einfach. Eine genaue Anamnese der Entwicklung der Symptome von Kindheit an kann helfen, die Störungsbilder abzugrenzen oder eine Komorbidität zu diagnostizieren. Nach erfolgreicher Therapie der Depression können sich die Symptome der ADHS verstärkt zeigen.

82 Kahl K G, Puls J H, Schmid G (2007) In: Praxishandbuch ADHS. Stuttgart: Thieme

- Bipolare Störungen können durch ihren phasenhaften Verlauf abgegrenzt werden, bei sogenannten *Rapid Cyclern* kann dies schwierig sein, da ein Wechsel innerhalb von Minuten stattfinden kann.

  Eine weitere Unterscheidung kann durch Familienanamnese und das Ansprechen auf spezifische Medikation getroffen werden.

- Borderline-Persönlichkeitsstörung

  Sowohl BLS als auch ADHS können im Jugendalter beginnen und erst durch soziale oder Schulprobleme auffällig werden. Auch bei ADHS kann es mitunter durch Verlust der Kontrolle zur Selbstverletzung kommen, allerdings nicht, wie bei BLS, zur Spannungsreduktion oder Unterbrechung einer Dissoziation.

  Ein gemeinsames Symptom ist die Emotionsregulationsstörung, rasche Stimmungsschwankungen, intensive Gefühle bei oft nicht erkennbarem Auslöser. In beiden Fällen kann es zu Problemen im zwischenmenschlichen Bereich kommen.

  Das Borderline typische Gefühl der *Leere* wird zwar von ADHS-Patienten manchmal genannt, kommt aber eher aus Langeweile zustande und unterscheidet sich deutlich an Intensität und im Leidensdruck.

  Entscheidende Unterschiede finden sich in der Biographie, die bei Borderline-Persönlichkeiten meist ein invalidierendes Umfeld, traumatische Erfahrungen oder Vernachlässigung zeigt.

  Familien-anamnestisch finden sich bei ADHS häufig gleiche oder ähnliche Symptome bei Angehörigen wie beim Betroffenen.

- Eine Differentialdiagnose bei hyperkinetischen Symptomen im Erwachsenenalter ist das *Restless-Legs-Syndrom* mit Bewegungsdrang der Beine und Unruhe vor allem nachts. Als Ursache wird eine Störung im Dopaminsystem angenommen, einen Zusammenhang mit ADHS zeigen mehrere klinische Studien. Es gibt ebenfalls eine familiäre Häufung und gehäuft komorbid Depressionen. Das Mittel der Wahl bei der Behandlung sind Dopamin-Agonisten (L-Dopa), die bei der Behandlung von ADHS als unwirksam erscheinen.

Pharmakotherapie der AD(H)S

Ziel der medikamentösen Therapie ist:

- die Beeinflussung der Kernsymptome der ADHS:

  Aufmerksamkeitsstörung

Impulsivität

Hyperaktivität

- Behandlung der eventuell vorhandenen Komorbiditäten

Die medikamentöse Therapie geht von der Annahme aus, dass vor allem das dopaminerge, aber auch noradrenerge System nicht regelrecht funktionieren.

Forschungen bezüglich anderer Transmitter wie zum Beispiel Serotonin, Azetylcholin, Glutamat sind im Gange.

Psychostimulantien

1. Methylphenidat[83]

ist das erste Mittel der Wahl und wird am häufigsten verwendet.

Es wirkt über eine reversible Blockade von Dopamin-, in geringerem Ausmaß auch von Noradrenalin- und Serotonin-Transportern. Dadurch wird weniger Dopamin am präsynaptischen Neuron wieder aufgenommen und es steht mehr Dopamin am postsynaptischen Neuron zur Verfügung.[84]

Für den Nachweis der Wirksamkeit liegen mehrere Studien vor.[85, 86]

Methylphenidat gibt es in der unretardierten Form mit einer Wirkdauer von circa vier Stunden und in verschiedenen retardierten Formen mit einer Wirkdauer, die von sechs bis zu zwölf Stunden reicht.

Die kurz wirksamen Substanzen sind leichter steuerbar, die Retard-Formen haben den Vorteil einer gleichmäßigen Wirkstofffreisetzung über den Tag verteilt und fehlendem Rebound-Effekt (Verschlimmerung der Beschwerden) bei Abfall der Dosis. Dadurch wird auch das Abhängigkeitspotential geringer.

---

83 Faraone S V, Spencer T, Aleardi M, Pagano C, Biederman J (2004) Meta-analysis of the efficacy of methylphenidatfor treating adult ADHD. J Clin Psychpharmacol 24: 24–29

84 Pliszka S R (2005) The neuropsychopharmacology of attention-deficit/hyperactivity disorder. Biolog Psychiatry 57: 1385–1390

85 Brown R T, Amler R W,Freeman W S, Perrin J M,Stein M T,Feldmann H M,Pierce K, Wolraich M L and the Commity of quality Improvement, Subcommitee of ADHD (2005) Overview of the evidence. Pediartics 115: 749–757

86 Schachter H M, Pham B, King J, Langford S, Moher D (2001) How efficious and safe ist her short-acting methylphenidate for the treatment of ADD in children and adolescens? CMAJ 165: 1475–1477

Ein weiterer Vorteil ist vor allem bei Schulkindern, dass die Medikamenteneinnahme tagsüber nicht vergessen werden kann oder unter Unständen dem Kind in der Schule peinlich ist.

Methylphenidat ist nicht bei allen Kindern wirksam, circa 20–30% sprechen nicht auf dieses Medikament an.

Die Einstellung auf das Medikament erfolgt langsam, nach der sogenannten Titrier-Methode. Der Arzt bestimmt vorerst die notwendige Einzeldosis (meist zwischen fünf und zwanzig mg) und die individuelle Wirkdauer (meist drei bis fünf Stunden). Anhand von Fremdbeobachtung durch Eltern und Lehrer sowie Selbstbeurteilungsbögen wird die Wirkung ermittelt und die Dosierung angepasst. Die individuelle Dosis kann sehr stark variieren.

Voraussetzung für den Beginn der Therapie ist eine gesicherte Diagnose, vorhandener Leidensdruck sowie eine ausführliche Information des Betroffenen (abhängig vom Alter), der Eltern oder anderer erziehungsberechtigter Personen.

Üblicherweise wird einmal jährlich vom Hausarzt eine Kontrolle des Blutbildes und der Leberwerte durchgeführt.

Als häufigste **Nebenwirkungen** werden in einer groß angelegten Studie von Schachter et al. (2001) im Kindes- und Jugendalter beschrieben:

- Schlafstörungen (bis zu siebenundvierzig Prozent). Einschlafstörungen können als *Rebound* interpretiert werden – die Kinder holen am Abend all das nach, was tagsüber gehemmt war
- Appetitminderung (bis vierundvierzig Prozent) – evtl. Verbesserung durch Einnahme nach dem Frühstück, laufendes Wiegen und Messen ist ratsam
- Ängstlichkeit (bis dreißig Prozent)
- Müdigkeit (bis vierundzwanzig Prozent)
- Magenbeschwerden (bis vierundzwanzig Prozent)
- Kopfschmerzen (bis achtzehn Prozent)
- Schwindel (bis sieben Prozent)
- Depressive Stimmungslage, vor allem bei Jugendlichen, die sich bereits selbstkritisch betrachten

Es ist möglich, dass Kinder sich an die Medikation gewöhnen und ohne diese nicht mehr auskommen. Von einer Suchtentwicklung kann jedoch nicht ausgegangen werden, im Gegenteil, die Chance, Alkohol- oder Drogensüchtig zu werden, ist unter Medikation geringer.

Von der deutschen Gesellschaft für Kinder- und Jugendpsychiatrie wird, symptomabhängig, ein jährlicher Auslassversuch empfohlen, um die Wirksamkeit zu überprüfen, zum Beispiel durch Erfassung der Kernsymptomatik mit Fragebögen.

Die Hypothese, dass im Alter häufiger ein M. Parkinson auftritt bei Menschen, die in der Kindheit Methylphenidat bekommen haben, hat sich bisher nicht belegen lassen.[87]

Dennoch muss berücksichtigt werden, dass bei Kindern, die kein verstärkt ausgebildetes Dopaminsystem besitzen – zum Beispiel bei falscher Diagnose-Stellung! – ein Risiko besteht, ebenso bei sehr früher Gabe oder sehr hoher Dosierung.

Für das Erwachsenenalter kommen nach Biederman et al., 2005, noch folgende Symptome dazu:

- Mundtrockenheit, trockene Schleimhäute (bis vierunddreißig Prozent)
- Gastro-intestinale Beschwerden (bis achtundzwanzig Prozent)
- Innere Anspannung (bis achtzehn Prozent)
- Kardio-vaskuläre Probleme (bis neun Prozent)
- Depression (bis acht Prozent)
- Verminderung der Libido (bis sieben Prozent)
- Erektionsstörungen (bis zehn Prozent)

Aufgrund möglicher Blutdruck- und Pulserhöhungen sollten diese Parameter regelmäßig gemessen werden.

Umgang mit schweren Nebenwirkungen:

- Bei depressiven Zuständen ist eine kombinierte Pharmakotherapie erforderlich (plus SSRI).
- Bei Tic-Störungen muss der Zusammenhang zwischen Tic und Medikament evaluiert und dann ein Medikamentenwechsel vorgenommen werden.
- Bei Auftreten psychotischer Symptome muss die Stimulantien-Therapie sofort beendet werden.

87 Moll G H, Hause S, Rüther E,Rothenberger A, Huether G (2001) Early methylphenidate administration to young rats causes a persistent reduction in the density of striatal dopamin transporters. J Child Adolescents Psychopharmacology 11: 15–24

- Bei massiven Rebound-Phänomenen ist der Umstieg auf Retard-Präparate sinnvoll.

Umgang mit komorbiden Störungsbildern:

- Bei ADHS und komorbider Depression kombinierte Pharmakotherapie: Stimulantien und SSRI/SNRI. Wenn die Depression im Vordergrund steht, sollten die SSRI/SNRI zuerst verordnet werden.
- Bei komorbider Angststörung wird erst mit SSRI/SNRI die Symptomatik der Angst- und Panikstörung behandelt, dann auf Methylphenidat eingestellt.
- Bei komorbider Borderline-Störung sollte immer zuerst ADHS behandelt werden, damit die Therapie der Borderline-Störung möglich ist.

CAVE: Die Kombination von Methylphenidat und MAO-Hemmern ist nicht möglich – absolute Kontraindikation!

Kontraindikationen

Relative Kontraindikationen

- Suchtproblematik
- Schwere Aggressionsdurchbrüche
- Tic-Störungen
- Anfallsleiden
- Angststörung

Da bestehende Tic-Störungen sich unter Umständen verschlimmern können, spricht man, gemäß den Richtlinien der deutschen Gesellschaft für Kinder- und Jugendpsychiatrie, von einer relativen Kontraindikation.

Anfallsleiden können sich ebenfalls verschlechtern und bedeuten daher eine relative Kontraindikation.

Bei komorbider Angststörung sind die Ergebnisse unterschiedlich, es ist sowohl eine Verschlimmerung als auch Verbesserung möglich.

Absolute Kontraindikationen

- Psychosen
- Unbehandelter Bluthochdruck
- Schilddrüsenüberfunktion
- Grüner Star

- Schwangerschaft
- Gleichzeitige Therapie mit MAO-Hemmern

2. Amphetamine

Da mit Methylphenidat nicht bei allen Kindern eine positive Wirkung eintritt – ca. 20–30% sind sogenannte *Non-Responder* – nimmt man Amphetamine als Mittel der zweiten Wahl.

Auch bei der Entwicklung von depressiven Verstimmungen oder von Tic-Störungen sowie schweren aggressiven Durchbrüchen kann es angezeigt sein, auf Amphetamine auszuweichen.

Amphetamine in einer geringen Dosis (1–2 mg/die) haben sich als günstig erwiesen bei komorbider Borderline-Störung.

Die Wirkungsweise enthält neben der Blockade von Dopaminrezeptoren noch die zusätzliche Freisetzung von Dopamin und Noradrenalin aus den präsynaptischen Vesikeln sowie eine Blockierung der Monoaminooxidase. Die Konzentration von Dopamin am synaptischen Spalt steigt und die Neurotransmitter werden langsamer abgebaut.

Es ist D- und L-Amphetaminsulfat erhältlich, eine Rezeptur kann als Saft oder Kapsel von der Apotheke hergestellt werden.

Die Halbwertszeit beträgt fünf bis acht Stunden, was bedeutet, dass diese Medikamente nur maximal zweimal am Tag eingenommen werden müssen.

Der Wirksamkeitsnachweis wurde in vielfachen Studien erbracht (Brown et al, 2005; Faraone et al., 2001; Pliszka et al., 2000; Spencer et al, 2001).

Suchtmittelverordnung für Psychostimulantien

Die Verschreibung von Psychostimulantien im ambulanten Bereich unterliegt dem Betäubungsmittelgesetz (BTM-Rezepte), im stationären Bereich werden BTM-Anforderungsscheine ausgestellt und in der Anstaltsapotheke eingelöst.

Die monatliche Verschreibung von Methylphenidat darf nicht mehr als 1500 mg betragen. Ausnahmen müssen im Einzelfall begründet werden.

Positive Stimulantien-Effekte: Zusammenfassung

Kognitiver Bereich

- Verbesserung von Aufmerksamkeit und Konzentration
- Verminderung der Ablenkbarkeit
- Verbesserung des Kurzzeitgedächtnisses
- Vermehrte Arbeitsleistung, weniger Fehler

Bereich der Impulsivität

- Bessere Umsetzung von Gedanken
- Vermindert aggressives Verhalten
- Verbesserung der sozialen Kompetenzen
- Erhöhte Frustrationstoleranz
- Verbesserte Selbstregulation

Bereich der Hyperaktivität

- Innere Ruhe wird möglich, verminderte Rastlosigkeit
- Verminderung der motorischen Unruhe
- Verminderter Rededrang, bessere Kommunikation

Bereich der Emotionen

- Verminderung der Stimmungsschwankungen
- Verminderung der emotionalen Erregbarkeit
- Besserung der Hypersensibilität

3. Atomoxetin

Atomoxetin[88] ist ein zentral wirksames Sympathomimetikum und wirkt durch selektive reversible Hemmung des präsynaptischen Noradrenalin-Transporters. Dadurch wird sowohl die Noradrenalin- als auch die Dopamin-Konzentration im präfrontalen Kortex erhöht. Die Konzentration im Nucleus accumbens bleibt jedoch unbeeinflusst, wodurch das fehlende Suchtpotential erklärbar ist.

Die Halbwertszeit beträgt vier bis fünf Stunden.

Studien zeigen eine Verbesserung der Aufmerksamkeit, der motorischen Unruhe sowie eine Verminderung der Impulsivität.[89]

---

88 Kratochvil C J,Heiligenstein J H,Dittmann R, Spencer T J, Biederman J, Newcorn J H, Casat C, Milton D A,Michelsaon D (2002) Atomoxetin and Methylphenidat treatment in children with ADHS:A prospective,randomized,open label-trial. J Am Acad Child Adolesc Psychiatry 41: 778–784

89 Sevecke K, Battel S, Dietmann R, Lehmkuhl G, Döpfner M (2005) Wirksamkeit von Atomoxetin bei Kindern, Jugendlichen und Erwachsenen mit ADHS. Nervenarzt, 77: 294–308

Nebenwirkungen:[90]

- Appetitminderung (bis20 %)
- Erbrechen (bis 15 %)
- Übelkeit (bis 11,8 %)
- Bauchbeschwerden (bis 11 %)
- Müdigkeit (bis 10 %)
- Schwindel (bis 10 %)
- Dyspepsie (bis 9,4 %)

Bei Erwachsenen kommen noch hinzu:

- Mundtrockenheit (21 %)
- Schlafstörungen (20 %)
- Obstipation (11 %)
- Erektionsstörungen (10 %)
- Libidominderung (7 %)

Kontrolle von Blutdruck und Puls ist regelmäßig erforderlich.

Bei komorbiden Tic-Störungen wurde unter Atomoxetin eine Verbesserung berichtet.[91]

Bei komorbiden Depressionen und Angststörung fanden sich unter Atomoxetin plus Fluoxetin eine Verbesserung der ADHS sowie der depressiven und ängstlichen Symptome.

Vorteile von Atomoxetin:

- einmal tägliche Einnahme ausreichend
- gute Wirkung bei unaufmerksamen Typus von ADHS
- hilfreich bei Kindern mit frühmorgendlichen Problemen (da die Wirkung noch anhält)

---

90 Michelson D, Allen A J, Busner J, Casat C, Dunn D, Kratochvil C, Newcorn J, Sallee F R, Spencer T and the Atomoxetin Study Group (2002) One-daily atomoxetin treatment for children and adolescents with attention-deficit hyperactivity disorder: A randomized,placebo- controlled study. Am J Psychiatry 159: 1896–1901

91 Allen A J, Kurlan R M, Gilbert D L, Coffey B J, Linder S L, Lewis D W, Winner P K, Dunn D W, Dure L S, Sallee F R, Milton D R, Mintz M I, Ricardi R A, Erenberg G, Layton L L, Feldmann P D, Kelsey D K, Spencer D J (2005) Atomoxetin treatment in children with ADHD and comorbid tic disorders. Neurology 65: 1941–1949

- da Atomoxetin eigentlich ein Mittel gegen Depressionen ist, möglicherweise gute Wirkung bei Vorliegen von zusätzlichen depressiven Verstimmungen bzw. Ängsten
- geringeres Missbrauchspotentials bei Drogenabhängigen (trotzdem ist eine Gabe nicht zu empfehlen)

Nachteile:

Es wäre problematisch, Atomoxetin als DIE Alternative zur Psychostimulantien-Therapie zu erhoffen oder gar auf begleitende psychotherapeutische und psycho-soziale Hilfen für ADHS-Kinder verzichten zu wollen. Die Nachteile der Medikation mit Atomoxetin sind u. a.

- Schwierige Einstellung und sehr individuelle Dosierung erforderlich
- Geringere *Responder*-Rate
- Erhebliche individuelle Unterschiede bzw. mögliche Beeinflussung durch andere Medikamente durch stärkeren Einfluss des sog. Zytochrom-Systems, ausgelöst u. a. durch fast alle Serotonin-Wiederaufnahmehemmer (SSRI) und weitere Medikamente
- Etwa 9–10% aller Menschen verstoffwechseln die Medikation langsamer *(Poor Metabolizer)*, was zu erhöhten Dosierungen und mehr Nebenwirkungen führen kann.
- Ähnliches Nebenwirkungsprofil wie Stimulantien (d. h. auch Appetitstörungen, Unruhe, Schlafprobleme)
- Typisch ist ein leichter Puls- und Blutdruckanstieg zu Beginn (noradrenerge Wirkung auf das Nervensystem), eventuell häufigere stärkere Magenbeschwerden nach der Einnahme und Mundtrockenheit.
- Manche Patienten/Eltern berichten, dass Schläfrigkeit zu den Gründen für einen Therapieabbruch gehören. Die Patienten bzw. ihre Eltern geben an, dass bei fehlender Stimulation durch äußere Reize die Patienten müder als vorher wirken.
- Selten Leberfunktionsstörungen
- Im September 2005 wurde in den USA bzw. in Deutschland eine Warnung wegen erhöhten Suizidrisikos bzw. erheblichen emotionalen Schwankungen, Reizbarkeit und aggressivem Verhalten veröffentlicht, wobei es schwierig ist, vorher bestehende Stimmungsschwankungen abzugrenzen. Strenge Überwachung ist in jedem Fall bei der Einnahme eines neuen Medikamentes angezeigt.
- Ein finanzieller Nachteil für den Kostenträger sind die relativ hohen Kosten des Medikamentes.

Im Gegensatz zu den USA, wo *Strattera* (Atomoxetin) als erstes Medikament zur Behandlung der ADHS im Erwachsenenalter zugelassen wurde, wird die Erstanwendung von *Strattera* bei Erwachsenen mit ADHS vom Hersteller als *nicht angemessen* bezeichnet. Dagegen kann bei Jugendlichen, die volljährig werden, eine erfolgreich begonnene Pharmakotherapie fortgesetzt werden.

4. Mittel der dritten Wahl

Als Mittel der dritten Wahl bei Therapieversagen gibt es eine Reihe weiterer Möglichkeiten.

- Bupropion, ein dopaminerg wirkendes Antidepressivum
- Desipramin und Reboxetin, überwiegend noradrenerg wirksam
- Venlafaxin, serotonerg-noradrenerg wirksam
- Pemolin, Psychostimulantien, die wegen ihrer Hepatotoxizität nur als *Ultima Ratio* gegeben werden

Es sollte jedoch bei Therapieversagen der Medikamente der ersten und zweiten Wahl in jedem Fall die Diagnosestellung wiederholt und überprüft werden!

Bei trizyklischen Antidepressiva ist auf die im Vergleich zu SSRI vermehrten (anticholinergen) Nebenwirkungen zu achten sowie auf die Gefahr einer Intoxikation bei Überdosierung.

Handelsnamen – Beispiele

Methylphenidat: am häufigsten verwendete Präparate in Österreich, Deutschland und der Schweiz sind

Ritalin (Wirkdauer drei bis vier Stunden) und *Concerta* (Wirkdauer zwölf Stunden).

Generika sind unter den Namen *Medikinet* und *Equasym*, auch in Retardform, erhältlich.

Amphetamine

Werden im deutschsprachigen Raum nur in einer *Magistraliter*-Rezeptur als Saft oder Kapseln angefertigt und unterliegen dem Suchtmittelgesetz.

In den USA liegen Fertigpräparate z. B. unter dem Namen *Benzedrine* oder *Adderall* vor.

Atomoxetin

Strattera: ursprünglich aus den U.S.A., Zulassung in Österreich, Deutschland und der Schweiz vorhanden

Gefahren der medikamentösen Therapie

- Das Risiko schwerer Nebenwirkungen wurde in diesem Kapitel bereits angeführt. Viele Kinderpsychiater warnen vor steigendem Konsum und zu früher Verschreibung (Zulassung erst ab dem sechsten Lebensjahr).
- Die Neurowissenschafterin Teresa Milner spricht von Veränderungen in Gehirnregionen, die für die Kontrolle von Suchtverhalten und Hungergefühl zuständig sind sowie bei Stressbewältigung und Sozialverhalten eine Rolle spielen. Veränderungen der Botenstoffe im Tierversuch konnten als reversibel gezeigt werden und bildeten sich innerhalb von Monaten langsam zurück, trotzdem wird vor allem vor dem Einsatz bei Kleinkindern eindringlich zur Vorsicht gemahnt.
- Auch der Neurobiologe Gerald Hüther sieht die Behandlung bei Kindern, die zwar Verhaltensstörungen, aber kein ADHS haben, sehr kritisch. Er warnt, dass durch die Medikation die Entwicklung der Neurone gebremst würde und die Grundlage für die Entwicklung eines Morbus Parkinson im späteren Leben gelegt werden könnte.

  Tierversuche von Hüther und seiner Arbeitsgruppe zeigen, dass Methylphenidat das Axon-Wachstum hemmt.[92]

  Seiner Meinung nach verhält sich auch die Dopamin-Theorie anders als zurzeit postuliert. Es gibt Kinder, die bereits als Säuglinge wesentlich wacher, empfindlicher und daher leichter zu stimulieren sind als andere. Solche Kinder laufen Gefahr, in einen Teufelskreis zu geraten. Ihr dopaminerges System werde wesentlich häufiger als das anderer Kinder aktiviert und zur verstärkten Axon-Bildung angeregt. Die Kinder werden immer wacher, unruhiger und schließlich verhaltensauffällig. Demnach hätten hyperaktive Kinder gar kein Dopamin-Defizit, sondern einen Überschuss.

  (Analytische Kinder- und Jugendpsychotherapie, Bd. 112, S. 471, 2001)

92 Hüther G (2001) Journal of Child and Adolescent Psychopharmacology, Bd 11, S 15

- Wie schon erwähnt, soll auch auf die Gefahr, dass alle Problemlösungen auf ein Medikament geschoben werden, hingewiesen werden. Verhaltensänderungen und Selbstreflexion sowie eine Integration im sozialen Kontext sind nicht durch *Pillen* ersetzbar.

  Marianne Leuzinger-Bohleber, Yvonne Brandl und Gerald Hüther schreiben in ihren Buch *ADHS – Frühprävention statt Medikalisierung. Theorie, Forschung, Kontroversen* über die Problematik einer drohenden Medikalisierung sozialer Probleme. Sie plädieren für eine sorgfältige und enge Diagnosestellung und professionelle Zusammenarbeit aller bei der Therapie beteiligten Experten.

- Psychostimulantien sollen nicht als *Lernhilfe* missverstanden werden und die Suche nach dem für das Kind geeigneten Schultyp oder die richtige Ausbildung verhindern.
- Über die Gefahren von Abhängigkeit und Missbrauch wurde bereits berichtet.
- Eine weitere Gefahr stellt die Einstellung dar, dass die Kinder keine Selbstkontrolle lernen und keinerlei Verantwortung für sich oder ihr Handeln übernehmen müssen.
- Auch Erfolge werden oft den Medikamenten zugeschrieben, sodass dem Kind die positive Verstärkung fehlt, um ein gutes Selbstwertgefühl entwickeln zu können

Misslingt etwas, ist die Pille schuld, gelingt etwas, hat es die Pille geschafft – und wo bin ich???

- Auch in der Schule kann es passieren, dass statt Konfliktlösung und Arbeit am Verhalten das Kind ermahnt wird, sein Medikament zu nehmen …
- Zu erwähnen ist auch, dass *Ritalin,* ähnlich wie Kokain, nicht nur bei ADHS-Patienten das Selbstvertrauen stärkt und Leistungsempfinden erhöht, was die Gefahr in sich birgt, dass auch schwierige, aber durchaus gesunde Kinder Stimulantien bekommen.

Das wirft die Frage auf – wie oft wird ein Medikament gegeben, damit Eltern und Lehrer es leichter haben und wie oft ist es indiziert?

Dazu der Neurobiologe Gerald Hüther im Interview (aus *Psychologie Heute*, Oktober 2002):

Die Kinder verhalten sich angepasster. Doch statt das Kind durch einen Eingriff in seinen Gehirnstoffwechsel anzupassen, sollten wir uns fragen, was sich an den kindlichen Entwicklungsbedingungen heute derart verschlechtert hat, dass so viele Kinder eine ADHS-Symptomatik entwickeln. Wir sollten uns fragen, ob vielleicht unser gegenwärtiges Erziehungssystem den kindlichen Lernbedürfnissen nicht gerecht wird oder ob eine Form der Wohlstandsverwahrlosung vorliegt, die immer häufiger zu frühkindlichen Beziehungsstörungen führt. Die Ausformung und Stabilisierung komplexer Verschaltungen im frontalen Kortex ist ein schwieriger Prozess, der unter Bedingungen eines mangelnden Reizschutzes in Form sicherer emotionaler Bindungen kaum gelingen kann.

Viele Psychologen, aber auch verantwortungsbewusste Pädagogen sind besorgt über die häufige Verschreibung von Ritalin oder anderen Präparaten mit gleichem Wirkstoff an Kinder. Die Verschreibungshäufigkeit hat sich binnen zehn Jahren mehr als verzehnfacht. Das deutet auf eine leichtfertige Verordnung hin bzw. belegt es die Aussage eines Arztes bei einer Tagung, wonach wegen langer Wartezeiten auf Psychotherapie Ärzte „zur Überbrückung" Ritalin verschrieben ...

Wenn man dem Einsatz von Medikamenten mit Vorsicht begegnen will, so sollten doch mindestens vier Indikationen gelten dürfen:

- Großer Leidensdruck der Betroffenen, aber auch der Familie
- Schwere Ausprägung der Störung, die soziale Integration und Therapiefähigkeit beeinträchtigt

  Doch auch Methylphenidat oder ähnliche Medikamente können einen Behandlungserfolg nicht garantieren, sagt Reinmar du Bois, *ein entscheidender Faktor ist das soziale Umfeld. ADHS-Kinder aus intakten Elternhäusern haben meist eine gute Prognose – mit und ohne Ritalin*. Kämen sie dagegen aus schwierigen Verhältnissen, seien die Aussichten auch mit Medikament und Psychotherapie langfristig deutlich schlechter.
- Kurzzeitig in Krisensituationen
- Bei Versagen aller anderen Methoden

Conclusio

Möglicherweise sind Sie als Leser enttäuscht, wenn wir bei all diesen Argumenten und Gegenargumenten keine *Anleitung*, wie es *richtig* geht, geben.

Eltern von ADHS-Kindern brauchen sehr viel Unterstützung und Beratung, um die optimale individuelle Therapieform für ihr Kind zu finden.

Diese kann nur multimodal sein, verschiedenen Ansätzen sowohl der Pharmako- als auch Psychotherapie folgen und alternative Möglichkeiten integrieren, wenn es für das Kind und die Familie passt.

Daher möchten wir möglichst vielfältige Information geben, Denkansätze ermöglichen und betonen, dass es auch für jedes Familienmitglied eines ADHS-Kindes wichtig ist, adäquate Hilfestellung zu bekommen.

Psychotherapie der ADHS

Trotz oftmals guter Erfolge mit medikamentöser Therapie hat Psychotherapie einen hohen Stellenwert.

Mithilfe bildgebender Verfahren wurde die Wirksamkeit von Psychotherapie bei verschiedenen psychiatrischen Krankheitsbildern nachgewiesen.

Ebenso wie bei medikamentöser Therapie kommt es zu Umstrukturierungen der neuronalen Netzwerke und synaptischen Verschaltungen. Je früher die Therapie beginnt, das heißt je jünger der Patient ist, desto effektiver zeigen sich die Ergebnisse.

Vor allem bei Jugendlichen und im Erwachsenenalter haben die Betroffenen meistens eine Karriere von Niederlagen, Zurückweisungen, Versagen und Problemen hinter sich, die ihre Beziehungen, Arbeitsfähigkeit und auch den Selbstwert belasten.

Auch die hohe Rate an Komorbiditäten macht Psychotherapie unverzichtbar.

Wenn die Familie extrem belastet ist, kann es notwendig sein, dass einzelne Familienmitglieder in einer Therapie Unterstützung suchen oder gemeinsam eine Familientherapie anstreben.

Psychotherapie im Jugend-, Adoleszenz- und Erwachsenenalter

Bei Jugendlichen und Erwachsenen ist **Psychoedukation** ein wichtiger Bestandteil, das Wissen um die eigene Problematik hilft im Umgang damit.

Ein für die Betroffenen verständliches und nachvollziehbares Krankheitsmodell wird erstellt, die bestehende Problematik ebenso wie Ressourcen und positive Eigenschaften benannt.

In den meisten Fällen werden **verhaltenstherapeutische Methoden** gewählt, direkte Interventionen im Schulalltag und in der Familie sind oft erfolgreich.

Im Erwachsenen-Bereich ist oft Einzeltherapie erforderlich zur Aufarbeitung der erwähnten Problem-Karriere und Auflösung der meist vorhandenen dysfunktionalen *Coping-Strategien*.

Es liegt ein Manual der **Dialektisch-Behavioralen-Therapie** für ADHS im Erwachsenenalter auf und wurde erfolgreich evaluiert.

Die Kognitiv-behaviorale Psychotherapie hat sich bewährt für die Behandlung von Erwachsenen, aber auch bereits für Jugendliche, die ihre Störung zu reflektieren beginnen, da sie auf die Veränderung von Einstellungen und Überzeugungen basiert und an der Erarbeitung und Erreichung von definierten Zielen mitwirkt:

- Strukturierung des Lebensumfeldes und Erhöhung der Wahrscheinlichkeit für erfolgreiches Handeln
- Entwicklung von Bewältigungsstrategien, Selbstmanagement-Strategien, Symptom- Kontrolle, Zielhierarchie
- Auffinden und Stärken von Ressourcen

Veränderung von Kognitionen (Gedanken):
Ein wichtiger Aspekt der kognitiv-behavioralen Behandlung ist es zu helfen, Überzeugungen und Grundeinstellungen zu verändern, die mit einer beeinträchtigenden Lebensführung nicht vereinbar sind. Viele Erwachsene, aber auch bereits Jugendliche mit ADHS haben eine tief verwurzelte Grunderwartung des Scheiterns. Wenn ein Mensch mit der ständigen Erfahrung der Kritik oder Scham aufwächst und nicht verstehen kann, warum ständige Bemühungen in Schule nicht zu den gleichen Erfolgen wie bei anderen führen, gibt er irgendwann auf. Job- und Beziehungs-*Hopping* sind die Folge und die eigentlichen Fähigkeiten können nicht umgesetzt werden.

Die Therapie soll ermöglichen, diese dysfunktionalen Gedanken-Schemata und daraus resultierenden Handlungsweisen zu korrigieren.

Typische ADHS-Schemata sind zum Beispiel *Unzulänglichkeit* und *Erfolglosigkeit*, erklärbar durch eine oft lange Anamnese von Misserfolgen und Ablehnungen.

Das daraus resultierende Vermeidungsverhalten und der mangelnde Selbstwert hindert die Betroffenen daran, sich neuen Herausforderungen zu stellen und ihre positiven Fähigkeiten zur Geltung zu bringen.

Verhaltensanalysen und Transparent-Machen von kurz- und langfristigen Konsequenzen sowie Problemverhalten sind vorrangige Therapie-Mittel, ebenso wie Erstellen von Zielhierarchien und Strategien zur Umsetzung sowie das finden adäquater *Coping*-Strategien.

Ein zweiter sehr wichtiger Aspekt der kognitiven Therapie ist es, eine konkrete Verhaltensänderung vorzunehmen.[93, 94]

Für Jugendliche, die den Begriff *Therapie* ablehnen – *ist uncool, ich bin ja nicht psycho* – kann unter dem Begriff *Coaching* ebenfalls mit Psychoedukation gearbeitet und eventuell ein Zugang gefunden werden, der die Türe für weitere Möglichkeiten öffnet.

Zeitmanagement und Organisation

Die Schwierigkeiten sich selbst zu managen, pünktlich zu sein, ordentlich zu arbeiten u.v.m. machen das Leben für Betroffene und Angehörige schwierig.

Praktische Hilfe beim Setzen von Zielen und Prioritäten, technische Hilfen wie Kalender, Notizzettel, akustische Erinnerungssignale (zum Beispiel: *Beim Handy-Ton erinnere ich mich, dass die Hausaufgaben fällig sind ...*), Leitsprüche (zum Beispiel: *erst denken, dann handeln/reden ...*), optische Signale (zum Beispiel bedeutet ein Blumensticker an der Türe *gießen nicht vergessen ...*), *To-do*-Liste und so weiter können es erleichtern.

Emotions-Regulation

Auch hier können kognitiv-behaviorale Ansätze helfen.

Erkennen und Benennen von Gefühlen sowie Erkennen von langfristig negativen Konsequenzen impulsiver Handlungen werden geübt und eventuell im Rollenspiel dargestellt.

Ablenkung, Achtsamkeit, *Time-out* und Training interpersoneller Skills sind im Therapieprogramm enthalten.

Interpersonelle Skills

- Zeit nehmen für Gespräche
- Zuhören, ohne zu unterbrechen
- eventuell Vorbereitung auf wichtige Gespräche
- aktive Beziehungsgestaltung
- Strategien zur Deeskalation, gewaltfreie Kommunikation

---

93 Hesslinger B, Philipsen A, Richter H, Ebert D (2003) Zur Psychotherapie der Aufmerksamkeitsdefizit/Hyperaktivitätsstörung (ADHS) bei Erwachsenen. Verhaltenstherapie 13: 276–282

94 Hesslinger B, Philipsen A, Richter H (2004) Psychotherapie der ADHS im Erwachsenenalter: Ein Arbeitsbuch. Göttingen: Hogrefe

- Erkennen des eigenen Spannungs- und Erregungslevels
- Beziehungskurve erstellen, Prioritäten setzen[95]

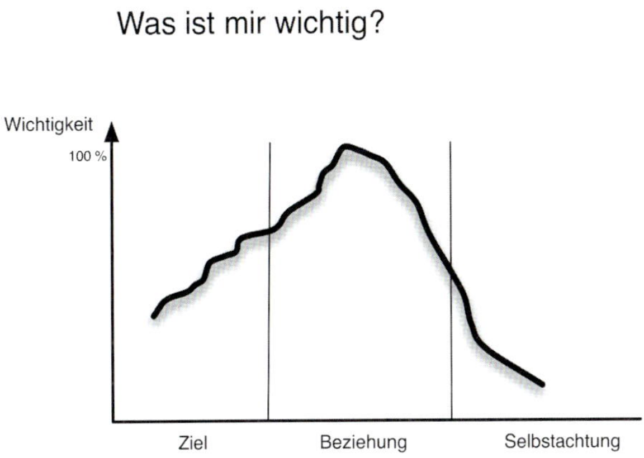

Abb. 45. Beziehungskurve

Tiefenpsychologische Ansätze: siehe Kapitel „Analytisches Modell"

Einige Autoren berichten über **Neurofeedback-Methoden** als Erweiterung des Spektrums.[96]

Psychotherapie im Kindesalter

Neben den gut belegten Erfolgen von Psychoedukations-Gruppen für Eltern und auch andere Familienmitgliedern sowie therapeutischen Direktinterventionen im familiären und schulischen Umfeld, gibt es zahlreiche Möglichkeiten, zwar spielerisch und altersangepasst, aber doch gut strukturiert, in Gruppen- oder in Einzeltherapie zu arbeiten.

Für Jugendliche sind sicher noch einige Interventionen aus der Kindertherapie möglich und werden *mitgenommen*, aber, abhängig von der geistigen Reife, werden auch kognitiv-behaviorale Therapieformen immer wichtiger und Problemlösung sowie Integration im sozialen Umfeld stehen im Vordergrund.

95 Sendera A, Sendera M (2007) Skills-Training bei Borderline- und Posttraumatischer Belastungsstörung. Wien: Springer

96 Butnik S M (2005) Neurofeedback in adolescents and adults with attention deficit/ hyperactivity disorder. J Clin Psychol 61: 621–625

Stationäres *Setting*

ADHS ist *per se* kein Grund für eine stationäre Aufnahme, trotzdem findet man in Kliniken für Kinder- und Jugendpsychiatrie und Psychotherapie sehr oft ADHS-Betroffene.

Der Grund dafür ist meist die Behandlungsbedürftigkeit der komorbiden Erkrankungen, manchmal auch die völlige Erschöpfung der Ressourcen in der Familie. Arbeit mit den Angehörigen gehört immer mit zum Programm.

Bei selbst- oder fremd-gefährdendem Verhalten kann eine vorübergehende Einweisung in Form einer Krisenintervention erforderlich sein, bei dissozialdelinquentem Verhalten wird die Justiz eingeschaltet.

Bereits im Vorfeld ist es sinnvoll, dass nicht jedes Fehlverhalten von den Eltern mit der Krankheit entschuldigt wird, sondern der Jugendliche lernt, Selbstverantwortung zu übernehmen.

Im späteren Leben wird ADHS nicht als Grund für verminderte Zurechnungsfähigkeit gewertet.

Hilfestellungen

Dieses Kapitel ist eine Sammlung von möglichen therapeutischen und pädagogischen Hilfen und ist im Kapitel *Werkstätte* zu finden.

ADHS-Erfahrungsbericht einer Mutter

Michael wurde, als unser erstes Kind, im Juni 1992 geboren. Schwangerschaft und Geburt verliefen problemlos. Seine ersten Lebensmonate waren soweit unauffällig. Lediglich zwischen zweitem und sechstem Lebensmonat hatte er abends eine Phase, in der er regelmäßig schrie und es konnte kein Grund dafür gefunden werden. Trotz aller Versuche ihn zu beruhigen, schrie er in dieser Zeit des Öfteren abends eine Stunde lang. Auch ansonsten war er in dieser Zeit in den Abendstunden meist unruhig und schlecht gelaunt und wollte ständige Aufmerksamkeit. Ansonsten war er ein soweit ruhiges Baby, das gut aß und auch gut schlief.

Bereits im Alter von zwei Monaten fiel auf, dass er Phasen hatte, meist nach dem Stillen, in denen er seine Augen für kurze Zeit extrem weit aufriss und fast hyperfokussiert seine Umgebung betrachtete, fast scannte.

Ab einem Alter von zweieinhalb Monaten wollte Michael nicht mehr waagerecht im Arm gehalten werden, sondern ausschließlich senkrecht, um seine Umgebung beobachten zu können.

Mit sechs Monaten zog er sich an Möbeln hoch und mit acht Monaten begann er seitlich an diesen entlang zu gehen. In diesem Alter begann er Fächer und Kästen, die er erreichen konnte, schnell und gezielt auszuräumen. Selten interessierten ihn die Gegenstände, mehr interessierte ihn das Ausräumen der Gegenstände an sich. Eigentliche Krabbelphase gab es keine. Mit knapp elf Monaten konnte Michael frei laufen. Mit vierzehn Monaten bewegte er sich auf der Straße in fast permanentem Dauerlauf, sodass er das normale Schritttempo eines Erwachsenen hatte. An der Hand gehen wollte er nicht. Dies war zu keinem Zeitpunkt möglich. Gab man ihm die Hand, so riss er sich innerhalb von Sekunden los. Mit achtzehn Monaten konnte er Stiegen, ohne sich festzuhalten, hinaufgehen.

Seine Sprachentwicklung war soweit altersentsprechend, doch hatte auch diese eine Besonderheit. Mit achtzehn Monaten sprach er aktiv lediglich circa dreißig Worte. Einer fast explosionsartigen Entwicklung folgend, sprach er allerdings mit nur vierundzwanzig Monaten in langen, grammatikalisch richtigen Sätzen. Ebenso war seine Aussprache, bereits in diesem Alter, deutlich und differenziert. Mit achtundzwanzig Monaten gehörten Worte wie „Festplatte, Respekt oder wasserdicht" zu seinem Wortschatz. Beispielsweise fragte er mich in diesem Alter, ob seine Schuhe wasserdicht wären.

Michael schien, als er mobil wurde, in seinem Tatendrang die fünffache Geschwindigkeit im Vergleich zu anderen Kindern zu haben. In Windeseile konnte er beispielsweise die Wohnung in größte Unordnung bringen. Tägliche Rituale wie die Erde der Zimmerpalme auf dem Boden zu verteilen (bis wir schließlich die letzte Pflanze weggaben) oder mit einem Handschlag alle seine kleinen Schuhe aus dem Schuhregal zu fegen, Tassen und Teller vom Tisch zu ziehen oder mit Bauklötzen und anderen Utensilien auf Möbel oder Parkettboden zu hämmern, war seine vorherrschende Art sich zu beschäftigen oder zu spielen.

Michael hat darauf bestanden, bereits als eineinhalbjähriges Kind mit einem großen Suppenlöffel zu essen und solange er aß, aß er auch sehr schön! Sobald er allerdings satt war, warf er seinen Kinderteller, ob leer oder nicht leer, durch das Zimmer. Meist so schnell und für den Moment ansatzlos, dass man kaum gegensteuern konnte. Maßregelungen nützten kaum. Er tat dies jeden Tag wieder. Später, als er in etwa dreieinhalb Jahre alt war, ging er dazu über den Rest seines Getränks in den Rest seines Essens zu gießen, sobald er satt war. Wiederum zeigten Ermahnungen kaum Wirkung. Täglich wiederholte er auch dieses Spiel. Wir lernten ein Gefühl dafür zu entwickelten, wann er mit diesem Unsinn beginnen würde und nahmen ihm unmittelbar vor seiner Handlung Teller und Getränk, mit zeitgleichem Tadel, weg. Trotz allem dauerte es lange Zeit, bis er mit diesem Ritual aufhörte.

Michael hatte eine Phase von etwa zweieinhalb bis vier Jahren, in der er jedem Gast das Licht auf unserer Toilette abdrehte und sich laut lachend darüber amüsierte, sobald der Gast hilflos um Licht bat. Es galt Gleiches wie oben. Nur wenn wir zeitgerecht in die Situation einschritten und ein kurzes, unmissverständliches Verbot aussprachen, ließ er von seinem Spiel ab. Bei nächster Gelegenheit wiederholte er dieses allerdings unbeirrt und voll Lebensenergie und Freude. So ärgerlich und auch unangenehm dies war, so hatten wir doch das Gefühl, dass er alle seine Handlungen nicht aus Bosheit tat oder in vollem Bewusstsein schlimm sein zu wollen. Es schien vielmehr, als hätte er in diesen Momenten wirklich vergessen, dass dieses oder jenes nicht in Ordnung wäre und es bereits oftmals zuvor deswegen Ärger gegeben hatte. Das Modell aus Fehlern lernen, schien bei Michael stark verlangsamt beziehungsweise gar nicht vorhanden. Er konnte das Wissen um bestimmte Konsequenzen einer Handlung nicht zeitgleich mit dem aufkommenden Impuls zu einer Handlung abrufen und zusätzlich Impulse nicht ausreichend kontrollieren, filtern, steuern oder unterdrücken. Jeweils altersentsprechende Impulskontrolle war wenig möglich. Er schien oftmals von innen heraus impulsgesteuert, wodurch Selbstkontrolle und Selbststeuerung für ihn schwierig wurden. Fünf Minuten ein Bilderbuch ansehen oder fünf Minuten mit Bauklötzen spielen war kaum möglich. Lediglich, wenn man ihm Geschichten vorlas, hörte er bereits als Kleinkind aufmerksam, ruhig und interessiert bis zu dreißig Minuten und länger zu. Ebenso wurde er ruhig und konzentriert, wenn man ihm vorsang. Ganz allgemein gefiel ihm Musik sehr gut. Gerne bewegte er sich dazu.

Drei Stunden Kindergarten täglich, neben einem ansonsten sehr regelmäßig strukturierten und auf ihn abgestimmten Tagesablauf, mit striktem Mittagsschlaf bis er fünf Jahre alt war, funktionierten im Großen und Ganzen gut. Es blieb fallweise bei kleineren und größeren Klagen der Pädagoginnen. Ihn länger, über Mittag oder ganze Tage im Kindergarten zu lassen, wäre sehr viel schwieriger geworden, da sein Verhalten mit zunehmender Dauer in einer reizstarken Umgebung deutlich unruhiger, problematischer und unberechenbarer wurde. Ebenso wirkte sich Müdigkeit sehr stark negativ auf Michaels Verhalten aus.

Michael ignorierte Grenzen so gut wie völlig. Sie schienen auf eigenartige Weise tatsächlich nicht zu ihm durchzudringen, geschweige denn, dass er sie in Erinnerung behalten oder umsetzen hätte können. Dieses Phänomen schien auch unabhängig davon zu sein, in welcher Tonlage, Stimmung, Lautstärke oder Wortwahl man Grenzen ihm gegenüber formulierte, ob ruhig und erklärend oder erregt, knapp und scharf. Verbote, Bitten oder Erklärungen schienen Michael auf eine Weise nie wirklich zu erreichen. Aus Erfahrungen oder Fehlern schien er nicht zu lernen. Knappe und unmissverständliche Anweisungen zeigten jedoch letztlich den jeweils größten Erfolg.

Sogenannte Selbstverständlichkeiten waren für Michael meist alles andere als selbstverständlich, was sein Handeln und Verhalten manchmal bizarr erscheinen ließ. Auch später in der Schule resultierten einige der Probleme aus diesem Umstand. Beispielsweise dachte Michael (denn niemand hatte es ihm explizit anders erklärt gehabt), dass das Bankfach unter anderem auch dazu da wäre, Abfall darin sammeln zu können. Erst als seine Lehrerin einen völlig verfaulten Apfelrest darin fand und ihn ausdrücklich darauf hinwies, dass dieser ausschließlich im Abfalleimer zu entsorgen wäre, war diese Gesetzmäßigkeit für ihn geklärt. Michael lernte primär durch Instruktion, aber kaum durch das sogenannte zufällige Lernen oder durch Modelllernen. Er erfragte häufig und wiederholt Dinge, Gegebenheiten und deren Zusammenhänge, die ihm jeweils altersentsprechend, in den meisten Fällen, eigentlich hätten klar sein müssen.

Die in der ersten Klasse anfänglich spielerisch aufgebauten Rechenaufgaben, welche oft durch anschauliches Material gestützt werden, waren von Ablauf und Struktur oft nicht durchschaubar für ihn. Problemlos wusste er mit welcher Zahl man „3" zu ergänzen hatte, um „5" zu bekommen. Mit einem Arbeitsblatt, auf welchem bunte Birnen, Äpfel, Bonbons oder Käfer einem rechnerischen Grundgedanken folgend miteinander verbunden, abgestrichen oder übertragen werden mussten, konnte er allerdings ohne deutliche Erklärung unsererseits, wenig anfangen. Zusatzinformationen, die aufgrund von Anschaulichkeit im Regelfall Orientierungshilfen darstellen sollten, hatten bei Michael meist gegenteiligen Effekt und führten bei ihm zu Desorientierung und Überforderung.

Knappe und unmissverständliche verbale Botschaften oder Verbote erreichten Michael, unserer Erfahrung nach, am besten. Aus je mehr Worten ein an ihn gerichteter Satz bestand, desto weniger hatte man das Gefühl, dass er diesen aufnehmen, das Wesentliche extrahieren und darauf reagierten konnte.

Michael sprang mit Vorliebe, bis zu einem Alter von in etwa dreizehn Jahren, gerne wild und ausgelassen auf unserem Wohnzimmersofa auf und ab. Einem ewig gleichen Prozedere folgend, stoppten wir die Aktion jedes Mal unmissverständlich. Trotz allem kam es in den meisten Fällen dazu, dass er bereits nach fünf Minuten wieder sprang und uns stolz herbeirief, um uns seinen tollsten Sprung zu zeigen. Er wirkte unbeirrt und unbedarft, als hätte es das klare Verbot fünf Minuten zuvor nicht gegeben. Meist bedurfte es drei bis vier solcher Durchläufe, bis er – für diese spezielle Situation und diesen Tag – von dieser Beschäftigung abließ.

Michael war ein sehr sensibles Kind. Er traute sich als Kleinkind beispielsweise bei Arztbesuchen, die ich hatte, keine zehn Minuten mit seiner Oma im Wartezimmer zu bleiben, obwohl er an und für sich ein sehr enges und gutes Verhältnis zu seiner Oma hatte. Er weinte nach mir und sämtliche Beruhigungsversuche zeigten keinen Erfolg. Erst wenn ich wieder kam, beruhigte er sich.

War ich mit ihm einkaufen, so durfte ich mich in einem Geschäft niemals, auch nicht für wenige Sekunden, aus seinem Blickfeld entfernen. Kam dies doch vor, weil ich in aller Schnelle aus dem Nachbargang etwas holen wollte, so begann er laut weinend nach mir zu rufen. Erst als er circa fünf Jahre alt war, wurden diese Situationen langsam besser.

Ab diesem Alter waren es vorwiegend andere Dinge, die ihn emotional heftig reagieren ließen. Er hatte Angst vor bestimmten Geräuschen, wie beispielsweise vor dem Ventilationsgeräusch unseres Badezimmerbelüftungssystems. Ebenso hatte er, unter anderem, große Angst vor einer Holzskulptur in der Wohnung seiner Großeltern. Die Skulptur musste jeweils weggeräumt werden, bevor er kam.

Michael betätigte beispielsweise noch mit acht Jahren die Pumpe eines Toilettensprays nicht etwa zwei bis drei Mal, sondern er pumpte solch ein Fläschchen regelmäßig leer, sobald ihm eines in die Hände fiel. Ebenso aß er beispielsweise ein Säckchen Gummibären innerhalb kürzester Zeit leer, indem er sich den Inhalt händeweise in den Mund stopfte.

Er steht auch heute noch täglich bis zu dreißig Minuten unter der Dusche. Jeglichen Argumenten, die Dauer seines Duschens etwas einzuschränken, steht er ablehnend gegenüber. Selbst wenn er zeitlich knapp dran ist, kann und will er die Dauer seines Duschens nicht einschränken.

Michael schien großen Spaß daran zu haben, bei anderen Menschen extreme emotionale Reaktionen hervorzurufen. Hatte er eine Situation entdeckt, in der er eine solche Reaktion bewirken konnte, so wiederholte er diese ohne Maß und Ziel. Über einen langen Zeitraum hinweg rief er beispielsweise jedes Mal, wenn wir einen Gast zum Abendessen hatten, laut in die Runde, dass er merke, dass dem Gast das Essen nicht schmecke. Natürlich war den Gästen, wie uns, diese Situation meist unangenehm und die Gäste dementierten mit emotionaler Stimme, dass ihnen das Essen durchaus schmecke.

So sehr Michael seine Kindheit über in Situationen, die ihn ängstigten, unsere körperliche Nähe wollte und brauchte, so wenig war er zu dieser meist spontan bereit. Der Impuls zu körperlicher Nähe musste von ihm kommen. Ergriff jemand anderer die Initiative und wollte ihn umarmen oder liebkosen, so blockte er dies in den meisten Fällen sofort und vehement ab.

In den letzten Jahren konnten wir immer öfter entdecken, dass Michael keineswegs wenig empathisch wäre, sondern sogar ein sehr sensibles Gespür für Empfindungen oder auch Verhaltensweisen anderer Menschen hat. Treffsicher abstrahiert und verbalisiert er heute oft Motivationslagen oder Intentionen anderer Menschen aufgrund ihrer Verhaltensweisen und hat ein eben solches Gespür für deren emotionale Befindlichkeiten. Trotz allem kann er auch heute mit achtzehn Jahren noch immer nicht in jeder Situation sein Verhalten entsprechend kontrollieren und anpassen. Wenn auch in stark reduziertem Ausmaß, so kommt es auch heute vereinzelt zu Situationen, in denen die Impulskontrollschwäche deutlich wird.

Den Stein ins Rollen Richtung einer ADHS-Diagnose brachte seinerzeit Michaels Schuleintritt. Michaels Klassenlehrerin klagte über seine soziale Unreife, seine massive Unkonzentriertheit, seine Unfolgsamkeit und seine schulischen Leistungen entsprachen nicht seiner Intelligenz, die laut Lehrerin durchaus vorhanden war. Michael konnte bereits mit zweieinhalb Jahren Geschichten aus seinem Märchenbuch fast wortwörtlich zitieren, was in gewissem Widerspruch zu seinen schwachen schulischen Leistungen stand.

Seine Lehrerin beklagte des Weiteren, dass sich Michael kaum an Regeln halten konnte und dass sie das Gefühl hätte, dass sie Michael mit Ermahnungen und Worten kaum erreichen könne. Immer wieder baten und ermahnten wir Michael in der Schule folgsam zu sein und zuzuhören, doch eigentlich hatten wir das Gefühl, dass er nicht so recht wusste, was man eigentlich von ihm wollte. Ich stimmte schließlich auch der Idee der Lehrerin zu, dass sie und ich täglichen Austausch über Michaels Verhalten anhand eines Verhaltensmitteilungsheftchens haben sollten. Sie bewertete in dem Heftchen mit Plus, Minus oder Welle sein jeweiliges Tagesverhalten und ich sollte diese Mitteilung täglich unterschreiben. Heute denke ich, dass dies völlig sinnlos war, aber wir waren zu diesem Zeitpunkt, jeder auf seine Weise, hilflos und dieses System war immerhin etwas, das wir versuchen konnten. Für uns war dieses Heftchensystem allerdings nach kurzer Zeit eine zusätzliche, große psychische Belastung. Jeden Tag mit Unbehagen in dieses Heftchen zu blicken und bei Minus wieder enttäuscht, ratlos und auch hilflos zu sein, war belastend. Ich sprach zwar jeweils, wie mit der Lehrerin vereinbart, bei negativer Bewertung mit Michael über sein Verhalten, doch hatte ich wie gesagt, nie das Gefühl, dass ihn diese Gespräche wirklich in ihrer Intention erreicht hätten. Wir denken heute, dass er sich in dem Sinn selten einer Schuld bewusst war.

Michael, der zum Zeitpunkt der Diagnose acht Jahre alt war und die dritte Klasse Volksschule besuchte, sollte auf das Stimulantium Methylphenidat eingestellt werden. Es war keine leichte Entscheidung Michael dieses Medikament zu geben, doch schließlich wollten wir es auf einen Versuch ankommen lassen. An einen Erfolg dieses Medikamentes glaubten wir kaum. Umso erstaunlicher war zu beobachten, dass Michael bereits nach kurzer Einnahmezeit tatsächlich ausgeglichener und ruhiger wurde. Die ständige Unruhe nahm deutlich ab.

Auch sein Schriftbild veränderte sich positiv. Aus einer schwer lesbaren krakeligen Schrift wurden lesbare, gerade Buchstabe n. Seine Schriftführung wurde insgesamt runder und ruhiger und die Fehlerrate beim Abschreiben von Texten verringerte sich deutlich.

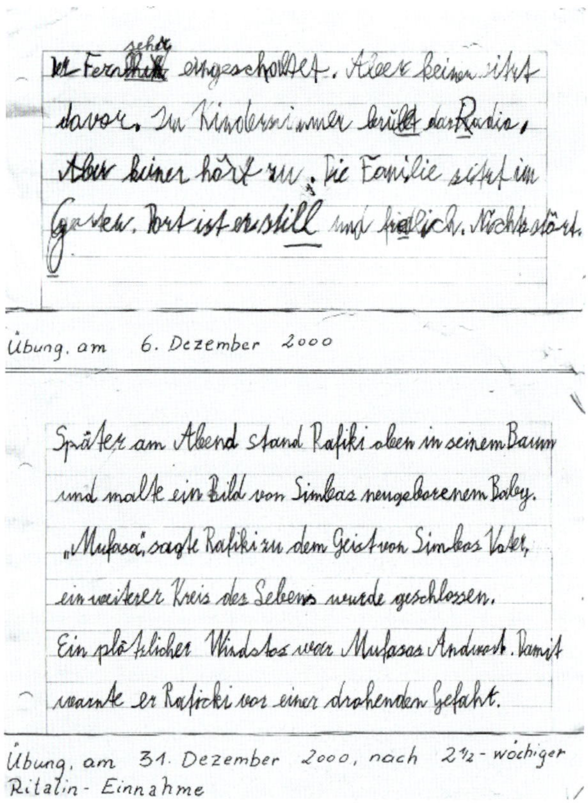

Abb. 46. Schreibproben des achtjährigen Michael.

Zwischen den beiden Zeichnungen in Abbildung 34 und 35 liegen lediglich fünf Wochen.

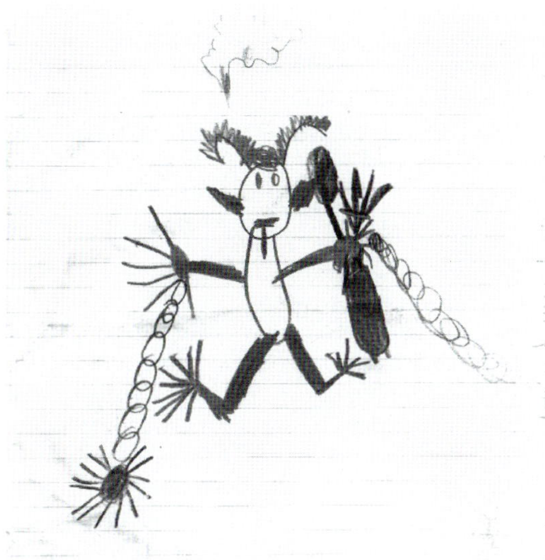

Abb. 47. Zeichnung von Michael Anfang Dezember 2000

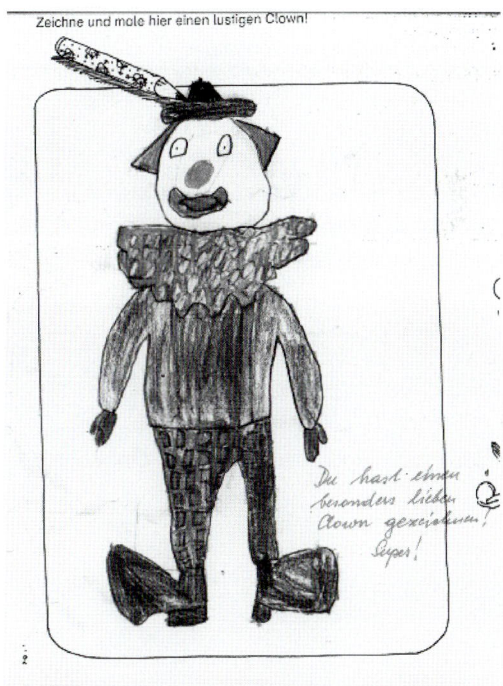
Zeichne und mole hier einen lustigen Clown!
Du hast einen besonders lieben Clown gezeichnet!
Super!

Abb. 48. Zeichnung von Michael im Jänner 2001

In Folge entspannte sich die schulische Gesamtsituation, wenngleich es Michael nach wie vor schwerfiel, bei schulischen Arbeiten selbständig nach organisierten, handlungsgeleiteten Konzepten vorgehen zu können. Erst der Wechsel vom öffentlichen Gymnasium in ein Wiener Privatgymnasium ermöglichte es Michael, auch in diesen Kompetenz- und Entwicklungsbereichen aufholen zu können. Er besucht mittlerweile die siebente Klasse dieses Gymnasiums und es ist sein Wunsch, dort auch zu maturieren.

Eine besonders positive Entwicklung vollzog sich bei Michael in den letzten Jahren auf psychosozialer Ebene. Michael wurde deutlich kommunikativer, humorvoller, offener, zugänglicher und ist generell an sozialen Geschehnissen und Interaktionen deutlich mehr interessiert und versiert, als er dies seine Kinderzeit über war. Gespräche mit ihm haben heute etwas oftmals sehr Bereicherndes und Schönes. Ebenso pflegt Michael seit einigen Jahren enge, nachhaltige Freundschaften zu Gleichaltrigen. Auch nach Absetzen des Medikaments nimmt Michaels Entwicklung einen weiterhin positiven Verlauf. Eine von Michaels besonders schönen Eigenschaften ist seine hundertprozentige Offenheit, Ehrlichkeit und Authentizität. Die selbstverständlichen Gesetzmäßigkeiten im sozial-zwischenmenschlichen Bereich erfasst Michael mittlerweile nicht nur, sondern er spürt und erkennt diese sogar ausgesprochen gut. In diesem Bereich machte Michael seine persönlich größte Entwicklung im Lauf der letzten Jahre.

Affektive Störungen im Kindes- und Jugendalter

Prävalenz

Die Prävalenz[97] klinisch depressiver Kinder und Jugendlicher liegt bei Kindern im Schulalter bei zwei bis drei Prozent und bei Jugendlichen etwa bei drei bis fünf Prozent. Hohe Komorbiditätsraten wurden mit Angststörungen und expansiven Verhaltensstörungen und Störungen mit Substanzmissbrauch gefunden.

Bei nicht ausreichender oder zu früh beendeter Therapie beträgt die Rückfallrate bei der kindlichen Depression bis zu siebzig Prozent. Erhöhte Suizidalität und die Gefahr von Alkohol- und Drogenmissbrauch machen exakte frühzeitige Diagnosestellung und adäquate Behandlung unabdingbar.

Angsterkrankungen treten sehr häufig gemeinsam mit Depressionen auf:

Dreißig Prozent der Kinder mit Angststörungen haben auch eine Depression, vierzig Prozent der Kinder mit depressiver Störung leiden auch an einer Angsterkrankung.

Stimmungsschwankungen

Keine Antwort

Suchender Blick.

Resignierter Blick.

Kein Ziel vor den Augen und kein Bild im Kopf.

Was ist verloren gegangen?

Endlose Straßen.

Erdrückender Gleichmut.

Einzig das Gefühl scheint real – was ist verloren gegangen?

Erstickendes Chaos.

Verzweifeltes Rennen.

Es taucht nicht auf – es zeigt sich nicht – was ist verloren gegangen?

Eine schwarze Wolke des Vergessens.

Der unendlichen Traurigkeit und Sehnsucht.

Einzig die Gewissheit bleibt, verloren zu haben, was am Wichtigsten ist, der einzige Weg, das Herz wieder zu heilen.

Was? Was ging verloren?

Sonja Sutor

97 Psychopharmacology Update Institute der American Academy of Child and Adolescent Psychiatry (2008), New York

Im Kindes- und Jugendalter sind Stimmungsschwankungen häufig, zeigen sich in den unterschiedlichsten Formen, sind meist vorübergehend und nicht immer als pathologisch zu werten.

Vor allem Störungen im Schlafverhalten wie Angstträume, nächtliches Aufschreien, Schlafwandeln, Ein- oder Durchschlafstörungen sind sehr häufig.

Die Unterscheidung, ob eine behandlungsbedürftige Störung vorliegt, ist nicht immer einfach und erfordert eine genaue Anamnese durch einen Arzt oder Psychologen, genaue Kenntnis der Lebensumstände, der psychosozialen Faktoren, eventueller schulischer Probleme und auch möglicher körperlicher Erkrankungen.

Ebenso spielt bei dieser Unterscheidung das Entwicklungsalter des Kindes eine große Rolle. Bei Kleinkindern stehen Ängste, motorische oder Sprachentwicklungs-Störungen im Vordergrund, im Kindergartenalter kann es neben Ängsten auch wieder vermehrt zu Einnässen oder Einkoten kommen, mit beginnendem Schulalter stehen eher Wahrnehmungs- und Aufmerksamkeitsprobleme im Vordergrund.

Normale, sogenannte *physiologische Ängste* sind entwicklungsabhängig und vorübergehend im Sinne einer Anpassung an eine neue Situation oder neue Fähigkeiten.

Typische Beispiele sind das sogenannte *Fremdeln* um das achte Lebensmonat oder *Trennungsängste* bis zum zweiten Lebensjahr. Danach kommt die *Dunkelangst,* Ängste vor Gespenstern, Hexen etc. gleichzeitig mit der Entwicklung der Phantasie, im Schulalter kommen Ängste vor Verletzungen, Krankheit und auch Tod hinzu, im Jugendalter unter Umständen vor Sexualität und pubertären Veränderungen.

Im Rahmen dieser physiologischen Ängste entwickeln Kinder, die in einer geschützten und förderlichen Atmosphäre aufwachsen, Bewältigungsstrategien.

Wird jedoch das Kind entweder mit seinen Ängsten alleine gelassen oder auch überbehütet, können die Ängste über die normale Phase hinaus bestehen bleiben und pathologisch werden oder ein ungesundes Maß an Waghalsigkeit hervorrufen.

Auch unangemessener, nicht altersentsprechender Medienkonsum führt zur Überforderung und kann Angstreaktionen auslösen.

Die Balance zwischen Vorsicht und Selbstbewusstsein ist erforderlich, um eine gesunde Entwicklung und das Erlernen von Bewältigungsstrategien zu gewährleisten.

In der Pubertät kommt es – entwicklungsbedingt – zu Konflikten mit Erwachsenen, meist Eltern und Lehrern.

Die Entdeckung der eigenen Persönlichkeit, Identitätsfindung und Ablösung von vertrauten, Schutz gewährenden Menschen und Strukturen machen diese Zeit zur schwierigsten im menschlichen Leben. *Peergroups* übernehmen wichtige Funktionen, der Selbstwert wird hier hart auf die Probe gestellt. Ungesundes Verhalten, sei es Alkohol- oder Drogenkonsum oder auch *nur* die Verschiebung des Biorhythmus durch nächtliche Disco-Besuche beeinflussen die körperliche und seelische Gesundheit.

Stimmungsschwankungen erscheinen unter diesem Aspekt schon fast eine Notwendigkeit zu sein, allerdings ist es umso wichtiger Alarmsignale nicht zu übersehen, die anzeigen, wo normales pubertäres Verhalten in die Pathologie kippt.

Depressionen

Man spricht von einer **depressiven Episode**, wenn die depressive Verstimmung mindestens zwei Wochen anhält.

Wiederholte depressive Episoden bezeichnet man als **rezidivierende depressive Störung**. Wir unterscheiden dabei eine leichte, mittelgradige und schwere Form.

Davon zu unterscheiden sind **depressive Reaktionen** oder **Anpassungsstörungen** nach belastenden Lebensereignissen.

Bei schwächerer Ausprägung, jedoch einer Dauer von mindestens zwei Jahren spricht man von **Dysthymie.**

Eine weitere Unterscheidung wird im Verlauf der Krankheit getroffen zwischen einer **monopolaren** (rein depressiven) Störung und einer **bipolaren** (manisch-depressiven) Störung.

Symptomatik

In den internationalen Klassifikationssystemen (ICD und DSM) werden zur Diagnose depressiver Symptome bei Kindern dieselben Kriterien wie bei Erwachsenen herangezogen. Zu den Basissymptomen der Depression gehören eine gedrückte Stimmung, Interessenverlust, Freudlosigkeit und eine Verminderung des Antriebs. Weiterhin finden sich bei der Depression häufig Konzentrations- und Aufmerksamkeitsstörungen und Selbstwertprobleme.

Die Symptome einer Depression sind altersabhängig unterschiedlich.

Es ist leider häufig der Fall, dass Krankheitszeichen bei Kindern nicht erkannt oder falsch gedeutet werden, vor allem da die Symptome der häufig auftretenden komorbiden Erkrankungen überlappend sein können.

Wir unterscheiden zwischen emotionalen und somatischen Symptomen.

Je jünger ein Kind ist, desto mehr stehen die körperlichen Symptome und regressives Verhalten im Vordergrund.

Emotionale Zeichen sind davon abhängig, wie weit sich das Kind ausdrücken kann.

Jugendliche haben zwar rein kognitiv die Möglichkeit dazu, verspüren aber oft den Wunsch sich zurückzuziehen und zu verschließen. Es können Reizbarkeit, Aggressionen, Leistungsabfall und Substanzmissbrauch als Selbstheilungsversuch im Vordergrund stehen.

> Die Symptome im frühen Kindesalter sind eher somatischer Natur, je älter das Kind wird, desto mehr verlagern sich die Symptome in den Bereich der Kognition und des Bewertens.

Symptome im Kleinkindalter (ein bis drei Jahre):

- Körperliche Beschwerden (zum Beispiel Bauchschmerzen ...)
- Gestörtes Essverhalten
- Schlafstörungen
- Spielunlust
- Erhöhte Reizbarkeit
- Massive Trennungsängste
- Verminderte Mimik, trauriger Ausdruck
- Schreien, Unruhe, Weinen
- Selbststimulierendes Verhalten wie zum Beispiel Daumenlutschen, Schaukelbewegungen

  Der Psychoanalytiker Rene Spitz, der seine Studien über emotionale und soziale Entwicklung von Kindern in Heimen und Waisenhäusern in Amerika betrieb, spricht von sehr frühen Möglichkeiten des Auftretens einer Depression, nämlich bereits im Säuglingsalter. Er schildert diese als *affektive Mangelerkrankungen*.

Auch Rossmann[98] beschreibt schwere depressive Störungen im Säuglingsalter nach Verlust der Bindung zur ersten festen Bezugsperson, Vernachlässigung, Entbehrung und psychischen Störungen der Eltern.

Vorschulalter (drei bis sechs Jahre):

- Herabgesetzte Mimik und Gestik, trauriger Ausdruck
- Verarmte Motorik
- Reizbarkeit und Stimmungsschwankungen
- Weinen, aggressive Durchbrüche
- Zurückgezogenes oder aggressives Verhalten
- Anpassungsprobleme zum Beispiel im Kindergarten
- Verminderte Frustrationstoleranz
- Essstörungen, Gewichtsverlust oder Gewichtszunahme
- Schlafstörungen, starke Müdigkeit
- Fehlender Ausdruck von Freude oder Begeisterung
- Wut als Ausdruck von Überforderung
- Suizidales Verhalten eher im Sinn von Provokation gefährlicher Situationen (wie z. B.: Klettern auf ein Fensterbrett, auf die Straße laufen)

Schulalter (sechs bis zwölf Jahre):

- Mimischer und verbaler Ausdruck von Traurigkeit
- Weinen, Trotz, Abwehrverhalten
- Verbalisieren von Traurigkeit
- Unangemessene Selbstvorwürfe
- Körperliche Symptome
- Lust- und Antriebslosigkeit
- Rückzug
- Sorgen, Grübeln
- Suizidale Gedanken bereits möglich

98 Rossmann P (2009) Depression und Trauer. In: Diagnostik in der klinischen Kinderpsychologie. Die ersten sieben Lebensjahre. Göttingen: Hogrefe

- Schulleistungsstörungen
- Gefühle der Wertlosigkeit und des Nicht-geliebt-Werdens
- Wut
- Hohe Komorbidität mit ADHS und oppositioneller Verhaltensstörung sowie Angststörung

Jugendalter (zwölf bis achtzehn Jahre):

- Selbstwertproblematik
- Vermindertes Selbstvertrauen
- Negative Selbstbewertung
- Negative Selbstzuschreibung → Schuldgefühle
- Verzerrte Wahrnehmung der Realität
- Leistungsstörungen
- Pessimismus, Grübeln, Katastrophisieren, negatives Denken
- Dysfunktionale Denkmuster
- Hoffnungslosigkeit und mangelnde Perspektive
- Gefühl der Einsamkeit
- Konzentrationsmangel
- Gefühl der Überforderung
- Angst, Zukunftsängste
- Wut
- Antriebslosigkeit
- Innere Erschöpfung, die bei geringster Kritik oder Überforderung in inadäquaten Ärger umschlagen kann
- Rückzug
- Tageszeitabhängige Schwankungen
- Somatische Störungen
- Substanzabusus
- Suizidgefahr
- Übergang in die Symptomatik der Depression des Erwachsenenalters

Starke anhaltende Hoffnungslosigkeit im Rahmen einer Depression stellt einen wichtigen Indikator für ein hohes Suizidrisiko dar.

Bei der Entwicklung einer Depression muss man ursächlich nicht nur nach großen und traumatischen Ereignissen forschen. Es ist erwiesen, dass die täglichen ständig anhaltenden Ärgernisse, die sogenannten *Daily Hassels*, einen besonderen Risikofaktor darstellen.

Zur Depression gehörende Gefühle:
Hoffnungslosigkeit, Hilflosigkeit, Niedergeschlagenheit, Einsamkeit, Traurigkeit, Antriebslosigkeit, Angst, Verunsicherung, Erschöpfung, Sinnlosigkeit, Schuldgefühle, Gereiztheit, Ärger, Wut, Lustlosigkeit

Kognitive Merkmale:
Negatives Denken, Grübeln, Pessimismus, verminderter Selbstwert, Konzentrationsstörungen, Gedächtnisstörungen, Suizidgedanken

Verhaltensmerkmale:
Antriebslosigkeit, Verlangsamung, psychomotorische Unruhe, Weinen, Interesselosigkeit, sozialer Rückzug, Schulschwierigkeiten, suizidales Verhalten

Körperliche Symptome:
Schlafstörungen, Müdigkeit, Appetitstörungen, Gewichtszunahme oder -abnahme, chronische Schmerzen (häufig Magen-Darmbeschwerden, Kopfschmerzen)

Für das Gefühl *Einsamkeit* gibt es zwei grundlegend unterschiedliche Ursachen:

Die *soziale Einsamkeit* entsteht aus dem Rückzugsverhalten und den dadurch mangelnden Sozialkontakten.

Die *emotionale Einsamkeit* kommt aus einem Mangel an emotionaler Bindung und Defiziterleben im frühen Kindesalter.

Prognose und Verlauf

Bei schweren depressiven Episoden besteht ein sehr hohes Rückfallrisiko, der Verlauf ist umso ungünstiger, je früher die Krankheit beginnt.

Es ist daher äußerst wichtig, möglichst frühzeitig ausreichende therapeutische und eventuell auch medikamentöse Maßnahmen zu setzen.

Bis zur Pubertät findet man die Depression bei Mädchen und Knaben gleichermaßen, ab der Pubertät zeigt sich ein deutliches Überwiegen der Mädchen. Dieser statistische Unterschied bleibt im Erwachsenenalter erhalten.

Bei Mädchen findet man komorbid vermehrt Essstörungen sowie Angststörungen, bei Knaben eher Verhaltensstörungen, Aufmerksamkeitsstörungen sowie Alkohol- und Drogenmissbrauch.

Die Komorbiditäten treten meist nicht gleichzeitig mit der Depression auf, die Angststörung geht meist voraus, während die Verhaltensstörung erst nach Auftreten der Depression manifest wird.

Chronische Verläufe sind häufig. Die durchschnittliche Dauer einer depressiven Phase beträgt vierundzwanzig bis sechsunddreißig Wochen, dysthyme Störungen halten mindestens ein Jahr an. Manche depressiven Episoden enden von selbst auch ohne Therapie. Die Rückfallrate ist allerdings sehr hoch und die Gefahr einer Chronifizierung gegeben.

Risikofaktoren für einen negativen Verlauf:

- früher Beginn einer schweren Episode *(Major Depression)*
- Suizidalität
- komorbide Störungen
- Depressionen in der Familienanamnese, insbesondere der Mutter
- sozialer Rückzug, keine *Peergroup*
- niedriger sozialer Status, Armut

Diagnostik

Bei der Diagnostik vor allem jüngerer Kinder ist das Gespräch mit den Eltern im Vordergrund. Dabei werden auch familiäre Belastungen und Vorerkrankungen sowie die Entwicklungsschritte erfragt, Beobachtungen von Spiel-, Ess-, Schlaf- und später Lernverhalten sind von großer Bedeutung.

Auch psychosoziale Faktoren spielen eine Rolle, belastende Ereignisse in der Familie und Verlusterlebnisse.

Gespräche mit den Kindern selbst werden altersadäquat gestaltet, wobei vor allem auf Ausdruck, Mimik, Motorik, Körperhaltung und Blickkontakt geachtet wird.

Eine internistische/kinderärztliche und neurologische Untersuchung soll organische Ursachen ausschließen.

Depressionen bei körperlichen Erkrankungen:

- Schilddrüsenerkrankungen
- Während oder nach schweren Infektionserkrankungen
- Eisenmangel und Blutarmut
- Blutzuckererkrankung
- Hirntumoren
- Anfallsleiden
- Entzündlichen Erkrankungen des Gehirns

Medikamentöse Nebenwirkungen im Sinne einer Depression sind bei Medikamenten gegen Anfallsleiden oder Stimulantien bekannt.

Im Rahmen von testpsychologischen Verfahren kommen diverse Fragebögen zum Einsatz, die es für verschiedene Altersgruppen gibt, wie zum Beispiel das *Depressionsinventar für Kinder und Jugendliche* oder die allgemeine *Depressionsskala nach Hautzinger,* in der depressive Gefühle, körperliche Beschwerden, negative Denkmuster und motorische Hemmung abgefragt werden.

Bei Verdacht auf Über- oder Unterforderung werden entsprechende Leistungs- und Intelligenztests eingesetzt.

Differentialdiagnostik

- Somatische Erkrankungen (siehe oben)
- ADHS
- Angsterkrankungen
- Schizophrene Psychose
- Suchterkrankungen

Pathogenese

Bei der Entstehung einer Depression muss man grundsätzlich zwischen ursächlichen und auslösenden Faktoren unterscheiden.

Auslöser können Verlusterlebnisse, Kränkungen, Trennungserfahrungen, Misshandlung oder Missbrauch, lebensbedrohliche Situationen oder Erkrankungen, *Mobbing* in der Schule oder der *Peergroup* u.v.m. sein.

Bei der Forschung nach ursächlichen Faktoren wiesen neurobiologische Erkenntnisse auf einen gestörten Stoffwechsel der Neurotransmitter (Botenstoffe) , *Serotonin, Noradrenalin* und *Dopamin* hin.

Weitere Hypothesen basieren auf der Theorie einer Dysregulation in der HPA-Achse[99] und Hippokampus von Corticotropin–Releasing-Faktor (CRF) und Glukokortikoiden sowie einer Dysregulation im Nucleus accumbens, Mandelkern und anderen hypothalamischen Kernen.

Diese Regionen regulieren Funktionen, die bei depressiven Patienten beeinträchtigt sind, wie zum Beispiel Motivation, Essverhalten, Schlaf- und Tagesrhythmus und Energielevel.

Genetik

Familien-, Zwillings- und Adoptionsstudien belegen eine genetische Disposition für Depression. Sie zeigen, dass im Vergleich zum Einfluss der gemeinsamen familiären Umgebung genetischen Faktoren eine entscheidende Bedeutung zukommt. Das Risiko für Kinder, bei denen ein Elternteil depressiv erkrankt, ist bei zehn bis fünfzehn Prozent, ebenfalls zu erkranken, und bei vorhandener Erkrankung beider Elternteile bei dreißig bis vierzig Prozent.

Die Zwillingsstudien zeigen umgekehrt auch, dass die genetische Komponente nur ein Teilfaktor ist. Selbst bei eineiigen Zwillingen erkrankt der Zwillingspartner des depressiven Patienten in weniger als der Hälfte der Fälle.

Psychologische und soziale Faktoren spielen ebenfalls eine Rolle.

Gerade bei Kindern in der Entwicklungsphase haben Umwelteinflüsse und soziale Bedingungen großen Einfluss.

> Die neurobiologischen und genetischen Faktoren sind die Basis einer erhöhten Verletzlichkeit, die bei ungünstigen Lebensumständen zur Entwicklung einer Depression führen kann.

Psychologische Konzepte

- Lerntheoretische Depressionstheorie: *Verstärkerdefizit – Erleben*

  Nach dem Depressionsmodell von Lewinsohn, das auf der operanten Konditionierung der behavioristischen Lerntheorie beruht, entstehen Depressionen aufgrund einer zu geringen Rate an positiver Verstärkung, negativen Erfahrungen bei überhöhten Ansprüchen an sich selbst und pessimistischen Grundüberzeugungen.

99 Hypothalamus-Hypophysen-Nebennierenrinden-Achse

- Nach Seligmans Depressionsmodell werden Depressionen durch Gefühle der Hilflosigkeit bedingt, die auf unkontrollierbare, aversive Ereignisse folgen. Mit diesem Modell lässt sich die hohe Komorbidität zu Angststörungen erklären: Angstpatienten können ihre Angst nicht kontrollieren, was zu Hilflosigkeits- und Hoffnungslosigkeits-Erfahrungen führt. Diese wiederum sind, laut Seligman, ursächlich für die Entstehung von Depressionen.

- Kognitive Depressionstheorie:

  Im Zentrum von Aaron T. Becks Depressionsmodell erzeugen kognitive Schemata oder Überzeugungen, die durch negative Lebenserfahrungen ausgelöst werden, Depressionen. Durch Benutzung dysfunktionaler Schemata kommt es zu kognitiven Verzerrungen der Realität, die im Falle der depressiven Person zu pessimistischen Sichtweisen von sich selbst, der Welt und der Zukunft führen *(negative Triade)*.

  Beispiele für typische negative Kognitionen:

  Ich bin nichts wert, das schaffe ich nie, es ist alles sinnlos, niemand mag mich, ich kann ohnehin nichts ändern …

  Beispiele für depressive Denkmuster (Schemata):

  Ich bin an allem schuld, alles ist furchtbar, alle sind gegen mich …

  Beispiele für irrationale (objektiv nicht nachvollziehbare) Einstellungen:

  Ich kann nur überleben, wenn mich alle mögen und akzeptieren, ich muss immer erfolgreich sein und alles schaffen, ich bin von anderen abhängig und schwach …

- In der Psychoanalyse gilt die Depression als eine gegen sich selbst gerichtete Aggression. Als psychische Ursachen für die Depression werden, besonders von psychoanalytisch orientierten Psychologen wie Heinz Kohut, Donald W. Winnicott und im Anschluss Alice Müller, auch dysfunktionale Familien beschrieben.

  Der Psychoanalytiker Abraham spricht von *Urverstimmung* nach einem Verlusterlebnis in der frühen Kindheit. Die empfundene Wut über den Verlust wird nicht gegen die verlorene Person, sondern gegen sich selbst gerichtet.

  Kinder überforderter Eltern, die mit bedingungsloser Anpassung auf die familiären Bedürfnisse reagieren und ständig überhöhte Erwartungen erfüllen, sind später depressionsgefährdet. Erst im späteren

Leben, wenn die Überforderung unerträglich wird, kann aus einer latenten eine manifeste Depression werden.

- Traumata können ebenfalls Auslöser für Depressionen sein. Ob ein Trauma zu Depressionen führt, hängt von Art und Schwere des Traumas, Risikofaktoren und Schutzfaktoren ab. Bei Menschen, die unter einer posttraumatischen Belastungsstörung leiden, besteht ein hohes Risiko für komorbide Depressionen (siehe Kapitel PTSD).

Protektive Faktoren und Resilienz

Nicht alle Kinder entwickeln bei gleichen Voraussetzungen und psychischer Belastung eine depressive Verstimmung.

Schützende Umweltfaktoren und eigene genetisch bedingte Eigenschaften können die Entwicklung der Depression verhindern (siehe auch Kapitel PTSD).

Depression und Stress

Wenn wir an Stress und Kinder beziehungsweise Jugendliche denken, fallen uns bestimmt sofort einige Schlagwörter ein:

- *Patchwork*-Familie
- Scheidungswaisen
- Medienüberflutung, *Chatten* statt realer Sozialkontakte, *Cyber-Junkies*
- Markensachen und Statussymbole
- Zunehmende Gewalt und Missbrauch
- Wohlstandsverwahrlosung
- Überhöhte Leistungsanforderungen, Angst vor der Zukunft durch Massenarbeitslosigkeit
- Praktisch problemloser Zugang zu Alkohol und Drogen in Schulen
- Mangelnde Perspektiven und mangelnde Vorbilder...

Diese Liste kann sicher noch weiter fortgesetzt werden, doch was spielt sich dabei im Gehirn ab?

Chronischer Stress führt über eine andauernde Stimulation der Hypothalamus-Hypophysen-Nebennieren-Achse (HHN-Achse) zu einer übermäßigen

Ausschüttung von Glukokortikoiden im Blut. Bei Menschen mit Depressionen lassen sich überhöhte Mengen des Stresshormons Kortisol im Blut und Urin nachweisen. Deshalb wurde schon früh ein Zusammenhang zwischen dem Auftreten von Depressionen und Stress vermutet.

Durch die erhöhte Ausschüttung von Glukokortikoiden bei Stress können bestimmte Regionen des Gehirns wie zum Beispiel der Hippokampus selbst geschädigt werden.

Störungen der kognitiven Verarbeitungsprozesse bzw. der Gedächtnisleistungen, wie sie auch bei Depressionen vorkommen, lassen sich diesem Gebiet zuordnen. Damit ist erklärbar, warum es bei depressiven Patienten zu einer nachweisbaren Volumsreduktion im Hippokampus kommen kann. Der Hippokampus gehört zu den Regionen des Nervensystems, die in der Lage sind, von sich aus wieder neue Nervenzellen zu bilden (Neuroplastizität). Auch diese Fähigkeit zur *Neuroneogenese* scheint durch die schädigende Wirkung der Glukokortikoide im Stress bei Depressionen beeinträchtigt zu sein.

Die beschriebenen Veränderungen bei Depressionen gelten andererseits gerade wegen der Fähigkeit des Hippokampus zur Regeneration als reversibel. Sie lassen sich durch Gabe bestimmter Medikamente beeinflussen.

Transmittersysteme, wie das Serotonin- oder Noradrenalinsystem haben bei der Entwicklung von Depressionen vor allem eine modulierende Wirkung auf emotional gefärbte Stressreaktionen.

Das Erklärungsmodell von Depressionen als Fehlanpassung bei chronischen Stresseinflüssen zeigt die Bedeutung von psychotherapeutischen Maßnahmen auf.

Therapie

Die Behandlung der Depression im Kindes- und Jugendalter muss immer multimodal erfolgen. Die einzelnen Komponenten sind:

- Elternberatung und Edukation
- Psychotherapie
- Eventuell Pharmakotherapie
- Eventuell Licht- und/oder Wachtherapie
- Soziale Unterstützung

Bei ausgeprägten depressiven oder psychotischen Symptomen sowie suizidaler Gefährdung ist eine stationäre Aufnahme erforderlich.

Psychotherapie

Es gibt für Kinder sowohl ambulante als auch stationäre Therapien. Die meisten Therapien sind ähnlich denen, die auch für Erwachsene Verwendung finden. Grundsätzlich gilt jedoch, dass eine Therapie wesentlichen genauer auf das Kind oder den Jugendlichen abgestimmt werden muss als bei Erwachsenen.

Man muss unter anderem das Alter und den Entwicklungsstand des Kindes berücksichtigen, sowie die familiäre Situation, das schulische Umfeld und die Möglichkeiten der Familie, der Lehrer und der Freunde mit einbeziehen.

Auch Eltern brauchen Hilfe, um ihre eigenen Stärken herauszufinden, damit sie ihr Kind optimal unterstützen können.

Es gibt zum Thema *Depressionen bei Kindern* noch keine ausreichenden Studien und Erfahrungen.

Relativ gut belegt ist die **analytische Kinder- und Jugendlichen-Psychotherapie** und für Jugendliche die **kognitive Verhaltenstherapie**.

Die **Spieltherapie** ermöglicht es dem Kind, das ihm eigene Ausdrucksmittel, nämlich das Spielen, zu verwenden.

Es handelt sich um einen kinderpsychotherapeutischen Ansatz, der vorwiegend von den Psychoanalytikerinnen Anna Freud und Melanie Klein geprägt wurde.

In der Spieltherapie wird ein Patient durch die Methode des Spiels innerhalb eines therapeutischen Prozesses zu Heilung angeregt. Das Spiel in diesem Rahmen fördert den Patienten und initiiert eine Stärkung des Selbst.

Für die Entwicklung eines Kindes nimmt das Spielen eine zentrale Rolle ein. Es lernt sowohl sich selbst als auch seine Umwelt kennen, kann kreativ sein und dabei Verständnis für andere und seine eigene Rolle im sozialen Kontext erkennen. Im Spiel findet das Kind die Möglichkeit sich auszudrücken, auch in Situationen, wo es ihm nicht möglich ist, sich durch Sprache mitzuteilen. So lässt sich das Spielen sowohl therapeutisch als auch diagnostisch als Zugang zum Unterbewussten nutzbar machen.

In der *direktiven Spieltherapie* leitet der Therapeut das Kind an, in der *nondirektiven Therapie* entscheidet das Kind selbst und der Therapeut bleibt Beobachter.

Für Säuglinge und Kleinkinder haben sich **Mutter-Kind-Trainingsprogramme** bewährt, bei denen es um eine Verbesserung des Kontaktes zwischen Kind und Mutter geht. Hintergrund dafür ist, dass ein häufiger Grund für eine Depression bei Kleinkindern eine Störung der Mutter-Kind-Beziehungen im frühen Lebensalter ist.

Für größere Kinder und Jugendliche gibt es erste Erfolg versprechende Ergebnisse aus den USA mit speziell für diese Altersgruppe entwickelten Verhaltenstherapien nach Beck. Genauso viel versprechend sind aber auch die Ergebnisse bei einer speziell auf Jugendliche abgewandelten Form der interpersonellen Therapie nach Klerman.

Auch in der Therapie bei Jugendlichen und Kindern gibt es also eine Tendenz hin zu speziell für diese Altersgruppe entwickelten Verfahren.

Viele Symptome der Depression, die aufgrund der im Kindesalter untypischen Symptomatik und der hohen Komorbidität nicht als solche erkannt werden, sind im Bereich der **Sonder- und Heilpädagogik** zu finden und werden im Rahmen anderer Erkrankungen und Störungsbilder *mitbehandelt.*

Tiefenpsychologische Methoden sehen als hauptsächliches Ziel die Verbesserung des Selbstwertes an.

Die **Interpersonelle Therapie** sieht im Mittelpunkt belastende Beziehungsmuster, Verlusterlebnisse und soziale Konflikte.

Die **kognitive Verhaltenstherapie** ist die am besten belegte und am häufigsten angewendete Form bei Jugendlichen.

Das Erkennen und Verändern negativer Denkmuster, Problembewältigung, Setzen sinnvoller Aktivitäten und Förderung sozialer Kompetenzen stehen hier im Vordergrund.

Der Zusammenhang zwischen Gefühlen, Situationen und Gedanken wird erarbeitet und negative Gedanken und Muster im Sinne der kognitiven Umstrukturierung beeinflusst.

Die Betroffenen lernen Frühwarnzeichen rechtzeitig zu erkennen, Aktivitäten und andere schon vorher erprobte Maßnahmen entgegenzusetzten und ihre Ressourcen zu kennen und zu aktivieren.

Problemerkennung → Erkennen der Gefühle, Gedanken und Verhaltensweisen → Aktivitätsplan → soziale Fertigkeiten → kognitive Techniken (Erfassen und Umstrukturieren negativer Gedanken und Schemata, Erlernen alternativer Denk- und Handlungsmöglichkeiten, Entspannungstechniken

Beispiel für Problemlösestrategien depressiver Kinder:

- Definition des Problems: STOPP – Was ist eigentlich das Problem?
- Kontrolle der Bewertung: Wie schlimm ist es für mich wirklich?

- Plan. Wie kann ich vorgehen?
- Gibt es mehrere Lösungswege?
- Überprüfung der Lösungsvorschläge
- Positive Verstärkung durch den Therapeuten oder Pädagogen mit Anleitung zur Selbstverstärkung

Im Anti-Stress-Training nach Hampel und Petermann[100] werden sogenannte *Stress-Killer* und *Mega-Stresser* beschrieben.

Pharmakotherapie

Es besteht in Fachkreisen übereinstimmend die Auffassung, dass bei Kindern und Jugendlichen eine medikamentöse Therapie nur in schweren Fällen und gemeinsam mit Psychotherapie und psychosozialen Maßnahmen durchgeführt werden soll.

Es zeigt sich, dass zunehmend zu schnell Medikamente anstatt Psychotherapie gegeben werden. Wissenschafter warnen vor einer voreiligen Pharmakotherapie, weil Nebenwirkungen an Kindern so gut wie nicht erforscht sind.

Bei der Entscheidung zur medikamentösen Therapie ist es immer erforderlich, auch die Eltern über Wirkung, mögliche Nebenwirkungen und Einnahmemodus aufzuklären.

Man unterscheidet zwischen einer Akut-Therapie, Erhaltungstherapie und Rezidivprophylaxe.

Wenn es zu mehreren depressiven Phasen gekommen ist, sollte unbedingt eine Rezidivprophylaxe durchgeführt werden.

Die Dosierung wird individuell angepasst, engmaschige Kontrollen, auch der Blutspiegelwerte, sind notwendig.

Zur Verfügung stehen:

- SSRI, selektive Serotonin *re-uptake* Inhibitoren und SNRI, selektive noradrenerge Wiederaufnahmehemmer sowie duale Präparate.

  Die Wirkung besteht in der Hemmung der Wiederaufnahme von Serotonin/Noradrenalin, wodurch die verfügbare Konzentration des Botenstoffes erhöht wird.

100 Hampel P, Petermann F (2003) Anti- Stress-Training für Jugendliche (2. Auflage). Weinheim: Beltz

Mögliche Nebenwirkungen sind unter anderem Übelkeit, Gewichtsverlust oder -zunahme, Unruhe, Nervosität, Schläfrigkeit, Kopfschmerzen.

Zu Beginn der Therapie ist es durch die antriebssteigernde Wirkung möglich, dass eine erhöhte Suizidgefährdung gegeben ist, daher sollte in dieser Zeit eine genaue Beobachtung erfolgen.

Auch in der *TADS-Studie*[101] trat dieses Problem der medikamentösen Therapie der Depression bei Jugendlichen zutage. Sie betrifft das mögliche Risiko von suizidalen Gedanken während einer alleinigen medikamentösen Therapie mit SSRI. Unter der Therapie mit dem SSRI berichteten fünfzehn Prozent der Patienten über Suizidgedanken, während es in der Gruppe mit alleiniger Gesprächstherapie nur sechs Prozent waren und unter der Kombinationsbehandlung acht Prozent.

Die Datenlage, die Sicherheit und Effektivität von Antidepressiva bei Kindern und Jugendlichen betreffend, ist unzureichend. In Europa ist bisher kein Antidepressivum für Kinder und Jugendliche zugelassen. Deshalb erfolgen Verschreibungen häufig *off label*.

- Wenn sich ein manisch-depressives Kranksein entwickelt, kommen andere Medikamente wie z. B. Lithium, Carbamazepin oder Valproat zum Einsatz.
- Johanniskraut gehört zu den am häufigsten verwendeten Präparaten bei der Depression im Kindes- und Jugendalter. Es wird von guter Wirksamkeit und Verträglichkeit berichtet, Wirksamkeitsstudien sind jedoch nicht ausreichend vorhanden.

  Bezüglich des Wirkmechanismus geht man davon aus, dass es keine wesentlichen Unterschiede gibt, d. h., dass im Wesentlichen die Wiederaufnahme von Serotonin im Gehirn blockiert wird.

  Einnahme von Johanniskraut sollte bei Vorliegen einer Depression nicht nur bei Bedarf, sondern regelmäßig und in einer ausreichend therapeutischen Dosis erfolgen, da bis zum vollen Wirkungseintritt bis zu vierzehn Tage vergehen können.

101 Treatment for Adolescents With Depression Study (TADS). Long-term Effectiveness and Safety Outcomes. Arch Gen Psychiatry (2007) 64: 1132–1143

Mögliche Nebenwirkungen:

Beschwerden im Magen-Darm-Bereich wie Übelkeit, Appetitstörungen oder Druckgefühl, Schwindelsymptome, seltener Sehstörungen, allergische Reaktionen (sehr selten) und Lichtempfindlichkeit bei Gabe von hohen Dosierungen.

Daneben berichten einige Patienten in der Anfangsphase von einer Zunahme von Unruhe oder auch Reizbarkeit.

Wechselwirkungen mit anderen Medikamenten sind möglich, sodass Johanniskraut nicht ohne ärztlichen Rat genommen werden sollte.

Ergänzende Therapien

Lichttherapie:

Bei sogenannten *saisonalen* Depressionen, die vor allem in der dunklen Jahreszeit auftreten, kann eine Behandlung mit Weißlicht zusätzlich helfen.

Wachtherapie oder Schlafentzugstherapie bei Jugendlichen:

Beim totalen Schlafentzug muss der Patient die ganze Nacht wach bleiben, beim partiellen Entzug kann von 20h bis 1h30 geschlafen werden. Spielen, körperliche Aktivitäten können Einschlafen verhindern, es sollte immer eine zweite Person anwesend sein. Am nächsten Tag darf nicht geschlafen werden. Eine Wiederholung ein- bis zweimal in der Woche ist möglich.

Diese Behandlung ist vor allem sinnvoll, wenn ein ausgeprägtes Morgentief und massive Tagesschwankungen bestehen.

CAVE: Bei komorbider Epilepsie und Neigung zu Migräne darf keine Schlafentzugstherapie durchgeführt werden.

Bedeutung der Diagnose *Depression* für Eltern und Lehrer

Je früher eine depressive Verstimmung bei Kindern erkannt wird, desto schneller und effektiver kann geholfen werden.

Bagatellisieren und gute Ratschläge wie *zusammenreißen* helfen nicht nur nicht, sondern können eine Negativspirale in Gang setzen, die noch mehr Schaden anrichtet.

Es ist von enormer Wichtigkeit, die Gefühle zu respektieren und dem Kind zu zeigen, dass es verstanden und ernst genommen wird.

Dabei ist verständlich, dass es Eltern oft schwerfällt, zu akzeptieren, dass ihr Kind depressiv ist, vor allem, wenn sie selbst das Gefühl haben, *doch ohnehin alles zu tun*. Schuldgefühle, Hilflosigkeit und Ratlosigkeit auf Eltern-Seite bedürfen auch eingehender Beratung und Unterstützung, eventuell einer Eigentherapie.

Depressive Kinder sind in ihrem Selbsterleben negativ, das bedeutet auch, dass sie Situationen meiden, in denen sie beziehungsweise ihre Leistungen verglichen werden – wie es in der Schule der Fall ist.

Angst vor Versagen und schlechter Bewertung verstärkt die Symptomatik. Es ist für Lehrer nicht leicht, dem Kind diese Angst zu nehmen, aber auch den Wünschen und oft überhöhten Vorstellungen von Zuwendung gerecht zu werden.

Dazu kann noch der Mangel an Akzeptanz unter Gleichaltrigen kommen, sodass entweder totaler Rückzug oder aggressives Verhalten vorprogrammiert ist.

Absinkende Leistungen in der Schule haben bei depressiven Kindern nichts mit Intelligenzmangel zu tun.

Der Psychologe Kevin D. Stark[102] stellte eine Tabelle typischer depressiver Symptome zusammen, die er in der Schule beobachten konnte (in Übersetzung):

Merkmale im Lernbereich:

- Leistungsabfall ohne erkennbare Ursache
- Verlust des Interesses an Schulgegenständen
- Rückgang vorhergehender Leistungsbereitschaft
- Gleichgültigkeit
- Unachtsames Ausführen von Aufgaben
- Schnelles Aufgeben bei Misserfolg
- Vorzeitiges Beenden einer Arbeit
- Negatives Erwartungsbild; mangelnde Kraft

Verhaltensmerkmale:

- Erhöhte Erregbarkeit, Überaktivität
- Vermehrte Müdigkeit, Einschlafen während des Unterrichtes

102 Stark, K D (1990) Childhood Depression. School-based intervention. New York: Guildford

- Vermehrte Abhängigkeit von anderen
- Antisoziales Verhalten
- Regression
- Somatische Beschwerden
- Störverhalten im Unterricht
- Ängste, Phobien
- Distanziertes Verhalten gegenüber Gleichaltrigen
- Sozialer Rückzug

Kognitive Merkmale:

- Konzentrationsprobleme
- Unentschlossenheit
- Misserfolgserwartungen
- Suizidale Äußerungen, Todesgedanken

Affektive Merkmale:

- Geringer Selbstwert
- Dysphorie, ständiges Klagen
- Gereiztheit
- Schuldgefühle
- Gefühl der Belastung/Überforderung

Somatische Merkmale:

- Schlafstörungen
- Gewichtsverlust oder -zunahme
- Appetitveränderungen
- Bewegungsstörungen
- Müdigkeit

Die Zusammenstellung zeigt die Vielfältigkeit der Symptome, die sich in der Schule bemerkbar machen können, und soll Lehrern die Möglichkeit geben, auffällige Schüler gezielt zu beobachten, um gegebenenfalls ein Elterngespräch zu suchen und einen Schularzt oder Schulpsychologen beizuziehen.

Lehrer haben hier die Chance durch rechtzeitiges Aufzeigen der Problematik die für das Kind entscheidende Früherkennung möglich zu machen.

Schule kann für depressive Kinder zu einer extremen Dauerbelastung werden, vor allem wenn sie ständig überfordert sind und Misserfolge verkraften müssen.

Hier kann der Lehrer versuchen durch positive Rückmeldungen und vermehrtes Lob, auch schon bei kleinen Erfolgen, helfend einzugreifen.

Erschwerend kann dazu kommen, dass das depressive Kind als Außenseiter betrachtet wird, was so weit gehen kann, dass Schule generell verweigert wird.

Dabei handelt es sich um Schulverweigerung *per se*, aber auch Verweigerung, die infolge verschiedenster Krankheitssymptome akzeptiert ist. Manche Kinder sitzen auch in der Schule, sind geistig aber in keiner Weise anwesend.

Für Eltern ist es wichtig, besonders auf die Wahl des richtigen Schultyps zu achten, Überforderung zu vermeiden, eventuell die eigenen zu hohen Ansprüche zurückzuschrauben und keinen Druck zu machen.

Die Eltern sollten Lehrer über die Erkrankung informieren und in ständigem Kontakt bleiben.

In vielen pädagogischen Ansätzen setzt sich zunehmend *emotionales Lernen* durch.

Lernen mit den eigenen Gefühlen umzugehen, Impulse zu kontrollieren, sich richtig auszudrücken und *soziale Skills* zu erlernen ist für alle Kinder wichtig, aber für Kinder mit emotionalen Problemen eine Grundvoraussetzung für einen geglückten Schulweg.

Das Kind muss wissen, dass es geachtet und geliebt wird, unabhängig von seinen schulischen Leistungen.

Eltern und Lehrer können helfen, wenn sie darauf achten, den Selbstwert des Kindes zu stärken, es in jeder Phase ernst zu nehmen und positive Aktivitäten zu fördern und deren Durchführung entsprechend zu loben.

Eigene Entscheidungen und Verantwortung sowie Vertrauen der Bezugspersonen in das Kind helfen ein positives Selbstbild aufzubauen.

Bewegung ist immer hilfreich, stimmungsaufhellend und gibt bei gemeinsamen Aktivitäten die Chance, die Beziehung zum Kind zu stärken.

Wenn sich Kinder zurückziehen, kann es wichtig sein, Freunde einzuladen und gemeinsame Unternehmungen zu fördern. Dabei muss allerdings darauf geachtet werden, dass die Privatsphäre nicht verletzt wird und keine peinlichen Situationen entstehen.

Auch wenn Eltern oft gar nicht danach zumute ist, kann ein Modell für positive Sichtweisen als Vorbild wirken. Es ist wichtig, sich nicht *anstecken* zu lassen, sondern die eigene Stimmung und Einstellung im positiven Sinn zu vermitteln.

Allerdings sollten unrealistische Erwartungen und Forderungen nicht zu weiteren Misserfolgserlebnissen führen.

Depression in der Familie

Wie bereits erwähnt, spielen die täglichen Alltagsärgernisse bei der Depressionsentwicklung eine große Rolle. Auch der Erziehungs- und Kommunikationsstil innerhalb der Familie ist von großer Bedeutung.

Diesbezügliche Risikofaktoren sind:

- vermehrtes Ausmaß an innerfamiliären Konflikten
- feindseliges Familienklima
- mangelnde Lösungsstrategien
- konfrontativer Kommunikationsstil
- extremes Bestrafungsverhalten und Kontrolle
- gefühlskalte Erziehung
- emotional-negative Angriffe
- leistungsabhängige emotionale Zuwendung
- dauerndes Nörgeln und Missachten des anderen
- überwiegend negative Emotionen
- mangelnde Hilfsbereitschaft
- Ungeduld
- gegenseitiges Desinteresse
- wenig gemeinsame Aktivitäten
- nicht Zuhören und gewaltsames Durchsetzen von Meinungen

Die depressive Erkrankung eines Elternteiles ist in mehrfacher Hinsicht ein Risikofaktor – einerseits durch die genetische Belastung, andererseits durch die dadurch in der Familie entstehende Alltagsproblematik.

Studien belegen, dass depressive Mütter sich häufiger aversiv und kontrollierend verhalten als andere Mütter und bereits ihrem Säugling weniger emotionale Zuwendung geben.

Im Jugendalter wirkt sich mütterliche Depressivität vor allem auf Töchter aus, das Konfliktpotential ist deutlich erhöht, die Identitätsfindung erschwert. Zusätzlich suchen depressive Mütter Trost und Unterstützung eher bei ihren Töchtern und überfordern diese dadurch massiv.

Ein weiteres Problem ist inkonsequentes Erziehungsverhalten, eventuelle Abwesenheiten durch Spitalsaufenthalte, unvorhersehbare und schwankende emotionale Zuwendung und Verfügbarkeit sowie generelle Unsicherheit und negative Vorbildfunktion.

Kinder reagieren auf diese Situation unterschiedlich, abhängig von ihren eigenen inneren Widerstandskräften, der sogenannten *Resilienz,* und äußeren Schutzfaktoren wie Stabilität weiterer Familienmitglieder, später gute und stützende Freundschaften und wertschätzendem Umgang mit dem erkrankten Familienmitglied in der Familie sowie erklärende und entlastende Gespräche mit dem Kind.

Märchen können, wie so oft, auch hier hilfreich sein. Zum Beispiel kann man kleineren Kindern anhand des Märchens vom *Hässlichen Entlein* zeigen, was Gedanken und Gefühle bewirken können beziehungsweise wie sich ein negatives Bild, das man von sich selbst hat, auswirken kann. (siehe Literatur-Werkstätte)

Manisch-depressives Kranksein (MDK)

Bei der bipolaren affektiven Störung (manisch-depressive Erkrankung) kommt es zum Wechsel von Episoden mit beeinträchtigter und gehobener Stimmung und vermindertem bzw. vermehrtem Antrieb.

Bei sehr raschem Wechsel zwischen manischen und depressiven Phasen spricht man von sogenannten *Rapid Cyclern* (ab mindestens vier Phasen einer Depression oder Manie im Jahr).

Kennzeichen einer manischen Episode:

- über die Norm gehobene oder gereizte Stimmung über mehrere Tage
- Antriebssteigerung

- gesteigerter Rededrang, vermehrte Aktivität
- Ideenflucht, Gedankenjagen, Größenideen
- Kritiklosigkeit
- überhöhte Selbsteinschätzung
- übersteigertes Selbstwertgefühl
- Verlust sozialer Hemmungen
- eventuell antisoziales Verhalten und Substanzmissbrauch
- vermindertes Schlafbedürfnis
- vermehrte Ablenkbarkeit, Konzentrationsstörungen, Gedankensprünge
- generell erhöhtes Aktivitätsniveau
- riskantes Verhalten
- Probleme im Umgang mit Geld
- erhöhte Libido
- fallweise Größenwahn

Im Kindesalter stehen gesteigerte Aktivität, Unruhe, Zerstreutheit, Schlafstörungen, Ängste, vermehrte emotionale Labilität und Reizbarkeit im Vordergrund, ein wieder Einnässen ist möglich.

Es liegen häufig gemischte Zustände vor, die Phasen sind schwer abgrenzbar, der Wechsel kann innerhalb von Stunden erfolgen.

Die typischen euphorischen Zustände fehlen im Kindesalter meist, wodurch ein Erkennen der Manie erschwert ist.

Im Jugendalter nähert sich die Symptomatik der des Erwachsenenalters mit gehobener Stimmung und Antriebssteigerung, Risikoverhalten, auch psychotische Zeichen (Halluzinationen) können auftreten. Eine deutliche Beeinträchtigung des Sozialverhaltens geht damit einher.

Es können auch rasch wechselnde Mischzustände vorliegen, die eine Diagnose erschweren.

Ein zusätzliches Alkohol- oder Drogenproblem kann Symptome verdecken und die Erkrankung kann lange Zeit unentdeckt bleiben.

Bei Manien mit geringer Intensität der Symptome und ebenfalls geringer bis keiner Beeinträchtigung des Alltags spricht man von **Hypomanien**.

Prognose

Auch hier gilt, dass die Prognose umso günstiger ist, je früher die Erkrankung erkannt und behandelt wird.

Meist beginnt das Krankheitsbild mit einer depressiven Phase und erst später kommen Zeichen der Manie dazu. Zwanzig bis dreißig Prozent der Kinder mit einer Depression entwickeln später eine bipolare Erkrankung.

Familiäre Belastungen spielen dabei eine große Rolle.

Früherkennung und rechtzeitige Phasenprophylaxe sind von enormer Bedeutung.

Diagnostik

Die Diagnose wird hauptsächlich aus genauer Anamnese, Verhaltensbeobachtung über einen ausreichend langen Zeitraum und altersentsprechenden Gesprächen gestellt.

Bei Jugendlichen mit wahnhaften Symptomen kann die Abgrenzung zur Schizophrenie schwierig sein.

In der Familienanamnese wird besonders auf in der Familie vorkommende Manien, Depressionen, Angsterkrankungen, Suchterkrankungen und Suizid geachtet.

Eine internistische/kinderfachärztliche und neurologische Untersuchung sowie EEG, MRT und Labordiagnostik (bei Jugendlichen Drogen-*Screening*) werden angeschlossen. Entzündliche Erkrankungen des Gehirns, Tumore und Anfallsleiden sowie hormonelle Störungen müssen ausgeschlossen werden.

Komorbidität

Häufig komorbid auftretende Erkrankungen sind ADHS, Störungen des Sozialverhaltens, Substanzmissbrauch und Angststörungen.

Dabei ist vor allem die Abgrenzung zwischen Symptomen der ADHS und Manie schwierig, da die leichte Ablenkbarkeit, Konzentrationsstörung, Unruhe, Rededrang und gesteigertes Geltungsbedürfnis einerseits bei beiden Erkrankungen typisch sind, andererseits ein gleichzeitiges Auftreten beider Erkrankungen möglich ist. Das beste Unterscheidungskriterium sind die bereits in der frühen Kindheit auftretenden Symptome bei ADHS.

Fehlbehandlung durch Stimulantien wie Methylphenidat (siehe Therapie der ADHS) können die Symptome der Hypomanie und Manie verstärken, was zur drastischen Verschlimmerung des Zustandes und zu physischen Schädigungen führen kann.

Pathogenese

Wie bei der Depression spielen sowohl genetische als auch biologische und psychosoziale Faktoren eine Rolle.

Aus Familien- und Zwillingsstudien ist bekannt, dass circa sieben Prozent der Angehörigen ersten Grades erkranken, wobei nicht nur das Risiko an einer MDK zu erkranken erhöht ist, sondern auch an anderen psychiatrischen Störungen.

Die Erkrankung eines Elternteils birgt nicht nur das genetische Risiko, sondern auch zusätzliche psychosoziale Risikofaktoren, da das Zusammenleben mit einem erkrankten Elternteil nicht einfach ist. Der Schweregrad der elterlichen Erkrankung und der Umgang in der Familie damit bestimmen maßgeblich das Erkrankungsrisiko des Kindes mit. Vorurteile von außen, Ausgrenzung und viel zu frühe Übernahme von Verantwortung durch das Kind stellen Risikofaktoren dar.

Das Kind vernachlässigt eigene Bedürfnisse, wird unter Umständen isoliert, zieht sich aus Scham auch selbst zurück und wird einerseits oft vernachlässigt, aber auch überfordert.

Schutzfaktoren für das Kind sind einerseits angeborene individuelle Faktoren, andererseits von außen kommende Unterstützung wie stabile Beziehungen zu anderen Familienmitgliedern, Freunden oder Unterstützung durch Lehrer und Therapeuten.

Neurobiologisch ist wie bei der Depression auch hier der Neurotransmitter-Stoffwechsel betroffen, wobei in der depressiven Phase ein Serotonin- und Noradrenalinmangel entsteht, in der manischen Phase eine Erhöhung von Noradrenalin und Dopamin angenommen wird.

Therapie

Ein multimodales Konzept aus Psychoedukation und Elterninformation, Psychotherapie, Pharmakotherapie und sozialer Unterstützung ist Mittel der Wahl.

Bei schwerer Symptomatik, Selbst- oder Fremdgefährdung und psychotischen Symptomen ist eine stationäre Aufnahme notwendig.

Im Vordergrund steht die medikamentöse Therapie, wobei **Akut-Therapie** zur raschen Symptomreduktion, **Erhaltungstherapie** mit dem Ziel anhaltender Beschwerdefreiheit und **Phasenprophylaxe** zur Verhinderung weiterer Episoden unterschieden wird.

Ziel der medikamentösen Behandlung ist die Regulation von Schlaf-Wachrhythmus, Stimmung und Antrieb.

Lithium ist erstes Mittel der Wahl. In der Akutphase kann eine Kombination mit Antipsychotika oder Benzodiazepinen erforderlich sein.

Zwar wird die Gabe von Psychopharmaka bei Kindern kritisch gesehen, ist aber in diesem Fall meist unumgänglich, da die psychosoziale Entwicklung gefährdet ist und die Suizidgefahr nicht unterschätzt werden darf.

Die Einnahme und Dosierung muss sehr genau erfolgen und kontrolliert werden, regelmäßige Blutkontrollen sowie Kontrolle der Schilddrüsen- und Nierenfunktion, EEG, und Körpergewicht sind erforderlich.

Zu Beginn der Therapie kann Schwindel, Müdigkeit, Übelkeit, Durchfall und Erbrechen auftreten. Vermehrtes Durstgefühl, Schwäche, Zittern, Blutbild-Veränderungen, Akne, Gewichtszunahme sowie Störungen der Nieren- und Schilddrüsenfunktion sind möglich.

Lithium ist in einem sehr engen Rahmen wirksam, bei erhöhter Konzentration kann es rasch zu Vergiftungserscheinungen kommen wie verwaschene Sprache, Schwindel, Gang- und Standunsicherheit, gesteigerter Muskeltonus, gesteigerte Reflexe, Krampfanfälle bis zur Bewusstlosigkeit.

Bei Behandlung akuter Symptome setzt die Wirkung bereits nach einigen Tagen ein, die Wirkung im Rahmen einer Prophylaxe kann im Verlauf erst frühestens nach einem halben Jahr beurteilt werden.

Die Einnahme erfolgt einmal oder zweimal täglich, ausreichendes Trinken ist wichtig.

CAVE: Bei hohem Fieber oder großer Hitze kann die Konzentration von Lithium im Blut steigen – auf ausreichende Wasser- und Kochsalzzufuhr achten!

Ein abruptes Absetzen von Lithium sollte vermieden werden.

Alternative Medikation

Bei Kindern und Jugendlichen mit raschem Phasenwechsel oder Mischzuständen hat man die Erfahrung gemacht, dass Carbamazepin und Valproat, ursprünglich zur Behandlung von Krampfanfällen, besser wirksam sind.

Valproat als erstes Mittel der Wahl kann rasch aufdosiert werden und ermöglicht so einen schnelleren Therapieeffekt. Auch hier sind Blutspiegelkontrollen erforderlich, um Blutbild, Leber- und Bauchspeicheldrüsenwerte zu überwachen.

Dosisabhängige Nebenwirkungen können Übelkeit, Erbrechen, Appetitlosigkeit, Zittern, Müdigkeit, Gewichtszunahme, Haarausfall, Gang- und Standunsicherheit sein.

Bei Knochenmarks-Schäden, Leber- oder Pankreaserkrankungen ist die Einnahme kontraindiziert.

Carbamazepin muss langsam eingeschlichen werden, um Nebenwirkungen wie Schwindel, Müdigkeit und Übelkeit möglichst gering zu halten. Leberwerte, EKG und Blutbild müssen kontrolliert werden.

Für Knochenmarks-Erkrankungen, Leber-Erkrankungen, Herzrhythmusstörungen und Schwangerschaft besteht eine Kontraindikation. Bei Auftreten von allergischen Hauterscheinungen ist Absetzen erforderlich. Wechselwirkungen mit Hormonpräparaten, Antidepressiva und Antipsychotika sind möglich.

CAVE: Die Einnahme von Carbamazepin kann Wechselwirkungen mit der Pille haben!

Bei Vergiftung kommt es zu erhöhter Erregbarkeit, Zittern, Blutdruck-Veränderungen und Krampfanfällen bis zur Bewusstlosigkeit.

Lamotrigin wird in der Phasenprophylaxe, vor allem bei rezidivierenden depressiven Phasen angewendet. Für Kinder und Jugendliche ist es unter dieser Indikation nicht zugelassen, wird aber manchmal *off label* gegeben.

Eine sehr langsame Aufdosierung ist notwendig, dabei ist auf Hautausschläge zu achten.

Vorteil ist vor allem für jugendliche Mädchen, dass keine Wechselwirkung mit der Pille besteht und es nicht zur Gewichtszunahme kommt.

Als Nebenwirkung können Müdigkeit, Schwindel, Kopfschmerzen, Übelkeit, Erbrechen und Gelenksbeschwerden auftreten.

Blutspiegelkontrollen sowie Kontrolle der Leber- und Nierenfunktion müssen durchgeführt werden.

Benzodiazepine können kurzfristig im Rahmen akuter Symptome gegeben werden.

Aufgrund des Suchtpotential ist die Anwendung jedoch sehr eingeschränkt.

Antipsychotika wie zum Beispiel Olanzapin, Quetiapin und Risperidon werden ebenfalls im Rahmen akuter Manien, bei Auftreten psychotischer Symptome, gegeben. Diese Entscheidung muss immer der Facharzt treffen, engmaschige Kontrollen sind erforderlich.

Kinder und Psychopharmaka – muss das sein?

In fast allen Bereichen wird die Gabe von Psychopharmaka im Kindesalter sehr eingegrenzt und nach Möglichkeit vermieden.

Bei Kindern mit MDK muss man sich allerdings klar machen, dass ohne Medikation die Kinder wesentlich in ihrem Alltag, in der Schule und im sozialen Leben beeinträchtigt sind. Auch die Suizidgefährdung darf nicht unterschätzt werden.

Abwarten, dass sich die Probleme selbst lösen, ist hier nicht nur nicht sinnvoll, sondern kann das Kind schwer gefährden.

Selbstverständlich ist eine enge, regelmäßige Kontrolle und sorgfältige Überwachung der Einnahme der Medikamente notwendig. Die Aufbewahrung an einem sicheren Platz gehört ebenfalls dazu.

Die bipolar affektive Erkrankung ist eine Störung des Gehirnstoffwechsels, die durch soziale und Umwelt-Bedingungen beeinflusst, aber nicht verursacht wird. Daher ist ein Therapieansatz, der Medikamente ausschließt mit einem großen Risiko für das Kind verbunden und eine ausreichende Behandlung nicht gewährleistet.

In der **Psychotherapie** kann Einfluss auf Maßnahmen zur Rückfallprophylaxe, emotionale Probleme sowie Angst vor neuerlichen Phasen genommen werden.

Ein weiterer Therapieschwerpunkt ist sicherlich das Problem der Stigmatisierung und Ausgrenzung, die manche Kinder erfahren müssen. Die Tagesstrukturierung, Aufbau von Aktivitäten, Erfahrung von Erfolgserlebnissen und *Coping*-Strategien, um die Krankheit zu verarbeiten, werden neben dem Training von sozialen Fertigkeiten vermittelt.

Das Erkennen von Frühwarnzeichen, individuellen Auslösefaktoren, Annehmen kompetenter Unterstützung und die Akzeptanz der Erkrankung sind wichtige Themen – ein Krisenplan sollte immer besprochen und bereitgestellt sein.

Ziele der Psychotherapie:

- Erkennen von Auslösefaktoren und Frühwarnzeichen
- Erstellen eines Krisenplanes
- Aufbau von Aktivitäten in der depressiven Phase
- Reizreduzierung und Abschirmung in der manischen Phase
- Erarbeitung einer Tagesstruktur sowie eines regelmäßigen Tag-Nacht-Rhythmus

- Strategien zur Verarbeitung und Akzeptanz der Erkrankung
- Training sozialer Kompetenzen
- Vermittlung innerhalb der Familie
- Psychoedukation der Eltern

In erster Linie kommt die Kognitive Verhaltenstherapie zum Tragen sowie interpersonelle Therapie, Familientherapie und Psychoedukation.

Die medikamentöse Therapie sollte niemals ausschließlich erfolgen, ein multimodaler Ansatz mit Psychotherapie, sozialer Unterstützung und Elternberatung ist erforderlich.

Wie können Eltern und Lehrer helfen?

Eine Familie mit einem manisch-depressiven Kind ist direkt und ständig mitbetroffen und muss schwierige Situationen meistern. Toleranz und Stabilität sind wichtige Faktoren, um dem Kind zu helfen, erfordern von den Eltern aber viel emotionalen und realen Einsatz. Wenn Jugendliche sich von den Eltern abwenden und keine Unterstützung annehmen möchten, kann die Situation für Eltern unerträglich werden, sodass sie selbst Hilfe und Unterstützung brauchen.

Die wichtigste Überlebensregel für Eltern in dieser Situation ist sich klar zu machen, dass das Verhalten ihres Kindes krankheitsbedingt und kein persönlicher Angriff ist.

Es kann notwendig werden das Kind oder den Jugendlichen gegen seinen Willen stationär einweisen zu lassen, um ihn vor sich selbst zu schützen oder in manischen Phasen zum Beispiel Auto, Kreditkarten, Handy wegzunehmen. Das ist verständlicherweise für Eltern sehr belastend und erfordert viel Kraft.

Bei wiederholten Phasen ist es wichtig, dass auch alle anderen Familienmitglieder Bescheid wissen, um Frühwarnzeichen rechtzeitig zu erkennen. Dabei handelt es sich zum Beispiel um vermehrte Unruhe, gestörten Schlaf-Wach-Rhythmus, Gereiztheit, vermehrten Rededrang und bei Jugendlichen Alkohol- oder Drogenkonsum. Diese Symptome fallen in der Familie oder Schule früher auf, als sie dem Betroffenen bewusst werden.

Bei Schulkindern kann es sinnvoll sein, Lehrer zu informieren und mit einzubinden, damit auch in der Schule die nötige Toleranz vorhanden ist und gegebenenfalls notwendige Maßnahmen bekannt sind.

Koffein, Alkohol, Nikotin und Drogen

Neben Stress und Schlafmangel wirken sich auch Kaffee, Alkohol und Drogen bei der bipolaren affektiven Störung ungünstig aus:

- Es können Wechselwirkungen mit den verordneten Medikamenten auftreten, weswegen ein Verzicht auch auf Kaffee, Nikotin und Alkohol von Vorteil ist.
- Koffein wirkt sich ungünstig auf die Schlafdauer aus und fördert Nervosität und Unruhe und kann unter Umständen eine Manie auslösen.
- Alkohol wirkt sich – neben der Gefahr einer Abhängigkeit – negativ auf Schlaftiefe und Schlafdauer aus und wirkt enthemmend, was ebenfalls zur Manie führen kann. Andrerseits verstärkt Alkohol Depressivität.
- Nikotin erschwert die medikamentöse Behandlung, da die korrekte Einstellung durch Rauchen beeinträchtigt wird.
- Cannabis wird gerne als *Eigenmedikation* angewandt. Zurückgezogenheit und Antriebslosigkeit (depressive Merkmale), sowie Paranoia und Verfolgungswahn (manische Merkmale) können durch Cannabis und ähnliche Substanzen ausgelöst und/oder um ein Vielfaches gesteigert werden.
- Kokain kann ebenfalls Manien auslösen, wobei zu beobachten ist, dass die Symptome des Kokainrausches denen der Manie durchaus gleichen.
- Amphetamine und ähnliche Substanzen wie zum Beispiel *Speed* oder andere Designerdrogen können sowohl manische Symptome auf dem Höhepunkt des *Trips*, als auch depressive Symptome beim Nachlassen der Euphorie auslösen. Amphetamine begünstigen extreme Stimmungsschwankungen und haben langfristig negative Auswirkungen auf die Psyche.

Kreativität

Manisch-depressive Menschen sind oft sehr kreativ.

Als Beispiel: Picasso, Ernest Hemingway wurden als bipolar diagnostiziert, ebenso Edvard Munch und Thomas Alva Edison.

Weitere berühmte Namen sind Virginia Woolf, Sylvia Plath, Sarah Kane, Robert Schumann u.v.m.

Manche Menschen sind sich ihrer Krankheit nicht bewusst oder sie bekennen sich nicht dazu. Ein gegenteiliges Beispiel ist der Musiker Gordon Matthew Sumner, bekannt als *Sting*, der sich in einem Interview als manisch-depressiv bezeichnete und einen Song namens *Lithium Sunset* veröffentlichte.

Suizidalität bei Kindern und Jugendlichen

Im Nebel

Seltsam im Nebel zu wandern!
Einsam ist jeder Busch und Stein,
kein Baum sieht den anderen,
jeder ist allein.

Voll von Freunden war mir die Welt
Als noch mein Leben licht war;
Nun, da der Nebel fällt,
ist keiner mehr sichtbar.

Wahrlich, keiner ist weise,
der nicht das Dunkel kennt,
das unentrinnbar und leise
von allen ihn trennt.

Seltsam im Nebel zu wandern!
Leben ist einsam sein,
Kein Mensch kennt den anderen,
jeder ist allein.

Hermann Hesse

Erwin Ringel beschreibt in seinem Buch *Das Leben wegwerfen?*[103] das präsuizidale Syndrom:

- Einengung (situativ, dynamisch, zwischenmenschlich, im Wertesystem)
- Gehemmte, gegen die eigene Person gerichtete Aggression
- Selbstmordphantasien

Literaturstellen berühmter Persönlichkeiten zeigen in künstlerischer Form, was in den Gedanken und Gefühlen in einem Menschen vor dem Selbstmord vor sich geht.

Die Beschreibung des präsuizidalen Syndroms zeigt uns, dass es meistens Frühwarnzeichen gibt, auf die wir als Eltern, Lehrer, Therapeuten und Mitmenschen hören müssen.

In Ringels Buch ist *Der Schrei* von Edvard Munch abgebildet.

Darunter steht: **Wenn einer laut um Hilfe schreit, ist er zu leise für mich (aus einem Text von Georg Kreisler)**

103 Ringel E (1978) Das Leben wegwerfen? Reflexionen über den Selbstmord. Wien: Herder

Niemand gibt sich freiwillig mit einem so belastenden Thema ab. Doch ein Minimum an Kenntnissen kann Leben retten, allein durch das Wissen, Darauf-Achten und Darüber-Sprechen – wenn es notwendig ist.

Suizid ist bei Jugendlichen in den USA die dritthäufigste Todesursache. Jedes Jahr begehen in den USA fünftausend Teenager Suizid.

Suizid von Kindern und Jugendlichen ist, wie auch bei Erwachsenen, vielfältig.

Man muss bei jeder Selbsttötung zwischen tiefer liegender Ursache und unmittelbarem Auslöser unterscheiden.

Die **Auslöser** stehen in unmittelbarem zeitlichem Zusammenhang mit aktuellen Konflikten in der Familie, Schule, mit engen Freunden oder Partnern. Dabei spielt meistens der Verlust einer Perspektive und das Gefühl abgelehnt zu werden eine große Rolle. Bei Jugendlichen handelt es sich oft um Autoritäts- und Identitätskrisen, psychosexuelle Krisen, Entwicklungskrisen und Vertrauenskrisen.

Je jünger die Kinder sind, desto *nichtigere* Anlässe, wie schlechte Noten, Beleidigungen, etc., können Auslöser sein.

Die **Ursachen** suizidaler Neigung gehen meist in die frühe Kindheit zurück und decken sich größtenteils mit den Ursachen für die Depressionsentwicklung (siehe dort).

Woran kann man erkennen, dass ein Jugendlicher suizidgefährdet ist?

Die wichtigsten Kennzeichen einer Suizidgefährdung sind direkte oder indirekte Ankündigungen einer Selbsttötung.

Ein Jugendlicher, der den Suizid plant, kann auch verbale Hinweise geben, wie *„alles egal"* oder: *„Ich werde niemandem mehr zur Last fallen."* Er kann auch liebgewonnene Besitztümer verschenken oder nach einer langen Periode der Traurigkeit plötzlich gelöst und heiter wirken.

Darüber hinaus kann es zum Zusammenwirken verschiedenster Vorboten einer suizidalen Gefährdung kommen, die man als ein *präsuizidales Syndrom* (vgl. E. Ringel) bezeichnet. Auf Kinder und Jugendliche angewendet, lässt sich dies nach Löchel[104] in Vorpostensyndrome differenzieren.

104 Löchel M (2002) Suizidhandlungen im Kindes- und Jugendalter. Verursachung, Beziehung zu Psychose, Früherkennung und Intervention. In: Forum der Kinder- und Jugendpsychiatrie und Kinderpsychologie, 2

Kommen zu den Symptomen des präsuizidalen Syndroms und den Warnsignalen noch zusätzliche Belastungen, und die noch gehäuft, wie z. B. Probleme mit den Eltern, der Schule, dem Partner oder der Partnerin, kann man, so Löchel, von einer akuten Suizidgefährdung von Kindern und Jugendlichen ausgehen. *„Alle diese Faktoren können im Sinne von Auslösemechanismen dazu führen, dass latente Selbstmordimpulse in manifeste Suizidhandlungen umgesetzt werden."*[105]

Suizidversuche und Suizide von Kindern unter zehn Jahren sind selten, bei Kindern unter 6 Jahren kommt er praktisch nicht vor.

Suizid bei Jugendlichen stellt eine extreme Reaktion dar, *die vor allem dann auftritt, wenn Jugendliche sich nicht in der Lage fühlen, andere um Hilfe zu bitten.*[106]

Bei jüngeren Kindern ist Suizid nicht geplant, sondern zeigt sich spontan in Form von riskantem Verhalten und Unfällen. Erst ungefähr ab dem zehnten Lebensjahr ist Kindern die Irreversibilität des Todes bewusst. Vorher interpretieren sie Tod als Verlassen oder Verlassen-Werden und reagieren dementsprechend auf den Tod naher Angehöriger nicht nur mit Trauer, sondern Vorwürfen und Warten auf die Rückkehr.

Bei Jugendlichen kann es in der Phase der Suche nach Identität, dem Bestreben nach Autonomie, der Auseinandersetzung mit sozialen Normen und ersten Erfahrungen mit ihrer Sexualität zusätzlich zu einer vorliegenden frühkindlichen Problematik akut zu suizidalen Ideen und Handlungen kommen. Oft handelt es sich um *Ich*-Schwäche, labile Persönlichkeitstypen mit erhöhten Selbsterwartungen und vermindertem Selbstvertrauen und Selbstwert.

Ein zusätzliches Problem entsteht durch den heute relativ einfachen Zugang zu Alkohol und Drogen, der die Suizidgefährdung noch unterstützt.

Neben den entwicklungsbedingten Ursachen werden oft auch tiefgreifende Störungen der Familiendynamik beobachtet.

Anzeichen suizidaler Gefährdung bei Kindern und Jugendlichen

Nach Pöldinger[107] entwickelt sich ein Suizid in folgenden drei Stadien:

- Stadium der Erwägung des Suizids: Suizid als Möglichkeit der Problemlösung

105 Zimbardo P G, Gerrig R J (2004) Psychologie, bearb. u. hrsg. v. Ralf Graf et al, 16., aktualisierte Aufl. München, Boston: Pearson Studium

106 Zimbardo P G, Gerrig R G (2004) Psychologie, bearb. u. hrsg. v. Ralf Graf et al, 16., aktualisierte Aufl. München, Boston: Pearson Studium

107 Pöldinger, W (1998) Abschätzung der Suizidalität. Huber: Bern

Todeswünsche, Suizid-Phantasien

- Stadium der Ambivalenz: Unsicherheit, direkte oder indirekte Suizidankündigung
- Stadium des Entschlusses: indirekte Hinweise, plötzliche *Ruhe vor dem Sturm* (führt oft zur Unterschätzung der Gefahr)

Besondere Aufmerksamkeit ist erforderlich bei

- einer zunehmenden gefühlsmäßigen Einengung: Der Betroffene fühlt sich erdrückt, ohnmächtig, hilflos und ausgeliefert. Dadurch gerät er in eine Resignation und Hoffnungslosigkeit, was sich in Rückzug und Isolationsneigung äußert.
- aufgestauten Aggressionen: Sie entstehen meist aus dem Gefühl einer *ohnmächtigen Wut* aufgrund von Frustration und Enttäuschungen – Suizid als *Aggressionsumkehr*
- Rückzug aus der Realität durch Flucht in eine negative Phantasiewelt mit Suizidphantasien und dem Wunsch der Selbstzerstörung.

Von sogenannten **Cyber-Suiziden** spricht man bei den zunehmend häufiger werdenden Internetabsprachen zum *kollektiven* Suizid. Strenge Überwachung und gegebenenfalls Sperre solcher Seiten sollte vorrangig sein.

Imitations-Suizid, der *Werther- Effekt,* kann durch mediale Verherrlichung von Tod und Darstellungen von Selbstmord als Lösung, ebenso wie entsprechende Texte von Musik-Idolen gerade bei Jugendlichen zur großen Gefahr werden.

> *Hier, Lotte! Ich schaudre nicht, den kalten, schrecklichen Kelch zu fassen, aus dem ich den Taumel des Todes trinken soll! Du reichtest mir ihn, und zage nicht. All! All! So sind alle die Wünsche und Hoffnungen meines Lebens erfüllt! So kalt, so starr an der ehernen Pforte des Todes anzuklopfen.*
>
> *Aus:* Die Leiden des jungen Werther; Johann Wolfgang von Goethe

Ozzy Osbourne – Suicide Solution

Wine is fine
But whiskey's quicker
Suicide is slow with liquor
Take a bottle drown your sorrows
Then it floods away tomorrows
Away tomorrows

Evil thoughts and evil doings
Cold, alone you hang in ruins
Thought that you'd escape the reaper
You can't escape the master keeper

'Cause you feel life's unreal
And you're living a lie
Such a shame who's to blame
And you're wondering why
Then you ask from your cask
"Is there life after birth?"
What you sow can mean hell on this earth
Hell on this earth

Now you live inside a bottle
The reaper's traveling at full throttle
It's catching you but you don't see
The reaper is you and the reaper is me

Breaking laws,
Knocking doors
But there's no one at home
Make your bed,
Rest your head
But you lie there and moan
Where to hide,
Suicide is the only way out
Don't you know what it's really about
Aah, ahh you got it, you got it, wow wow wow, get the flaps out!
Satan satan satan Ha ha ha ha

Wine is fine
But whiskey's quicker
Suicide is slow with liquor
Take a bottle drown your sorrows
Then it floods away tomorrow

Eminem

The Feds are cuming but I cant be assed running
im so weeded that I cant stop mumbling
I feel like Im constantly tumbling
Jus because ure royal doesent mean that can rumble
remember always be loyal to people that treat u the same
cause theyll have ure back when ve jus got beat up and ure in pain
FUCK THAT SHIT IM DISSIN EVEYBODY!
Fuck this Beat
Fuck ure Song
Fuck this Life
Its goin on to long

Metallica

Upon the grave which swallows fast
It's peace at last
Oh, peace at last

Empty they say
Death, won't you let me stay?
Empty they say
Death, hear me call your name
Oh, call your name

Suicide, I've already died
You're just the funeral I've been waiting for
Cyanide, living dead inside
Break this empty shell forevermore

Forevermore!
Forevermore!
It's the funeral I've been waiting for!

****

Sleep, and dream of this
Death angel's kiss
Brings final bliss
Come believe me!

Empty they say
Death, won't you let me stay?
Empty they say
Death, hear me call your name?
Oh, call your name!

Suicide, I've already died
You're just the funeral I've been waiting for
Cyanide, living dead inside
Break this empty shell forevermore

Wait, wait patiently
Your death-black wings
Unfolding sleep
Spreading on me

Empty they say
Death, won't you let me stay?
Empty they say . . .

****

Suizid im Rahmen von Psychosen

Bei suizidalen Handlungen von Kindern und Jugendlichen handelt es sich nicht um ein einheitliches Syndrom oder eine Gruppe von Syndromen, sondern um Verhaltensweisen, die aus ganz unterschiedlichen Motiven resultieren. Sie ereignen sich am häufigsten im Rahmen von akuten Konfliktsituationen sowie bei **Depressionen** verschiedenster Genese, bei Drogenabhängigkeit oder auch einer schizophrenen Psychose.

Nicht jeder Suizid oder Suizidversuch beruht jedoch auf einer neurotischen – wie zum Beispiel von Ringel beschriebenen – Entwicklung. Auf die Wichtigkeit einer rechtzeitigen Diagnose und Behandlung der oft verkannten endogenen Psychosen Jugendlicher wird ausdrücklich hingewiesen.

Im Rahmen einer **schizophrenen Psychose** geraten oft diejenigen in Suizidgefahr, die besonders gut angepasst sind und halbwegs erfolgreich ihre Krankheit zu bewältigen scheinen.

Häufig erfolgt der Suizid in einer weniger ausgeprägten psychotischen Phase oder unmittelbar danach, wenn die scheinbare Aussichtslosigkeit der Erkrankung erkannt wird und der Tod als Erlösung erscheint.

Wird der Suizid innerhalb eines psychotischen Schubes unternommen, handelt es sich meist um harte, oft besonders grausame oder ritualisierte Methoden.

Jugendliche mit **bipolaren Störungen** haben generell ein um ein Vielfaches erhöhtes Suizidrisiko. Im Zeitraum von zwei bis fünf Jahren nach der Erstmanifestation ereignen sich besonders viele Suizide.

Am meisten gefährdet sind Jugendliche mit Depressionen, bei denen die Antriebshemmung zum Beispiel durch Beginn einer medikamentösen Therapie zwar verbessert, die Stimmungsaufhellung aber noch nicht eingetreten ist. Mischzustände, bei denen manische und depressive Symptome zugleich auftreten, bergen infolge der dysphorischen Stimmung und des enorm hohen Antriebsniveaus ein entsprechend hohes Selbsttötungs-Risiko.

Daher muss am Beginn einer medikamentösen Therapie eine besonders intensive Überwachung, eventuell auch stationär, erfolgen.

Cannabis – die unterschätzte Droge

Leider wissen bis heute nur wenige Eltern und Jugendliche darüber Bescheid, dass der Konsum von Cannabis eine Psychose auslösen kann und dass bis zu zehn Prozent der Jugend-Suizide auf eine Psychose zurückzuführen sind.

Der Konsum von Cannabis ist deshalb für viele sehr viel gefährlicher als angenommen und sollte weder in der Schule noch in der Gesellschaft toleriert werden.

Welche Personen gefährdet sind eine Psychose zu entwickeln, kann nicht im Voraus gesagt werden.

Auch ein geringer Konsum von Cannabis kann eine Psychose oder Depression auslösen und zum Suizid führen.

Suizid-Methoden

Bei der Suizidart unterscheidet man *harte* und *weiche* Methoden:

Harte Methoden führen eher zu einem tödlichen Ausgang. Dazu zählt zum Beispiel das Erhängen, vor Zug oder Auto Werfen, aus dem Fenster Stürzen und Erschießen.

Eine statistisch eher untergeordnete Rolle spielen schließlich Verbluten durch Schlagaderverletzungen, Ertrinken und Selbstverbrennung.

Stichverletzungen in Herz oder Unterleib finden sich eher im Rahmen schizophrener Psychosen.

Bei den *weichen* Methoden steht an erster Stelle die Vergiftung, besonders mit Schlaf-, Beruhigungs- und Schmerztabletten. Gefährlich sind auch Pflanzenschutzmittel, Autoabgase u. a. m.

Beim Tabletten-Suizid-Versuch wird die Entscheidung über den Ausgang häufig bewusst dem Schicksal überlassen.

Am häufigsten sind es Alkohol und Medikamente (zumeist Beruhigungsmittel), die als Hemmungslöser dienen.

Falsche Vorstellungen und Fehlinterpretationen

Wer davon spricht, bringt sich nicht um. Achtung: Auf zehn Selbstmordkandidaten kommen circa acht, die ihre Absicht angekündigt haben.

Ein Suizid geschieht ohne Warnung. Achtung: Viele Betroffene haben sich lange vorher durch Worte oder Handlungen bemerkbar gemacht – vergebens.

Wer einen Suizid begeht, will sich unbedingt das Leben nehmen. Achtung: Die meisten Betroffenen sind ambivalent und schwanken zwischen dem Wunsch zu leben und zu sterben.

Wer zum Suizid neigt, wird es immer wieder tun. Achtung: Es gibt auch einmalige krisenbedingte Suizidversuche, die sich bei ausreichender Therapie nicht wiederholen.

Das Ende der Krise bedeutet auch das Ende des Risikos. Achtung: Die meisten Suizide geschehen wenige Monate nach Beginn der Besserung, wenn der Patient von Neuem die Energie hat, Entschlusse zu fassen und auszuführen.

Therapie

Da es sich um unterschiedlichste Ursachen und Auslöser handelt, gibt es keine einheitliche Empfehlung.

Frühzeitiges Erkennen von ursächlichen Faktoren und ausreichende Behandlung der Grunderkrankung sind Voraussetzung.

Das rechtzeitige Erkennen von Auslösern (siehe oben) und Wahrnehmen krisenhafter Veränderungen kann nicht alleine Sache von Ärzten oder Therapeuten sein, sondern fordert alle Menschen, die im Umfeld von Kindern und Jugendlichen leben und arbeiten, entsprechend achtsam zu sein, Frühwarnzeichen zu erkennen und den Mut und das Engagement zu haben, *hinzusehen* und zu *reagieren.*

Für **chronische Suizidalität**, wie sie oft bei Jugendlichen mit Persönlichkeitsentwicklungsstörungen und bereits diagnostizierter Borderline-Störung vorkommt, hat Marsha Linehan, gemeinsam mit Alec L. Miller und Jill H. Rathus (2007) das Manual entwickelt.[108]

Es enthält eine für Jugendliche modifizierte Form der Dialektisch-Behavioralen Therapie mit besonderem Augenmerk auf selbstschädigendes und suizidales Verhalten, Erklärung des typischen *dialektischen Dilemmas,* in dem Jugendliche oft stecken und Anleitung zu *Zen*-Meditation, vor allem im Bereich der Achtsamkeit.

Neu an dieser Form der DBT ist auch das einbringen von sogenannten *Multi-Family-Groups* in unterschiedlichem Kontext.

Zu den bekannten Modulen der Achtsamkeit, Stress-Toleranz, Emotionsregulation, der zwischenmenschlichen *Skills* und des Selbstwertes kommt ein neues Modul hinzu, das Linehan *Walking the Middle Path* nennt – eine Möglichkeit, das aus den Fugen geratene emotionale Erleben der Jugendlichen wieder in Balance zu bringen.

Suizid in der Schule

Der Selbstmord eines Schülers, sowohl in der Schule direkt als auch im privaten Umfeld, ist ein schwerwiegendes, oft traumatisierendes Ereignis für andere Schüler und auch Lehrer.

---

108 Miller A L, Rathus J H, Linehan M L (2007) *Dialectical Behavior Therapy for Suicidal Adolescents*. New York: Guildford Press

Unterstützung von Fachkräften, die für solche Krisen ausgebildet sind, ist notwendig. Die Gefahr, dass andere *angesteckt* werden oder mit der Situation nicht zurechtkommen, ist groß.

Nicht nur Suizid, sondern auch plötzlicher Unfall-Tod, Gewaltverbrechen, schwere Erkrankungen, bedürfen eines psychologischen Notfall-Planes.

Der Umgang mit dem Schock, Verlust, der Trauer und Angst und auch Wut muss von Psychologen und Lehrern thematisiert und Verarbeitungsmöglichkeiten angeboten werden.

Alle Gefühle sind berechtigt und dürfen zugelassen und ausgesprochen werden. Information über traumatische Symptome, Flash-backs, Albträume helfen den Kindern zu verstehen, was in ihnen vorgeht.

Lehrer haben die schwierige Aufgabe, den Alltag im schulischen Leben wieder einkehren zu lassen und gleichzeitig Raum genug für die Aufarbeitung des schrecklichen Geschehens zu geben.

In weiterer Folge sind Gespräche über Alternativen und mögliche Hilfe in scheinbar ausweglosen Krisen wichtig, um den Kindern und Jugendlichen zu zeigen, dass es immer einen anderen Weg gibt als diesen.

Lehrer und Eltern müssen besonders achtsam sein, um Zeichen von präsuizidaler Einengung bei Freunden des Verstorbenen zu erkennen. Intensive Zusammenarbeit und Gespräche zwischen Lehrern und Eltern können frühzeitig verändertes Verhalten erkennen lassen.

In manchen Schulen gibt es *Peers*, gleichaltrige oder etwas ältere Schüler, die geschult werden und ihren Mitschülern zur Seite stehen.

Kinder mit erhöhtem Risiko sind:

- Freunde und Geschwister des Verstorbenen
- Zeugen des Selbstmordes
- Kinder/Jugendliche mit depressiver Neigung und/oder früheren Suizidversuchen
- Kinder/Jugendliche mit schwierigem psychosozialen Status und mangelnder Unterstützung der Eltern

Alarmzeichen:

- Verändertes Verhalten, Rückzug
- Plötzlicher Leistungsabfall, Schulverweigerung
- Beschäftigung mit Tod und Sterben (Aufsätze, Gedichte, Zeichnungen)

- Plötzlicher Abbruch von Freundschaften
- Verschenken persönlicher Sachen an Freunde
- Körperliche Vernachlässigung
- Übermüdung, Kopfschmerzen, vegetative Symptome
- Alkohol- und Drogenabusus
- Vorankündigungen in Form von Drohungen, aber auch resignierten Aussagen (Bilanz ziehen)

Affektstörungen im Rahmen schizophrener Psychosen

Als grundlegende Störung wird bei der Schizophrenie die Störung der Realitätsbeziehung sowie Denk- und Wahrnehmungsstörung gesehen. Bewusstsein und Intellekt sind nicht beeinträchtigt.

Sowohl bei Kindern als auch Jugendlichen mit Schizophrenie sind affektive Veränderungen sehr häufig. Daher sollten affektive Störungen mit psychotischen Symptomen, wie sie in der Jugend häufig auftreten können, zu Beginn einer Diagnosestellung abgegrenzt werden, ebenso wie organische Erkrankungen und Symptome bei Vergiftung oder Entzug bei Drogenabusus.

Bei kindlichen Psychosen werden affektive Symptome als zeitlich begrenzte Zustandsbilder beschrieben, die episodisch auftreten können, Emotionalität, Antrieb und Vegetativum betreffen und teilweise ohne Defektzustand heilen können.

Als wichtigstes Symptom wird die sogenannte *schizoide Angst* gesehen, die in EEG-Befunden anhand typischer Muster nachweisbar ist.[109]

Gerade bei kindlicher Schizophrenie kann es zu Todesängsten kommen, die wahnhaft sein können oder sich in suizidalen Handlungen zeigen.[110] Die wahnhafte Angst ist nicht an konkrete Situationen gebunden, sie kann auch von Schmerz und Destruktivität begleitet sein.

Bei einer chronifizierten Psychose kommt es zu den typischen Symptomen der Affektverflachung. *Parathymie* (inadäquate Affekte) sind eher bei erwachsenen Schizophrenen üblich, können aber bereits auch im Jugendalter auftreten.

---

109 Machleidt W, Gutjahr L, Mügge A, Hinrichs H (1987) Differentiation of basic emotions by spectral EEC-Analysis. In: Varbanova A (Hrsg) Organisation and adaptation of brain functions. Bulgarian academy of sciences

110 Eggers Ch (1974) Todesgedanken, Suizide und Suizidversuche im Verlauf kindlicher Schizophrenien. Nervenarzt 45: 36

Emotionale Störungen von psychotischen Jugendlichen werden, je nach Ansatz, auf Entwicklungsstörungen in der frühen Kindheit zurückgeführt.[111]

Kinder aus sogenannten *High-Risk*-Familien mit genetischer Belastung können bereits Jahre vor Ausbruch der Erkrankung durch besondere Beziehungsunfähigkeit auffallen.

Zu **prodromalen Symptomen** gehören auch uncharakteristische Wesens-Veränderungen, ängstlich-phobische sowie depressive Zeichen, teilweise Borderline-artige Verhaltensweisen bei Jugendlichen, schwere Beziehungsstörungen, emotionale Instabilität, aggressives Verhalten, Energiemangel, allgemeine Verlangsamung, anhaltendes magisches Denken, Gedankenjagen, sozialer Rückzug, Misstrauen, Entfremdungserlebnisse und Zwangssymptome. Fluktuierend auftretende kognitive Störungen können vorkommen.[112]

Man spricht von **kindlicher Schizophrenie** bei einem Beginn vor dem zehnten Lebensjahr, einer **präpuberalen Form** zwischen dem zehnten und vierzehnten Jahr, einer **Very Early Onset Schizophrenia** bei einem Beginn vor dem dreizehnten und einer **Early Onset Schizophrenia** bei Beginn vor dem achtzehnten Lebensjahr.

Bei Beginn nach der Pubertät mit Antriebsverarmung, Denkstörungen, affektiver Verflachung mit eher heiterer, läppischer Grundstimmung mit Grimassieren und Manierismen, spricht man von **Hebephrenie.**

Eine weitere für das Jugendalter wichtige Form ist die **katatone Schizophrenie** mit bizarren Bewegungsmustern und schweren Erregungszuständen bis zum Stupor.

Schizoaffektive Störungen sind gekennzeichnet durch gemeinsames periodisches Auftreten von schizophrenen und affektiven Symptomen. Dies kann sowohl in der Kombination schizophren-manisch als auch schizophren-depressiv sein.

Drogen-assoziierte Psychosen

Bei Jugendlichen, die versuchen ihre Probleme mit Alkohol und Drogen zu lösen oder aber durch Neugier oder Gruppendruck zu Drogen kommen, können Überdosierung oder abrupter Entzug vor allem zu paranoid-halluzinatorischen Symptomen führen, die mit massiven Angstzuständen einherge-

---

111 Mahler M S, Pine F, Bergmann A (1975) The psychological birth of the human infant. New York: Basic Books

112 Süllwold L (1971) Die frühen Symptome der Schizophrenie unter lernpsychologischem Aspekt. In: Huber G (Hrsg) Ätiologie der Schizophrenien. Stuttgart: Schattauer

hen. Bei genetischer Belastung kann, abhängig von der Substanz, auch *normaler* Gebrauch zu einer Psychose führen.

Psychose-auslösende Substanzen:

- Cannabis, Marihuana
- Amphetamine und ähnliche Substanzen
- Halluzinogene wie LSD, Psilocybin, Phencyclidin
- Designerdrogen wie Ecstacy
- Morphine, Opiate
- Anticholinergika (Biperiden)
- Alkohol
- Trizyklische Antidepressiva in Kombination mit Ecstasy, Cannabis, Kokain

Die Abgrenzung einer Drogen-Psychose von einer durch Drogen ausgelösten, latent bestehenden Psychose ist schwierig. Der Verlauf und eventuell vorbestehende Symptome können herangezogen werden.

Traumatisierende Ereignisse können bei Kindern und Jugendlichen passagere psychotische Symptome hervor rufen, die im Zusammenhang mit emotionaler Belastung oder schwierigen Lebensereignissen stehen. Auslöser einer juvenilen Psychose können zum Beispiel ein Wohnortwechsel oder Schulwechsel in eine fremde Umgebung sein oder Verlust eines Angehörigen oder Freundes.[113]

Epileptische Psychosen

Neben den Depressionen kann es bei Menschen mit Epilepsie auch zu wahnhaften Psychosen kommen. Dies tritt meist nach Anfallshäufungen auf, wobei allerdings ein beschwerdefreier Zeitraum von 24–48 Stunden (gelegentlich auch bis zu 2 Wochen) dazwischenliegen kann. Die Patienten sind während dieser Phasen in ihrer Persönlichkeit verändert und fast immer finden sich Halluzinationen, meist in Form eines agitierten, deliranten Bildes mit paranoider Symptomatik. Die Dauer ist kurz, circa zwei bis drei Tage, und die Symptome sprechen meist gut auf medikamentöse Therapie (mit Benzodiazepinen oder Neuroleptika) an.

113 Lukoff D, Snyder K, Ventura J, Nuechterlein K H (1984) Life events, familiar stress and coping in the development course of schizophrenia. Schizophrenia Bulletin 10 (2): 258–292

Zusammenfassung schizophrener Symptome

Positiv-Symptome:

- Anhaltender Wahn
- Anhaltende Halluzinationen in allen Sinnesmodalitäten
- Kontrollwahn, Beeinflussungswahn
- Kommentierende oder dialogische Stimmen
- Denkstörungen, Gedankenlautwerden, Gedanken-Ausbreitung, Gedankeneingebung
- Gesteigerter Antrieb, Aggressivität, Erregung
- Bizarres Verhalten
- Rededrang, Neologismen, Daneben-Reden

Negativ-Symptome:

- Affektverflachung, Apathie, inadäquate Affekte
- Sprachverarmung
- Formale Denkstörungen wie Gedankenabriss, Gedankensperre, Aufmerksamkeitsstörung

Negativ-Symptome können den Positiv-Symptomen, der sogenannten produktiven Symptomatik, vorausgehen.

Diagnostik

Apparative, Labor- und Testdiagnostik:

EEG, EKG, bei Indikation MRT

Blutbild, Leber- und Nierenwerte, Schilddrüsenwerte, Elektrolyte, Drogen-*Screening;* testpsychologische Untersuchung der kognitiven Entwicklung (IQ).

Weitergehende Diagnostik-Abgrenzung zu anderen Störungsbildern:

- Manische Störungen
- Affektive Störungen mit psychotischen Merkmalen
- Organische Psychosen
- Dissoziative Störungen
- Zwangsstörungen

- Desintegrative Störungen bei Kindern
- Autismus-Typ Asperger
- Persönlichkeitsstörungen
- Sprachentwicklungsstörungen

Substanzinduzierten psychotischen Störungen wie zum Beispiel Intoxikation mit Amphetaminen, Kokain, kodeinhältigen Mitteln und Psychopharmaka

Hypo- und Hyperthyreoidismus

Intrazerebrale Raumforderungen

Degenerative Erkrankungen (Chorea Huntington)

Enzephalitis und Meningitis

Epileptische Psychosen

Therapie

In der akuten Phase einer schizophrenen Psychose ist in der Regel eine stationäre Aufnahme erforderlich, abhängig von der Schwere der Symptomatik. Bei Selbst- oder Fremdgefährdung und bei mangelnder Behandlungseinsicht kann eine Einweisung nach dem Unterbringungsgesetz notwendig sein. Bei der Behandlung von Erwachsenen besteht wissenschaftlich hinreichende Sicherheit, dass in der Therapie der Schizophrenie die Kombination von medikamentöser Behandlung mit multimodalen psychosozialen und psychotherapeutischen Verfahren günstig ist. Durch das Training sozialer Fertigkeiten kann die soziale Anpassungsfähigkeit verbessert werden, kognitive Übungen können die entsprechende Leistungsfähigkeit beeinflussen. Dieses Behandlungskonzept ist auf Jugendliche übertragbar, wenn auf die besonderen entwicklungsbedingten Aspekte geachtet wird.[114]

Psychoedukation für Eltern und Kind bzw. Jugendlichen kommt hinzu.

Kinder mit Schizophrenie brauchen persönlich auf sie zugeschnittene Behandlungspläne. Eine Kombination aus medikamentöser und Einzeltherapie, Familientherapie und speziellen Förderprogrammen ist sinnvoll. Medikamentöse Therapie kann bei vielen Symptomen hilfreich sein, muss allerdings genau überwacht werden.

---

114 Gaebel W, Falkai P, Weinmann S, Wobrock T (2006) Deutsche Gesellschaft für Psychiatrie, Psychotherapie und Nervenheilkunde (DGPPN) (Hrsg) S 3 – Praxisleitlinien in Psychiatrie und Psychotherapie. Band 1, Behandlungsleitlinie Schizophrenie. Darmstadt: Steinkopff

Medikamentöse Therapie

In einer akuten Phase steht die medikamentöse Behandlung im Vordergrund. Es werden Antipsychotika bzw. Neuroleptika, die spezifisch auf psychotische Symptome wirken, vor allem zur Therapie der Positiv- Symptomatik eingesetzt. Sie wirken auf den Neurotransmitter-Stoffwechsel und können meist rasch die Akut-Symptomatik beherrschen. Neuroleptika führen nicht zu einer Gewöhnung oder Abhängigkeit.

Ältere oder *klassische Neuroleptika* wirken vornehmlich auf den Dopamin-Stoffwechsel. Nebenwirkungen sind Dyskinesien (Bewegungsstörungen), Parkinson-ähnliche Symptome und Akathisie (quälende Bewegungsunruhe).

Sogenannte *atypische Neuroleptika* sind Medikamente der ersten Wahl.

Sie führen zu einem signifikant stärkeren Rückgang der Symptomatik, gehen mit weniger Rezidiven einher und haben geringere Nebenwirkungen als klassische Neuroleptika, das Risiko von Dyskinesien ist erheblich geringer. Aufgrund geringerer Beeinträchtigungen kognitiver Funktionen erleichtern atypische Neuroleptika die Rehabilitation und soziale Integration der Patienten. Die häufigste Nebenwirkung ist Gewichtszunahme, besonders bei Gabe von *Clozapin* und *Olanzapin,* weniger bei *Risperidon. Quetiapin* verhält sich eher gewichtsneutral.
Bei starken Erregungszuständen kann die Kombination von hochpotenten Antipsychotika mit Benzodiazepinen sinnvoll sein.
Depot-Antipsychotika sind bei Jugendlichen mit fehlender *Compliance* indiziert.

Nicht-medikamentöse Therapie

- Psychoedukation
- Sozio-Therapie, Arbeitstherapie und Ergotherapie können helfen, eine Tagesstruktur zu erarbeiten
- Psychotherapie mit strukturiertem Vorgehen
- Gruppentherapie kann dazu beitragen, dass Betroffene wieder mehr Eigenverantwortung erlangen und die Erlebnisse während einer akuten Phase besser verarbeiten können
- Angehörigen-Gruppen und Familientherapie
- Soziale Integration

Prognose

Kindliche Schizophrenien sind selten. Eine Studie zum Langzeitverlauf wurde von Professor Dr. Christian Eggers, Universität Essen, vorgestellt. Sie beschreibt fast den gesamten Lebenslauf von vierundvierzig Patienten mit einer schizophrenen Psychose, die bereits im Kindesalter erkrankten. Durch diese Langzeitanalyse konnte gezeigt werden, wie unterschiedlich Verlauf und Prognose sein können. Manche Kinder erholen sich nach der Erstererkrankung fast vollständig, andere haben immer wieder Schübe und manche leiden bis ins höhere Lebensalter unter psychotischen Symptomen.

Die Gründe für diese unterschiedlichen Krankheitsverläufe sind bisher letztlich nicht bekannt. Durch die Studie wurde auch die Kontinuität von sehr früh beginnenden Schizophrenien des Kindesalters und den Erwachsenenformen bewiesen. Die Häufigkeit einer schizophrenen Psychose ist im Kindesalter fünfzig Mal niedriger als bei Erwachsenen. Die Heilungsaussichten früh erkrankter Patienten sind ungünstiger als bei spätem Beginn. Je stärker ausgeprägt prämorbide Auffälligkeiten sind, umso ungünstiger ist der Verlauf bzw. die Gesamtprognose. Im Langzeitverlauf können trotzdem bei bis zu zwanzig Prozent der Betroffenen gute Lebensqualität oder sogar vollständige Ausheilungen vorkommen.

Stigmatisierung

Psychische Erkrankungen führen auch heute noch häufig zu Ausgrenzung und Stigmatisierung. Schizophrene werden von vielen Menschen für unberechenbar und gefährlich gehalten, besonders betroffen von dieser Stigmatisierung sind Jugendliche.

Professor Matthias C. Angermeyer, Direktor der Klinik für Psychiatrie der Universität Leipzig und Vorsitzender von *Irrsinnig Menschlich e. V.* stellte im Rahmen eines internationalen Symposions 2002 in Essen ein Projekt vor, mit dem es gelungen ist, die Vorurteile junger Menschen gegenüber psychisch Kranken deutlich abzubauen. Im Rahmen eines Forschungsprojektes hat Prof. Angermeyer Informationsveranstaltungen über psychische Krankheiten an Schulen durchgeführt, teilweise nur mit Experten, teilweise gemeinsam mit psychisch Kranken. Dabei hat sich gezeigt, dass die durchgeführten Veranstaltungen nur dann einen positiven Effekt hatten, wenn Betroffene einbezogen waren. Die Ablehnung psychisch Kranker wird offenbar vor allem dann reduziert, wenn es die Chance gibt, psychisch Kranke persönlich kennenzulernen.

> *Am wirkungsvollsten scheint neben einer modernen medizinischen Versorgung der Betroffenen der Kontakt mit Menschen zu sein, die psychische Krankheit durchgemacht haben. Studien zei-*

gen, dass Mitglieder der Allgemeinbevölkerung, die Mitglieder von Minderheiten kennen, weniger dazu neigen, Mitglieder dieser Minderheit zu stigmatisieren. Um persönlichen Kontakt zu erreichen und Stigma zu verringern ist z. B. ein ebenbürtiger Status zwischen den Teilnehmern wichtig. Wir praktizieren das ja seit Jahren sehr erfolgreich mit unserem Schulprojekt „Verrückt? Na und!"

(aus einem Interview mit Prof. Angermeyer)

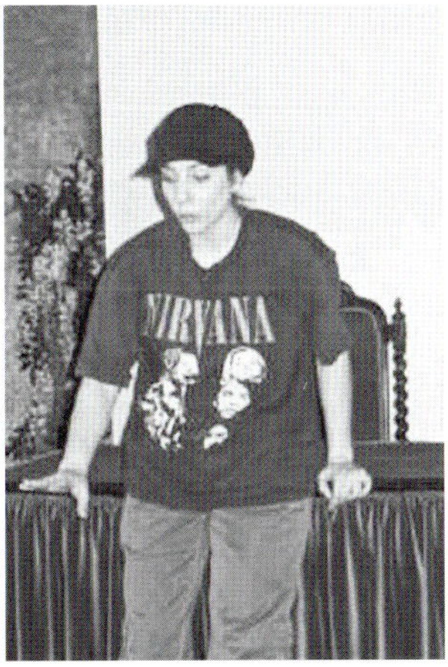

Abb. 49. Der Junge im Bus

Sonja Sutor als *Der Junge im Bus*

von Suzanne von Lohuizen

Damit ihr gleich mal Bescheid wisst. Ich bin verrückt.

Na? Müsst ihr nicht lachen? Wollt ihr mich nicht ausschimpfen?

Habt ihr es eigentlich gehört? Oder seid ihr taub?

Ich bin verrückt, VERRÜCKT, VERRÜCKT, VERRÜCKT!

Auf der Bühne steht ein Autobus. In diesem Bus versucht ein Dreißigjähriger, der seit achtzehn Jahren in diesem Fahrzeug wohnt, sich aber völlig isoliert hat, den Kindern im Publikum seine Kindheitsbewältigung zu schildern – er erzählt von der verständnislosen Mutter, von ihrer Zurückweisung, Lieblosigkeit. Er hat gelernt, sich in *Verrücktheit* zu flüchten, unfähig, aus dem Labyrinth seiner eigenen quälenden Vorstellungen herauszufinden. Die Enge des Busses, sein Leid und seine Ausbrüche, machen die erwachsenen Zuschauer betroffen, die Kinder neugierig und offen für die Probleme psychisch Kranker.

Angststörungen im Kindes- und Jugendalter

Definition

Manifestationen von unrealistischer bzw. übermäßig ausgeprägter Angst.

Im Laufe des Lebens und der Entwicklung treten verschiedene **physiologische, vorübergehende Ängste** auf. Typisch sind hier Separationsängste wie die Acht-Monatsangst, das sogenannte *fremdeln,* Angst im Dunkeln und beim Alleine-Sein im zweiten Lebensjahr, anschließend oft Albträume und Angst vor Monstern, Gespenstern mit gezielten Vermeidungsreaktionen und Angst vor Bedrohung, Verletzung, Unfällen im vierten bis fünften Lebensjahr.

Zu den Nachtängsten gehört auch der *Pavor nocturnus,* ein lautes, schrilles Aufschreien des Kindes im Schlaf, mit folgenden Angstzuständen, gehäuft vom fünften bis zum siebenten Lebensjahr. Die Kinder reagieren währenddessen nicht auf Beruhigung, nach einigen Minuten klingt die Attacke ab, am nächsten Morgen kann sich das Kind nicht daran erinnern. Man nimmt an, dass diese Erscheinungen mit der Reifung des Gehirns zusammenhängen und von selbst wieder verschwinden. Sollten sie nach dem sechsten Lebensjahr noch persistieren, sollte eine medizinische Abklärung erfolgen.

Mit Zunahme der Autonomie des Kindes kann es zu Verlustängsten kommen, mit Begreifen der sozialen Regeln die Angst vor Strafe oder negativen Konsequenzen. Mit der Reifung des *Über-Ich* kommt eine sogenannte Gewissensangst hinzu als innere Kontrollinstanz.

Mit Beginn der sexuellen Entwicklung spricht man von der Kastrationsangst, weiters können durch Trennungen wie bei zum Beispiel Scheidungen, Spitalsaufenthalte, Beginn des Kindergartens oder der Schule Trennungsängste wieder belebt werden.

In der Schule kann es zu Sozialängsten kommen, Angst vor fremden Personen, nicht zu entsprechen oder verspottet zu werden.

Realängste treten ab dem neunten bis zehnten Lebensjahr, abhängig von der kognitiven Entwicklung, auf. Oft werden die Kinder schon sehr früh durch die Medien über Umweltprobleme- und Katastrophen informiert und müssen sich mit Gewalt, Krieg und Zerstörung auseinandersetzen.

Jugendspezifische, soziale Ängste

- Angst vor Zurückweisung durch Gleichaltrige, *Peergroups*
- Angst vor Autonomie und Verantwortung

- Angst, den Anforderungen nicht zu genügen
- Angst vor Anpassung an die Erwachsenen-Welt
- Zukunfts-Ängste in Bezug auf Ausbildung und Berufsmöglichkeiten

Einteilung und Symptomatik

Panikstörung

Auftreten wiederkehrender, ausgeprägter Angstattacken, die sich nicht auf eine spezifische Situation oder besondere Umstände beschränken, nicht vorhersehbar sind und deshalb zu Erwartungsangst führen können, meist nicht vor der Pubertät.

Als Leitsymptom findet man wiederholte Panikattacken mit zwischendurch angstfreien Intervallen. Mitunter findet man jedoch auch zwischenzeitlich Angst vor einer neuerlichen Attacke.

Die Attacke ist zeitlich klar abgegrenzt, dauert einige Minuten und kann von Herzklopfen, zittern, Schweißausbrüchen, Übelkeit, Mundtrockenheit, Erstickungsgefühl, Hyperventilation, Brustschmerzen, Beklemmung, Schwindel, Hitze- oder Kältegefühl, Parästhesien bis zu Entfremdungsgefühlen, Kontrollverlustängsten oder Angst, verrückt zu werden, begleitet sein.

Generalisierte Angststörung

Frei flottierende, anhaltende Angst mit vielfältigen, insbesondere vegetativen Symptomen; im Kindes- und Jugendalter treten häufig weniger typische Beschwerden und spezifische vegetative Symptome sowie somatische Beschwerden auf.

Die Dauer kann sich über mehrere Wochen oder länger erstrecken, begleitet von intensivem Grübeln, Sorgen-Machen und schlimmen Befürchtungen. In dieser Zeit kann es zu Konzentrationsstörungen, vermehrter Anspannung und vegetativen Symptomen kommen.

Angst und depressive Störung, gemischt

Gleichzeitiges Bestehen von Angst und Depression, ohne dass eine der beiden Störungen überwiegt. Die Symptome erfüllen nicht die Kriterien einer Angst- oder depressiven Störung.

Auftreten von vegetativen Symptomen ist möglich.

Sonstige gemischte Angststörungen

Gleichzeitiges Bestehen von generalisierter Angststörung und Merkmalen einer neurotischen, Belastungs- oder somatoformen Störung, deren Kriterien jedoch nicht vollständig erfüllt sind. In dieser Kombination treten am häufigsten Symptome einer Zwangsstörung, einer dissoziativen Störung, von Somatisierungsstörungen oder einer hypochondrischen Störung auf.

Emotionale Störung mit Trennungsangst des Kindesalters

Angst vor der Trennung von wichtigen Bezugspersonen, die erstmals während der ersten Lebensjahre auftritt (vor dem sechsten Lebensjahr) und durch außergewöhnlichen Schweregrad sowie abnorme Dauer zu einer Beeinträchtigung sozialer Funktionen führt.

Die Kinder haben unrealistische Ängste, dass engen Bezugspersonen etwas zustoßen könnte, sie wollen den Wohnort nicht verlassen, verweigern Kindergarten oder Schule und haben auch Angst alleine zu Hause zu bleiben.

Albträume treten gehäuft auf, im weiteren Verlauf kommt es zu somatischen Beschwerden vor oder während einer Trennung von der Bezugsperson.

Die Kinder wirken unglücklich, weinen oder schreien oft, sind anklammernd oder haben gehäuft Wutanfälle.

Ätiologie

Das Biopsychosoziale Modell der Angststörung berücksichtigt soziale Einflüsse, biologische und psychologische Faktoren.

Zu den sozialen Einflüssen gehört die Persönlichkeitsstruktur der Bezugsperson(en) und deren mögliche psychische Störungen, das Bindungsverhalten, Interaktions- und Erziehungsverhalten, kritische oder traumatische Ereignisse in der Familie sowie die soziale Umwelt.

Bei den psychische Faktoren zählen Temperament, emotionale (Emotionsregulation, Impulsivität) und kognitive Merkmale (Wahrnehmung und Bewertung, Erwartungen, irrationale Gedanken) zu den wichtigen Entstehungs-Merkmalen.

Genetische Prädisposition wird anhand von Zwillingsstudien angenommen.

Neurobiologie

Die Amygdala (Mandelkern) ist von zentraler Bedeutung bei der Entstehung von Furcht und Angst.

Der Neuropsychologe LeDoux machte in der zweiten Hälfte der 80er Jahre bei Versuchen zur Furchtkonditionierung von Ratten die Entdeckung, dass ein Teil des sensorischen Inputs im Thalamus direkt zum Mandelkern geleitet wird und der Körper alarmiert wird, ohne dass das Großhirn eingeschaltet wird. Durch die direkte Verbindung zwischen Thalamus und Amygdala kann die Furchtreaktion sehr schnell aktiviert werden. Die Aktivierung und Überprüfung in der Großhirnrinde dauert dagegen wesentlich länger. Das bedeutet, der Mandelkern kann schon auf Gefahrenreize reagieren, bevor eine bewusste Verarbeitung über die Großhirnrinde erfolgt ist und der Neokortex überhaupt weiß, was los ist. Die direkte Kurzschaltung vom Thalamus zum Mandelkern mit den rasch einschießenden Emotionen ermöglicht in lebensbedrohlichen Situationen eine Sofortreaktion (siehe auch *sensorischer Regelkreis* im Kapitel PTSD).

Diagnostik

a) Exploration des Kindes/Jugendlichen:
   - Symptome, Ausprägung, vegetative Erscheinungen
   - Dauer und Häufigkeit der Anfälle, Dauer des Intervalls
   - Bestimmte Auslöser
   - Vermeidungsstrategien
   - Andere Symptome (Depressivität, Zwänge)
   - Beginn der Störung
   - Beeinträchtigung im sozialen Bereich (Schule, Familie, Freundeskreis)

b) Exploration der Eltern/Bezugspersonen:
   - Art und Beginn der Symptome
   - Entwicklungsgeschichte
   - Angst- oder andere psychiatrische Erkrankungen in der Familie
   - Traumatische Ereignisse in der Familie
   - Psychosoziale Beeinträchtigung
   - Verhaltensmuster und Reaktionen des Kindes/Jugendlichen
   - Verhalten und Leistungen in der Schule

c) Beobachtung des Kindes, Beobachtung der Interaktion mit der Bezugsperson

d) Erfassen von umschriebenen Entwicklungsstörungen, Intelligenzminderung

e) Erfassen von komorbiden Störungen – Depression, Zwang, Essstörung

f) Erfassen von Alkohol- und/oder Drogen-Abusus bei Jugendlichen

g) Test-Diagnostik:

- Angstfragebögen (Angstfragebogen für Schüler – AFS, Childhood Anxiety Sensivity Index – CASI)
- Selbstbeurteilungsfragebögen
- Leistungsdiagnostik bei schulischen Problemen
- Eventuell Persönlichkeitsdiagnostik

h) Abklärung somatischer Beschwerden zum Ausschluss einer organischen Erkrankung (z. B. Erkrankungen der Schilddrüse, Phäochromozytom, Diabetes mellitus mit Hypoglykämien), neurologischen Erkrankungen (Epilepsie) oder substanzbedingten Störung.

Differentialdiagnosen

- Affektive Störungen
- Schizophrenie
- Phobien
- Zwangsstörung
- Anpassungsstörung
- Somatoforme Störung
- Dissoziative Störung
- Tiefgreifende Entwicklungsstörung
- Störung des Sozialverhaltens
- Organische Ursachen
- Substanzbedingte Ursachen

Komorbidität

Als häufigste Komorbidität findet sich die depressive Störung mit circa 30%, bei Panikstörungen bis zu 65%.

Bei circa 30% der Kinder finden sich mehrere Angststörungen kombiniert.

Weitere komorbide Störungen:

Essstörungen, Alkohol- und Drogen Missbrauch, Störung des Sozialverhaltens, ADHS

Therapeutische Ansätze

Für die kognitive Verhaltenstherapie, teilweise in Kombination mit der Familientherapie, liegen kontrollierte Studien, die die Wirksamkeit von Psychotherapie in der Behandlung von Kindern und Jugendlichen mit Angststörungen belegen, vor.

Ambulante Behandlung ist möglich bei niedriger oder mäßiger Krankheitsausprägung und guter Kooperation der Eltern. Teilstationäre Behandlung kann einen Übergang von stationärer zur ambulanten Behandlung darstellen. Vollstationäre Behandlung ist notwendig bei starker Beeinträchtigung der Alltagsfunktionen oder nicht ausreichender Kooperation der Eltern.

Beratung und Einbeziehung der Eltern und Familie ist immer Teil der Therapie.

Bei der **Panikstörung** hat sich Reaktionsexposition in Verbindung mit Elementen kognitiver Verhaltenstherapie als wirksam gezeigt, bei erforderlicher medikamentöser Unterstützung werden vorrangig SSRI oder SNRI, bei leichteren Fällen und vordergründig hoher vegetativer Übererregbarkeit auch Betablocker gegeben.

Bei der **Generalisierten Angststörung** zielt die Verhaltenstherapie auf die Bearbeitung von Defiziten in der sozialen Kompetenz, im Problemlöseverhalten und in der Wahrnehmung ab. Psychodynamische Therapie (imaginative Ansätze und Spieltherapie) fördert die Persönlichkeitsentwicklung und Autonomie, das Selbstbewusstsein, die soziale Kompetenz und das altersangepasste Verhalten des Kindes.

Entspannungsverfahren können hilfreich sein, eventuell Gabe von SSRI, SNRI und Betablockern. Benzodiazepine sind kurzfristig sinnvoll, langfristig besteht die Gefahr der Abhängigkeit.

Bei der **Emotionalen Störung mit Trennungsangst** ist es wichtig, dass der Therapeut die phobische Besetzung der Trennung anspricht und erklärt sowie Maßnahmen, die die Symptome verstärken, wie zum Beispiel „Aus der Schule nehmen des Kindes", verhindert. Den Eltern muss klar werden, dass die Autonomie des Kindes wichtig ist und Vermeidungsverhalten nicht zum Ziel führt.

Ziel der Verhaltenstherapie ist die Behandlung der Angst, des Vermeidungsverhaltens und der sich daraus ergebenden Funktionsbeeinträchtigungen.

Erstes Therapieziel ist ungestörter Schulbesuch, das Kind wird über die Therapiemaßnahmen aufgeklärt, die Lehrer informiert. Möglicherweise können anfangs die Stunden verkürzt werden, sollten aber innerhalb weniger Wochen wieder auf die volle Zeit ausgedehnt werden.

Wenn das Ziel mit ambulanter Therapie nicht erreicht wird, kann ein tagesklinisches Programm mit Unterricht versucht werden, in extremen Fällen wird eine stationäre Aufnahme sinnvoll sein. Die Bewältigung der Trennung ist vorrangig, ist diese geschafft, werden die Besuchskontakte ausgedehnt, externer Schulbesuch möglich gemacht.

Ziel der Familientherapie ist die Unterbrechung dysfunktionaler Interaktionsmuster in der Familie, Bewusstmachen sekundären Krankheitsgewinnes und Reduzieren von überfürsorglichem Verhalten.

Bei ausgeprägter Symptomatik können Psychopharmaka notwendig sein.

Beispiele für Angstverarbeitungsstrategien:

- Oft ist es hilfreich, einen Helfer zu installieren, eine Phantasiefigur, die dem Kind beisteht und immer da ist; in der Literatur gibt es *Angst-Bücher*, die dabei helfen können (siehe Literatur-Liste)
- Ausleben von Emotionen – weinen, *Dampf ablassen* u.v.m.
- Selbstkontrolle und freiwillige – schrittweise – Konfrontation mit dem Angstauslöser: Dadurch wird das Selbstwertgefühl des Kindes gestärkt, es kann stolz auf sich sein. Als Schutz kann der Helfer immer mit dabei sein.
- Identifikation mit dem Stärkeren
- Projektion der Angst nach außen
- Information der Eltern – vermeiden von Angstmach-Geschichten (Struwwelpeter, Hatschi-Bratschi etc.) und -Sprüchen in der Erziehung

Schulangst

Angst vor dem Besuch der Schule tritt meistens im Vorschulalter oder der ersten Klasse auf.

Die Kinder bekommen kurz vor Schulbeginn Bauchweh, Halsschmerzen, Kopfweh etc. und fühlen sich krank. Manche Kinder weigern sich das Haus zu verlassen und erfinden alle möglichen Ausreden, um nicht in die Schule gehen zu müssen.

Diese Zeichen sollten immer ernst genommen werden, da langfristig schwerwiegende Folgen entstehen können. Bei älteren Kindern und Jugendlichen müssen dahinterstehende Erkrankungen abgeklärt beziehungsweise ausgeschlossen werden. Professionelle Hilfe ist unbedingt erforderlich.

Schulangst kann auch als Komorbidität bei Entwicklungsstörungen auftreten.

Es gibt jedoch auch durchaus nicht pathologische – berechtigte – Ängste, denen Beachtung geschenkt werden muss:

- Überforderung durch den falschen Schultyp, zu hohe Leistungsanforderungen und dadurch vorprogrammiertes Scheitern und Frustration
- Angst vor der Reaktion der Eltern bei Versagen – Enttäuschung, Angst der Eltern, *dass aus dem Kind nichts wird,* Vorwürfe, schlechte Stimmung nach Misserfolgen
- Angst vor Reaktionen in der Schule, der Lehrer, der Mitschüler
- Leistungsdruck – die Angst vor Noten und Prüfungen bestimmt in vielen Schulen den Alltag. Schulischer Leistungsdruck wird dann erstmals bei der Einschulung akut, wenn die Eltern kein anderes Ziel als Matura und Studium für ihr Kind sehen. Auch an die Lehrer wird der Erwartungsdruck der Eltern weitergegeben.
- Soziale Ängste spielen, vor allem in höheren Schulstufen, die größte Rolle – Gruppenzwänge, *In*-Sein, Leistung erbringen, aber kein *Streber* sein, leider auch zunehmend Angst vor Gewalt durch Mitschüler, Erpressung, *Mobbing,* Auflauern auf dem Schulweg bis hin zum privaten Bereich

Ein Gespräch mit Lehrern und Schulpsychologen ist unumgänglich und kann ein rechtzeitiges Eingreifen ermöglichen. Eventuell muss ein anderer Schultyp gefunden werden, *Schule-Schwänzen,* auch mit Erlaubnis der Eltern, ist KEINE Lösung!

Sind Gewalt oder Erpressung im Spiel, muss auch gegen den Willen des Kindes interveniert werden. Zusammenarbeit mit der Schule und der Polizei ist erforderlich, um den Schutz der Schüler zu gewährleisten.

Somatoforme Störungen im Kindes- und Jugendalter

Als somatoforme Störungen werden wiederkehrende körperliche Beschwerden oder Schmerzen ohne ausreichende organische Erklärung, zusammengefasst. Sie treten bei Kindern und Jugendlichen meist in Form von Kopf-, Bauch- oder Gliederschmerzen, Müdigkeit und Übelkeit auf. Probleme bei der Alltagsbewältigung, in der Schule sowie komorbide psychische Störungen, vor allem Angst und Depression, werden häufig beobachtet. Die erkrankten Kinder und Jugendlichen haben ein erhöhtes Risiko für Beeinträchtigungen und psychiatrische und somatoforme Störungen im Erwachsenenalter.

Somatoforme Störungen haben häufig ihren Beginn bereits im Kindes- und Jugendalter, daher ist eine frühzeitige Diagnose wichtig, da bei Persistenz der Beschwerden eine Chronifizierung mit schlechter Prognose droht. Die erste Anlaufstelle ist meist der Kinderarzt oder Arzt für Allgemeinmedizin, dem an dieser Stelle eine entscheidende Bedeutung zukommt.

Somatoforme Beschwerden gehen häufig mit einem Vermeidungsverhalten einher und führen zu sozialem Rückzug und schulischen Leistungseinbußen. In Kombination mit depressiven Symptomen und Trennungsangst stellen sie ein Leitsymptom der *Schulphobie* dar. Ein sekundärer Krankheitsgewinn durch Vermeidung des Schulbesuchs oder – im Rahmen einer Trennungsangst – einer Trennung von der Bezugsperson, verstärkt häufig die Symptomatik. Unterricht zu Hause ist nicht sinnvoll und fördert die Chronifizierung der Symptomatik. Aus häufigen Fehlzeiten in der Schule können Ängste der Eltern bezüglich eines schulischen Scheiterns ihres Kindes zu Spannungen führen und die Symptomatik weiter verstärken.

Prävalenz

Nach einer finnischen Studie von Aro et al., 1987, fanden sich bei dreizehn Prozent der Mädchen und sechs Prozent der Buben in einem Durchschnittsalter von vierzehn Jahren anhaltende somatoforme Beschwerden. Monosymptomatische Formen finden sich eher bei jüngeren Kindern, bei Mehrfachsymptomen überwiegen Jugendliche, dabei vorwiegend Mädchen.

Genetik

Eine klare Trennung zwischen familiären- und Umweltfaktoren sowie genetischen Faktoren ist aufgrund der bisher vorliegenden Studien nicht möglich.

Es fand sich bei Kindern von Eltern mit einer Somatisierungsstörung ein deutlich erhöhtes Risiko einer psychiatrischen Erkrankung.[115]

Weiters wurden in der Vorgeschichte von Kindern mit somatoformer Störung gehäuft Erkrankung der Eltern, Mangel an Aufmerksamkeit und Fürsorge sowie eigene Erkrankungen festgestellt.[116]

Die **Ätiologie** somatoformer Störungen ist unzureichend geklärt. Es gibt Hypothesen, die Somatisierung als Ergebnis einer Wechselwirkung zwischen neurobiologischen Prädispositionen der Betroffenen einerseits sowie überfordernden Lebenssituationen andererseits auffassen. Zwillingsstudien weisen auf eine Bedeutung genetischer Faktoren hin. Die komorbid häufig auftretenden Angststörungen und affektiven Erkrankungen findet man auch bei Familienangehörigen dieser Patientengruppe relativ häufig.

Möglicherweise findet sich eine genetisch vermittelte Interaktion von veränderter Schmerzwahrnehmung, Depressivität und serotoninerger Dysfunktion.

Außerdem spielen psychosoziale, insbesondere familiäre Einflüsse, eine bedeutsame Rolle.

Prognose

Somatoforme Symptome persistieren häufig bis ins Erwachsenenalter und gehen oft mit psychiatrischer Komorbidität, insbesondere ängstlichen und depressiven Störungen einher, die mit einem erhöhten Risiko hinsichtlich der Chronifizierung der körperlichen Beschwerden verbunden sind.

Frühzeitige Erkennung somatoformer Störungen im Kindes- und Jugendalter und deren adäquate Behandlung können einer Chronifizierung sowie Entwicklung weiterer psychiatrischer Störungen entgegenwirken und stellen insofern einen wesentlichen Beitrag zur Prävention dar.

Therapeutische Ansätze

Der Kinderarzt hat eine entscheidende Rolle bei der Abklärung und Erkennung der Symptome.

Verständnis für die Ängste und Sorgen stehen an erster Stelle, da es sonst zu einem häufigen Arztwechsel kommt und die Untersuchungen immer wieder von vorne beginnen und damit die Beschwerden fixiert werden.

115 Livingston (1993)
116 Craig et al (1993)

Somatische Diagnostik ist unumgänglich, sollte aber rasch und zielorientiert erfolgen. Eltern und Kinder sollten möglichst bald darüber aufgeklärt werden, dass die Möglichkeit besteht, dass keine fassbaren organischen Ursachen gefunden werden können.

Hinweise für das Vorliegen einer somatoformen Störung können in der Vergangenheit liegen oder aktuell bestehende Ängste (Kindergartenbesuch, Einschulung, Schulwechsel, Leistungsprobleme, Probleme mit Mitschülern oder Lehrern, Sorgen zu Hause) sein. Bauchschmerzen regelmäßig vor dem Schulbesuch, nicht aber an Wochenenden oder in den Ferien, weisen deutlich in Richtung einer Somatisierungssymptomatik bei Schul- oder Trennungsangst oder bei Überforderung.

Wenn dies der Fall ist, wird eine Überweisung an den zuständigen Facharzt bzw. Therapeuten erfolgen, der mit Eltern und Kind mögliche psychische Ursachen anspricht und diese über das Krankheitsbild aufklärt.

Der Zusammenhang zwischen körperlichen Beschwerden und seelischen Problemen wird hergestellt, eine entsprechende Diagnostik eingeleitet und so rasch wie möglich eine passende Psychotherapie gefunden. Bei bereits erfolgter Chronifizierung der Beschwerden kann eine stationäre Aufnahme erforderlich sein.

Ziel der Therapie ist es, Kinder bzw. Jugendliche und Eltern zu stärken und die Fokussierung auf die Beschwerden zu reduzieren. Zusätzlich zur Einzel-Psychotherapie werden Kunst-, Musik- oder Ergotherapie angeboten sowie Entspannungsmethoden, Heilgymnastik und heilpädagogische Aktivierung.

Bei Jugendlichen können kognitiv-behaviorale Therapieformen, unter anderem zur Reduktion von *katastrophisierenden* Bewertungen körperlicher Symptome und Verbesserung der Wahrnehmung der emotionalen Befindlichkeit hilfreich sein (siehe auch DBT und *Skills*-Training).

Psychoedukation und soziales Kompetenztraining haben sich als sinnvoll erwiesen.

Eine medikamentöse Behandlung mit Serotonin-Wiederaufnahme-Hemmern, insbesondere bei komorbiden ängstlichen Störungen, kann indiziert sein.

Die Posttraumatische Belastungsstörung

Die Posttraumatische Belastungsstörung, *Posttraumatic Stress Disorder*, PTSD, ist klinisch charakterisiert durch die **Symptom-Trias:**

- Wieder-Erleben
- Vermeidung und emotionale Taubheit
- Erhöhtes körperliches Erregungsniveau

Zu den **Symptomen des Wieder-Erlebens** des traumatischen Erlebnisses im Wachzustand oder in Albträumen zählen auch sogenannte *Flash-backs*, die das Ereignis so wiedererleben lassen, als geschähe es im Moment. Diese können durch unbewusste *Trigger* jederzeit und überfallsartig ausgelöst werden.

Bei Kindern können die Albträume unspezifisch und eher diffus sein, *Flash-backs* werden seltener berichtet.

Die **Vermeidung** von an das Trauma erinnernde Situationen oder Orte kann zur Einengung der Lebensinteressen und Isolation führen, kommt aber bei Kindern eher seltener vor.

Emotionale Taubheit zeigt sich durch vermindertes Interesse an Dingen oder Freunden, die vorher wichtig waren. Subjektiv wird über das Gefühl der Entfremdung und Emotionslosigkeit berichtet.

Vor allem bei Jugendlichen kann es zu Selbstverletzungen kommen, Ängsten um sich selbst und nahe Angehörige oder Freunde.

Sowohl bei Erwachsenen als auch Kindern und Jugendlichen zeigen sich die **Symptome des erhöhten Erregungsniveaus** in Schreckhaftigkeit, erhöhter Reizbarkeit oder Aggressivität, vermehrter Wachsamkeit, Schlafstörungen und Konzentrationsproblemen (eventuell mit schulischem Leistungsabfall).

Jüngere Kinder zeigen plötzliche Trennungsängste, oder zum Beispiel Angst im Dunklen, regressives oder auch aggressives Verhalten.

Gefühle

- Das erste und zentrale Gefühl ist **Hilflosigkeit.**

  Selbstvertrauen und Vertrauen in andere sind erschüttert, die Sicherheit ist infrage gestellt.

- **Schuldgefühle** können auftreten, auch wenn sie in keiner Weise realistisch sind.

- **Scham** ist das wichtigste Gefühl bei Missbrauchsopfern.

- **Wut und Ärger** über erlittenes Unrecht oder Verletzung der eigenen Grenzen kommen meist später hinzu, ebenso
- **Trauer** über Verluste.

Dass ein erlebtes Trauma zu bleibenden Veränderungen in den psychophysiologischen Funktionen eines Menschen führen kann, wurde bereits bei Herodot 490 v. Chr. beschrieben. Er beschreibt den Fall eines Soldaten, der erblindete, nachdem er den Tod eines Mitsoldaten am Schlachtfeld gesehen hatte. Der Arzt Jacob Mendes da Costa beschrieb das *Da-Costa-Syndrom* – das Auftreten von funktionellen Herzbeschwerden ohne erkennbare organische Ursache bei Soldaten im amerikanischen Bürgerkrieg als Traumafolge.

Im europäischen Raum finden sich traumapsychologische Ansätze besonders bei Charcot, Breuer und Freud. Kraepelin verwendete den Begriff der sogenannten *Schreckneurose*. Freud hielt Langzeitfolgen traumatischer Erfahrungen für eine Unterklasse der hysterischen Störungen.

Der Begriff *Posttraumatic Stress Disorder* wurde in den 70er-Jahren des vorigen Jahrhunderts durch die Therapie mit amerikanischen Kriegsveteranen geprägt.

Die nicht unumstrittene Diagnose der *Komplexen Posttraumatischen Belastungsstörung* wird verwendet, um den Symptomenkomplex einer anhaltenden schweren Traumatisierung zu beschreiben und um eine Abgrenzung zu den entsprechenden Folgen eines erlebten singulären Traumas zu treffen.

Diagnose

Zwischen dem ICD-10 und dem DSM-IV gibt es Unterschiede in der Definition der PTSD:

- Im ICD-10 ist das *Wieder-Erleben* das entscheidende Kriterium für die Diagnose. Dieses wird charakterisiert als … *wiederholtes unausweichliches Auftreten der Erinnerung des Traumas in Gedächtnis, Tagträumen oder Träumen* und muss innerhalb von sechs Monaten nach dem Trauma auftreten.

Akute Belastungsreaktion

Posttraumatische Belastungsstörung

Andauernde Persönlichkeitsveränderung nach Extrembelastung

- Bei der Diagnose nach DSM-IV ist das Auftreten aller drei Symptombilder erforderlich: Wieder-Erinnern, Vermeidung und vegetative Übererregbarkeit.

  Die Symptome müssen mindestens ein Monat andauern und eine deutliche Beeinträchtigung in sozialen, beruflichen und anderen Lebensbereichen muss erkennbar sein.

Akute Belastungsstörung

Posttraumatische Belastungsstörung

Folgende Kriterien wurden herangezogen:

- A: Stress-Kriterium; die Symptome müssen einem traumatischen Ereignis folgen
- B: *Flash-backs,* Albträume als Wieder-Erleben des Traumas
- C: Vermeidung Trauma-relevanter Reize
- D: Symptome des erhöhten Erregungsniveaus (siehe oben)
- E: Dauer der Störung länger als vier Wochen
- F: Beeinträchtigung der Lebensqualität

Warum entwickeln verschiedene Personen nach dem gleichen Trauma einmal eine PTSD und einmal nicht?

Risikofaktoren versus Resilienz

Ein zentrales Thema in der Erforschung der PTSD sind die möglichen *Risiko-* beziehungsweise *Resilienzfaktoren* für die Entwicklung einer PTBS infolge eines erlebten Traumas. Eine Reihe von Studien wurde zur Erforschung dieser Faktoren durchgeführt.

Direkte **Risikofaktoren** für die Entwicklung einer PTSD:

- vorbestehende psychiatrische Erkrankungen und psychische Probleme, vor allem Angsterkrankungen, Suchterkrankungen und Major Depression
- vorbestehende Persönlichkeitsstörungen
- mangelnde psychosoziale Unterstützung
- fehlende *Coping-Strategien*
- dissoziative Symptome in direkter Folge des erlebten Traumas

- fehlende Verarbeitungs- und Validierungsmöglichkeiten
- weibliches Geschlecht – Frauen entwickeln wesentlich häufiger eine PTSD

  Die durchschnittliche Wahrscheinlichkeit nach einem Trauma an einer PTSD zu erkranken ist für Männer circa acht Prozent, für Frauen 20 Prozent.

  Eine mögliche Ursache dafür ist, dass Traumata mit hohem Risiko für die Entwicklung einer PTSD eher von Frauen erlebt werden (zum Beispiel sexueller und physischer Missbrauch), aber auch Geschlechtsunterschiede in der biologischen und psychologischen Reaktion auf Stress bestehen.
- hohe Intensität und Dauer des Traumas
- körperliche Verletzungen
- Wahrnehmung akuter Lebensgefahr
- schwere Verletzung oder Tod von Personen im direkten Umfeld
- dissoziales Verhalten mindestens eines Elternteiles
- geringe Schulbildung der Eltern
- schlechter Kontakt zu Gleichaltrigen
- Armut und Existenzängste
- Kinder von Minderheiten, Flüchtlingskinder
- Pflegekinder oder Heimkinder
- Alter: das Risiko an einer PTSD zu erkranken sinkt mit steigendem Alter, das bedeutet, dass Kinder und Jugendliche besonders gefährdet sind.[117]

Resilienz – der Wille zu überleben

Ursprünglich wurde der Ausdruck *Resilienz* im Zusammenhang mit Kindern verwendet. Emmy Werner publizierte 1979 eine Studie über die Kinder der hawaiianischen Insel Kauai, in der sie Kinder als *resilient* bezeichnet, die unter schwierigsten Bedingungen aufgewachsen waren und dennoch als Erwachsene erfolgreich und psychisch gesund leben konnten.

---

117 Steil R, Straube E R (2002) Die Posttraumatische Belastungsstörung bei Kindern und Jugendlichen – ein Überblick. Z Klin Psychol 31: 1–13

Auch in der Psychologie werden Kinder als *resilient* bezeichnet, wenn sie in einem sozialen Umfeld aufwachsen, das durch Gewalt, Missbrauch oder Vernachlässigung gekennzeichnet ist und dennoch erfolgreich sozialisierte Erwachsene werden.

Der Ausdruck wird auch in der Erwachsenen-Psychologie verwendet, wobei mehrere Studien darauf hinweisen, dass Resilienz auch erlernbar ist.[118]

Der Soziologe Aaron Antonovsky entwickelte ein entsprechendes Konzept der *Salutogenese* und stellte die Frage, *warum Menschen gesund blieben* – eine völlig neue Herangehensweise.

Als *Kohärenzgefühl* bezeichnet er die Grundhaltung des Menschen zum eigenen Leben und zur Welt. Dieses macht ihn fähig, Ressourcen zu aktivieren, um seine Gesundheit zu erhalten.

Er definierte folgende Resilienzfaktoren:

- Eine stabile emotionale Beziehung zu mindestens einem Elternteil oder einer Bezugsperson
- Soziale Unterstützung innerhalb oder außerhalb der Familie
- Ein emotional warmes, offenes, strukturierendes, normorientiertes Erziehungsklima
- Soziale Modelle, die zu konstruktivem Bewältigungsverhalten ermutigen
- Dosierte soziale Verantwortlichkeit und Leistungsanforderungen
- Kognitive Kompetenzen, das heißt, mindestens durchschnittliches Intelligenzniveau, kommunikative Fähigkeiten, realistische Zukunftsplanung
- Temperamenteigenschaften, die effektive Bewältigung unterstützen, zum Beispiel Impulskontrolle, Flexibilität
- Erfahrung von Selbstwirksamkeit, internalisierte Kontrollüberzeugungen, Selbstvertrauen und ein positives Selbstkonzept
- Aktives Bemühen um Problemlösung
- Erfahrung von Sinn, Struktur und Bedeutung in der eigenen Entwicklung, zum Beispiel im Glauben, in einer Ideologie

118 Clark A, Hanisee J (1982) Intellectual and adaptive performance of Asian children in adoptive American settings. Development Psychology 18(4): 595–599

Resilienz bedeutet nicht, keine Erkrankungen bekommen zu können, sondern einen anderen, positiven Umgang damit, sowie eine geringere Wahrscheinlichkeit, im Vergleich zu vulnerablen Menschen.

Genetik

Bei der Betrachtung der Vulnerabilität oder Resilienz bei der Entwicklung einer PTSD müssen neben den psychosozialen auch genetische Faktoren berücksichtigt werden.

Die Studien dazu sind schwierig, weil die hohe Komorbidität, die unterschiedlichen Symptom-Möglichkeiten sowie Familien-Pathologien die Beurteilung erschweren.

Ein weiteres Problem stellt die Tatsache dar, dass nicht alle Menschen im Laufe ihres Lebens traumatisiert werden und daher die Störung nie zum Ausbruch kommt, obwohl unter Umständen ein genetisches Risiko vorhanden ist, andererseits bei sehr schweren Traumata auch ohne genetische Disposition eine PTSD entstehen kann.

Zwillingsstudien nach dem Vietnamkrieg zeigten, dass es eine genetische Prädisposition für die Entwicklung einer PTSD gibt.[119]

Familienstudien zur PTSD brachten das Ergebnis, dass Kinder mit einem an PTSD erkrankten Elternteil ein fünffach erhöhtes Risiko haben, selbst eine PTSD zu entwickeln. Das Risiko ist dreifach erhöht, wenn eine Depression, Angststörung oder Persönlichkeitsstörung besteht.[120]

Neurobiologische Untersuchungen deuten darauf hin, dass eine genetische Variante im Dopamin-Rezeptor-Gen zu erhöhtem Risiko beiträgt.[121]

Bei allen genetischen Studien bleibt nach wie vor die Frage offen, ob die Symptome der PTSD Folge des Traumas oder eventuell vorbestehende Merkmale sind, die die Vulnerabilität, posttraumatisch eine PTSD zu entwickeln, erhöhen.

---

119 True W R, Rice J, Eisen S A, Heath A C, Goldberg J, Lyons M J, Nowack J (1993) A twin study of genetic and environmental contributions to liability for posttraumatic stress-symptoms. Arch Gen Psychiatry 50: 257–264

120 Reich J, Lyons M, Cai B (1996) Familial vulnerability factors to posttraumatic stress disorder in male military veterans. Acta Psychiatr Scand 93: 105–112

121 Comings D E, Muhleman D, Gysin R (1996) Dopamine D2 receptor gene and susceptibility to posttraumatic stress disorder: a study and replication. Biol Psychiatry 40: 368–372

Ebenso ist für die nachher beschriebene Volumsverminderung im Hippokampus bei traumatisierten Menschen nicht klar, ob diese eine Stress-Folge darstellt oder als Vulnerabilitätsfaktor bereits vorhanden war.

Auch über das Ausmaß der Mandelkern-Reaktion auf Stress und emotionale Reize werden genetische Zusammenhänge beforscht.

Auch wenn die Forschung auf diesem Gebiet längst nicht abgeschlossen ist, kann gesagt werden, dass für die Entstehung einer PTSD genetische Disposition und frühkindliche Stress-Erfahrung beitragen.

Neurobiologisches Modell

In der Symptomatik der PTSD zeigt sich eine kognitive Beeinträchtigung. Betroffene haben oft Schwierigkeiten, sich aktiv und bewusst an das Trauma zu erinnern, während sie gleichzeitig mit starken Symptomen von Angst und vegetativer Übererregbarkeit auf Trauma-assoziierte Reize reagieren.

Man spricht hier von einer Überfunktion des *impliziten Gedächtnisses,* verbunden mit einer Beeinträchtigung des *expliziten Gedächtnisses,* das die Fähigkeit zur aktiven und bewussten Erinnerung vertritt.

Der Hippokampus spielt eine wichtige Rolle bei der Verarbeitung von neuen Informationen zu aktiv abrufbarem Gedächtnisinhalt.

Angst und vegetative Symptome werden einer Überaktivität des Mandelkerns zugeschrieben.

Studien, die die Aktivität verschiedener Hirnregionen gemessen haben, insbesondere im Mandelkern, Hippokampus und präfrontalen Kortex, berichten, dass es unter Stress zu einer Entkoppelung zwischen Amygdala und Hippokampus sowie zwischen präfrontalem Kortex und Amygdala kommen kann, was einer Dissoziation zwischen explizitem und implizitem Gedächtnis gleich käme.

Auf der Ebene der Neurotransmitter spielt die *Gamma-Amino-Buttersäure, GABA,* der wichtigste hemmende Neurotransmitter des Gehirns, eine wichtige Rolle.

Es gibt Erklärungsmodelle, die stressbedingte biochemische und neurophysiologische Veränderungen im Gehirn annehmen und für die Entwicklung einer PTSD verantwortlich machen.

Das Trauma-Gedächtnis

In einer Gefahrensituation reagiert das Gehirn anders.

Während sich das implizite Trauma-Gedächtnis wahrscheinlich aufgrund klassischer Konditionierungsprozesse herausgebildet hat und mit einer Überaktivität der Amygdala einhergeht, kann auf das explizite Trauma-Gedächtnis aufgrund einer Beschädigung des Hippokampus nicht zugegriffen werden.

Das heißt, mit üblichen Erinnerungen, die mit der Zeit verblassen, hat dies nichts zu tun. Was das Trauma-Gedächtnis abspeichert, hat eine *Hier-und-Jetzt-Qualität* und erzeugt dieselben aversiven Gefühle wie zur Zeit der akuten Traumatisierung.

Intrusionen sind sensorische Erfahrungen, die als Bilder oder Körpererinnerungen auftreten können. Am häufigsten sind es akustische Erlebnisse, aber auch optische, Geruchs- und Geschmackssensationen sind möglich.

Sie vermitteln den Eindruck einer aktuellen Bedrohung, Zeitgefühl und Zusammenhänge fehlen.

Als Gegensteuerung kann man Achtsamkeitsübungen durchführen – wahrnehmen ohne zu bewerten, die Intrusionen vorbeiziehen lassen, Auslöser identifizieren und bearbeiten. (Siehe Werkstätte)

Komorbidität

Bis zu siebenundachtzig Prozent der Patienten mit PTSD haben eine komorbide Erkrankung.[122] Im Vordergrund stehen affektive Störungen, Sucht, Essstörungen und Persönlichkeitsstörungen. Verhaltensprobleme, interpersonelle Schwierigkeiten, Angst und körperliche Beschwerden kommen hinzu.

Ein hohes Suizidrisiko besteht bei komorbider schwerer Depression.

Pharmako- und Psychotherapie

Bisherige Studien zur pharmakologischen Therapierbarkeit der PTSD ergaben keine wirklich zufriedenstellenden Ergebnisse. Als Mittel der Wahl gelten derzeit SSRI, die auf die vegetative Übererregbarkeit positiven wirken sollen.

Von der Verwendung psychotroper Substanzen bei Kindern und Jugendlichen wird aufgrund mangelnder Erfahrung abgeraten.

Psychopharmaka sind bei der PTSD bei Kindern und Jugendlichen nicht das Mittel der Wahl!

122 Perkonigg A, Kessler R C, Storz S, Wittchen H U (2000) Traumatic events and posttraumatic stress disorder in the community: prevalence, risk factors and comorbidity. Acta Psychiatrica Scandinavica 101: 46–59

In der **Psychodynamisch-imaginativen Traumatherapie nach Reddemann**, PITT, wird über das Medium einer hilfreichen Beziehung vor allem die Selbstbeziehung betont und mittels Imagination angeregt, diese neu zu gestalten und seelische Wunden damit einer Heilung zuzuführen.
Dabei ist die Beachtung des Übertragungs-Gegenübertragungsgeschehens von zentraler Bedeutung und wird dazu verwendet, die Patienten zu einem veränderten imaginativen Umgang mit sich selbst anzuregen.

Mitgefühl und Trost aber auch Anerkenntnis des geschehenen Unrechts werden betont. Die sogenannte *innere Bühne* als gemeinsamer imaginativer Raum steht den Patienten zum *Spielen* zur Verfügung.

Die Fähigkeit zur Selbstregulation wird immer wieder in den Vordergrund gestellt.

Das Wahrnehmen der Stärken aber auch der Probleme ist daher ein Grundsatz von PITT. Der Therapeut übernimmt dabei *Hilfs-Ich-Funktionen* statt direkt einzugreifen.
Achtsames Wahrnehmen des Körpers und der Körperbedürfnisse wird daher trainiert, damit die Patienten lernen, sich bewusst auf funktionale und heilsame Vorstellungen einzulassen.

In **verhaltenstherapeutischen Konzepten** steht oft das Modell der klassischen Konditionierung im Vordergrund, insbesondere das Auslösen von Angst-Symptomen und vegetativer Übererregbarkeit durch Trauma-assoziierte Reize. Entsprechend werden Methoden der Exposition und der kognitiven Umstrukturierung angewandt. Insbesondere zu Expositionsmethoden ist allerdings zu bemerken, dass diese mit Vorsicht anzuwenden sind. So haben Studien gezeigt, dass es unter der Methode des *Flooding* auch zu einer Verschlechterung der Symptomatik kommen kann.

In der **Dialektisch-Behavioralen Therapie (DBT)** nach Marsha Linehan wird hierarchisch vorgegangen.

DBT-PTSD

- Erstes Ziel ist die Kontrolle über schwere Störungen des Verhaltens zu gewinnen:

  Lebensbedrohliches Verhalten wie Suizidversuche, *High-Risk*-Verhalten, lebensgefährliche Selbstverletzungen

  Therapie-störendes Verhalten: fehlende Zusammenarbeit, mangelnde Pünktlichkeit, Ausfallen – Lassen von Stunden u.v.m.

  Krisen-*Hopping*: anhaltendes Problemverhalten, familiäre Krisen, anhaltender Täter-Kontakt, Bedrohungen

Verhalten, das den Therapiefortschritt verhindert: Drogen- oder Alkoholabusus, Essstörung, anhaltende Dissoziation, chronischer Schlafmangel

Schwerwiegende psychosoziale Probleme

- Ressourcen-orientiertes Arbeiten zur Verbesserung der Lebensqualität und des emotionalen Erlebens
- Ein wichtiger Faktor in der Therapie ist die **Balance zwischen Akzeptanz und Veränderung,**

  in der DBT-PTSD auch zwischen **Vermeidung und Exposition.**

  Findet die Exposition zu früh statt, besteht die Gefahr, dass Problemverhalten und Suizidalität zunimmt, die Therapie abgebrochen oder durch dauerhafte Dissoziation unmöglich wird.

  Wird zu lange in der Stabilisierungsphase verblieben, kann es zu keiner Neubewertung und Habituation sowie Elaboration des Trauma-Gedächtnisses kommen, die PTSD wird aufrecht erhalten.

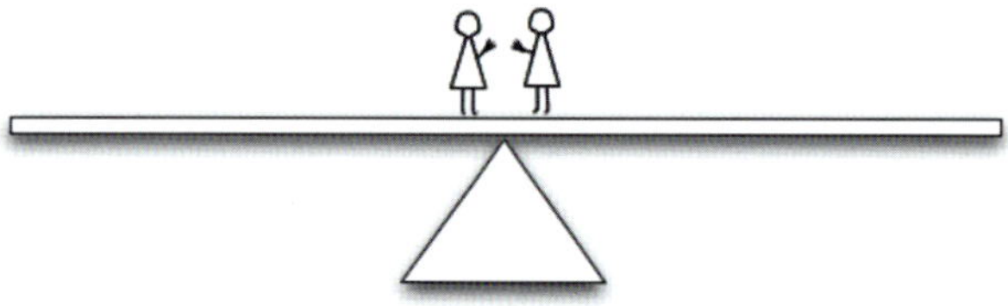

Abb. 50. Balance

Über Skills und DBT-A (A= Adoleszenz) finden Sie mehr im Kapitel Borderline-Persönlichkeitsstörung.

Wie erkennt man Dissoziation?

- Der Patient zeigt wenig bis keine Körperbewegungen, ist wie erstarrt
- Die Augen sind auf einen Punkt fixiert
- Er wirkt in sich gekehrt, reagiert nicht oder kaum auf Anreden, wirkt schläfrig, verlangsamt und desorientiert
- Gestik und Mimik sind reduziert oder nicht mehr vorhanden
- Die Stimme, falls noch möglich, ist leise, monoton und verfremdet
- Die Muskulatur kann sich verkrampfen und bis zu dissoziativen Krampfanfällen führen

- Der Patient selbst hat das Gefühl nicht da zu sein, neben sich zu stehen und die Welt wie durch eine Milchglasscheibe zu betrachten. Alles ist weit weg, Stimmen sind leise bis unhörbar, unwirklich, verfremdet

Was kann man tun?

- Akut kann man versuchen, den Patienten durch heftige sensorische wie zum Beispiel lautes Klatschen ...) oder Schmerzreize (Zwicken im Bereich der Nasenwurzel, der Schlüsselbeine ...) herauszuholen. Kann der Patient noch Anweisungen folgen, ist die beste Methode, rasche Augenbewegungen zu induzieren, indem man auffordert, dem Finger mit den Augen zu folgen.
- Langfristig hilfreich ist die Verbesserung der Emotionsregulation sowie der emotionalen Verwundbarkeit,
- das Erkennen der Frühwarnzeichen und *Triggern* und Erlernen der Gegensteuerung *(anti-dissoziative Skills)*
- Führen von Tagebüchern und Verhaltensanalysen
- Reiz-Diskriminations-Training
- Vorsichtige stufenweise Trauma-Bearbeitung unter ständigem Einsatz anti-dissoziativer Skills

In **kognitiven Modellen**[123] wird davon ausgegangen, dass infolge der Traumatisierung

grundlegende Lebensüberzeugungen – *Schemata* – entstanden oder vorbestehende dysfunktionale Schemata verstärkt worden sind. Im Kindes- und Jugendalter beeinflussen diese das Selbstkonzept oft in fataler Weise und erhöhen damit die Vulnerabilität.

In der Therapie wird die Rolle der persönlichen Bedeutung der Traumatisierung betont, da diese mit dem Grad der Belastung und dem Auftreten von Intrusionen konform geht.

Das Ziel kognitiver Interventionen ist ein adäquates Einordnen und Interpretieren des Erlebten. Als Technik wird das *geleitete Entdecken* angewandt, mit dem Überzeugungen und Fehlinterpretationen korrigiert werden sollen. Das Kind lernt den Zusammenhang zwischen Gedanken und Gefühlen kennen, zuerst bei alltäglichen Situationen, allmählich auch Trauma-bezogen.

123 Ehlers A, Clark D M (2000) A cognitive model of posttraumatic stress disorder. Behaviour Research and Therapy 38: 319–345

Hilfreiche Gedanken werden erarbeitet, auf sogenannte *Flash-Cards* geschrieben und können immer mitgenommen werden. Mit Imaginationsübungen können die erlernten Kognitionen geübt werden.

Bei Kindern wird sowohl der Bewertung der Eltern als auch der des Kindes Bedeutung gegeben. Kinder können durch ihre Phantasie und sogenannte magische Verknüpfungen die eigene Lage fehlinterpretieren oder katastrophisieren.

Eine weitere Methode stellt das **EMDR** – *Eye Movement Desensitization and Reprocessing* – dar. Der Therapeut induziert durch Fingerbewegungen sakkadische Augenbewegungen, während gleichzeitig an aktivierten Trauma-Kognitionen gearbeitet wird. Entscheidend ist, dass die Patienten keine Retraumatisierung durch Kontrollverlust erleiden.

Ziel ist die Speicherung des verarbeiteten Traumas als Erinnerung, wobei es auch zu einer veränderten Bewertung der eigenen Rolle im Geschehen kommt. Der Selbstwert steigt und der Patient kann vom Opfer zum aktiv Handelnden werden.

Für Kleinkinder gibt es wenig konkrete Therapieansätze. Ein Konzept von Lieberman und Mitarbeitern berücksichtigt vor allem bindungstheoretische und psychodynamische Perspektiven.[124]

Traumatherapie wird in drei Abschnitten durchgeführt:

- Stabilisierung
- Traumaarbeit
- Integration
- **Stabilisierung**: Bevor mit der eigentlichen Trauma-Arbeit begonnen werden kann, muss sich das Kind ausreichend sicher fühlen und seelisch sowie körperlich stabil sein. Fortlaufende Bedrohungen wie Täterkontakt müssen ausgeschaltet werden, was bei Tätern innerhalb der Familie sehr problematisch sein kann.

  Hier muss der Therapeut sehr achtsam sein, um möglichen noch bestehenden Täter-Kontakt durch vorsichtiges Herantasten in Erfahrung zu bringen. Verdeckte Anzeichen sind oft mangelnder Therapiefortschritt und das Gefühl auf Therapeuten-Seite, dass das Kind etwas zu verbergen hat oder schützen muss.

  Zu Beginn der Therapie erfolgt der Beziehungsaufbau, Eltern und Kind haben ev. getrennte Sitzungen.

124 Lieberman A F, Van Horn P (2008) Psychotherapy for infants and young children: Repairing the effects of stress and trauma on early attachment. Guilford: New York

Die Erklärung der Vorgänge und Folgen einer Traumatisierung ist für Kind und Eltern wichtig und erfolgt im Rahmen der *Psychoedukation*.

Für den Umgang mit Selbstverletzungen, Impulsdurchbrüchen und Suizidalität gibt es in der Dialektisch-Behavioralen Therapie (DBT) ein eigenes Manual für Jugendliche (siehe Kapitel Werkstätte).

Gefühlsfragebögen und **Verhaltensanalysen** können es anfangs erleichtern, Dinge zu benennen und sie nicht gleich aussprechen zu müssen.

Verhaltensanalysen dienen dazu, dass das Kind oder der Jugendliche lernt, Gefühle, Gedanken und Handlungsimpulse zu erkennen, zu benennen und die Entscheidung zu treffen, ob die geplante Handlung funktional oder dysfunktional ist. Anschließend wird besprochen, wo ein *Stopp* eingebaut werden kann oder was anders laufen könnte.

Tabelle 19. Gefühls- und Verhaltensfragebogen

Ereignis: Was ist passiert?	Auslöser: In welcher Situation?	Gedanken: Ich denke ...	Gefühl: Ich fühle ...	Handlung: Was habe ich getan?	Mögliche Alternative: Was hätte ich tun können?

Emotionale Überschwemmung, Impulsdurchbrüche und sinnloses Grübeln werden in der sogenannten **Emotionsregulation** behandelt (siehe Kapitel Werkstätte).

Dies ist besonders wichtig bei Patienten mit **komplexer PTSD**[125], bei welchen sich viele Symptome mit denen der Borderline-Störung überschneiden.

CAVE: Bei komplexer PTSD und/oder hoher Komorbidität ist eine frühzeitige Konfrontation kontraindiziert und kann erst nach ausreichender Stabilisierung durchgeführt werden.

125 Sendera A, Sendera M (2007) Skills-Training bei borderline- und posttraumatischer Belastungsstörung. Wien: Springer

- Die **Trauma-Bearbeitung** erfolgt durch direkte Konfrontation und Auseinandersetzung mit dem Trauma-Inhalt sowie der Arbeit an dysfunktionalen Kognitionen und Schemata, die bei der Aufrechterhaltung der Symptomatik eine Rolle spielen.

  Der Therapeut signalisiert dem Kind, dass er die Erzählung auch schrecklicher Details aushalten kann und dass nichts verborgen werden muss. Die Gefühle des Kindes werden immer wieder validiert, das heißt, jedes Gefühl, welches das Kind hat und in die Therapie bringt, ist *richtig*. Gefühle sind nie *falsch* und müssen respektiert werden.

  Angst, Wut, Scham und Schuld und Ekel stehen im Vordergrund.

  Bei Opfern sexualisierter Gewalt muss das Thema *Scham* möglichst frühzeitig angesprochen werden, Körperübungen wie *Aufrecht sitzen, die Nase über die Mittellinie heben, Blickkontakt* ...können als Einstieg fungieren.

  Der ausgeprägte Ekel, der beispielsweise durch Gerüche oder bestimmte Nahrungsmittel blitzschnell ausgelöst werden kann und mit starker Übelkeit einhergeht, kann mit dem sogenannten *Diskriminations-Training* behandelt werden.

  Die Patientin lernt an neutralen Objekten Form, Farbe, Geruch, evtl. Geschmack zu schildern, im nächsten Schritt wird das aversive Objekt herangezogen und die Patientin aufgefordert, sich auf die Unterschiede zwischen dem Nahrungsmittel und dem erinnerten Objekt zu konzentrieren.

  Wie auch in der DBT ist der Therapeut *Partner* und bildet mit dem Kind und den Eltern ein *Team*.

- **Integration**: Am Ende der Therapie soll es möglich sein, das Erlebte in den Lebenskontext zu integrieren. Ziele werden definiert und Lebenspläne besprochen. Bewältigungsstrategien können vertieft und geübt werden. Oft muss davor auch Trauerarbeit geleistet werden.

  Opfer sexueller Gewalt haben ein erhöhtes Risiko, im späteren Leben wieder Opfer zu werden.[126] Daher ist es besonders wichtig, mit den Betroffenen die Situation, die Persönlichkeitsmerkmale und Risikofaktoren zu besprechen, die die Anfälligkeit ausgemacht haben.

126 Arata C M (2002) Child sexual abuse and sexual revictimization. Clinical Psychology: Science and Practice 9: 135–164

Dazu gehören geringer Selbstwert, Überzeugungen, schuld zu sein, nichts Besseres verdient zu haben, Akzeptanz von Gewalt als *Bezahlung* für Zuwendung und vermeintliche Liebe, nicht eindeutige Signale und Körpersprache.

Selbstbewusstseinstraining, *Skills-Training* im Bereich des zwischenmenschlichen Verhaltens, Selbstverteidigungskurse, eventuell Kampfsportarten können hier sinnvoll sein.

Nach dieser Einführung in die PTSD stellen wir uns die Frage, woran man bei Kindern erkennen kann, dass sie eine Posttraumatische Belastungsstörung entwickeln:

Dabei unterscheiden wir das kurz andauernde einmalige *Typ-I-Trauma* vom langdauernden oder sich wiederholenden *Typ-II-Trauma*.

Es macht auch einen großen Unterschied, ob wir offen über etwas sprechen können oder das Trauma ein wohlbehütetes Geheimnis darstellt, wie es meist bei Missbrauch der Fall ist.

Definitionsgemäß handelt es sich bei einem Trauma um ein *Geschehen von außergewöhnlicher Bedrohung oder mit katastrophalem Ausmaß, das nahezu bei jedem tiefgreifende Verzweiflung auslösen würde.*

Während kurzer traumatischer Episoden können Kinder aufgeregt, ängstlich und entsetzt sein, man spricht von einer **akuten Belastungsreaktion**.

Hier kann bereits kurzfristig die Chance ergriffen werden, durch präventive Maßnahmen die Entwicklung einer PTSD zu verhindern.

Im Erwachsenenbereich gibt es ausreichende Erfahrungen mit Interventionen vor Ort bei verschiedenen exponierten Berufsgruppen wie Rettung, Feuerwehr, Polizei oder bei Menschen nach Banküberfällen. Hier geht es vor allem um die Verhinderung der Entstehung einer *Sekundären Posttraumatischen Belastungsstörung,* das bedeutet, einer PTSD, bei der die Person das Trauma nicht direkt selbst erlebt hat, aber dabei war – sei es als Helfer oder Zuschauer.

Die **Sekundäre PTSD** kommt bei Kindern dann ins Spiel, wenn sie zum Beispiel Misshandlungen eines Elternteils miterleben müssen oder Zeuge von Gewalt oder eines Unfalls sind.

Symptome

Wenn sich die Symptome nach mehreren Wochen trotz sozialer Unterstützung und Gesprächen nicht zurückbilden, muss man die Entwicklung einer **Posttraumatischen Belastungsstörung** annehmen.

- Wiedererleben: *Flash-backs*

  Das traumatische Ereignis kann in schwer aushaltbaren Erinnerungen oder Albträumen immer wieder *erlebt* werden. Bilder, Gedanken, Gefühle, Gerüche, Stimmen etc. tauchen plötzlich auf in einer Vehemenz und Intensität, dass der Betroffenen meint, alles nochmals zu erleben. Da diese Ereignisse nicht steuerbar sind, entsteht das Gefühl von Kontrollverlust und des Ausgeliefert-Seins.

  Manche *Trigger* sind offensichtlich, bei anderen ist es oft schwierig den Zusammenhang zu erkennen.

  Bei Jugendlichen kann es insofern schwieriger werden, da sie sich die *Flash-backs* nicht erklären können, sich eventuell für verrückt halten, Schamgefühle haben und daher nicht von sich aus darüber sprechen.

- Kleine Kinder zeigen ihre Symptome oft dadurch, dass sie das Erlebte immer wieder, beispielsweise mit Puppen, *durchspielen*.

- Sie können plötzlich ohne erkennbaren Anlass weinen oder wütend werden, sich anklammern oder sich zurückziehen. Nächtliches Aufschreien, ins Leere starren ohne zu reagieren ist möglich.

- Das Erlebte läuft immer wieder, wie im Film, vor dem inneren Auge ab, Bilder können nicht aus dem Kopf gedrängt werden, Stimmen im Kopf werden gehört und sind oft beängstigend.

  CAVE: Wenn bei traumatisierten Menschen *Stimmen-Hören* als Symptom erscheint, dann werden diese immer *im* Kopf wahrgenommen, zum Unterschied beim Stimmen-Hören bei schizophrenen Patienten, wo die Stimmen auch *außerhalb* des eigenen Körpers wahrgenommen werden.

- Die Symptome des Wieder-Erlebens können sehr schmerzhaft und beängstigend sein. Sobald das Kind herausgefunden hat, welche Auslöser – *Trigger* – dazu führen, wird es versuchen diese zu vermeiden. Kinder ändern plötzlich ihr Spielverhalten, ziehen sich zurück, Jugendliche können das Interesse an Kontakten verlieren und sich isolieren, da sie sich wie taub und abgestumpft fühlen.

  Kurzfristig hilft Vermeidung zwar, die Symptome zu reduzieren, langfristig wird jedoch die Trauma-Verarbeitung gehemmt und die Isolation verstärkt.

Übung
Denken Sie ja nicht an einen kleinen weißen Eisbären ... einen herzigen kleinen wuscheligen Eisbären ... denken Sie fünf Minuten lang an alles andere, nur nicht an den Eisbären ...

Nun – was ist passiert?

Konnten Sie das Bild unterdrücken?

Neben der Vermeidung können Jugendliche auch anfangen zu grübeln und das *Warum, Was-wäre-Wenn* etc. im Kopf herumzuwälzen. Auch dadurch behindern sie den Zugang zur Verarbeitung des Traumas, da Grübeln meist nicht den realen Fakten entspricht und die Belastung noch verstärkt.

Im schlimmsten Fall wird Betäubung in Drogen und Alkohol gesucht.

Wenn Kinder grübeln, schaffen sie sich oft eine eigene magische Welt, in der die Dinge so ablaufen wie in ihrer Vorstellung.

- Nach Abklingen der Gefahr bleibt das Gefühl ständig *bereit sein zu müssen (arousal)*. Nervosität, Unruhe, Schlafstörungen, manchmal auch reizbares oder aggressives Verhalten sind die Folge.

  Kleinkinder verlieren Fähigkeiten, die bereits entwickelt waren, zum Beispiel können sie wieder einnässen oder nicht im Dunklen alleine bleiben wollen.

  Sie hören auf zu spielen, zeigen kein richtiges Interesse mehr.

  Bei Schulkindern kann die Leistung deutlich absinken.

- Auch körperliche Symptome, oft Bauch- oder Kopfschmerzen, können auftreten, manche Kinder können mit aggressivem, manche mit Rückzug und depressivem Verhalten reagieren.
- Essverhalten kann sich ändern, entweder wird Nahrung verweigert oder unmäßig gegessen.

Die Diagnose einer PTSD kann vor allem bei jüngeren Kindern schwierig sein, da selten spontane Äußerungen gemacht werden und die Möglichkeiten sich mitzuteilen eingeschränkt sind.

Die Symptome können gerade bei Kindern sehr unterschiedlich sein und altersspezifisch variieren.

Für die Vergabe der Diagnose PTSD müssen aus allen drei Kerngebieten – Wiedererleben, Vermeidung, erhöhtes Erregungsniveau – Symptome vorhanden sein und diese über einen Zeitraum von mehreren Wochen bestehen bleiben.

Entscheidend für das therapeutische Eingreifen ist jedoch der subjektive Leidensdruck, das Ausmaß der Verhaltens-Veränderungen und mögliche komorbide Erscheinungen wie neu aufgetretene Ängste, Depressionen, aggressives Verhalten, körperliche Beschwerden, Selbstverletzung, Drogenabusus, Essstörungen und Dissoziation.

Dissoziation tritt häufig nach Gewalterfahrung und Missbrauch auf. Die Kinder berichten, sich nicht zu spüren oder die Umwelt wie hinter Glas zu erleben und nicht richtig wahrzunehmen. Es können Amnesien auftreten, das heißt Zeitspannen, an die keine Erinnerungen bestehen.

Dissoziation ist ein neurobiologisch erklärbarer Schutzmechanismus, wenn ein Kind Unerträgliches erlebt. *Es ist, als hätte damals meine Seele den Körper verlassen, damit ich nicht mit dabei sein muss.*

Es kann aber dazu kommen, dass dieser Mechanismus erhalten bleibt, auch wenn die Gefahr nicht mehr besteht und im Erwachsenenalter als dysfunktionaler Mechanismus eingesetzt wird.[127]

Dissoziation ist eng mit den Symptomen der Somatisierung verbunden und wird, wie oben erwähnt, als akuter *Coping*-Mechanismus eingesetzt, kann sich aber langfristig verselbständigen.

Bei der **primären Dissoziation** ist die normale, integrative Gedächtnisfunktion beeinträchtigt, es entstehen abgespaltene Gedächtnisanteile, die mit affektiven, sensorischen oder visuellen Intrusionen gekoppelt sind und durch spezielle Auslöser getriggert werden können *(Flash-back)*.

Bei **sekundärer oder peritraumatischer Dissoziation** kommt es zur Veränderung von Bewusstseinszuständen, zum Beispiel *Depersonalisation,* dem Gefühl aus dem Körper herauszutreten und nicht man selbst zu sein.

Noch Jahre nach dem Trauma kann es, vor allem bei schwerer oder wiederholter Traumatisierung, zu einer **Dissoziativen Störung** kommen mit Ausbildung verschiedener Persönlichkeitsanteile, die unterschiedliche emotionale und Verhaltensmuster zeigen, bis hin zur sogenannten *Multiplen Persönlichkeit.*

Somatisierung spiegelt die das Trauma begleitenden körperlichen Symptome wider, die infolge der damaligen Dissoziation nicht kognitiv erfasst werden konnten.

Der weitere Verlauf der PTSD kann variieren. Bis zu einem Jahr nach dem Trauma ist es möglich, dass Symptome zurückgehen, danach kommt es, unbehandelt, zur Ausbildung einer PTSD.

127 Sendera A, Sendera M (2007) Skills-Training bei Borderline- und Posttraumatischer Belastungsstörung. Wien: Springer

Manchmal kann es auch passieren, dass durch eine neuerliche traumatische Situation – Retraumatisierung – das alte Trauma wieder auflebt.

Da Kinder, abhängig vom Alter, eine Situation oder ein Erlebnis nicht selbst bewerten können, sind sie von der Bewertung der Bezugsperson abhängig. Daher ist es enorm wichtig, wie das Trauma von dieser bewertet wird.

Hilfe und Unterstützung durch Familie, Schule und Therapie

- Die erforderlichen Maßnahmen hängen ab vom Zeitpunkt, Alter des Kindes und vorhandenen Ressourcen.
- Gleich nach einem Akutereignis brauchen Kinder massive Unterstützung von vertrauten Personen: Da-Sein, Körperkontakt, vor allem bei kleinen Kindern, halten, trösten und beruhigen.
- Möglicherweise kann sich die ganze Familie eine Auszeit gönnen und wegfahren, um an einem neutralen Ort Zeit miteinander verbringen zu können.
- Die Kinder brauchen das Gefühl von Sicherheit und Geborgenheit und jemanden, mit dem sie darüber offen sprechen können. Wenn das Kind nicht sprechen möchte, ist vielleicht ein anderer Zugang möglich, zum Beispiel können sich Puppen und Stofftiere mit dem Kind oder miteinander *unterhalten*.
- Wenn Kinder von sich aus die Szenen immer wieder nachspielen, kann man versuchen in kleinen Schritten den Ablauf zu ändern und zu einem guten Ende zu bringen.
- Eigene Ängste und Sorgen sollten vor allem bei jüngeren Kindern nicht geäußert werden, da die Verunsicherung sonst noch größer wird. Bei älteren Kindern können diese vorsichtig angesprochen werden, wobei daran gedacht werden sollte, dass Kinder ihre Eltern oft beschützen wollen und dann erst recht *die Starken spielen* und eigene Ängste verdrängen.
- Eltern sollten dafür sorgen, dass auch sie selbst Unterstützung und fachkundige Beratung, eventuell Therapie, bekommen.
- Gespräche über Sicherheitsmaßnahmen, Kärtchen mit wichtigen Notfalls-Nummern, eventuell ein Handy mit vorgespeicherten Nummern und Erklärungen des Geschehenen sind sinnvoll. Dabei ist es wichtig, dass die Erklärungen stimmig sind und nicht neuerliche Fragen aufwerfen.

- Konkrete Differenzierung zwischen der Gefahrensituation und der Situation im Hier und Jetzt kann hilfreich sein und immer wieder angesprochen werden.
- Information des Kindergartens oder der Schule hilft den Pädagogen, verändertes Verhalten des Kindes zu verstehen und unterstützend einzugreifen, falls es notwendig ist.
- Auch wenn es schwerfallen kann, ist es wichtig, dass das Kind seinen gewohnten Alltag möglichst bald wieder weiter lebt. Gewohnte Routine vermittelt Sicherheit und sollte unbedingt beibehalten werden.
- Sind die Symptome nach circa vier Wochen nicht besser, ist es an der Zeit, professionelle Hilfe zu suchen.

Anders ist die Situation bei länger andauerndem oder erst nach längerer Zeit bekannt gewordenem Trauma, wie es oft bei Missbrauch und familiärer Gewalt der Fall ist.

Wenn es sich beim Täter um ein Familienmitglied oder einen Freund der Familie handelt, ist auf alle Fälle eine professionelle Therapie erforderlich. Leider ist es meist der Fall, dass sich bereits die Symptome der PTSD ausgebildet haben, bis das veränderte Verhalten in der Familie oder Schule auffällt.

Bezüglich des Körperkontaktes muss auf die Signale und Bedürfnisse des Kindes besonders geachtet und eine gewünschte Distanz respektiert werden.

Bei älteren Kindern kann es möglich sein, dass sie entweder unbedingt einen Schuldigen zur Verantwortung ziehen wollen oder sich selbst die Schuld geben (vor allem bei Missbrauchsopfern). Klärende Gespräche und in den meisten Fällen therapeutische Hilfe sind sinnvoll.

Wenn immer wiederkehrende Albträume quälen, kann es notwendig sein, die Schlafsituation vorübergehend zu verändern, das Kind wieder bei den Eltern schlafen oder Licht brennen zu lassen. Erklärende Gespräche über Träume und den Trauminhalt helfen dem Kind zu verstehen, dass es das Geschehene dadurch verarbeitet und im Wachzustand darüber sprechen kann.

Die Gespräche müssen natürlich dem Alter des Kindes angepasst sein.

Kinder, die nahe Angehörige verloren haben, können die Unwiederbringbarkeit erst circa ab dem zehnten Lebensjahr verstehen. Daher ist es wichtig, dass auch die Trauerarbeit dem Alter angepasst ist, keine falschen Hoffnungen geweckt werden und die Kinder an den Trauerritualen teilhaben dürfen.

Zum Verlauf liegen für Kinder nur wenige Langzeitstudien vor. Bei Jugendlichen scheint es ähnlich wie bei Erwachsenen in circa fünfzig Prozent der Fälle zur Entwicklung einer PTSD zu kommen.

Das Risiko für die Entwicklung einer PTSD im Erwachsenenalter bleibt auch dann erhöht, wenn es primär nicht zur Ausbildung von Symptomen gekommen ist. Ebenso besteht ein erhöhtes Risiko für die Entwicklung einer Borderline-Persönlichkeitsstörung, dissoziativen Störung oder Somatoformen Störung.

Eltern-Training

In Form von Psychoedukation bekommen Eltern ein Erklärungsmodell der Störung und der Symptome vermittelt und es werden gemeinsam Ziele festgelegt.

Die Eltern erlernen die Techniken der Verhaltenssteuerung, der Emotions- und Impulsregulation und haben Gelegenheit eigene Gedanken und Gefühle einzubringen.

Sie lernen, dem Kind zu zeigen, dass es sich auf sie verlassen kann, dass die Lage überschaubar ist und dass die Eltern in ihrer Rolle als Beschützer agieren.

Bezüglich der Einzelsitzungen muss das Kind vollkommen sicher sein, dass der Therapeut nur die Informationen weitergibt, die besprochen und vom Kind erlaubt sind.

In besonders schwierigen Fällen kann mit der ganzen Familie ein *Skills-Training* durchgeführt werden.

Sucht

Sucht macht Probleme und Probleme machen süchtig!

Jugendliche, die in diesem Teufelskreis gefangen sind, brauchen Hilfe.

Einerseits greifen viele Jugendliche zu legalen oder illegalen Drogen, um ihre Probleme zu lösen, andererseits kann es passieren, dass Drogen, die aus Neugier oder um *dabei* zu sein, versucht werden, zu massiven emotionalen Krisen, Stimmungsschwankungen bis hin zu Psychosen führen können.

Um den Rahmen des Buches nicht zu sprengen, gehen wir nur kurz auf die unter Jugendlichen beliebtesten Drogen ein und verweisen auf weiterführende Literatur.

Alkohol

Kinder werden oft schon frühzeitig an den Geschmack von Alkohol gewöhnt – einmal Bierschaum kosten, einmal am Sektglas nippen ... und die erste *richtige Erlaubnis* gibt es für Jugendliche zu festlichen Anlässen –, oft bedeutet das für den Jugendlichen auch endlich *erwachsen* zu sein. Die Wirkung, die die *Peergroup* hat, darf nicht unterschätzt werden, meist ist es für Jugendliche viel wichtiger dort bestehen zu können und *cool* zu sein als in der Familie.

Alkohol hat bei Kindern eine andere Wirkung als bei Erwachsenen. Das Nervensystem reagiert viel empfindlicher und ein Kind kann bereits bei 0,5 Promille bewusstlos werden.

Laut Studien ist in der Gruppe der Fünfzehnjährigen Alkoholkonsum durchaus üblich und oft wird mehrfache Volltrunkenheit angegeben. Die höchsten Raten findet man in Nordwesteuropa, allen voran England.

Oft ist Alkoholkonsum mit Rauchen verbunden, vor allem bei Treffen nach der Schule und Partys.

Dauerhaftes Trinken von Alkohol in großen Mengen führt zu bleibenden Hirnschäden, da in der Jugend die Reifung der grauen Zellen blockiert wird; die Gefahren beim sogenannten *Koma-Trinken* ergeben sich zusätzlich aus der aktuellen Situation.

Bei vielen Verkehrsunfällen, die mit zu den häufigsten Todesursachen im Jugendalter gehören, spielt Alkohol eine Rolle. Unter Alkoholeinfluss vervielfacht sich das Unfallrisiko.

Übermäßiges Trinken erhöht die Bereitschaft für sexuelle Abenteuer mit ungewollten Schwangerschaften und Krankheits-Risiken bei ungeschütztem Verkehr sowie für Gewalt. Alkohol kann zu Depressionen führen bis hin zum Selbstmord.

Alkohol enthemmt und kann zu Vandalismus, Diebstahl, Einbruch u.v.m. verführen und durch Vorstrafen die Berufskarriere schon im Beginn zerstören.

Suchtprävention muss bereits im Kleinkindalter beginnen, denn da haben viele spätere Trinkexzesse ihre Wurzeln. Sofortige Bedürfnisbefriedigung kann zu verminderter Frustrationstoleranz führen und Trost mit Süßigkeiten, Fläschchen etc. frühzeitig zeigen, dass durch orale Befriedigung Unlust gestillt werden kann.

Oft ist der erste Rausch nur ein Versuch, Neues zu entdecken und Erfahrungen zu machen. Bei entsprechender Disposition und eventuell der Erfahrung, dass mit Alkohol Unlustgefühle zugedeckt oder angenehme Gefühle geweckt werden können, entsteht die Gefahr der Abhängigkeit, die dann zum Tragen kommt, wenn es Lebenskrisen gibt, Beziehungsprobleme, Arbeitslosigkeit, Schulschwierigkeiten etc.

Besonders gefährdet sind Kinder alkoholkranker Eltern und zwar nicht nur ebenfalls Alkohol-abhängig zu werden, sondern auch süchtig nach illegalen Drogen.

Die körperliche und psychische Abhängigkeit entwickelt sich über Jahre, wobei sich die körperliche Abhängigkeit in der Toleranzentwicklung zeigt, das heißt die Dosis muss erhöht werden, um gleiche Wirkung zu erzielen. Bei Abstinenz kommt es zu Entzugserscheinungen.

Nach einer Studie von Feselmayr und Beiglböck[128] haben dreiundvierzig Prozent der alkoholkranken Patienten im Anton-Proksch-Institut zumindest einen alkoholkranken Elternteil.

Kinder alkoholkranker Eltern haben ein vier- bis sechsfaches Risiko selbst zu erkranken.

Kinder, die täglich sehen, dass Alkohol die Probleme der Eltern zu lösen scheint oder Alkohol als tägliche Normalität erleben, werden dieses Verhalten am Modell lernen.

Wenn es – meist alkoholbedingt – zu Eskalationen in der Familie kommt, Streit herrscht, das Kind vernachlässigt wird oder Gewalt miterleben muss, wird es bald selbst nach den naheliegendsten Problemlösern greifen.

---

128 Feselmayr S, Beiglböck W (1995) Die Familie des Alkoholkranken. In Brosch R, Juhnke G (Hrsg): Jugend und Sucht. Ein Ratgeber. Wien: LexisNexis

In Alkoholikerfamilien gibt es oft extreme Stimmungsschwankungen, die Eltern sind unberechenbar, ziehen das Kind in Probleme hinein, was zu Loyalitätskonflikten führt und zeigen sich als extrem unzuverlässig. Dieses Umfeld erhöht nicht nur das Risiko für eine spätere Alkoholerkrankung des Kindes, sondern auch für andere psychische Erkrankungen wie Persönlichkeitsstörungen und Angststörung.

Wenn Kinder in der Familie die Verantwortung übernehmen, Eltern trösten oder versorgen müssen, werden sie massiv überfordert. Dazu kommen oft noch Scham- und Schuldgefühle und soziale Isolation.

Die familiäre Häufung von Alkoholabhängigkeit lässt genetische Faktoren vermuten, wobei Zwillings- und Adoptionsstudien darauf hinweisen, dass eine direkte Vererbung zwar ausgeschlossen wird, die Disposition jedoch bei entsprechenden Umweltbedingungen zum Tragen kommt.[129]

Dass nicht alle Kinder aus Alkoholikerfamilien erkranken, schreiben Forscher der persönlichen Widerstandskraft, *Resilienz*, zu. Es gibt Kinder, die aus eigener Initiative Kontakt zu stabilen Menschen suchen und Beziehungen aufbauen können und es schaffen, sich vom Problemverhalten der Familie zu distanzieren. Das angeborene Temperament, ein positives Selbstwertgefühl, ausreichende Intelligenz und Kommunikationsmöglichkeiten, Leistungsorientierung und der Glaube an sich selbst (positive Selbstwirksamkeitserwartung) sind dabei wirksam. Das Gefühl, die persönliche Kontrolle zu haben, steht im Gegensatz zu den Gefühlen der Hilflosigkeit und Scham, die Kinder aus Alkoholikerfamilien oft haben.

Hier können Lehrer und Erzieher einen nachhaltigen helfenden Einfluss ausüben, wenn sie das Kind unterstützen, eine positive gesunde Beziehung erst zu ihnen, später zu Klassenkameraden aufzubauen.

Wie können Lehrer oder nicht-betroffene Familienmitglieder helfen?

- Es muss dem Kind vermittelt werden, dass es keine Schuld an der Situation hat und nichts daran ändern kann.
- Es kann helfen, wenn das Kind begreift, dass die Stimmungsschwankungen durch den Alkohol ausgelöst werden und nicht durch sein Verhalten *gutgemacht* werden können und nichts mit ihm zu tun haben.

---

129 Zobel M (2000) Kinder aus alkoholbelasteten Familien. Entwicklungsrisiken und -chancen. Göttingen: Hogrefe

- Alkohol soll kein Tabu sein, das Kind muss darüber offen sprechen dürfen.
- Das Kind braucht Menschen, denen es sich anvertrauen kann.
- Ein Therapie- oder Lernprogramm, in dem Strategien zur Problemlösung und Stress-Bewältigung erarbeitet und geübt werden, kann Alternativen zur Lösung durch Alkohol zeigen.

Illegale Drogen

Anzeichen für Drogenmissbrauch

Erhöhte Aufmerksamkeit ist geboten, wenn

- die Leistungen in der Schule zunehmend schlechter werden
- sich der Freundeskreis vollkommen ändert, Freunde nicht mehr vorgestellt werden
- das Zimmer immer abgeschlossen ist
- die Familie abgelehnt wird, das Kind den Eltern gegenüber vollkommen desinteressiert oder aggressiv ist

Anzeichen für Abhängigkeit können sein:

- Wesens- und Stimmungsschwankungen
- großer Geldbedarf, eventuell Diebstähle
- unangemessene Reaktionen
- Konzentrationsstörungen, Schulschwierigkeiten
- Rückzug
- zunehmende äußere Verwahrlosung
- allgemeine Entzugserscheinungen wie Händezittern, Schweißausbrüche, Schlaflosigkeit, Unruhe und Unsicherheit, Wechsel zwischen passiver Ruhe und nervöser Rastlosigkeit

Eltern, die den Verdacht auf Drogenmissbrauch bei ihren Kindern haben, sollten Kontakt zu Suchtberatungsstellen aufnehmen. Wenn *Sie* Drogen bei ihrem Kind finden, suchen *Sie* zuerst das Gespräch mit *Ihrem* Kind, um herauszufinden, wie lange schon Drogen genommen werden und wie weit das Problem geht und versuchen *Sie* das Kind zu überzeugen, dass professionelle Hilfe notwendig ist.

Es hat keinen Sinn, in dieser Situation nach Schuldigen zu suchen und sich entmutigen zu lassen. Panik hilft ihrem Kind nicht weiter.

Wenn das Kind in Therapie ist, müssen Eltern Grenzen festlegen, damit sie ihr eigenes Leben und das der Geschwisterkinder in den Griff bekommen. Die Belastung der Familie sollte mit therapeutischer Hilfe so gering wie möglich gehalten werden, damit die Eltern genug Kraft behalten, später ihrem Kind helfen zu können.
Aus der Abhängigkeit muss sich der Betroffene selbst befreien. Eltern können helfen, indem sie das Vertrauen nicht verlieren, selbst stabil und dem Kind gegenüber konsequent bleiben.
Selbständigkeit und Eigenverantwortlichkeit ist Voraussetzung für den Erfolg.

Cannabis

Die akuten Wirkungen von Cannabis können je nach Person, Wirkstoffanteil, momentaner körperlicher und psychischer Verfassung, Erfahrung mit der Droge sowie Umfeldbedingungen sehr unterschiedlich sein. Dies führt dazu, dass der Konsument die zu erwartende Wirkung nicht immer verlässlich einschätzen kann und damit ein Risiko eingehen muss.

In der Regel kommt es akut zu einer Bewusstseins-Verschiebung, die assoziatives, sprunghaftes Denken und eine Beeinträchtigung des Kurzzeitgedächtnisses mit sich bringt. Diese Bewusstseinsveränderung kann je nach Bedingungen sehr positive, aber auch sehr negative Empfindungen hervorrufen. Häufige körperliche Effekte sind gerötete Augen, Mundtrockenheit, gesteigertes Hungergefühl, Erhöhung des Pulses, Senkung des Blutdrucks und Müdigkeit bzw. Antriebslosigkeit.

Die intensivierende Wirkung auf Gefühle bei erhöhtem Konsum bezieht sich nicht nur auf positive, sondern auch auf negative Eindrücke wie Angst oder Misstrauen, wodurch es zu akuten, verstärkten Angstzuständen kommen kann.

Langzeitfolgen von chronischem Konsum können psychische Abhängigkeit und die Gefahr der Entwicklung einer Psychose sein, auch schon bei geringen Mengen. Es kommt zu Stimmungsschwankungen, bei Jugendlichen zu Reifeverzögerung und hohem Risiko durch Beeinträchtigung im Straßenverkehr.

An körperlichen Symptomen ist mit der Entwicklung einer Bronchitis zu rechnen. Bei Untersuchungen von Cannabisrauch wurde festgestellt, dass dessen Zusammensetzung der von Tabakrauch ähnlich ist. Die Teerstoffe sind allerdings in höherem Maße krebserregend. Diese Auswirkungen steigern sich, wenn Cannabis mit Tabak vermischt und ohne Filter geraucht wird.

In Österreich unterliegt Cannabis den Bestimmungen des Suchtmittelgesetzes (SMG). Nach dem Gesetz ist zu bestrafen, wer Cannabis erwirbt, besitzt, erzeugt, einführt, ausführt oder einem anderen überlässt oder verschafft. Nicht strafbar ist der Konsum, der grundsätzlich auch ohne Besitz möglich ist. In der Praxis wird aber auch der Konsum kriminalisiert, weil er fast immer mit dem Besitz einhergeht; so begründet das bloße Mitrauchen an einem fremden *Joint* die Straftat des Besitzes.

Kokain

Kokain war früher die Party-Droge und das Aufputschmittel schlechthin, bevor Speed, Ecstasy etc. in Szene getreten sind. Es kann geschnupft, gegessen, intravenös gespritzt oder als *Crack* geraucht werden und wirkt psychisch und körperlich stimulierend. Es kommt zur Antriebssteigerung, Euphorie (Erhöhung des Dopaminspiegels) und Allmachtsgefühlen sowie Libido- und Potenzsteigerung. Bei hohen Dosierungen können Halluzinationen auftreten, auch psychotische, paranoide und Angst-Zustände sind möglich. Es stellt sich rasch ein massives *Craving* ein, das Verlangen wird zwanghaft. *Crack* gehört zu den Drogen mit dem höchsten psychischen Abhängigkeitspotential.

Chronischer Konsum führt zu psychischen Veränderungen, Reizbarkeit, Unruhe, Gewaltbereitschaft, Ängsten und Verwirrtheit. Im Entzug kommt es zum totalen Zusammenbruch, Depressionen bis zum Suizid und wahnhaft psychotischen Zuständen.

Es kommt zum körperlichen Abbau, vermehrten Infekten, Gewichtsabnahme bis hin zur Augen-Lungen-Gehirnschädigung und Leberschädigung. Ein typisches Zeichen sind die geschädigten Schleimhäute beim Schnupfen, rinnende Nase bis zur Durchlöcherung der Nasenwand.

Kokain ist illegal und unterliegt dem Betäubungsmittelgesetz.

Designerdrogen

Die Modedroge **Spice** ist zurzeit unter Jugendlichen sehr beliebt.

Spice ist die Verkaufsbezeichnung für eine Substanz, die aus synthetischen Cannabinoiden sowie verschiedenen getrockneten Pflanzenteilen besteht.

Die Wirkung ist ähnlich wie bei Cannabis: Zunächst wird der Mund trocken, dann entspannen sich die Sinne, die Reaktionen werden langsamer und Wertigkeiten verschieben sich. Die Wirkdauer ist circa sechs Stunden. In Österreich wurde 2008 ein Verbot der Substanz im Sinne des Arzneimittelrechts ausgesprochen.

Weitere Designerdrogen wie **Crystal Meth, Speed, Ecstasy** u.v.m. sind – mit ständig wechselnden und neuen Namen und Substanzen – im Umfeld von Jugendlichen, Discos, auf Partys, in *In*-Lokalen zu finden.

Das einzige Mittel, das hilft, Jugendliche davor zu bewahren, ist Aufklärung, Gespräche und – auch in den schwierigsten Zeiten – den Kontakt nie zu verlieren.

Speed ist eine Bezeichnung für synthetische Drogen, deren Struktur der von Amphetamin ähnlich ist. Meist wird die Droge in Pulverform konsumiert, auch Tabletten und Injektionen sind möglich. Speed steigert Energie und Antrieb, macht munter und unterdrückt das natürliche Schlafbedürfnis.

Physiologisch kommt es zu Blutdruckanstieg, Herzrasen und Rhythmusstörungen.

Ecstasy/XTC ist ebenfalls eine beliebte Party- und Disco-Droge. Die Stimmung steigt, man fühlt sich aufgeputscht, erlebt Farben und Musik intensiver und bemerkt die Signale des Körpers, wie zum Beispiel Durst, nicht mehr. Das kann zur Folge haben, dass eine durchtanzte Nacht zur Austrocknung führt und letal enden kann.

Die Wirkung geht rasch verloren, die Dosis muss erhöht werden und es kommt bald zur körperlichen Abhängigkeit.

Ein zusätzliches Problem entsteht durch die zeitverzögerte Wirkung der Inhaltsstoffe Methoxyamphetamin und Para-Methoxymethylamphetamin, die Pillen sind äußerlich nicht von Ecstasy zu unterscheiden. Die Wirkung tritt allerdings erst nach ca. einer Stunde auf, sodass die Jugendlichen verleitet werden vorzeitig eine zweite Tablette zu nehmen und die Folgen Herzrhythmusstörungen, Krampfanfälle, Atemlähmung bis zu Koma und Tod durch Multiorganversagen noch drastisch zunehmen.

Regelmäßiger Konsum beeinträchtigt das Gedächtnis und die Konzentrationsfähigkeit. Auch die Gehirnzentren, die durch die Substanz angeregt werden (das serotonerge System) werden langfristig angegriffen und noch Jahre nach dem Ecstasy-Konsum können sich Depressionen entwickeln.

Eine aus den USA kommende Modedroge ist das extrem gefährliche **Ketamin (Special K, Ket)**. Tierärzte setzen es als Narkosemittel ein und es ist auf dem Schwarzmarkt billig zu bekommen. Beim Menschen verstärkt es optische und akustische Erscheinungen, Musik und Farben werden intensiver wahrgenommen. Die Wirkung setzt langsam ein, die Gefahr einer Überdosierung mit Atemstillstand, Herz-Kreislauf-Störungen und Gehirnschäden ist sehr groß.

Eine weitere große Gefahr stellt die Substanz **Mephedron** dar, die, im asiatischen Raum als Pflanzendünger verwendet wird und, daher (noch) nicht illegal, als Aufputschmittel verwendet wird.

Ein weitverbreitetes und großteils akzeptiertes legales Suchtmittel ist **Nikotin,** dessen schädliche Wirkung allgemein bekannt ist, aber weitgehend unterschätzt wird.

Nikotin ist eine der am schnellsten süchtig machenden Substanzen. Es hat nicht nur psychostimulierende Wirkungen wie Amphetamin, sondern wirkt im Gehirn auf verschiedenste Neurotransmitter wie Dopamin, Serotonin, Noradrenalin.

Nikotin erhöht die Wachheit, hebt leicht die Stimmung, macht munter und unterdrückt leicht das Hungergefühl. Über die Herabsetzung der Muskelspannung vermittelt Nikotin zusätzlich ein Gefühl der Entspannung.

Diese Effekte werden nur zu einem Teil durch die eigentlichen Nikotineigenschaften ausgelöst, eine größere Rolle spielen – insbesondere bei chronischen Rauchern – Erwartung, Gewöhnungseffekte und psychische Abhängigkeit.

In Österreich, der Schweiz und Deutschland rauchen derzeit mehr als vierzig Prozent der Jugendlichen gelegentlich oder regelmäßig, wobei Kinder von rauchenden Eltern selbst häufiger rauchen.

Die körperlichen Risiken sind allgemein bekannt und werden daher hier nicht explizit angeführt.

Analgetika, Schlafmittel und Beruhigungsmittel

Verschreibungspflichtige legale Schmerzmittel werden zunehmend mehr missbräuchlich verwendet. Im Internet kann man so gut wie jedes dieser Mittel bestellen und, gemischt mit Alkohol, können auch *harmlose* Schmerzmittel zu Drogen werden.

Beruhigungsmittel und Schlafmittel gibt es in den meisten Haushalten und Kinder sehen schon früh, dass Erwachsene sich damit *helfen.* Es ist auch durchaus möglich, dass der eine oder andere Tranquilizer zur *Beruhigung* vor Schularbeiten oder Prüfungen gegeben wird, damit die Leistung nicht leidet … und so der Grundstein dafür gelegt wird, dass Kinder denken, Medikamente könnten Probleme lösen.

Opiate und Opioide

Zentral wirksame Analgetika blockieren die Weiterleitung von Schmerzsignalen im zentralen Nervensystem, also dem Rückenmark und Gehirn. Dazu gehören Opiate und Opioide, die nur mit Suchtgiftrezept erhältlich sind und daher einen großen Schwarzmarkt haben.

Opiate und Opioide betäuben nicht nur körperliche Schmerzen, sondern haben auch zahlreiche andere Effekte wie Lösung von Angst und Spannung, Euphorie, Zufriedenheit und ekstatisches Erleben.

Sie haben das stärkste Suchtpotential und auch mit Ersatzdrogen wie *Substitol* und *Methadon* wird am Schwarzmarkt reger Handel betrieben.

Halluzinogene Drogen

Die bekannten Halluzinogene sind die natürlich vorkommenden Stoffe *Psilocin* und *Meskalin*. Eines der wirksamsten Halluzinogene wurde 1937 erstmals synthetisch hergestellt und trägt den Namen *LSD*. Heute sind noch viele weitere illegale Halluzinogene bekannt. Am Schwarzmarkt sind hauptsächlich Pilze, die *Psilocin* enthalten, die **Magic Mushrooms**, erhältlich.

Aus der veränderten Wahrnehmung der Umwelt können Risiken entstehen, beispielsweise die falsche Einschätzung von Gefahren. Bei Aufnahme größerer Mengen kann eine Verkennung der Umgebung mit Angst eintreten (sogenannter *Horrortrip*), der teilweise auch länger anhalten und monate- bis jahrelang zu wiederkehrender *Flashbacks* führen kann. Im Extremfall kann es zur Aktivierung einer Psychose kommen.

Eine Sucht, die gerade Kinder und Jugendliche besonders betrifft, ist die **Spiel- und Internet-Sucht.**

Computer-Spiele, Internet-Rollenspiele, *Chatrooms* und Ähnliches in übertriebenem Ausmaß verdrängen die Realität und verhindern gesunde soziale Beziehungen. Unkontrollierte Internet-Nutzung und die Unfähigkeit aufzuhören, zusammen mit Vernachlässigung von Freunden, Schule und Familie bringen die Jugendlichen zu Suchtverhalten. Der Übergang zur Sucht ist oft fließend und von außen nicht zu sehen.

Was an *Online-Spielen* so faszinierend ist, sind die Erfolgserlebnisse, die vor allem Jugendliche daraus schöpfen. Nach manchen Schätzungen sind sechs bis neun Prozent der aktiven Spieler bereits abhängig. Wichtig ist, dass sich Eltern, Lehrer und Therapeuten bei den Spielen oder in *Chatrooms* auskennen, um sich mit den Jugendlichen auseinandersetzen zu können. Oft sind es stille, zu Depressionen neigende Jugendliche, die mit ihren Erfolgen in fiktiven Welten oft soziale und schulische Enttäuschungen kompensieren.

Hahn und Jerusalem[130] konnten zeigen, dass es deutliche Unterschiede in den Nutzungspräferenzen von Internetsüchtigen und unauffälligen Internet-

130 Hahn A, Jerusalem M (2001) Internetsucht: Jugendliche gefangen im Netz. In: Raithel J (Hrsg) Risikoverhaltensweisen Jugendlicher. Erklärungen, Formen und Prävention. Opladen: Leske und Budrich

nutzern gibt. Kommunikationssysteme wie *Chats, Foren* oder *Newsgroups* nehmen den größten Raum ein. Ungefähr ein Drittel aller Aktivitäten der Internetsüchtigen fällt auf diese interaktiven Dienste. Allerdings bestehen hier erhebliche Alters- und Geschlechtsunterschiede. So beschränken sich die Internet-Aktivitäten von internetsüchtigen Mädchen unter 20 Jahren fast ausschließlich auf die Nutzung von *Chats,* während Knaben unterschiedliche Interessen haben.

Internetsucht ist eine Abhängigkeitserkrankung, welche alle Altersgruppen betrifft. Trotzdem finden zurzeit vor allem Jugendliche den Weg in professionelle Hilfseinrichtungen.

Ein Grund für einen höheren Anteil junger Menschen könnte sein, dass diese Altersgruppe als sogenannte *Digital Natives* gilt, also Menschen, die mit dem Medium Internet aufgewachsen sind und dieses in den Alltag integriert haben.

III. Teil

Reformpädagogik und alternative Schulsysteme

Historischer Rückblick

Johann Amos Comenius (1592–1670), geboren in Ostmähren, Theologe, Philosoph und Lehrer, befasste sich in seiner Gemeinde damit, wie ein sinnvolles Schulwesen am besten zu gestalten sei. Sein Buch *Orbis sensualium pictus* war das erste Lehrbuch, das Kindern mittels Bildern und Erläuterungen die Welt erklärt.

Die *Didactica magna* bilden das theoretische Fundament und begründen die Didaktik als eigene Wissenschaft mit dem Leitspruch

> Omnes omnia omnino,

dem Anspruch, alle alles und vollständig zu lehren.

Mit *omnes* betont er den Anspruch auf Bildung für alle Menschen, unabhängig von Herkunft, Stand und Geschlecht.

Omnia bedeutet die Vermittlung der wichtigsten Ereignisse und Tatsachen, deren Grundlagen, Ursachen und Zweck.

Omnino bezieht sich auf die Regeln seiner Didaktik, *allseitig*, den Blick auf das Wesentliche gerichtet. Dabei betont er die Sinneswahrnehmung und das Lernen durch praktisches Handeln.

Comenius forderte nicht nur zwangsfreien Unterricht, sondern er lehnte Zwang in jeder Hinsicht ab: *Omnia sponte fluant, absit violentia rebus* (Alles fließe aus eigenem Antrieb, Gewalt sei fern den Dingen).

Er schreibt erstmals über Fehler im Schulwesen und über die Notwendigkeit von Reformen sowie die *Abstufung der Schule nach Alter und Fortschritt.*

John Locke (1632–1704) war tätig in Oxford als Lehrer für Griechisch, Rhetorik, Moralphilosophie und Medizin.

Locke lieferte einen bedeutenden Beitrag zur Erkenntnistheorie. Er wendet sich gegen die Rechtfertigung der Naturwissenschaften aus dem bloßen Denken und sucht ihr Fundament stattdessen in der Erfahrung.

Seine Grundthese ist die bereits vor ihm formulierte Aussage: *Nihil est in intellectu quod non (prius) fuerit in sensibus* (Nichts ist im Verstand, was nicht vorher in den Sinnen gewesen wäre).

Das menschliche Bewusstsein sei bei der Geburt wie ein weißes Blatt Papier – *tabula rasa* –, auf das die Erfahrung erst schreiben müsse.

Ausgangspunkt der Erkenntnis ist die sinnliche Wahrnehmung.

Sein pädagogischer Grundsatz geht davon aus, dass Kinder von sich aus neugierig sind, spielen und lernen wollen. Diese Fähigkeiten sollen in angenehmer Atmosphäre verstärkt werden. Disziplinierungsmaßnahmen und körperliche Gewalt lehnt er völlig ab und bringt den Begriff Motivation zum Lernen durch Vergnügen und Erfolgs-Erfahrung sowie positive Einstellung ins Spiel.

Emotionen beeinflussen den Lernprozess wesentlich.

Jean-Jaques Rousseau (1712–1778)

Jean-Jacques Rousseau war Schriftsteller, Philosoph, Naturwissenschafter und Komponist. Er gilt als einer der wichtigsten geistigen Wegbereiter der französischen Revolution.

Mit seinen Werken *Emilie oder Über die Erziehung, Gesellschaftsvertrag* und *Bekenntnisse* beeinflusste er die Pädagogik der Aufklärung wesentlich.

Sein Motto ist:

Freiheit statt Autorität

Lernen geschieht durch Erfahrung und Handeln, nicht nur durch das Studium von Büchern.

Seine Theorien wurden von den Vertretern der christlichen Kirchen sowie auch von vielen Denkern der Aufklärung abgelehnt. Die christlichen Kirchen hielten die Idee des *edlen Wilden* für abwegig, da der Mensch durch die Erbsünde belastet sei. Die Aufklärer schließlich betrachteten die Menschen als vernunftbegabt, lern- und gesellschaftsfähig.

In Rousseaus Hauptwerk *Emilie oder Über die Erziehung* wird die fiktive Erziehung eines Jungen beschrieben. Die Erziehung beginnt im Kindesalter und endet mit der Heirat Emiles mit 25 Jahren. Der Junge wird in seiner Kindheit von allen Einflüssen abgeschottet, damit seine ursprüngliche Natur zur Entfaltung gebracht werden kann. Jegliche direkte Einflussnahme von außen wird vermieden.

Das Hauptziel ist die Herausbildung der sozialen Instinkte. Rousseau betont zwar immer wieder die Selbständigkeit des Jungen, doch die eigentliche Kunst der Erziehung bestehe darin, Émile soweit zu beeinflussen, dass sein Wille mit dem des Erziehers übereinstimme. Die pädagogische Arbeit findet gewissermaßen *hinter seinem Rücken* statt: *Folgt mit Eurem Zögling den umgekehrten Weg. Lasst ihn immer im Glauben, er sei der Meister, seid es in Wirklichkeit aber selbst. Es gibt keine vollkommenere Unterwerfung als die, der man den Schein der Freiheit zugesteht. So bezwingt man sogar seinen Willen.*

Rousseaus Theorien beeinflussten viele namhafte Pädagogen wie zum Beispiel Kant, Pestalozzi, Montessori und Key.

Johann Heinrich Pestalozzi (1746–1827) ist bekannt als Pädagoge, Philosoph, Schul- und Sozialreformer und Politiker.

Der Grundsatz seiner Pädagogik heißt im Grundschulalter ein Fundament legen, das die Kinder befähigt *sich selbst helfen zu können*.

Den Eltern rät er, bereits in der frühesten Kindheit seine Ideen umzusetzen und entwickelte spezielle Lernmaterialien dafür, die sowohl die intellektuellen als auch handwerklichen Fähigkeiten des Kindes unterstützen sollen.

1801 veröffentlichte er seine Ideen in dem Buch *Wie Gertrud ihre Kinder lehrt*.

Die Unterteilung in *Kopf, Hand* und *Herz* spiegelt die Entwicklung des *Intellektes,* der *Sitte* und der *praktischen Fähigkeiten.*

Als Elementarfächer im Bereich des Intellektes werden Sprache, Gesang, Schreiben, Zeichnen, Rechnen und abstraktes Denken unterrichtet.

Bei der Sittlichkeit bilden die elementaren Gefühle Liebe und Vertrauen die Basis für Geduld, Gehorsam hin bis zu Gottesverehrung.

Bezüglich der physischen Fertigkeiten ist weniger überliefert.

Pestalozzi wirkte unter anderem im Waisenhaus in Stans und in seinen Instituten in Burgdorf und Yverdon/Iferten. Er gilt als Symbol und Vorreiter der modernen Pädagogik.

Reformpädagogik

In den zwanziger Jahren wurde die Einbettung von schulischen Lernprozessen in soziale, psychologische und physiologische Grundlagen postuliert.

> Intellektuelles und soziales Lernen sind eine Einheit.

Maria Montessori und Rudolf Steiner sind in diesem Zusammenhang herausragende Namen. Wir beziehen uns vor allem auf diese beiden Konzepte, wobei wir – aus persönlicher Erfahrung heraus – uns besonders mit der Montessori-Methode beschäftigen. Das soll nicht bedeuten, dass andere

Reformpädagogische Konzepte schlechter oder nicht erwähnenswert sind. Die Grundgedanken der Montessori-Methode und die respektvolle Zuwendung zu den Kindern sind das Wesentliche, nicht Titel oder Namen eines Konzeptes.

Rudolf Steiner (1861–1925) gründete 1919 die erste Waldorfschule.

> *Das Kind in Ehrfurcht aufnehmen,*
> *in Liebe erziehen und*
> *in Freiheit entlassen*
>
> Rudolf Steiner

Die Grundlagen seiner Pädagogik beruhen auf der Anthroposophischen Geisteswissenschaft.

Weltweit gibt es neunhundertvierundneunzig Waldorfschulen, davon sechshundertachtzig in Deutschland, zwölf Waldorfschulen mit rund zweitausendvierhundert Schülern in Österreich.

Anthroposophie ist ein Erkenntnisweg, der das Geistige im Menschenwesen zum Geistigen im Weltall führen möchte.

Steiner versteht seine Philosophie als Anregung, diesen Weg in den verschiedensten Lebensgebieten zu beschreiten.

In der Pädagogik spricht er von der *schrittweisen Entfaltung des Menschen zur Selbstbestimmung.*

Die Aufgabe des Lehrers ist es, das in jedem Menschen verborgene, zur freien Selbstbestimmung fähige, Wesen zu fördern und dafür zu sorgen, dass es sich gesund entwickeln kann.

Dies erkennt man an der breiten Fächerung der angebotenen Möglichkeiten mit Fächern wie Gymnastik mit der von Steiner entwickelten *Eurhythmie*, Handwerk, Gartenbau, Malen, Plastizieren, Musik und Sprachkunst, ebenso wie Mathematik und Fremdsprachen. Eine wichtige Rolle spielt dabei das Entwicklungsstadium des Kindes, damit es dort abgeholt werden kann, wo es gerade steht.

Kunst, Kreativität und Phantasie hat einen besonderen Stellenwert, ebenso wie sinnliche Medien – Farben, Formen, Töne etc.

Eurythmie ist eine Bewegungskunst, die an Waldorfschulen in allen Klassen unterrichtet wird. In der Eurythmie gibt es für jeden Buchstabe n und jeden Ton eine ganz bestimmte Gebärde. In der Lauteurythmie stellen die Schüler zum Beispiel dar, was in einem Gedicht an Lauten lebt, und in der Toneurythmie, was in den Tonintervallen einer musikalischen Komposition lebt.

> *Es ist das Ideal der Erziehungs- und Unterrichtspraxis, in dem Kinde den Sinn dafür zu wecken, dass es mit demselben Ernste lernt, mit dem es spielt, solange das Spielen der einzig seelische Inhalt des Lebens ist. Eine Erziehungs- und Unterrichtspraxis, welche dies durchschaut, wird der Kunst die rechte Stelle anweisen und ihrer Pflege die rechte Ausdehnung geben.*[131]

Die Ausbildung der *Emotionalen Intelligenz* und *sozialen Kompetenz* ist in einer Zeit der Gewaltbereitschaft besonders wichtig. Gesteigerte Wahrnehmungsfähigkeit, Stilgefühl und Empfindung von Qualität fördern die Entwicklung. In jeder Altersstufe wird ein anderer Schwerpunkt gesetzt.

Im Buch *Abschied vom IQ* berichtet Howard Gardner von den Ergebnissen seiner Forschungen über Intelligenz, indem er zeigt, dass wir mit einem IQ nicht auskommen, sondern die tatsächlich erforderliche Intelligenz weit mehr ist.[132]

Die Waldorfschule trägt dieser Tatsache Rechnung und versucht dem Kind beziehungsweise dem Jugendlichen in seiner Entwicklung zu folgen. Projekte können Kunst, ebenso wie Landwirtschaft, Natur oder soziale Themen beinhalten. Das *Ich* orientiert sich am *Du* und an der Welt.

Das Kind lernt durch zwei Faktoren: dem mitgebrachten natürlichen Lernwillen und der Motivation, die durch Anregung von außen entsteht.

Der Lehrstoff der Oberstufe ist zunehmend wissenschaftsorientiert, die Matura besteht aus einer Gemeinschaftsaufgabe und einer individuellen Abschlussarbeit.

Der Lehrer einer Waldorfschule muss in der Lage sein, Beziehung herbeizuführen und zu gestalten. Er benötigt Respekt vor dem Freiheitswesen, das in jedem Kind verborgen ist und muss ständig an sich arbeiten und *sich selbst erziehen*.

Aufgabe des Klassenlehrers ist es, das Kind durch acht Jahre der Pflichtschulzeit als vertraute Autorität zu führen. In der Oberstufe hingegen soll der Lehrer die Funktion des Partners und Vermittlers von Wissen erfüllen.

Das Gesamtbildungskonzept der Waldorfschulen verbindet Unterrichtsfächer sowohl zur Erarbeitung von Empfindungen, Kenntnissen und Fertigkeiten als auch zur Pflege von kreativen Fähigkeiten und künstlerischen Tätigkeiten. Der Lehrplan ist international, was die Flexibilität für viele Familien erleichtert.

131 Steiner R Pädagogik und Kunst. In: Der Goetheanumgedanke, GA, S. 290

132 Gardner H (1991) Abschied vom IQ – die Rahmentheorien der vielfachen Intelligenzen. Klett-Cotta, Stuttgart

Auch wenn Waldorfschulen in der Unter- und Mittelstufe auf Noten verzichten, korrigieren die Lehrer alle Aufgaben und formulieren individuelle Beurteilungen. In den Zeugnissen gehen die Lehrer ausführlich auf die Persönlichkeitsentwicklungen und auf die Lernfortschritte ihrer Schüler ein. Die Waldorfpädagogik richtet sich nach den Entwicklungsphasen der Kinder und Jugendlichen. Deshalb ist nicht der Wissensstand, sondern die Gesamtentwicklung entscheidend.

Die eigentliche Waldorfschulzeit endet nach der zwölften Klasse mit dem Waldorfabschluss. Danach können sich Schüler an einigen Waldorfschulen in einem dreizehnten Schuljahr auf die Matura/Reifeprüfung vorbereiten oder sie besuchen die achte Klasse einer Allgemeinen Höheren Schule und legen dort die Matura ab.

Für Kinder, die Teilleistungsschwächen oder Verhaltensstörungen haben, gibt es wie im staatlichen Schulsystem auch besondere Waldorfschulen, die sogenannten **heilpädagogischen Förderschulen**.

Wer kann sich das leisten?

Waldorfschulen sind auf Elternbeiträge angewiesen.

Es gibt zwar das Recht auf freie Schulwahl, aber die Zuschüsse der öffentlichen Hand an die Privatschulen sind wesentlich niedriger als die Mittel, die für Regelschulen aufwendet werden. Die öffentliche Förderung der Waldorfschulen liegt durchschnittlich bei zwanzig Prozent. Die monatlichen Elternbeiträge tragen sechzig bis achtzig Prozent der anfallenden Kosten.

Den Eltern werden in einem Erstgespräch die Schule, die Ressourcen und die erforderlichen Mittel offen dargelegt.

Die Kosten der Schulen werden hauptsächlich durch sozial gestaffelte Schulbeiträge der Eltern abgedeckt, wobei in einem Gespräch mit Vertretern der Beitragsgruppe die individuellen Möglichkeiten seitens der Eltern ermittelt werden.

Die Differenz zwischen den notwendigen Ausgaben und den geleisteten Elternbeiträgen muss zunehmend durch Sondermaßnahmen (Basar, Flohmarkt, Buffet …) bzw. Zuschüsse der öffentlichen Hand ausgeglichen werden.

Die Lehrergehälter sind aufgrund der begrenzten Zahlungskraft der Eltern meist niedriger als in den staatlichen Schulen. Um den Fortbestand der Schulen zu sichern, werden von beiden Seiten Opfer erbracht.

Die Lehrerbildung auf der Grundlage der Waldorfpädagogik setzt sich mit den theoretischen und praktischen Grundlagen der allgemeinen Erziehungswissenschaft und der Waldorfpädagogik sowie deren philosophischen, anthropologischen, historischen und wissenschaftstheoretisch-methodischen Hintergründen auseinander.

Es ist ein Prinzip der Waldorfschule kein Kind aus finanziellen Gründen abzulehnen.

Maria Montessori (1870–1952)

Hilf mir, es selbst zu tun!

Dieses Kapitel schreibe ich in Erinnerung an meine Montessori-Ausbildungszeit an der *Mountaineer Montessori School* in Charleston, West Virginia.

Es war eine beeindruckende und lehrreiche Erfahrung, nicht nur das Wissen, sondern die menschliche Zuwendung, Geduld und Liebe zu den Kindern, die ich hier machen durfte.

Es war eine sehr kleine Schule mit engagierten Lehrern, einer energischen und – zumindest mit uns Lehrern – strengen Direktorin und Eltern, die immer zur Zusammenarbeit und Unterstützung bereit waren.

Damit meine ich nicht nur finanzielle Unterstützung der Schule, sondern Mitarbeit bei Projekten und Zur-Verfügung-Stellen der jeweiligen Fähigkeiten und Berufserfahrungen.

Zusammenfassend kann ich diese Zeit so beschreiben: Ich habe noch nie und nirgends so viele fröhlich und zufriedene Kindergarten- und Schulkinder gesehen!

Ein besonderer Dank geht an *Rebecca Webb,* die mir gezeigt hat, wie viel Geduld und Toleranz notwendig ist, wenn man Montessori-Pädagogik nicht nur lernen, sondern auch leben will.

Begründet wurde die Montessori-Pädagogik von Maria Montessori, 1870 in Italien geboren, die als eine der ersten Frauen ein Medizinstudium mit Promotion abschloss. Sie kam aus gutbürgerlichem, christlichem Haus und engagierte sich stark für die Frauenrechte und Persönlichkeitsrechte.

Auf der psychiatrischen Station eines Krankenhauses arbeitete sie mit geistig behinderten Kindern. Im Laufe der Therapie stellte sich jedoch heraus, dass diese Kinder keineswegs *schwachsinnig* waren, sondern ihnen bislang nur jegliche Förderung gefehlt hatte. Sie entwickelte spezielle Materialien, sogenanntes *Sinnesmaterial,* mit dem es ihr gelang, die Neugier der Kinder zu wecken und ihre Aufmerksamkeit und Konzentrationsfähigkeit anzuregen.

Sie gründete 1907 in San Lorenzo, einem Armenviertel von Rom, die erste *Casa dei Bambini* und betreute dort Kinder der Unterschicht, die plötzlich in kürzester Zeit lesen, rechnen und schreiben lernten.

Die erste deutsche Montessorischule wurde zu 1923 in Jena gegründet.

1929 wurde sie von der nationalsozialistischen Landesregierung verboten und geschlossen. Das meist von den Eltern hergestellte Montessori-Material bekam die Jenaer Universität.

Das erste Montessori-Kinderhaus in Österreich wurde 1917 von Franziskanerinnen in Wien gegründet. 1922 gründete Lili Roubicek das *Haus der Kinder* in der Troststraße in Wien, 1924 folgte dort die Eröffnung der ersten Montessori-Schule Österreichs. Maria Montessori besuchte Wien mehrmals. Von dort kamen auch wesentliche Impulse für die Weiterentwicklung der Montessori-Kunstpädagogik.

1938 wurden alle Montessori-Einrichtungen von den Nationalsozialisten geschlossen. Nach 1945 begann der Wiederaufbau. 1990 wurde der *Montessori Österreich – Bundesdachverband* gegründet, kurz danach folgte die Neugründung der Österreichischen Montessori-Gesellschaft.

Ab den 70er Jahren entstand in Österreich eine Reihe von Montessori-Einrichtungen, vor allem im Kindergartenbereich.

In Österreich gibt es eine eigene Montessori-Diplomausbildung, sodass eine Umsetzung in der Unterstufe möglich ist. Hier kann ein Teil des Unterrichtes als *Freiarbeit* geführt werden, möglichst mindestens zwei Stunden täglich. Ab der dritten Klasse wird projektorientiert gearbeitet und in der Oberstufe sollte ein Übergang zu *Fachbereichs-Räumen*, die auch von den entsprechenden Fachlehrern betreut werden, möglich sein.

Die Einrichtung folgt dem Montessori-Prinzip (siehe dort), Arbeitsmaterialien können gekauft oder zum Teil selbst hergestellt werden.

Freiarbeit ist für Lehrer und Kinder, die nicht von Anfang an in diesem System gelernt haben, eine große Umstellung und erfordert Organisation, Willen zur Veränderung und klare Regeln auf beiden Seiten.

In den letzten Jahren haben sich in Deutschland und in den Skandinavischen Ländern, unter Verwendung auch anderer reformpädagogischer Ansätze wie der Freinet-Pädagogik, des Jena-Plans und des Dalton-Plans von Helen Pankhurst, auch Montessori-Gymnasien entwickelt.

Seit 1989 sind die Rechte der Kinder als Grundgesetz verankert und fast alle Staaten der Erde haben sie ratifiziert.

Maria Montessori warnte allerdings davor, in der Theorie zu verweilen statt zu handeln: *Glauben Sie nicht, Sie hätten es schon verstanden. Jetzt müssen Sie es erst tun!*

Die Grundrechte der Kinder sind in der Montessori-Pädagogik das zentrale Thema.

Montessori verlangt:

- Anerkennung der Entwicklungsarbeit eines Kindes
- Kenntnis der *sensiblen Phasen*
- Respekt vor der Persönlichkeit des Kindes
- Liebevolle Zuwendung
- Achtsamkeit in der Sprache
- Anerkennung des eigenen Tempos eines Kindes
- Anerkennung der sozialen Rechte und angemessene Wachstumsbedingungen
- Recht auf Bildung mit der bestmöglichen individuellen Förderung in allen Entwicklungsbereichen: sozial-emotional, senso-motorisch und kognitiv
- Schutz der Integrität und Würde: *Kein Kind darf beschämt werden*
- Schutz vor körperlicher oder geistiger Gewalt
- Recht auf Unabhängigkeit

„Wir müssen das Kind führen, indem wir es freilassen", sagt Montessori, damit es zu einer selbstbewussten und verantwortungsbewussten Persönlichkeit heranreifen kann.

Damit ist **nicht** – wie oftmals behauptet wird –ein antiautoritärer Erziehungsstil im Sinne von mangelnden Grenzen und Regeln gemeint. Im Gegenteil, die Kinder lernen Grenzen zu achten, ihre Mitschüler und Lehrer zu respektieren und Selbstdisziplin zu entwickeln.

Motivation entsteht durch Ermutigung und Bestärkung, Erfolgserlebnisse und Vertrauen in die eigenen Fähigkeiten.

Daraus ergibt sich von selbst, dass Strafen, Tadel und Erniedrigungen keinen Platz haben.

Achtsamkeit der Sprache bedeutet nicht nur, dass nicht geschimpft oder geschrien wird, sondern dass zum Beispiel auch nicht in Anwesenheit des Kindes über es gesprochen wird, als ob es nicht da wäre. Genauso wie wir nicht unterbrochen werden wollen, sollten wir es auch nicht bei Kindern tun und ihnen den Mund verbieten oder herablassend über sie lächeln.

Die richtige *Gesprächskultur* lernen Kinder eher durch Nachahmung und positive Verstärkung als durch Tadel und schlechte Vorbilder.

Wie eingangs steht – *hilf mir es selbst zu tun* – benötigt das Kind Freiraum und Unabhängigkeit, um in Ruhe seine Neugier befriedigen und lernen zu können. Montessori warnt vor übereiliger oder übertriebener Hilfe, die das Kind in seiner Arbeitsweise eher behindert. Kinder arbeiten oder spielen in ihrem eigenen Tempo, müssen vieles wiederholen, sich vertiefen können.

Die gängigen Prüfungs- und Schularbeitsmethoden stehen dazu in krassem Widerspruch. Die Praxis, ständig Neues zu lernen, kurzfristig für die Prüfung alles zu wissen und danach wieder zu vergessen, weil die nächsten Inhalte nachdrängen, lässt diese Art des Lernens nicht zu.

Sollten Sie glauben, dass Montessori- Kinder dadurch weniger lernen, gibt es mehrere Studien, die dies widerlegen, im Gegenteil, sie sind im Wissensstand Gleichaltrigen meist weit voraus.

Abgesehen von Studien konnte ich mich aus nächster Nähe davon selbst überzeugen.

Mein Sohn wurde mit fünf Jahren in einer Montessori-Schule in den USA als Vorschüler eingeschult ohne Sprachkenntnisse zu haben und im Widerstand gegen die Übersiedlung, neue Umgebung und voller Zorn.

Meine großen Bedenken und Sorgen lösten sich innerhalb einiger Monate komplett auf – er konnte bereits zu Weihnachten perfekt Englisch, lernte lesen und schreiben parallel in zwei Sprachen und hatte sich zu einem glücklichen übermütigen Kind entwickelt, das keinen Schultag versäumen wollte und in allen seinen Begabungen gefördert wurde.

Als wir nach Österreich zurückkamen und er in die dritte Klasse Volksschule kam, war er im Wissen und in der persönlichen Entwicklung den Mitschülern weit voraus.

Zum Glück hatte er eine verständnisvolle Lehrerin, die ihn mit Extraaufgaben beschäftigte und auch Verständnis für seinen Bewegungsdrang hatte, da es in Montessori-Schulen nicht üblich ist, stundenlang still zu sitzen und zuzuhören.

Leider ist es nicht allen Eltern möglich, ihre Kinder in Schulsystemen aufwachsen zu lassen, die sie sich wünschen würden.

Es gibt zu wenige Montessori-Schulen, um den großen Bedarf abdecken zu können und abgesehen davon ist der Kostenfaktor für die meisten ein unüberwindliches Problem.

Wir können nur hoffen, dass eines Tages eine Regierung erkennt, wie wichtig motivierte und glückliche Kinder und Jugendliche sind und dass langfristig durch die Unterstützung von Schulen nach dem Montessori- oder Waldorf-Konzept weniger Kosten entstehen als durch Problem-Kinder, demotivierte Jugendliche und Erwachsene, die nie die Chance hatten, ihre Persönlichkeit und Fähigkeiten optimal zu entwickeln.

Sensible Phasen

Maria Montessori teilt die Entwicklung des Menschen in drei Phasen zu je sechs Jahren ein.

Kennzeichen einer sensiblen Phase ist die sogenannte **selektive Wahrnehmung**.

Montessori stellt den Vergleich mit einer vom Scheinwerfer beleuchteten Bühne an.

Im Lichtkegel ist alles klar und deutlich, rundum ist Schatten oder Finsternis. Die selektive Wahrnehmung beleuchtet also die Dinge, die für den jeweiligen Entwicklungsschritt notwendig sind.

Erwachsene können diese Erkenntnis kognitiv verarbeiten, bei Kindern muss man aufmerksam beobachten, welche Interessen besonders ausgeprägt sind und im Lichtkegel stehen.

Montessori spricht auch von einem **absorbierenden Geist** des Kindes, das nicht mit bewusster Intelligenz lernt, sondern *beiläufig* (vgl. Kapitel ADHS). Das Kind saugt Eindrücke auf *wie ein Schwamm* und speichert sie vorerst ungeordnet ab. In den weiteren Jahren werden diese Erfahrungen strukturiert und bewusst.

Daher sind für Kinder dieses Alters die gebotenen Erfahrungen und Aktivitäten der Umwelt besonders wichtig.

Die Materialien, die Maria Montessori, zusammen mit ihrem Sohn, entwickelt hat, nehmen darauf besonders Rücksicht und schaffen eine altersadäquate **vorbereitete Umgebung**.

Erste Entwicklungsperiode: Null bis sechs Jahre

Bereits vor der Geburt hat der Säugling begonnen, seine Sinne und motorischen Fähigkeiten zu entwickeln.

Von der Geburt bis zum ungefähr sechsten Lebensjahr entwickeln sich die basalen menschlichen Fähigkeiten. Im Vordergrund steht das große Bedürfnis nach Liebe, Geborgenheit und Schutz sowie Nahrung und Wärme. Erst wenn diese Bedürfnisse abgedeckt sind, kann der Säugling lernen. Er braucht äußere Ordnungsstrukturen, damit er seine innere Ordnung entwickeln und neue Erfahrungen einordnen kann.

Diese Phase kann in drei Teile unterteilt werden:

- Die sensible Phase für **Bewegung,** in Korrespondenz mit der Entwicklung des Gesichtssinnes, ist charakterisiert durch die Entwicklung des Gleichgewichtes, des Laufens und der händischen Fertigkeiten.
- Die sensible Phase für **Sprache** steht in engem Zusammenhang mit der Entwicklung des Gehörsinnes. Die Sprache wird sozusagen *absorbiert,* das Kind nutzt seine *unbewusste Intelligenz*. Nicht nur hören, sondern auch die Möglichkeit, Menschen beim Sprechen zu beobachten, ist wichtig.
- Die sensible Phase für **Ordnung** hat nichts mit der erwachsenen Vorstellung von Ordnung zu tun. Das Kind braucht eine überschaubare und fest geordnete Umgebung, wo es sich darauf verlassen kann, dass alles dort ist, wo es hingehört und dadurch vertraut ist. Das ist von Bedeutung für die Orientierung, aber auch Geborgenheit des Kindes.

Im Alter bis drei Jahre ist nach Montessori die kindliche Entwicklung nicht direkt beeinflussbar. Daher ist es umso wichtiger, die richtige Umgebung zur Verfügung zu stellen, damit das Kind seine Erfahrungen *absorbieren* kann.
Man spricht von der Zeit der *indirekten Erziehung*.

Während in den ersten drei Jahren Fähigkeiten erworben und aufgebaut werden, werden sie in den nächsten drei Jahren ausgebaut und vervollständigt.

Im Alter von drei bis sechs Jahren vollzieht sich der Wandel zum bewussten Wahrnehmen und Handeln.

- Das Kind entwickelt sein Bewusstsein durch Aktivität
- Es vervollständigt seine unbewussten Erfahrungen der Sinnesentwicklung und motorischen Entwicklung
- Das erste Interesse für soziales Zusammenleben entsteht. Montessori spricht von der *sozialen Embryonalphase*, die durch eine sogenannte *Kohäsionsgesellschaft* gekennzeichnet ist, in der das erste Gefühl von Zusammengehörigkeit zu erkennen ist

Die zweite Entwicklungsperiode: Sechs bis zwölf Jahre

In der zweiten Phase benennt Montessori drei Hauptbedürfnisse:

- Die Erweiterung des Aktionsbereiches und der sozialen Beziehungen

- Das Erlernen der *Abstraktion*, die Schulung der Phantasie

  Das Ganze geben, indem man das Detail als Mittel gibt – das pädagogische Prinzip im Grundschulalter. Betont wird die Forderung nach Selbständigkeit, nach eigenen Erfahrungen und eigenen Aktivitäten.

- Die Entwicklung des *moralischen Bewusstseins*, verbunden mit der Entwicklung des sozialen Bewusstseins. Montessori nennt es *Meister seiner selbst* zu sein.

Die dritte Entwicklungsperiode: Zwölf bis achtzehn Jahre

Dieser Zeitraum ist durch Labilität gekennzeichnet, soziale Sensibilität und der Entwicklung bewusster Unabhängigkeit und Selbständigkeit.

Die Kinder befinden sich in einem Zustand der Erwartung.

Die drei Hauptbedürfnisse sind

- das Bedürfnis nach Schutz und Geborgenheit
- nach Stärkung des Selbstvertrauens und sozialer Anerkennung
- nach Identität, einem Platz in der Gesellschaft

Montessori-Einrichtung und Materialien

Das Wichtigste ist eine entspannte und ruhige Atmosphäre, in der sich die Kinder ungestört entfalten können. Einhalten von Regeln und sichere Strukturen geben ein Gefühl der Geborgenheit und der *Eutonie*.

Die Regeln für das Zusammenleben und -arbeiten werden besprochen, begründet, Konflikte, wenn möglich, in der Gemeinschaft bereinigt, wobei Wertschätzung und gegenseitiger Respekt oberste Priorität sind.

In einer Montessori-Klasse sind alle Möbel, Regale, Lichtschalter, Türschnallen etc. auf die Größe und Kraft der Kinder abgestimmt. Es gibt nicht nur Tische und Sesseln, sondern Matten, Pölster, Sitzecken u.v.m.

Die Arbeit kann, muss aber nicht im Sitzen gemacht werden, manche Kinder liegen lieber auf dem Bauch und stützen sich auf oder kuscheln in einem Sitzsack.

Mit der Zeit und durch das Vorbild der anderen Kinder lernen sie auf die Dinge aufzupassen und schöne Einrichtungsgegenstände und Arbeitsmaterialien zu schätzen.

Ästhetik ist ein Montessori-Grundprinzip. Darunter versteht man:

- Gemütlichkeit
- Ordnung

- Klarheit und Übersichtlichkeit
- Vollständigkeit der Materialien

Die meisten Materialien bieten die Möglichkeit der Selbstkontrolle, sodass die Kinder ihren Erfolg selbst sehen können. Gelingt es nicht, können sie von sich aus einen Lehrer zu Hilfe holen oder es erneut alleine versuchen.

Montessori-Materialien

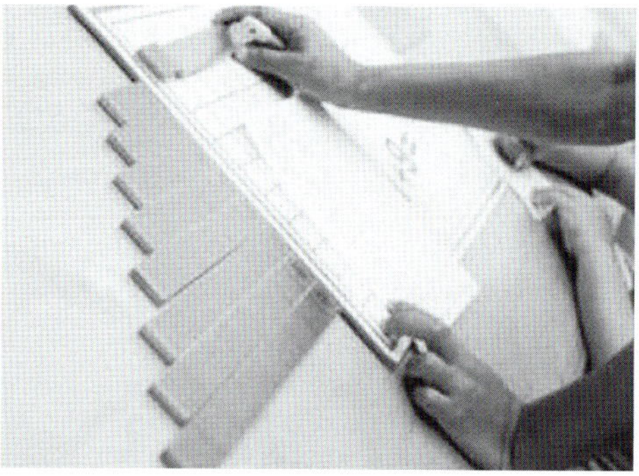

Abb. 51. Montessori Materialien 1

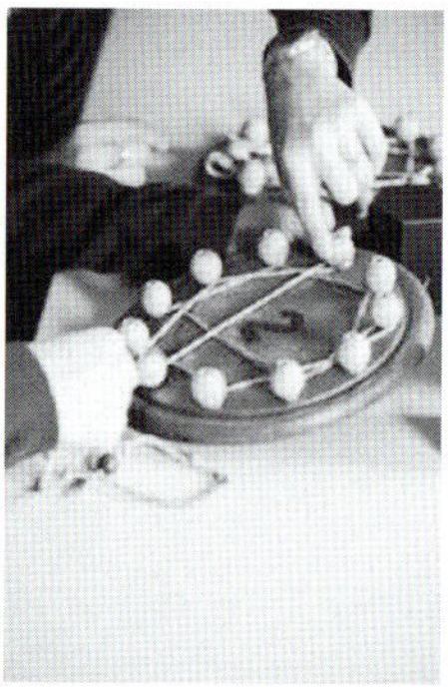

Abb. 52. Montessori Materialien 2

Da es die Kapazität des Buches übersteigen würde, alle Materialien vorzustellen, habe ich einige ausgewählt.

Sinnesmaterialien helfen bei der Verfeinerung der Sinneswahrnehmungen und Einordnung bereits erlebter Erfahrungen.

Der Umgang mit Geräusch-Dosen, Glockenspielen und einfachen Instrumenten (zum Beispiel Triangel, Xylophon) fördert die **auditive Wahrnehmung**. Ein beliebtes Spiel ist das *Klang- oder Geräusch-Memory*, das mit den Dosen gespielt werden kann und das Wiedererkennen und Zuordnen von Geräuschen trainiert.

Optische Materialien vermitteln die Fähigkeit, Unterschiede wahrzunehmen, Flächen in ihrer Ausdehnung zu erkennen sowie Striche in ihrer Länge. Hier beginnt die Vorbereitung auf Erkennen und Merken von Buchstabe n als Voraussetzung für Lesen und Schreiben.

Diese Materialien werden hauptsächlich im Vorschulalter angeboten, für legasthenische Kinder und Kinder mit Entwicklungsrückständen können sie zur Nachentwicklung jederzeit verwendet werden.

Materialien für die Dinge des täglichen Lebens helfen unabhängig zu werden, Motorik und Koordination zu trainieren, Handlungen planen zu lernen, sich in der Gesellschaft zu integrieren und wohlzufühlen.

Dabei geht es nicht nur um Offensichtliches, sondern auch zum Beispiel um die Entwicklung der Hand-Hand- oder Auge-Hand-Koordination, der Feinmotorik etc.

Die Angebote sind vielfältig und reichen von Maschen binden über Hemden zu- und aufknöpfen, Blumen gießen, schuleigene Tiere versorgen, Regeln für gutes Benehmen u.v.m.

Auch die Entwicklung der Persönlichkeit schreitet voran mit der Gewissheit des Kindes, Dinge selbständig tun zu können und mit dadurch wachsendem Selbstvertrauen und Eigenverantwortlichkeit.

Zu diesen indirekten Zielen gehören auch die Fähigkeit zur Konzentration, Ausdauer und Genauigkeit.

Didaktisches Material um rechnen, schreiben und lesen zu lernen ist so gestaltet, dass abstrakte Lerninhalte mit realen konkreten Handlungen und Erfahrungen verbunden werden.

Zahlen, Buchstabe n und Zusammenhänge werden sichtbar und angreifbar gemacht, sodass ein ganzheitliches Verstehen möglich wird.

Schütten und Gießen

Diese Materialien gehören sicher zu den bekanntesten und haben Bedeutung für die motorische und sensorische Entwicklung.

Es wird mit dem Hin- und Herschütten mit zwei gleichen Gefäßen begonnen, damit das Kind den Vorgang kennenlernt und die Koordination von Auge und Hand trainieren kann. Unabhängig davon werden beim Schüttvorgang beide Gehirnhälften stimuliert, wenn mit beiden Händen gleichwertig gearbeitet wird.

Wenn die Kinder diese Übung beherrschen, kann von einem größeren in mehrere gleiche, kleine Gefäße geschüttet werden. Das Wahrnehmen der Menge, die geschüttet werden kann, bis das Gefäß übergeht, ist für kleine Kinder eine Herausforderung, die erleichtert werden kann, indem man anfangs mit sprachlichen Signalen – *Stopp* – hilft.

Geht man zu verschieden großen Gefäßen über, bereitet man damit erste mathematische Grundlagen vor.

Zum Schütten können nicht nur die Gefäße, sondern auch die Inhalte – meist trockene, fein- bis grobkörnige Substanzen – variiert werden. Bei Flüssigkeiten ist die Herausforderung größer, da schnellere Reaktionen notwendig sind.

Schöne Gefäße regen die kindliche Phantasie und Ästhetik an.

Ein essentieller Bestandteil der Montessori-Pädagogik ist die **kosmische Erziehung**.

Die Kinder werden durch Experimente, Beobachtungen und Projekte zu naturwissenschaftlichen Erkenntnissen geführt, Montessori spricht davon, *den Keim für die Naturwissenschaften zu legen* und immer den Bezug zur Ökologie und Friedenserziehung herzustellen.

Wenn Kinder beginnen, die Zusammenhänge der Welt und des Kosmos zu durchschauen, die Ordnung zu verstehen, Achtung vor der Natur und den Lebewesen zu haben, entwickeln sie von sich aus Toleranz und Akzeptanz – die Voraussetzung für ein Leben in Frieden.

Inschrift am Grabstein von Maria Montessori:

> Io prego i cari bambini che possono tutto,
> di unirsi a me per la construzione della pace
> negli uomini e nel mondo
>
> Ich bitte die lieben Kinder, die alles können,
> sich mit mir für den Aufbau des Friedens zu vereinen,
> um Frieden in der Menschheit und in der Welt aufzubauen

Die Grundlage für kosmische Erziehung legte Montessori 1935, als sie in London ihre Kosmische Theorie, die Arbeit ihres Sohnes Mario in einer indischen Missionsstation, vorstellte.

Mario Montessori spricht vom *panorama-artigen Überblick,* der den Kindern den Weg vom Detail zum Ganzen weisen soll.

Kinder übernehmen gerne Verantwortung – wenn diese altersadäquat ist. Es macht keinen Sinn, bei Volksschulkindern über die Rodungen des Regenwaldes oder Gefahren der Atomkraft zu sprechen, die Verantwortung für Trennen des Mülls oder Abdrehen von nicht benötigten Lampen kann jedenfalls schon übernommen werden.

Das bedeutet, die Verantwortung für unsere Welt muss sich in kleinen Schritten und mit Vorsicht entwickeln, damit die Kinder später die großen Zusammenhänge verstehen können.

Freiarbeit bedeutet, dass die Kinder selbst auswählen, was sie gerade machen wollen und sich das Material dazu, sofern es nicht gerade vergeben ist, selbst holen.

Lehrer greifen nur ein, wenn Kinder Konflikte nicht selbst lösen können oder sie gebeten werden, bei bestimmten Aufgaben zu helfen.

Zwischen den Freiarbeitszeiten gibt es Zeiten, in denen alle gemeinsam, meist im Kreis sitzend, arbeiten oder spielen. Dies ist der Fall bei gemeinsamem Musikunterricht und Singen, bei Sprachunterricht, auf den vor allem im Vor- und Grundschulalter Wert gelegt wird. Man kann beobachten, wie rasch und problemlos in diesem Alter eine Fremdsprache spielerisch aufgesaugt werden kann. Auch bei der Vorstellung eines neuen Arbeitsmaterials hören die meisten gemeinsam zu, um dann wieder zu ihren Wunschmaterialien zurückzukehren oder das Neue auszuprobieren.

Die gemeinsame Arbeit unterschiedlich begabter Kinder, oft auch von Kindern mit emotionalen Problemen, Lernschwierigkeiten und auch Hochbegabung, lehrt die Kinder Akzeptanz anderer und Rücksicht auf andere.

In Zeiten, wo Integration von Kindern aus anderen Kulturen und unterschiedlicher Herkunft sowie von Kindern mit Behinderungen immer wichtiger wird, ist das Konzept der Montessori-Pädagogik wegweisend.

Einige Voraussetzungen dafür müssen, wie oben erwähnt, auch durch den Staat geschaffen werden.

Liebevoll eingerichtete Klassen und entsprechende Materialien sind mit Hilfe engagierter Lehrer und Eltern keine Zauberei, allerdings macht oft die Größe des Klassenzimmers im Vergleich zur Schüler-Anzahl einen Strich durch die Rechnung.

Die Möglichkeit, mindestens zwei Lehrer für maximal fünfzehn Kinder, plus Musik- und Fremdsprachenunterricht, wie ich es in den amerikanischen Montessori-Schulen erlebt habe, stellt allerdings eine große personelle und daher auch finanzielle Herausforderung dar.

Gerade in Klassen, in denen Kinder mit Verhaltensstörungen integriert werden sollen, sind Begleitlehrer, kleine Schülerzahlen pro Klasse und Supervision für Lehrer unerlässlich.

Manchmal muss erst ein ganzes Team von Lehrern von den neuen Ideen überzeugt werden, auch da sind Personalressourcen, Vorträge und Weiterbildung erforderlich.

Es ist zu hoffen, dass eines Tages alle Kinder Zugang zu neuen pädagogischen Konzepten haben, unabhängig von den finanziellen Möglichkeiten der Eltern.

Benotung

Bei Montessori gibt es kein klassisches Benotungssystem. Verbale Beschreibungen, die auch Sozialverhalten und Persönlichkeitsentwicklung berücksichtigen, werden von den Lehrern, oft auch nach Rücksprache mit den Kindern, verfasst.

Um Ihnen einen Eindruck eines *School-Reports* einer Montessori-Schule zu vermitteln, haben wir mit Erlaubnis unseres Sohnes sein erstes Montessori- Zeugnis auszugsweise – nur die Beurteilung der Klassenfortschritte – hier eingefügt.

SCHOOL- REPORT

Mountaineer Montessori End of Year Report for 1988-1989

This has been an exciting and fulfilling year for Rebecca and me. Not only have we had the pleasure of working with such a pleasant group of children; we've also had the added luxury of breaking in a brand new classroom. The portable has proved to be a most enjoyable atmosphere to work in, providing an environment well suited to your children's growth and development.

General Class Report

Work in all areas of a Montessori Classroom requires manipulation of materials, left-to-right sequencing, order, completion of the work cycle, and the ability to think logically through an exercise. That is why the Practical Life area, with its wide variety of activities, is so important; especially to the child who is new to this type of environment. It provides a starting place where the child can begin to focus his/her attention on the eyes and hands, to develope concentration skills that are so necessary in the other areas of the classroom, and to experience the satisfaction of achieving a goal; whether it be spooning beans, pouring water, or a more complicated task such as washing a table. The activities range from simple two steps procedures that can be carried out in a short period of time; to more complicated work that requires eight to ten steps to complete, demanding more concentration and order from the child.

We have tried to challenge both the younger and older children with the work we've put out in Practical Life, changing it periodically to meet the changing needs of the children, building upon skills that have been acquired.

Snack preparation has been an important part of our Practical Life work this year; ranging from taking already prepared foods from a serving tray to the snack table, to preparing their own mini-pizzas requiring the use of a toaster oven. The children have shown a great deal of interest and ultimate success in their daily experiences with food preparation. We hope you have seen a carry-over to the home environment.

Visual acuity and spacial relationships are the two major focuses in the Sensorial area. All the children must work through a determined progression with these materials before they are encouraged to go on into the more complex areas of math and language. The Sensorial materials also help the child develope a greater awareness of the world around him, to understand how things relate to each other as a whole, or broken into parts. Size, shape, volume, color, texture, sound and taste are explored. To be sensorially aware enables the child to make more accurate judgements of things in his environment and to see things from an enlightened perspective. Developing visual acuity prepares the child for reading, while understanding spacial relationships prepares the child for math.

In math, the child must have a solid understanding of both the quantities and numerals from 0 to 10. No further learning in math can take place if this is not acquired. The 3 to 4½ year old, therefore, spends a great deal of time working with these quantities and numerals, counting over and over again with the exercises designed to teach these concepts. Once these are firmly in place in the child's mind, the teens, tens and greater quantities up to 9,999 are introduced. The operations of addition, subtraction, multiplication and division then follow. The speed at which a child learns these concepts is very individual, as is all areas of learning in a Montessori classroom. The child's mind must be ready before any new concept can be learned, regardless of what that concept may be.

The language area of the class, which includes writing skills, is filled with many materials to prepare the child for reading. The letters and sounds are introduced first. Then, they are combined into three letter short vowel words for the child to sound out. This work is done with the sandpaper letters and the moveable alphabet. This progresses into matching pictures with their appropriate labels. When a child is secure at this stage, sight words that can't be sounded out phonetically are introduced, along with short phonetic books. Reading has begun!

The Cultural area of the classroom involves geography, botany and zoology. Geography begins with the whole earth which is made up of land, water and air. The land forms, continents, are then studied; followed by learning the names of the oceans. Next, each continent is studied by learning the countries that make it. A child diligent in this area can, in several months time, come to know all the countries of the world. Work with the geography puzzle maps has been an ongoing interest of many of the children throughout the year.

We spent a lot of time last fall working in our botany studies. We experimented with what plants need in order to grow, had lessons on the parts of a plant and worked together collecting a wide variety of seeds to plant in the classroom. The children enjoyed observing the progress of our seedlings.

Our studies in zoology have involved insects, amphibians, reptiles and mammals. Children are always fascinated with animals and we have had many interesting discussions about the similarities and differences among animal groups; how they live, what they eat, whether they are cold or warm blooded, vertebrates or invertebrates. Many children have made booklets describing the parts of different animals.

Cultural studies also involve time. We use a calendar daily which also serves as a weather chart. We work with the days of the week and the months of the year. We've discussed the seasonal changes and how they affecf our lives and our environment.

The children are always interested in art and enjoy drawing or painting. Materials on the art shelf are changed periodically to provide a variety of activities.

Drama has been very popular, something which the children look forward to on Fridays. We started with acting out simple nursery rhymes, and have progressed to familiar fairy tales; such as The Three

Little Pigs and Goldilocks and the Three Bears. It has been great fun making the props with help from Joe Rice, and watching the children transform themselves into the characters. We've got some real "hams" in the class!

One more thing I would like to talk about before I close is social adjustment. Aside from the aquisition of academic skills, this is the most important aspect of the classroom environment! If a child is not well adjusted or is unable to find a comfortable niche within the social realm of the classroom, learning will be much more difficult. Therefore, we spend a lot of time talking together about how to get along well with each other: to use pleasant language in communicating, to treat others with respect and consideration, to verbalize feelings rather than using physical force, to be well mannered and courteous, to be patient and kind and to be conscientious in caring for our environment. Just as with reading, writing and math; these social skills take time and practice to be used effectively.

ENJOY YOUR SUMMER!!

Erfahrungen und vergleichende Studien haben gezeigt, dass Montessori-Kinder ein hohes Maß an sozialen und kommunikativen Fähigkeiten haben, dass sie selbstbewusst und eigenverantwortlich handeln und mit großer Freude und Motivation lernen und arbeiten.

Montessori-Methoden bei Legasthenie

Für Kinder mit Legasthenie bieten sich die Materialien für die Übungen des täglichen Lebens an, die helfen, Grob- und Feinmotorik zu entwickeln, die Handmuskulatur zu stärken, Bewegungskoordination zu üben und Ausdauer sowie Konzentration erfordern.

Als Übung zur Verbesserung des Schreibens ist die sogenannte *Löffelübung* optimal.

Damit kann die Stift-Haltung und die Schreibrichtung trainiert werden.

Als direkte Vorbereitung für das Schreiben und Lesen gibt es die *Sandpapierbuchstaben,* die das Kind solange *begreifen* kann, bis es die Formen verinnerlicht hat.

Aber auch Übungen, die vordergründig nichts mit der Problematik zu tun zu haben, können helfen zu lernen, wie man Schritt für Schritt und geduldig an Dinge herangehen kann. Auch die Erfahrung von Unabhängigkeit und Selbstvertrauen wirken unterstützend.

Weitere hilfreiche Mittel sind *Klassifikationskärtchen* und *Wortkärtchen*, die Bildern und Gegenständen zugeordnet werden. Die Schriftgröße ändert sich mit der Entwicklung der visuellen Fähigkeiten, wobei berücksichtigt werden muss, dass bei legasthenischen Kindern zu einem hohen Anteil eine Winkelfehlsichtigkeit (Überlappen von Buchstabe n, Veränderung der Abstände, Zusammenfließen von Zeilen) Mitursache sein kann.

Lesen und Schreiben sind unterschiedliche Prozesse und werden bei Montessori isoliert erarbeitet, wobei die sensiblen Phasen beobachtet werden müssen.

Gerade Kinder mit Legasthenie brauchen Respekt und die Sicherheit anerkannt und geliebt zu werden – so wie sie sind. Es ist wichtig, ihnen klar zu machen, dass schreiben, rechnen und lesen nicht alles ist, sondern Persönlichkeit, Kreativität und soziale Fähigkeiten im Leben eine viel größere Rolle spielen.

Gesunde Lehrer – Gesunde Schule

Allgemeine Information: Gesunde Schule

Nachhaltige Gesundheitsförderung für das System Schule

Das Programm „Gesunde Schule" in Niederösterreich ist ein Programm zur körperlichen, psychischen und sozialen Gesundheit im Setting Schule.

In erster Linie bezieht sich die „Gesunde Schule" in Niederösterreich auf die Stärkung gesundheitsfördernder Faktoren für das System Schule mit deren Schülern, Leitungs- und Lehrpersonen – um in weiterer Folge auch die Eltern mit einzubeziehen. Spezielles Augenmerk wird dabei auf die Implementierung bzw. Stärkung einer schulinternen Organisationsstruktur zur Gesundheitsförderung gelegt.

Das Programm „Gesunde Schule" in Niederösterreich unterstützt die einzelnen Schulen dabei, eine Steuerungsgruppe zu installieren, die in weiterer Folge spezifisch für den Schulstandort Aktivitäten zur Gesundheitsförderung und -vorsorge plant, steuert und koordiniert. Diese Aktivitäten werden durch einen schulexternen Experten (ModeratorIn) von GESUNDES NÖ begleitend moderiert.

Inhaltlich unterstützt das Programm die Schulen zusätzlich mit praktischen Modulen zur Entwicklung und Umsetzung von Gesundheitsförderung, die in die Bereiche Ernährung, Bewegung,

Psychosozialer Bereich, Gesundheitsvorsorge und Schulische Umwelt + Ökologie gegliedert sind.

Im Schuljahr 2007/08 wurde das Pilotprojekt an 10 Pilotschulen in Niederösterreich durchgeführt.
Der Programmstart war im Schuljahr 2008/09.

Folgende Projekte werden für Schulen angeboten:

Bewegte Klasse für die Kleinsten

Die „Bewegte Klasse" bleibt in Bewegung und wir wollen in Zukunft allen, an pädagogischen Fragen interessierten Personen, eine Auseinandersetzung mit dem Thema „Bewegte Klasse" ermöglichen.

Bewegte Klasse in der Sekundarstufe:

Das Programm versucht Lehrern konkrete Hilfestellungen anzubieten und Impulse für die Unterrichtsgestaltung zu setzen. Es ist als Fortbildung vor Ort sowie als Anregung zum Besuch weiterer Fortbildungsveranstaltungen gedacht. In Form praktischer Arbeit mit den Schülern werden mithilfe bewegungspädagogischer Handlungskonzepte entwicklungsgemäß kognitive und gesundheitlich präventive Aufgaben erfüllt.

Gesunde Schule:

In erster Linie bezieht sich die „Gesunde Schule" in Niederösterreich auf die Stärkung gesundheitsfördernder Faktoren für das System Schule mit deren Schülern, Leitungs- und Lehrpersonen. Spezielles Augenmerk wird dabei auf die Implementierung bzw. Stärkung einer schulinternen Selbsthilfestruktur zur Gesundheitsförderung gelegt.

Durch Dick und Dünn:

Das „Durch Dick und Dünn"-Gesundheitsprogramm für übergewichtige Kinder und Jugendliche in NÖ unterstützt übergewichtige Kinder und Jugendliche gemeinsam mit deren Eltern bei der Änderung von Ernährungsgewohnheiten. Gleichzeitig wird aber auch ein aktiveres Freizeitverhalten gefördert, damit Körperbewusstsein und Selbstbewusstsein gemeinsam gestärkt werden können. Die Programme werden von qualifizierten Fachleuten aus den Bereichen Ernährung, Bewegung, Psychologie, Kinder- und Jugendmedizin, Psychotherapie und Pädagogik betreut.

Apollonia 2020

Seit 2001 läuft die Prophylaxeaktion flächendeckend in allen niederösterreichischen Kindergärten und seit dem Schuljahr 2003/04 auch in den Volks-, Sonder- und Privatschulen. Im letzten Schuljahr (06/07) wurde mit der Inkludierung der 4. Schulstufen der Endausbau des Projektes erreicht.

Projekte der Gesundheitsbeauftragten einer Schule (Schulversuch: Neue Mittelschule) in Niederösterreich, Möglichkeiten der Umsetzung

In diesem Jahr stehen die Gesundheit der Lehrerin und des Lehrers im Vordergrund, hier vor allem die Ressourcenaktivierung und die Burnout-Prophylaxe.

Status quo ist, dass durch das neue Schulmodell der Arbeitsaufwand um ein Vielfaches gestiegen ist, das bedeutet nicht nur Mehrarbeit, sondern auch Zeitkomprimierung. Das Funktionieren auf höchstem Niveau und das ständige Gefordert-Sein führen zu Leistungsdruck und Überlastung. Selbst die kurzen Pausen können nicht zur Erholung genutzt werden, da für die große Anzahl von Personen nur ein viel zu enges Lehrerzimmer zur Verfügung steht, auch sonst keine Rückzugsräume vorhanden sind. Die ständigen Stresssituationen belasten nicht nur das Klima, sondern auch die Gesundheit.

Wir wollen die neuen Projekte und das ***neue Schulmodell positiv mittragen und mitgestalten.*** *Doch um den Anforderungen gerecht zu werden, ist es wichtig, an der Lehrergesundheit zu arbeiten, um einer möglichen Überlastungssymptomatik – verbunden mit den Folgen eines Burnouts – entgegensteuern zu können.*

Im Rahmen unseres Gesundheitsprojekts bieten wir unter der Leitung von kompetenten Fachleuten auf freiwilliger Basis einige Workshops für Kleingruppen an, um unsere Ressourcen zu aktivieren und unsere soziale Kompetenz zu fördern.

Dem Projekt vorangegangen ist ein Fragebogen, mit dem die Befindlichkeiten und damit verbundenen Wünsche der Lehrer/Innen erhoben wurden.

Nach der Auswertung entstehen, nach einigen Gesprächen mit der Kontaktdame aus dem Ministerium, konkrete Ideen, die durch die Gesundheitsbeauftragte der Schule während einer Konferenz vorgestellt werden.

Unsere konkreten Angebote:

- ***Supervision***

  Hier haben die Teilnehmerinnen und Teilnehmer die Möglichkeit Fragen und Problembereiche, die sich aus dem persönlichen Umfeld ergeben zu bearbeiten und zu diskutieren. Ein weiterer Schwerpunkt gilt auch der Selbsterfahrung und möglichen Veränderung von Verhaltensmustern. Die SV sollte berufsbegleitend 1x monatlich jeweils 1 oder 2 Einheiten (je nach TN-Zahl) verteilt auf das Schuljahr stattfinden.

- ***Jahresgruppe zur Schulung***
  - *Innerer Achtsamkeit (Mindfullness)*
  - *Zielgerichteter Handlungskompetenz*
  - *von funktionalen Coping-Strategien*
  - *von Kommunikations-Strategien*
  - *Strategien zur Burnout-Prophylaxe*
  - *Krisen- und Stressmanagement*

Die Kosten dafür werden zu einem Großteil von der Aktion Gesunde Schule getragen, für einen Teil versuchen wir, Sponsoren zu finden, ein kleiner Teil ist eventuell selbst zu tragen.

Für das Gelingen eines Projekts von der Einschulung bis zur gelungenen Umsetzung spielen viele Faktoren mit.

In der Schule ist ein hohes Maß an Energie, Optimismus, Feingefühl, Toleranz ... nötig, um solche Projekte durchführen zu können. Lehrer/Innen und auch Direktorinnen und Direktoren geben nicht gerne zu, ausgebrannt zu sein, oder sogar Hilfe zu benötigen.

Jeder Start zu kleinen Veränderungen ist ein Schritt voran im Leben. Und viele kleine Schritte bewirken auf die Dauer große Strecken, die vorher scheinbar nicht zu bewältigen waren.

Die Gesunde Schule Niederösterreich beschreitet mutige Wege.

Susanna Tupy
(Dipl.-Päd. an der Europa Sport Mittelschule Mödling)

Tiergestützte Therapie und Pädagogik

Von Tieren als *Co-Therapeuten* können viele Menschen mit unterschiedlichen Krankheitsbildern und unterschiedlichen Alters profitieren:

Menschen mit Depressionen, Angsterkrankungen, Suchterkrankungen, Borderline-Störung und anderen Persönlichkeitsstörungen, körperlich und geistig behinderte Menschen, alte und demente Menschen in Heimen, Kinder mit ADHS, Lernschwierigkeiten, Autismus und noch vielem mehr.

In der Prävention und Therapie von Kindern und Jugendlichen werden psychotherapeutische Behandlungen immer weiter optimiert und multimodale Ansätze haben auch die *Tiergestützte Therapie* in das mögliche Spektrum integriert. Zahlreiche Evaluierungen haben gute Erfolge in verschiedensten Bereichen belegt.

Tiertherapie kommt zum Einsatz

- in der Prävention
- in der Therapie sowohl seelischer als auch physischer Erkrankungen
- in der Pädagogik und Heilpädagogik
- in der Geriatrie
- im Strafvollzug

Menschen machen im Laufe ihrer Reifung verschiedene Entwicklungsprozesse durch. Verschiedene Studien beschäftigen sich mit dem Einfluss von Tieren in den unterschiedlichen Entwicklungsphasen.

Kinder, die eine enge Bindung zu einem Tier hatten, waren im Sozialkontakt und in der Beziehung zu den Mitmenschen durchwegs kompetenter (Poresky et al., 1988).

Andere Studien zeigen, dass Kinder, die mit Tieren aufwachsen, sich besser in Gemeinschaften integrieren können, kooperativer und weniger aggressiv sind (Guttmann, 1983).

Was können Tiere für Kinder und Jugendliche tun?

- **Emotionen geben und hervorrufen**

  Tiere sprechen Kinder auf einer emotionalen Ebene an und helfen sozial-emotionale Kompetenzen zu fördern.

  Tiere zeigen ihre Zuneigung konstant, verlässlich, ohne Gegenforderungen und erleichtern dadurch den Zugang, vor allem traumatisierter Kinder, zu deren eigenen Gefühlen und zu den Tieren.

  Oft kann eine Annäherung an ein Tier erfolgen, lange bevor das Kind wieder zwischenmenschliche Kontakte zulassen kann.

  Gefühle können zugelassen und gezeigt werden.

  Die Liebe eines Tieres ist nicht an äußere Leistungen und Erfolge geknüpft – eine Erfahrung, die viele Kinder nur allzu früh machen müssen.

  Aus neurologischer Sicht kann das Konzept der *Spiegelneurone* bei der Entwicklung der non-verbalen Kommunikation und Empathie eine Rolle spielen. Forschungsergebnisse stehen noch aus, doch ist eine Verknüpfung von Bindung und unbewusst ablaufender Empathie durchaus vorstellbar.

  Die Reaktion der Spiegelneurone geschieht automatisch und bewertungsfrei – wir fühlen, was unser Gegenüber fühlt. Ob dies mit

Tieren möglich ist, ist zwar wissenschaftlich noch nicht belegt, aber vieles spricht dafür.

Im Bereich der Emotionsregulation im Zusammenhang mit Tiertherapie gibt es neue Forschungen bezüglich körpereigener Hormone wie zum Beispiel Serotonin, Ocytocin, Prolaktin und Kortisol.

- **Bindung ermöglichen**

  Sichere Bindung ist Voraussetzung für eine gesunde Persönlichkeit und gelungene Sozialentwicklung. Bei Defiziten früher Bindungs-Erfahrungen wird versucht, durch die Bindung an ein Tier einen protektiven Faktor für die emotionale und soziale Entwicklung zu bieten. Erfahrungen zeigen, dass sogar Jugendliche mit desorganisiertem Bindungsverhalten – in Bezug auf Menschen – zu Tieren sichere und langfristige Bindungen aufbauen können.

- **Selbstvertrauen geben**

  Die Verantwortung für ein Tier gibt Selbstvertrauen und Selbstsicherheit.

  Die Kinder lernen Pünktlichkeit, Verlässlichkeit und Ordnung – ein Tier braucht sein Futter regelmäßig, evtl. seine Spaziergänge, Reinigung des Käfigs, Stalls oder bürsten des Felles u.v.m.

- **Sozialverhalten beibringen**

  Das Kind lernt durch positive soziale Erfahrungen.

  Es lernt Grenzen zu respektieren und zu setzen und geduldig zu sein.

  Tiefe Zuneigung, das Gefühl *einen Kumpel zu haben, der immer für einen da ist* und ein Gemeinschafts- und Zugehörigkeitsgefühl wird erlebt.

  Das Pflichtbewusstsein steigt und das Kind lernt Verantwortung zu tragen.

  Auch der Umgang von Tieren miteinander kann eine lehrreiche soziale Erfahrung sein.

- **Lernen helfen**

  Interesse und Neugier werden geweckt, die Motivation ist besser, Aufmerksamkeit und Konzentration steigen.

- **Verbesserung der Wahrnehmung**

  Durch den Kontakt zu Tieren verbessert sich die Körperwahrnehmung, das taktile *Begreifen* und durch die Fremd- auch die Selbstwahrnehmung.

- **Verbesserungen im Bereich der Motorik**

  Sowohl Fein- als auch Grobmotorik werden trainiert und die Bewegungsmotivation verbessert.

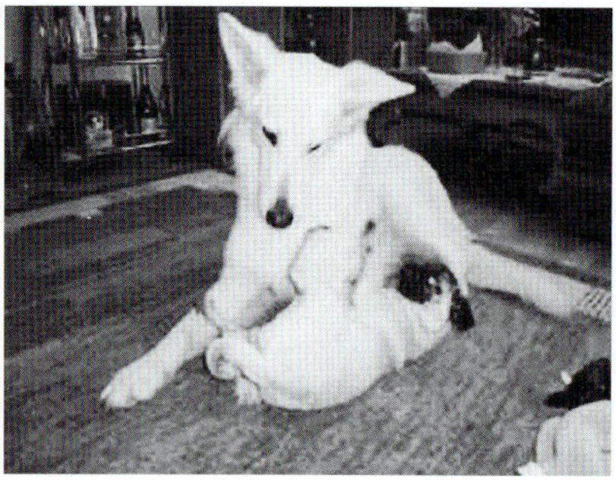

Abb. 53. Sozialverhalten 1

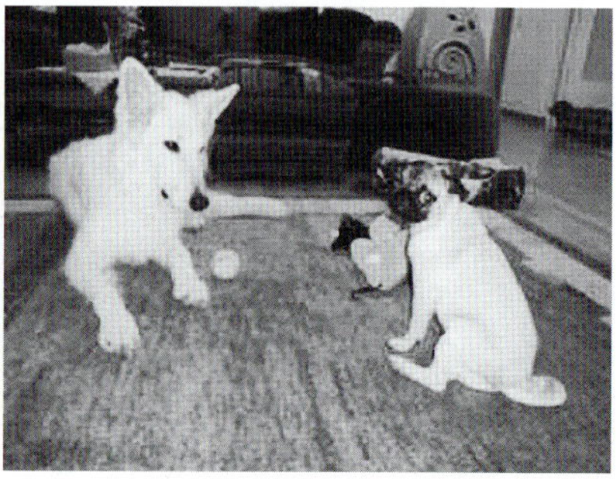

Abb. 54. Sozialverhalten 2

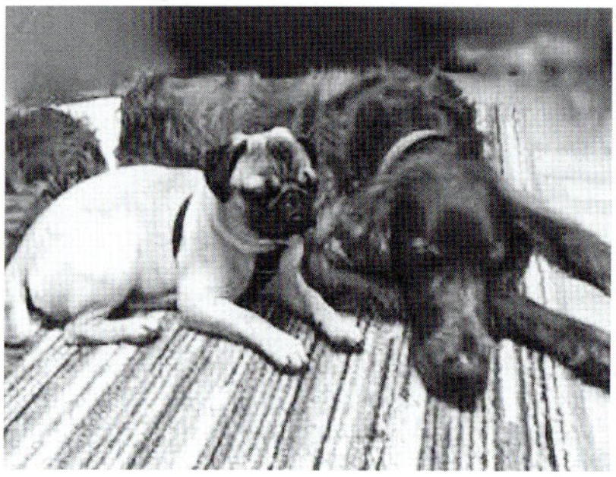

Abb. 55. Sozialverhalten 3

- **Lernen helfen**

  Interesse und Neugier werden geweckt, die Motivation ist besser, Aufmerksamkeit und Konzentration steigen.

- **Verbesserung der Wahrnehmung**

  Durch den Kontakt zu Tieren verbessert sich die Körperwahrnehmung, das taktile *Begreifen* und durch die Fremd- auch die Selbstwahrnehmung.

- **Verbesserungen im Bereich der Motorik**

  Sowohl Fein- als auch Grobmotorik werden trainiert und die Bewegungsmotivation verbessert.

Als Beispiel führen wir hier die Möglichkeit an, eine **Kind-Hund-Beziehung in der Heilpädagogik** einzusetzen.

Der Einsatz eines Hundes bei Kindern, die Zuwendung nicht annehmen können und Probleme mit Berührungen haben, kann durch die Hingabe des Hundes und seine bedingungslose Zuneigung für das Kind diesem ermöglichen, sich zu öffnen, das Tier zu berühren und selbst Berührung zuzulassen. Es soll auch lernen auszudrücken, was es mag und was es nicht möchte, zum Beispiel abgeschleckt werden.

Es lernt auf sanfte Weise sich zu behaupten und durchzusetzen.

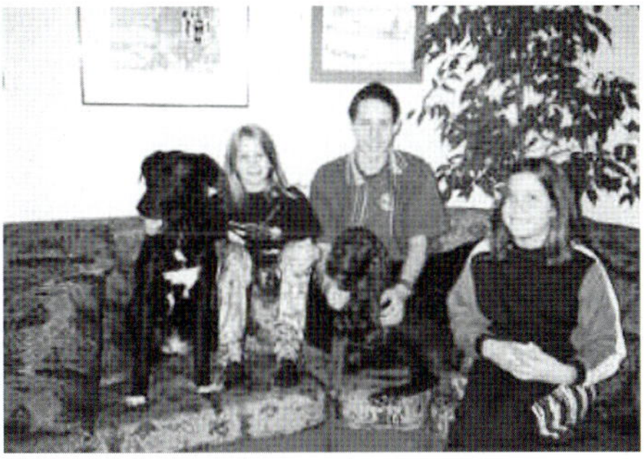

Abb. 56. Hunde und Kinder

Die Beziehung zwischen Kind und Hund hängt sowohl von der Persönlichkeit des Kindes als auch dem Wesen des Hundes ab und ist von therapeutischer Relevanz.

In dem Kinderbuch *Ivanhoe im Kindergarten*[133] wird das Thema *Therapiehund* aufgegriffen und Kindern wie Erwachsenen nähergebracht. Der Hund selbst ist der Erzähler und hilft vor allem ängstlichen Kindern.

Leider ist das Thema *Killerhund* in den Medien und von Politikern in einer Form verbreitet worden, dass viele Eltern und Kinder auch da, wo es weder nötig noch sinnvoll ist, große Angst vor Hunden und auch Aggressionen entwickeln.

Die Themen *Therapiehund, Blindenhund, Lawinenhund, Schutzhund* und noch vieles mehr sind in den Hintergrund gerückt und von erschreckenden verzerrten Bildern überlagert worden. Es ist zu hoffen, dass sich der Mediensturm legt und die vielen guten und hilfreichen Eigenschaften der vierbeinigen Freunde des Menschen wieder Beachtung finden.

Im Jugendtherapiebereich und auch im Jugendstrafvollzug helfen Hunde, mit den Jugendlichen ins Gespräch zu kommen und Themen wie Respekt vor Lebewesen, eigenes emotionales Erleben, Ängste, Aggressionen usw. anzusprechen.

---

133 Kathrin Susann Becher (2005) Ivanhoe im Kindergarten. Triga, Gründau-Rothenbergen

Tiere können den Umgang mit Menschen nicht ersetzen. Doch gerade dort, wo das menschliche Umfeld versagt, sind Tiere zur Stelle. Sie lehren uns Beziehungsverhalten und Zuwendung genauso wie Abgrenzung. Bereits die bloße Anwesenheit von Tieren verändert die Kommunikation der Menschen.

Wer sich mit Tieren auseinandersetzt, lernt selbst emotionale und soziale Intelligenz.

Wir können und müssen uns im Umgang mit Tieren nicht verstellen. Sie zeigen uns ihre Zuneigung unabhängig von gesellschaftlichen Wertvorstellungen.

Der Hund *versteht* unsere Niedergeschlagenheit, wenn wir versagt haben, weil er unsere Trauer spürt, aber er sieht uns nicht als *Versager.* Für unseren Hund sind wir immer *schön,* egal wie wir aussehen, für unseren Hund sind wir das Wichtigste und unersetzlich.

Ein Hund lernt mit der Zeit große Teile der Menschensprache, nicht nur Worte, sondern Körpersprache, Mimik, Tonfall und Gestik. Tierforscher haben herausgefunden, dass dieses Wissen vermutlich genetisch weitergegeben wird, da bereits Welpen *Menschensprache* deuten können.

Hunde in der Therapie

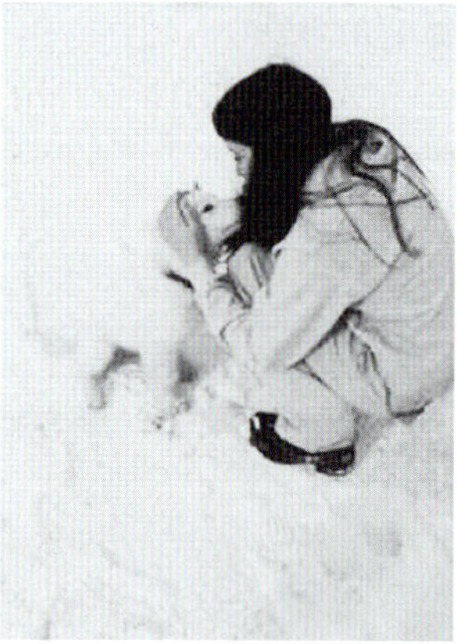

Abb. 57. Hunde als Therapie 1

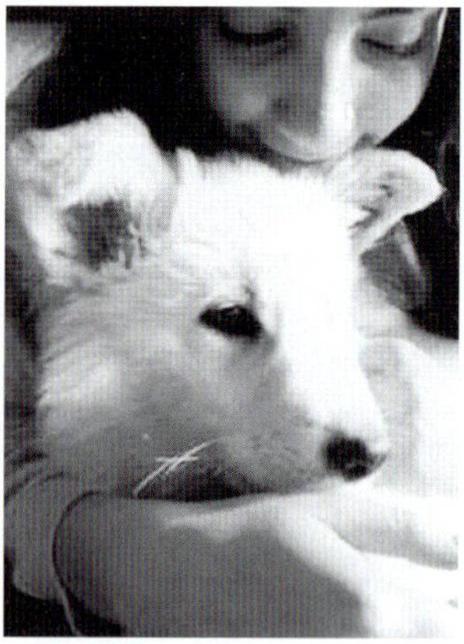

Abb. 58. Hunde als Therapie 2

- bauen Brücken zum zweibeinigen Therapeuten
- erkennen die Bedürfnisse des Kindes
- lehren Umgang mit Nähe und Distanz

- schenken und nehmen Vertrauen an
- geben vorbehaltlos Zuwendung
- Neben unseren bekannten Haus- und Bauernhoftieren kommen immer mehr *Exoten* zum Einsatz.

  Schon vor vielen Jahren gab es im *Grünen Kreis,* geleitet von Prim. Dr. Günter Pernhaupt, eine Einrichtung für Patienten mit Suchterkrankungen und auch Patienten, die anstelle von Strafvollzug zur Therapie geschickt wurden, Lamas als Therapietiere.

  Lamas haben einen erstaunlichen Charakter, sanft und doch bestimmt, es ist nicht leicht, ihr Vertrauen zu gewinnen und erfordert Geduld und Konstanz.

  Lamas vermitteln Ruhe, man muss sich ihrem Tempo anpassen und sie können liebevoll und zärtlich sein.

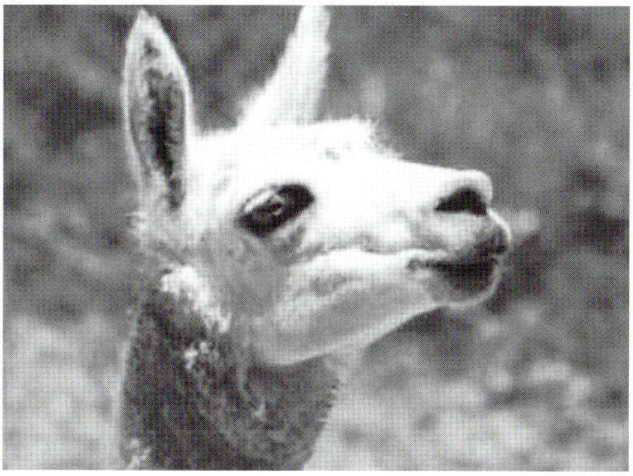

Abb. 59. Lama

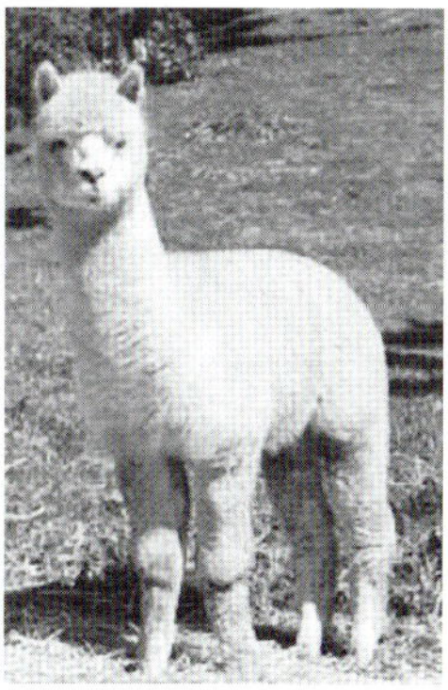

Abb. 60. Alpaca

- Auch Alpakas werden ähnliche Eigenschaften zugeschrieben, sie sind sanft und fügsam, lernen schnell an der Leine zu gehen und sind auch für Kinder gut geeignet.

  Aufgrund der ruhigen gelassenen Art sind sie als Therapietiere für hyperaktive Kinder besonders gut geeignet. Auch traumatisierte Kinder und Kinder mit Behinderungen fassen schnell Vertrauen zu den sanften Tieren.

  Drogenabhängige Jugendliche lernen anhand der Spaziergänge mit ihren Gefährten wieder in die reale Welt zurückzukommen und ihr Leben in die Hand zu nehmen.

  Manfred Kell, Alpakazüchter, sagt über seine Tiere: *„Alpakas sind mehr oder weniger der Schlüssel zur Seele. Durch das Gemüt der*

Tiere öffnet sich beim Menschen die Seele und der Therapeut kann hinein."

In Obertrum bei Salzburg gibt es eine Alpaka-Herde mit über hundert Tieren.

Das weiche Fell lädt zum Kuscheln und Streicheln ein und besonders interessant ist auch die Kommunikation mit Lamas – sie summen in vielfältigsten Tonarten.

- Für Amerika selbstverständlich, bei uns aber ebenfalls exotisch ist die Delphintherapie.

  Vor vielen Jahren schon pilgerten verzweifelte Eltern in die diversen Zentren, wo vor allem mit spastischen Kindern gearbeitet wurde.

  Die viel umworbene Delphin-Therapie soll den Effekt einer normalen Physiotherapie verstärken, den körperlich oder geistig behinderten Kindern die Angst vor Fremdem nehmen und sie zu weiteren Erfolgen in der Therapie animieren. Den Delphinen wird im Bezug auf mentale und körperliche Behinderungen gerade bei Kindern eine enorme therapeutische Fähigkeit zugesprochen. So geht man davon aus, dass Delphine ein sehr sensibles Gespür für den Umgang besonders mit behinderten Kindern haben.

  Die meisten behinderten Kinder reagieren mit Faszination und ohne Scheu auf die großen Meeres-Säuger, sie bauen eine Bindung zu den Tieren auf und sind motiviert weitere Therapieerfolge zu erzielen. Die Delphine werden im Vorweg speziell für die Therapie ausgebildet. Sie werden zumeist schon im Reservat geboren und werden von klein auf für den Umgang mit Kindern und den Übungen trainiert.

  Die Delphintherapie wurde von dem Verhaltensforscher David Nathanson entwickelt. Er leitet die in Amerika durchgeführten Therapieprogramme der *Dolphin-Human-Therapy.*

  Allerdings fehlen wissenschaftliche Beweise und er selbst berichtet, dass die Behandlung mit einem echten Delphin nicht wirksamer sei als die Behandlung mit einem künstlichen Roboter-Delphin. Die Grundlage des von Nathanson entwickelten Therapiekonzeptes ist, dass konservative Therapieformen verstärkt werden, indem die Begegnung mit dem Delphin als Belohnung für die Mitarbeit des Patienten und seiner Eltern ausgelegt ist.

  Diese Therapie ist mit erheblichen Kosten verbunden und wird in Deutschland innerhalb eines Forschungs-Programmes an der Universität Würzburg angeboten.

In Deutschland bestehen große Bedenken seitens des Tierschutzes, da eine artgerechte Haltung nicht möglich ist.

- Hippotherapie

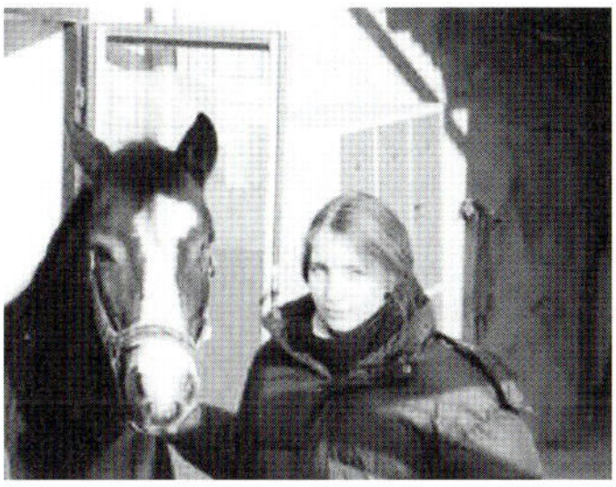

Abb. 61. Hippotherapie 1

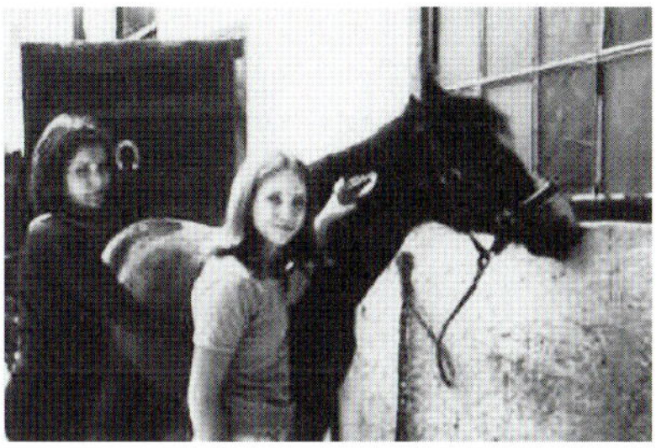

Abb. 62. Hippotherapie 2

Die therapeutische und pädagogische Wirkung des Umganges mit Pferden ist schon längere Zeit bekannt, es gibt zahlreiche deutschsprachige Veröffentlichungen und Wirksamkeitsnachweise.

Die Hippotherapie hat unter allen tiergestützten Therapieformen die wenigsten Kritiker.

Pferde sind in ihrer Größe imponierend, aber nicht aggressiv und stellen einen mächtigen Beschützer für Kinder dar, wenn erst mal Angst überwunden und Vertrauen gefasst wurde.

Die meisten Pferde schmusen gerne, reiben ihre Nase an ihren kleinen Freunden, suchen die Taschen nach Naschereien ab und lassen sich geduldig stundenlang bürsten und putzen.

Es gibt unterschiedliche Arten von Therapie mit Pferden:

1. Reiten für Behinderte und heilpädagogisches Voltigieren beziehungsweise Reiten:

In der Krankengymnastik hilft Hippotherapie im Kinder- und Jugendbereich vor allem bei spastischen Erkrankungen und neurologischen Ausfällen. Dabei spielt die Bewegungsart des Pferdes eine große Rolle. Das gehende oder laufende Pferd sendet Impulse aus, die vom Menschen empfangen werden – der Körper des Menschen schwingt sozusagen dreidimensional mit und regt so geschädigte Muskelgruppen oder Nervenbahnen an. Auch Gleichgewicht, Koordination und Muskeltonus werden trainiert.

Im Schritt wirkt der Takt des Ganges entspannend und lösend, bei schnellem Schritt muss Konzentration aufgewendet werden, Trab soll aktivieren, der Dreierschlag im Galopp ein Gefühl von *schweben* vermitteln.

Die nachgewiesenen Erfolge der Hippotherapie sind größer und nachhaltiger als bei anderen Therapieformen.

2. Psychotherapeutischer Umgang mit Pferden im Sinne der auch oben erwähnten Mensch-Tier-Beziehung.

Manche Therapeuten sprechen auch von *analoger Kommunikation*, eine non-verbale Kommunikation ohne Lüge, Sarkasmus, Verletzung. Das Pferd reagiert auf Schenkeldruck, Anspannung des Kreuzes, Gewichts- oder Haltungs-Veränderungen. Monty-Roberts-Anhänger wissen, dass bei eingespieltem Pferd-Reiter-Team allein schon ein Gedanke genügt, um das Pferd zu lenken.

Ebenso reagiert das Pferd auf Stimmungslagen, bei zornigen oder ungeduldigen Reitern kann es abblocken und so die erforderliche Geduld einfordern. ADHS-Kinder zum Beispiel lernen so sich zurückzunehmen und dem Tempo des Tieres anzupassen, bis eine gute Partnerschaft entstanden ist.

Ängstliche unsichere Kinder lernen, dass ein so großes und starkes Tier auch ängstlich sein kann, beruhigt und beschwichtigt werden muss und lernen so, dass auch sie als *kleine Menschen* für ein großes Pferd wichtig und beruhigend sein können. Dies fördert das Selbstbewusstsein und gibt dem Kind Kraft.

Füttern und pflegen des Pferdes gehört ebenso dazu wie reiten. Auch an einem heißen Sommertag steigt der Reiter nicht ab und stürzt in die Kantine, sondern sorgt zuerst dafür, dass sein Pferd trocken gerieben wird, falls es verschwitzt ist, Wasser bekommt und versorgt ist, bevor der eigene Durst gestillt wird. Diese Wertschätzung des anderen Lebewesens und Voranstellen der Bedürfnisse eines Schutzbefohlenen ist auch für gesunde Reiterkinder eine wichtige Lektion.

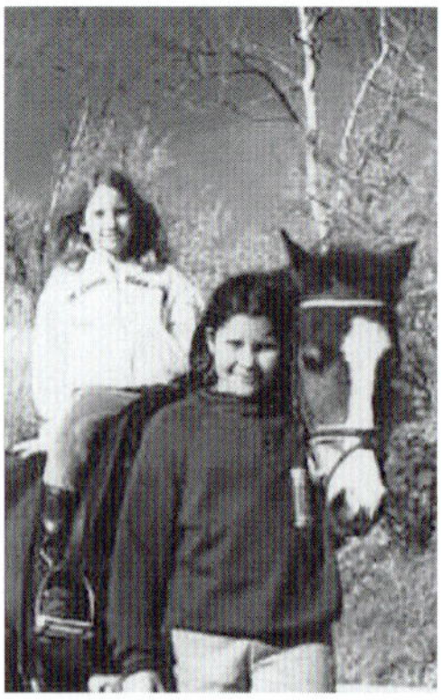

Abb. 63. Reiterkinder

Zusammenfassung möglicher Indikationen:

- Verhaltensstörungen unterschiedlicher Ursache
- Störungen der emotionalen Entwicklung
- Bindungsstörungen
- Psychomotorische Störungen
- Wahrnehmungsstörungen
- Sprachentwicklungsstörungen und -behinderungen
- Lernbehinderungen
- Geistige Retardierung
- Psychosomatische Erkrankungen

Zu beachten ist allerdings, dass nicht jedes Pferd für therapeutische Zwecke einsetzbar ist und die Entscheidung darüber von Fachleuten getroffen werden sollte.

Auswahl, Training und Umgang mit Therapiepferden bedarf großer Erfahrung.

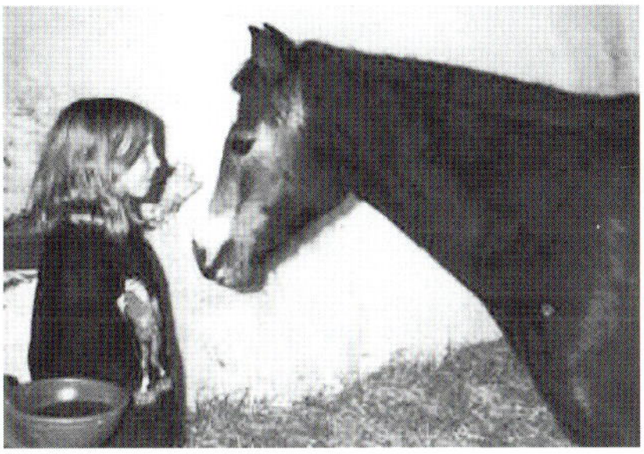

Abb. 64. Erste Begegnung

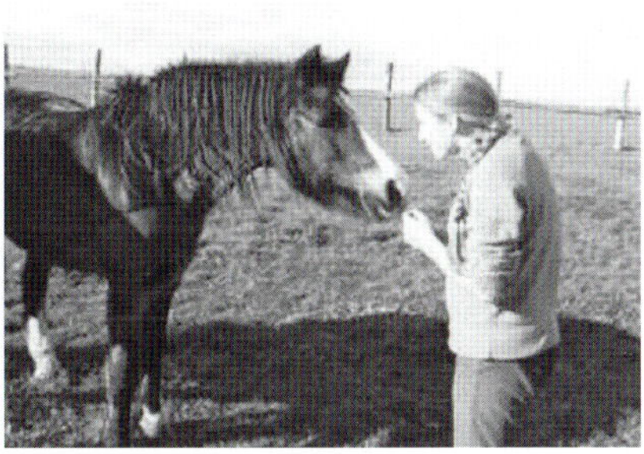

Abb. 65. 13 Jahre danach

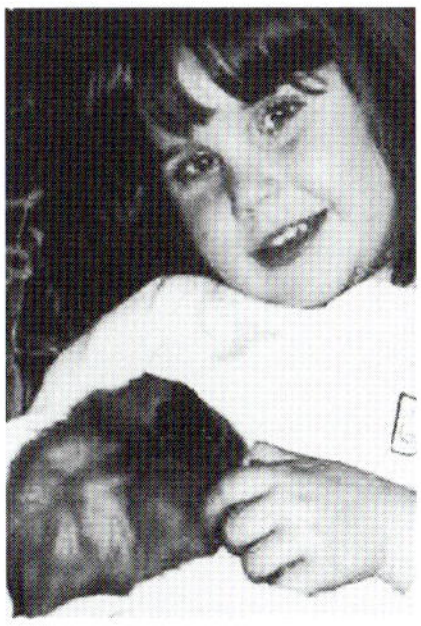

Abb. 66. Meerschweinchen

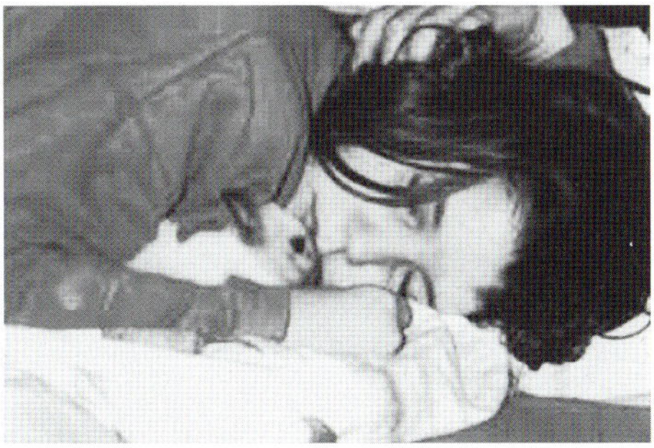

Abb. 67. Kaninchen

- Meerschweinchen und Kaninchen können sich ebenfalls als Therapietiere eignen, wenn es darum geht, Zuwendung zu geben und zu bekommen sowie Verantwortung zu übernehmen. Die Haltung als Wohnungstier ist leichter und sie können sehr zutraulich werden, wenn man sich mit Geduld mit ihnen beschäftigt.
- Wellensittiche können fröhliche und zärtliche Gefährten sein, brauchen allerdings sehr viel Geduld, Feingefühl und Zuwendung.
- Von Katzen können Kinder rasch lernen, Respekt vor anderen Lebewesen zu haben und dafür werden sie mit viel Zärtlichkeit und Zuwendung belohnt – allerdings nur, wenn es der Katze passt.

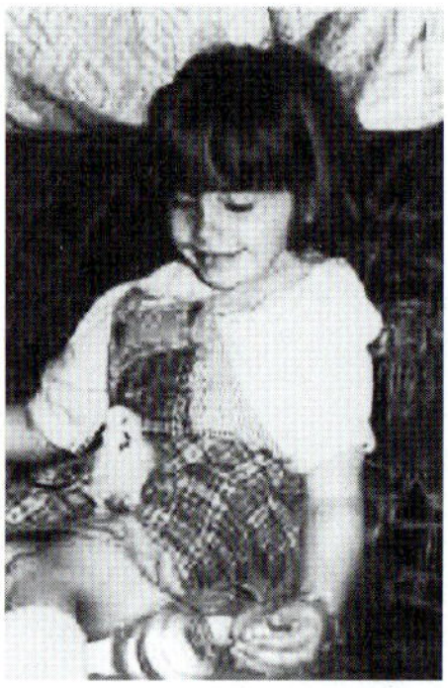

Abb. 68. Wellensittich

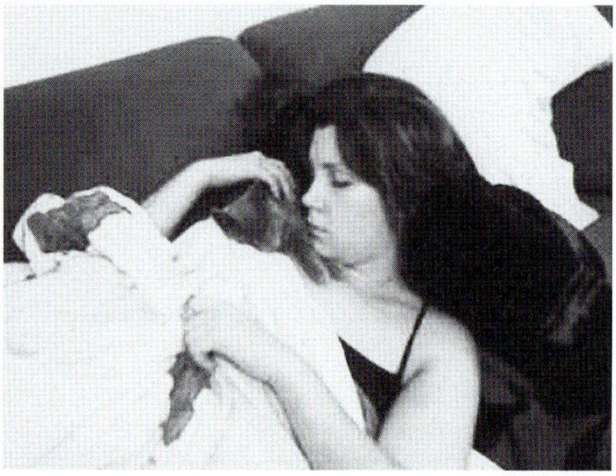

Abb. 69. Katzenbaby

Auch in Krankenhäusern ist es zunehmend möglich, vor allem Kleintiere in *Therapeutische Settings* mit einzubeziehen, auch wenn Hygienevorschriften manches verhindern.

Manche Kliniken haben ein eigenes Gelände für Tierhaltung, wo gehfähige, aber auch Rollstuhl-Patienten hingebracht werden können, viele psychiatrische Kliniken haben Tiere in ihrem Alltag bereits eingeplant.

Tierschutz

In den Tierschutzgesetzen gibt es kaum spezifische Vorschriften für Therapietiere.

Es gelten wohl die allgemeinen Tierschutzgesetze des jeweiligen Landes, aber für die Verhinderung von missbräuchlicher Verwendung oder nicht artgerechter Haltung ist die Gesetzeslage noch unbefriedigend.

Wie wirkt tiergestützte Therapie?

- Über das Konzept der *Spiegelneurone* wurde oben berichtet.
- Tiere als *sozialer Katalysator* – als Brücke zum Therapeuten und zu den Mitmenschen
- Tiere als Spielgefährten – Bewegung, lachen und spielen bewirkt Endorphinausschüttung, Stress wird reduziert und Entspannung wird möglich.
- Versorgung und Verantwortung für das Tier gibt Selbstvertrauen.
- Emotionales Erleben und non-verbale Kommunikation erleichtern den Zugang.
- Stimulierung über Körperkontakt, Wärme, Geruch, Laute etc. helfen vor allem bei schwerbehinderten Kindern.
- Bindungstheoretisch erklärt sich die Wirkung aus der tiefen Beziehung zwischen Mensch und Tier, der frühen Sehnsucht nach Wärme, Konstanz und Geborgenheit.
- Humanistische Theorien sehen den Menschen in seiner Erlebens- und Beziehungswelt als Gesamtheit – das Tier kann ihm bei der Erlangung eines authentischen *Selbst* helfen, da es bewertungsfrei und vorurteilsfrei ein ehrliches Spiegelbild erlaubt.
- In der Milieutherapie spielt neben den Tieren auch die Gemeinschaft, zum Beispiel auf dem Bauernhof, eine Rolle.
- Lerntheoretiker und Verhaltenstherapeuten sehen in der Beziehung zum Tier eine Möglichkeit, sozial abweichendes Verhalten zu korrigieren oder zu löschen. Die Arbeit erfolgt durch Konditionierung und Lernen am Modell.
- Tiefenpsychologische Erklärungsmuster basieren auf der Ursehnsucht des Menschen nach Nähe. Der amerikanische Psychologe Boris Levinson sagt: *„Tiere bedeuten die halbe Strecke auf dem Weg zu früh erfahrener Wärme."*

  Gesunde Gefühle könne der Mensch nur in Verbindung zur belebten und unbelebten Natur entwickeln und diese Verbindung werde am besten durch Tiere vermittelt. Psychisch kranke Kinder können zu Tieren eine angstfreie Bindung eingehen, das Tier kann die Funktion des Übergangsobjektes übernehmen, solange bis der Therapeut selbst Zugang findet.

Tiergestützte Therapie – Erfahrungsberichte und Erlebnisse

Tiergestützte Pädagogik/Therapie als Ressource in der psychosozialen Arbeit

Unter Tiergestützter Therapie verstehen wir alle Maßnahmen, bei denen durch den gezielten Einsatz eines Tieres positive Auswirkungen auf das Erleben und Verhalten von Menschen erreicht werden sollen. Dies gilt für körperliche Erkrankungen ebenso wie für seelische. Sehr wichtig ist es, festzuhalten, dass Menschen wie Tiere eine spezielle Ausbildung benötigen und eine Prüfung mit anschließender Zertifizierung durchlaufen.

Es zählen sowohl Erwachsene als auch Kinder zur Zielgruppe. Es werden im Vorfeld für jeden Einzelnen die genaue Anamnese erstellt und individuelle Zielsetzungen ausgearbeitet. Die Einheiten werden geplant. Die Orientierung erfolgt an übergeordneten und an Detailzielen. Fortschritte im Prozess werden beobachtet und in der Dokumentation schriftlich festgehalten.

Das Tier hat einen besonderen Stellenwert, da es anders als andere Hilfsmittel eine Rolle als sogenannter *Co-Therapeut* übernimmt und in der Mensch-Tier-Beziehung heilende Prozesse eingeleitet werden können.

Im Umgang mit Tieren werden die Betroffenen ganzheitlich gefördert und geschult, emotionale, geistige und körperliche Defizite und Problematiken können durch das *haarige Gegenüber* mittels *Spiegelung* aufgezeigt und im weiteren Prozess verbessert werden.

Oftmalig stoßen bereits therapiemüde Kinder und Jugendliche zur Tiergestützten Therapie, denn der haarige Therapeut wird zum kongenialen Partner, er nimmt an, ohne zu werten und lässt dem jungen Menschen somit den nötigen Raum, den er braucht, um sich selbst auszuprobieren und zu entfalten.

Der Mensch lernt im Tun, die Rollen der Mensch-Tier-Beziehung und die damit verbundenen Verantwortungen zu verstehen und auch umzusetzen.

Weiters schildere ich nun am Beispiel einer jungen Frau einen Prozess über die therapeutische Begleitung mit Pferden in einer Kleingruppe von 4 Personen:

> *Frau Y. spürt in sich permanente Leere, kann Gefühle jeglicher Art nicht einordnen, fühlt sich stets antriebslos und löst ihre innere Anspannung durch selbstverletzendes Verhalten.*
>
> *Sie kommt mit drei anderen Jugendlichen zur Tiergestützten Pädagogik/Therapie. Sie wirkt absolut zurückgezogen, spricht kaum ein Wort, zeigt sich der Gruppe gegenüber ängstlich und kann keinerlei Wünsche formulieren. Wenn sie sich äußert, tut sie dies mit monotoner Stimme, man hat das Gefühl, als sei sie gar nicht hier, als*

würde ihre Person bloß aus einer leeren Hülle des menschlichen Körpers bestehen.

Sie wählt als Bezugspferd ein eher reserviertes und höfliches Pferd, es handelt sich um eine 17-jährige Stute mittleren Stockmaßes. Dieses Tier zeichnet sich durch sein abwartendes, zurückhaltendes Verhalten aus, außerdem kann sich der Mensch blind verlassen, es meistert schwierige Situationen stets souverän und zuvorkommend. Hinzu kommt das wuschelige Aussehen – das dicke, rotbraune Fell und der buschige Haarschopf, der zum Kuscheln und Wärmen einlädt.

Ziel der folgenden Einheiten ist es, das Selbstvertrauen der Patientin zu fördern und die junge Frau zu aktiverem Verhalten zu animieren, sich selbst und ihren Körper anzunehmen.

In den ersten beiden Stunden ist die junge Frau mit der Fellpflege des Tieres beschäftigt und geht in dieser Tätigkeit auf. Ganz ruhig und entspannt streichelt und bürstet sie die Stute, beide genießen die Zeit sehr. Am Ende dieser Stunde betont Frau Y., schon lange nicht mehr so viel Ruhe, Vertrauen und Nähe zu einem anderen Wesen verspürt zu haben.

Auch das Führen des haarigen Co-Therapeuten gestaltet sich für die Patientin als sehr aufbauendes, stärkendes Erlebnis. Frau Y. richtet sich während dieser Übungen immer mehr auf, probiert sich aus, wagt sich sogar ans Laufen mit dem Pferd. Nach dieser Einheit springt sie sogar vor lauter Freude mehrmals in die Luft und lacht aus vollem Herzen.

Abschließend erzählt sie, dass sie durch diese Stunden am Hof nun vermehrt ihre innere Leere durch Freude ersetzen kann.

In den folgenden Einheiten gelingt das Führen des Pferdes immer versierter. Frau Y. lernt, ihre eigenen Grenzen durch nonverbale Kommunikation gegenüber dem großen Tier zu wahren, sich zu behaupten. Frau Y. blüht zusehends auf und freut sich über ihre Erfolge.

Sie spricht von Einheit zu Einheit mehr und erscheint klarer und sicherer in ihrem Auftreten. Nach 12 Einheiten mit dem Pferd äußert Frau Y. vermehrt ihre Gefühle, Bedürfnisse und Wünsche, traut sich mehr zu und hat sehr an Durchsetzungsvermögen und Selbstvertrauen gewonnen.

Nun die berührenden Worte eines an der TGP/T teilnehmenden Mädchens:

Mein Umgang mit Pferden

- *Annäherung mit Vorsicht und Respekt*
- *Kennenlernen durch Berührung, Pflege (leises beruhigendes Reden, dies bedeutet Beruhigung nicht nur fürs Tier, sondern vor allem für mich)*

- *Volle Konzentration auf das Pferd gerichtet, alle Gedanken und Probleme treten in den Hintergrund*
- *Entwicklung von Vertrauen*
- *Körperkontakt zum Pferd – Anlehnen an das Tier wird möglich, es bleibt ganz ruhig*
- ***Ich** kann mich ihm anvertrauen!*
- *Ruhe, Frieden, innere Gelassenheit – losgelöst sein von meinen Ängsten*
- ***„Glücksgefühl!"***

Doris Gilli
Zentrum für Lebensberatung und Tiergestützte Therapie/
Eggenburg/Niederösterreich

Fünf Kilogramm Hoffnung

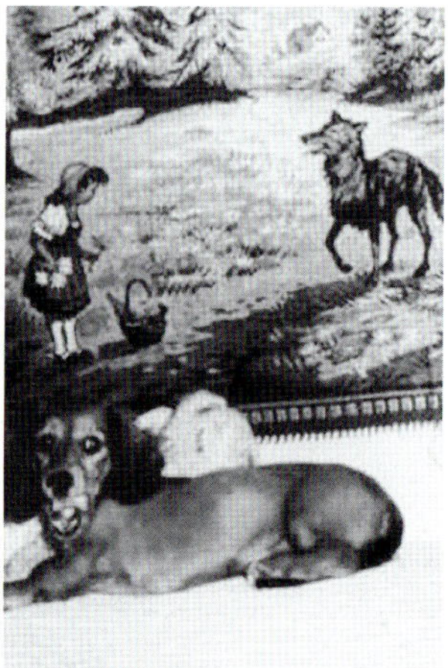

Abb. 70. Dackel

In meiner Kindheit gab es, soweit ich mich erinnern kann, vor allem Einsamkeit. Keine Langeweile – ich hatte gelernt mich still zu beschäftigen.

Als ich begriff, dass mein sehnlichster Wunsch, nämlich eine Zwillingsschwester und ein älterer Bruder, nicht in Erfüllung gehen konnte, ja nicht einmal ein kleineres Geschwisterchen unterwegs war, begann ich meine Eltern um einen Hund anzubetteln. In meiner Vorstellung war er so wie Maxi, das Pudeltier aus meinem Kinderbuch.

Mit fünfeinhalb Jahren kam ich in die Schule, weil ich im Kindergarten schon so lästig war. Allerdings waren Still-Sitzen und Aufmerksamkeit nicht so richtig meine Sache, sodass die Lehrerin vor

Weihnachten meinte, es wäre doch besser, mir noch etwas Zeit zu geben.

Sie hatte nicht mit dem Ehrgeiz meiner Eltern gerechnet.

Ich bekam ein Angebot, das ich nicht ablehnen konnte: Lauter Einser zum Jahresende gegen einen Hund.

Ich nahm alle Energie und Entschlossenheit meiner inzwischen sechs Jahre zusammen und hatte mir zum Jahresende meinen Hund verdient.

Wie ich viele Jahre später bei einem Klassentreffen von meiner Lehrerin erfuhr, hatten meine Eltern noch den verzweifelten Versuch unternommen, sie zu wenigstens einem Zweier zu überreden. Ich denke heute noch mit einem dankbaren Lächeln an sie, da sie sich weigerte, mich um meinen verdienten Lohn zu bringen.

Es hat wohl niemand daran geglaubt, wie stark die Sehnsucht nach einem Lebewesen, einem Kumpel, jemandem, der immer für einen da ist, sein kann.

Bald darauf statteten wir meinem Onkel einen Besuch ab und zu meiner großen Begeisterung gab es eine ganze Kiste voller Dackelbabys.

Ich war im siebenten Himmel. So winzig und hilflos, kaum die Augen offen, krabbelten sie herum, streng von der Dackelmutter bewacht.

Ich saß lange Zeit und schaute einfach nur zu, als plötzlich einer der Winzlinge auf mich zuwackelte, mich beschnüffelte und mir die Hand abschleckte.

Mein Dackelmädchen.

Sie hatte sich für mich entschieden (ich bin sicher, dass es so läuft und nicht umgekehrt) und das war der Beginn einer Zeit, in der meine Einsamkeit sich in Zweisamkeit verwandelte, die sechzehn Jahre anhielt.

Auch wenn es, vor allem in der Pubertät, immer wieder Krisen gab und ich aus Gründen, die hier keinen Platz haben, eine Posttraumatische Belastungsstörung entwickelte mit zeitweise schweren depressiven Episoden, so wusste ich doch immer, dass jemand für mich da war, der nicht nur auf mich angewiesen, sondern für den ich das Wichtigste auf der Welt war.

Als ich sie nach sechzehn Jahren verlor, glaubte ich, nicht mehr weiterleben zu können. Ich funktionierte zwar, aber es gab mich nicht.

Da passierte mir das zweite Wunder.

Ein Freund bat mich mit ins Tierheim zu fahren, weil er einen Hund aussuchen wollte.

Als wir wieder, mit seinem Hund, gehen wollten, lief mir aus dem Zwinger ein völlig abgemagertes verwahrlostes Hundekind nach und setzte sich erwartungsvoll zu meinen Füßen ...

Der Rest ist wohl klar.

Ich habe daraus gelernt, dass zwar mein Dackel nie zu ersetzen sein wird, aber dass ein Mensch, der die bedingungslose Liebe eines Hundes erleben durfte, begriffen hat, dass die Erfahrung dieser Liebe immer erhalten bleibt, weitergegeben werden kann und etwas ist, das einem niemand mehr nehmen kann.

M. S.

Alle meine Tiere

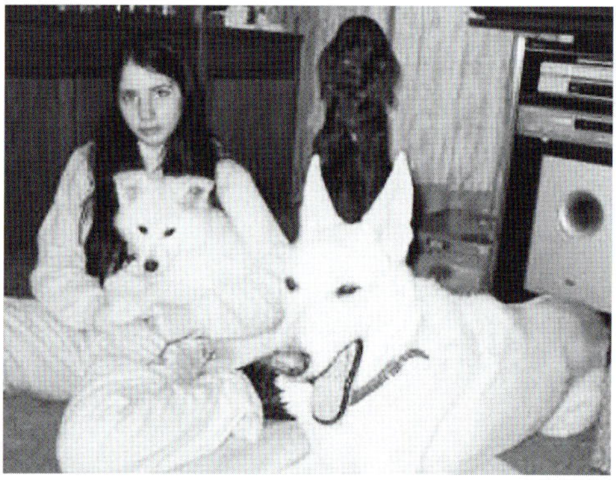

Abb. 71. Alle meine Tiere 1

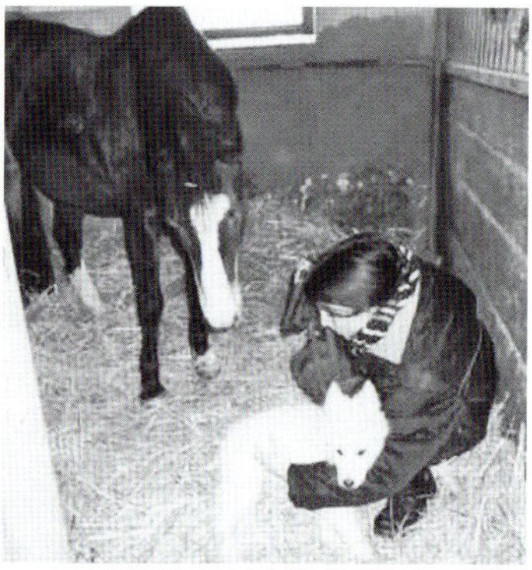

Abb. 72. Alle meine Tiere 2

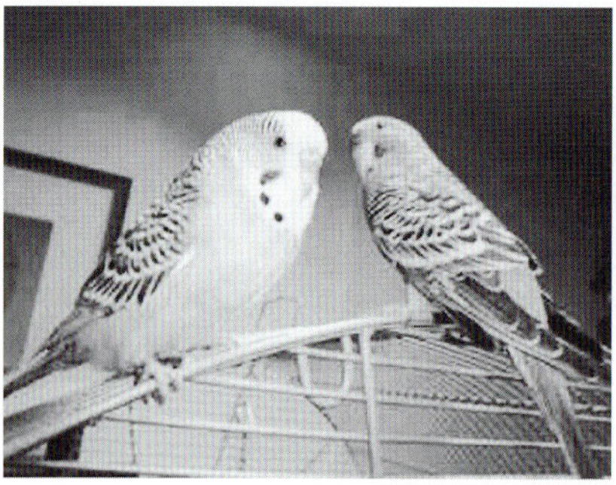

Abb. 73. Alle meine Tiere 3

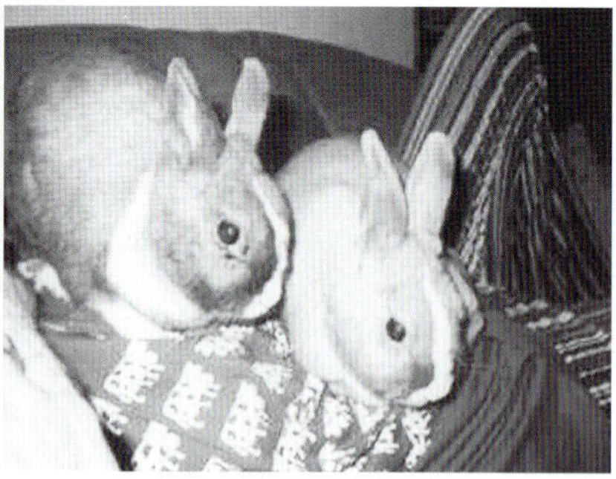

Abb. 74. Alle meine Tiere 4

Ehrlich gesagt glaube ich nicht, dass es möglich ist, die Verbindung, die sich zwischen dem „eigenen" Tier und einem selbst aufbaut, in Worte zu fassen, sodass es jemand verstehen kann, der diese wunderbarste aller Freundschaften nie kennengelernt hat. Allein die Beschreibung erscheint schon lückenhaft, unvollständig, nicht einmal annähernd gut genug. Meine Tiere – das sind meine Hunde, meine Pferde, das waren meine Kaninchen, zwei von ihnen bei uns geboren und dadurch ihr ganzes Leben lang in meiner Nähe, Meerschweinchen, Schildkröten und Vögel, eine Raupe, die sich nach einem langen Winter zu einem Nachtfalter entpuppt hat, Schnecken, die man jeden Morgen wieder einsammeln musste, weil sie nicht in ihrem Glas bleiben wollten, Hausfliegen, die zutraulicher waren als man es von Fliegen erwartet hätte, usw. – sind gleichzeitig meine Freunde, meine Kinder, meine Lehrmeister und Vertrauten. Da es, wie schon gesagt, nicht möglich ist, alles zu beschreiben, werde ich es bei Auszügen belassen.

Lehrmeister: Alles, was lebt, spiegelt unser Handeln wider. Eine Pflanze, die man nicht gießt, vertrocknet und ein Hund, den man täglich bürstet, wird ein schönes Fell haben. Nirgends zeigt sich das aber so unverfälscht wie im Verhalten unserer Tiere. Sie zeigen, was sie wollen, ohne es zu verlangen, reagieren ohne Lüge auf gute und schlechte Behandlung und sie geben uns selbst eine hohe Messlatte an Toleranz und Gutmütigkeit vor.

Mein Pony ist klein, auch als ich ein Kind war, war sie schon klein – für ein Pferd. Trotzdem darf man nicht vergessen, dass sogar sie in etwa dreihundert Kilo wiegt und stark genug ist, erwachsene Menschen stundenlang durch die Gegend zu tragen. Da steht also ein Wesen – und bei großen Pferden, die knapp eine Tonne wiegen, oder zwei Meter hoch sind oder durchtrainierte Athleten, ist das nicht anders –, hundertmal stärker als jeder Erwachsener, geschweige denn ein Kind, und ist so sanft, so gutmütig, so sensibel und aufmerksam, dass auch das kleinste Kind alleine mit ihm in einer Box stehen kann, die meisten sie sogar herumführen und putzen können. Es liegt nicht in ihrem Wesen, ihre Stärke auszunutzen oder gar gemein zu sein – das können Tiere, glaube ich, allgemein nicht. Natürlich haben sie eigene Persönlichkeiten und sind dadurch anders zu handhaben, das ist einer der wichtigsten Punkte, die sie uns beibringen. Bei all ihrer Sanftmut und Bereitwilligkeit, zu tun was wir von ihnen wollen, müssen wir uns dennoch auf sie persönlich einstellen und auf diese Persönlichkeit eingehen. All diese „Menschlichkeiten" wie Lügen, Falschheit, Verstellung (selbst wenn sie nur aus der Angst entsteht, so nicht gemocht zu werden) gibt es hier nicht, nur ein „Wie Du mir, So ich Dir". Und meistens steigen wir Menschen dabei sogar noch um einiges besser aus, weil unsere Tierfreunde die wunderbare Eigenschaft haben, zu verzeihen. Wirklich zu verzeihen, nicht so, wie es die Menschen meinen zu tun und dabei nie vergessen. Auch Tiere, die wirklich schlecht behandelt worden sind, lernen mit der richtigen Behandlung zu vergeben und vergessen. Die meisten Menschen können das nicht. Meine Ponystute hat mir durch ihr Handeln gezeigt, wie sie behandelt werden möchte: sanft, geduldig und bestimmt. Sie hat mir geholfen, meinen Jähzorn zu zügeln, der sie wie alle anderen unvermutet, plötzlich und vernichtend getroffen hat. Doch statt mit Aggression zu reagieren, hat sie (stur) gewartet, bis ich mein Verhalten ändere und das mit entsprechender Kooperation belohnt. Wesen, die empfindsam genug sind, nur auf Gedanken und winzigste Gesten zu reagieren, brauchen keine Gewalt; sie brauchen Verständnis und jemanden, der sie ruhig und sicher führen kann (es ist natürlich möglich, seinem Pferd/Hund/Tier die „Chefposition" zu überlassen; die meisten Tiere behandeln ihre „Untergebenen" besonders freundlich und rücksichtsvoll, dafür ist es natürlich weitaus schwieriger, sie zu etwas zu bringen, was sie absolut nicht einsehen oder machen wollen, nachdem sie ja ihrer Meinung dann die letzte Entscheidungsinstanz und Sicherheitsgeber sind). Wir bekommen von unseren Freunden gezeigt, wie sie behandelt werden wollen, ohne dass sie uns gegenüber aggressiv werden (selbst wenn ein Pferd einmal zwickt, oder es – wie meistens – ohnehin nur andeutet, so ist das nicht einmal ein Bruchteil dessen, wie sie sich gegenseitig behandeln, wenn ihnen etwas nicht passt; die meisten kennen unsere Grenzen viel besser als wir selbst und lernen Selbstbeherrschung, einfach, weil sie viel nötiger ist, als wenn man nur mit „gleichrassigen" Wesen spielt. Als Kind fand ich ihre Unerschrockenheit und Tapferkeit zeitweise langweilig, weil wilde Pferde mir so viel spannender erschienen. Heute weiß ich, dass sie ein einzigartiges Pferd ist und bekomme das auch von allen Seiten zu hören. Ihr sind mehr schlimme Dinge passiert, als den meisten Tieren (oder Menschen), die ich kenne, und nie hat sie ihre Liebenswürdigkeit und ihren Lebenswillen verloren. Ich konnte entscheiden, ob ich reiterlich weiterkommen wollte mit einem gesünderen Pferd, also ohne sie, oder bei ihr bleiben. Ich bin froh, damals vor dieser Entscheidung gestanden zu haben, weil das eine Entscheidung war, die ich nie in meinem Leben bereuen werde und dementsprechend sogar ein bisschen stolz sein kann. Es gibt nichts Schöneres als zu wissen, dass es ihr jetzt wirklich gut geht.

Meine Hündin ist zu mir gekommen, als ich vierzehn war. Das arme Tier hat also die volle Pubertät abbekommen, mit allen ihren Höhen und Tiefen. Aber das ändert nichts an ihrer ungebrochenen, unendlichen Liebe zu mir. Diese Liebe spricht aus ihrem Blick, ihrem Verhalten, aus einfach allem. Es ist diese grenzenlose Art zu lieben, ohne etwas zu Erwarten oder zu Verurteilen, ohne jemals damit aufzuhören. So wie kleine Kinder ihre Eltern lieben – ohne sie jemals infrage zu stellen, nur dass Kinder von ihren Eltern (das ist auch natürlich und gut so) fordern – das machen Tiere nicht.

Natürlich betteln sie, zeigen, wenn sie raus wollen, ihnen langweilig ist. Aber niemals käme es ihnen in den Sinn, uns weniger zu lieben, wenn wir ihre Wünsche nicht erfüllen. Und wenn er am verhungern ist, wird ein Hund bei seinem obdachlosen Besitzer bleiben, mit ihm frieren und wenn nötig sogar sterben. Gibt es so was irgendwo anders auf der Welt? Ich glaube nicht. Aber dieses Gefühl beruht auf Gegenseitigkeit. Das ist so einer der Punkte, den die meisten nicht verstehen werden, sogar wenn sie selbst Tiere haben. Mein Hund ist für mich wie mein Kind (ich habe selbst noch keine Kinder und glaube trotzdem, es beurteilen zu können). Wenn ich nur an sie denke, wird mir warm ums Herz, wenn sie weg ist, vermisse ich sie und wenn es auch erst ein paar Stunden waren, geschweige denn Tage. Wenn sie bei mir ist, schlafe ich besser. Wenn es mir durch den Kopf geht, dass ihr jemand wehtun könnte, so gibt es keine Art, denjenigen zu quälen und töten, an die ich dabei nicht auch gedacht hätte – und keine Frage, genauso würde ich auch wirklich handeln, ohne Kompromisse. Sie ist der Grund zu leben, wenn es keinen anderen mehr gibt, weil ich genau weiß, dass sie mich braucht und unendlich traurig wäre, wenn ich wegginge. Und allein das Wissen um diese Traurigkeit bringt mich selbst fast zum Weinen, weil wir beide so eng miteinander verbunden sind. So unstet die Welt sein mag, vor allem, was zwischenmenschliche Beziehungen und Gefühle, Forderungen und Erwartungen angeht – ich weiß genau, dass ihre Liebe sich niemals ändern wird und auch nie von meinen Leistungen, meinem Aussehen, meinem Verhalten abhängig ist. Unendliche Liebe – und dadurch unendliches Vertrauen. Sie liegt auch jetzt neben mir, und obwohl ihr sicher langweilig ist, findet sie es immer noch besser, so bei mir zu sein als viel Action zu haben woanders, ohne mich. Ihre Glückseligkeit, ihr Glaube daran, dass alles gut ist und zu unser aller Wohl geschieht, zieht einen mit, lässt einen hoffen, wo alle anderen nur noch zweifeln. Wir lernen, Verantwortung zu übernehmen, unsere Zuneigung treibt uns dazu zu wollen, dass es unseren „Babys" gut geht. Deshalb verzichten wir auf andere Dinge – im Sommer mit Freunden ins Schwimmbad zu fahren, wenn die Hunde zu lange allein bleiben müssten, in der Früh lang zu schlafen, wenn der Hund raus muss –, wir investieren Zeit, Geld und vieles mehr. Echte Verantwortung, die nicht aufhört, wenn man aus dem Büro geht. Es lohnt sich.

Unsere Tiere begleiten uns, wenn wir es so wollen, ihr ganzes Leben lang und nicht ein einziges Mal werden sie uns anlügen, verraten oder enttäuschen. Es gibt für jeden Hoffnung, oder einen Grund zu leben – und wenn man den nicht bei Menschen findet, dann ganz sicher bei Tieren.

Sonja K. Sutor

Orpheus

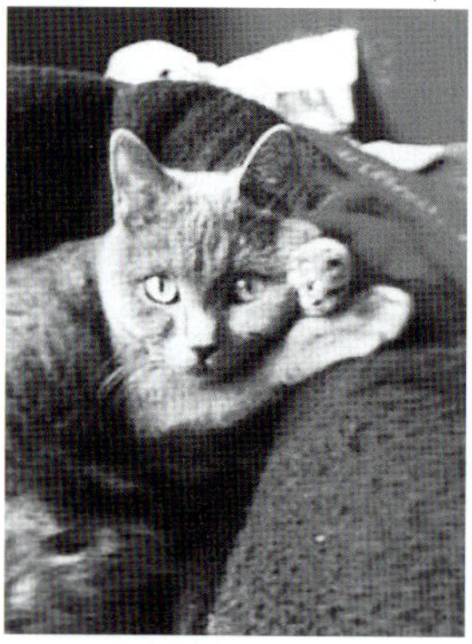

Abb. 75. Orpheus

Zu Beginn muss ich erzählen, dass ich eigentlich fast meine ganze Kindheit und Jugend mit Tieren – meist einem ganzen Zoo – aufgewachsen bin.

Es war für mich selbstverständlich, dass sie zu uns gehören und für uns da sind, so wie wir für sie.

Wir hatten Schildkröten, Meerschweinchen, Hasen, Wellensittiche, Hunde und ein Pony.

Unsere Hasen – zwei „Männchen" – bekamen Junge. Wir durften die Geburt miterleben, die beiden Kleinen großziehen und sie begleiteten uns noch, als wir erwachsen wurden und auszogen.

Ich könnte über alle unsere Tiere viele Seiten schreiben, aber eigentlich geht es um meinen Kater Orpheus:

Als ich bereits alleine wohnte und mich nach einer Trennung im Stich gelassen fühlte, wurde der schon lange gehegte Wunsch nach einem Haustier wieder aktuell.

Einerseits wollte ich mir selbst beweisen, dass ich Verantwortung für jemand anderen übernehmen kann, andererseits vergisst man die Innigkeit einer Tier-Mensch-Beziehung nie. Es ist mit nichts zu vergleichen und gibt kaum so bedingungslose Liebe wie bei einem Tier, die tröstet und aufbaut.

Orpheus hat mir beigebracht, dass man sich auf ein Tier einstellen und es kennenlernen muss. Es war etwas ungewöhnlich, sich von Hunden auf eine Katze umzustellen. Es war nicht ganz einfach, mit dem Katzencharakter zurechtzukommen, aber Orpheus ist ein nicht wegzudenkender Teil meines Lebens, auch wenn wir nicht immer einer Meinung sind.

Ich denke, man kann zwar ohne Tiere leben, aber es ist eine große Bereicherung, die ich nicht mehr vermissen möchte.

... und plötzlich war er da – der Mops!

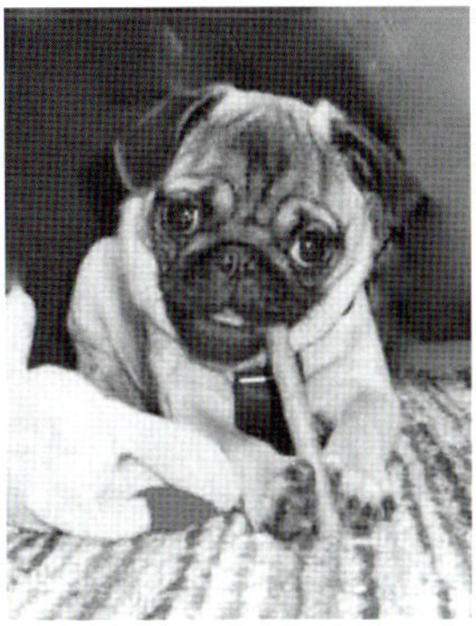

Abb. 76. Mops

Eigentlich bin ich kein Hundemensch, sondern ein Katzenmensch und eigentlich war es auch nicht der richtige Zeitpunkt, wenn es den richtigen Zeitpunkt überhaupt gibt.

Und eigentlich passte es gerade gar nicht – aber plötzlich war er da, der Mops, er stand auf der Türmatte und tat das, was diese Tiere am besten können – er war außer sich vor Freude und grunzte. Die Freude meinerseits hielt sich in engen Grenzen bzw. war nicht vorhanden – im Gegenteil, ich war perplex und stand praktisch unter Schock. So wie ich mich fühlte, sahen auch meine zwei Katzen aus der Wäsche, im wahrsten Sinn des Wortes.

Dieser Mops sollte tatsächlich jetzt bei uns einziehen? Das kommt uns aber gerade sehr ungelegen! Aber so war es und nach anfänglichen Startproblemen hatte sich der Mops bald in unseren Alltag integriert. Und das Leben ging weiter – fast wie bisher. Aber natürlich hatte der Alltag an Raffinessen gewonnen. Wie zum Beispiel:

Sonntag 6 Uhr früh: Das stattliche Katerchen hat es sich quer über meinen Füßen bequem gemacht, die kleine bunte Katze schnurrt angenehm auf meinem Bauch – ich liege bewegungsunfähig, um die Stubentiger auf keinen Fall bei ihrem Schönheitsschlaf zu stören. Der Mops erscheint plötzlich vollkommen ausgehungert im Schlafgemach und springt wie selbstverständlich ins Bett, um mir seine nasse Nase an die Wange zu drücken und mich liebevoll anzuniesen. Ich verstehe natürlich sofort: Es ist Essenszeit! Glücklicherweise habe ich es Samstag abends rechtzeitig ins Bett geschafft, um nach der einen oder anderen Stunde Schlaf meiner Aufgabe als Futterknecht auch zu dieser unmenschlichen Uhrzeit pflichtgemäß nachgehen zu können. Als kleine Hilfestellung zeigen mir alle drei synchron, wo sich die Küche befindet und in welcher Lade das Essen aufbewahrt wird. Sie laufen immer in der gleichen Formation, der Leit-Mops voran, die Katzen links und rechts flankierend.

Nach erfolgter Raubtierfütterung fragt sich jetzt wohl jeder, wie diese Mops-Liebe entstanden ist – eine Kombination von Glupschaugen, niesen, schnarchen, grunzen, sabbern … und ganz viel plüschiger Liebe.

Ich kann zwar nicht gerade sagen, dass ich von einem Katzenmenschen zu einem Hundemenschen geworden bin – aber sicherlich zu einem Mopsmenschen.

Barbara T.

IV. Teil

Werkstätte

Übungen – Skills – Strategien – Ideen in Prävention und Therapie

Als Marsha L. Linehan das *Skills-Training* für Borderline-Patienten veröffentlichte, bezeichnete sie ihre Arbeit als *Werkstätte (Factory)* und lud alle ein, sich und ihre Ideen einzubringen, das Konzept zu erweitern und möglichst vielen Menschen zugänglich zu machen.

Viele ihrer *Skills* sind seither modifiziert worden, für andere Krankheitsbilder angepasst und erweitert.

So haben auch wir und unser Team daran gearbeitet ein möglichst breites Spektrum an Ideen zu sammeln und laden auch Sie als unsere Leser ein, alles zu verwenden, was Sie in Ihrer Arbeit oder im familiären Umfeld brauchen können, eigene Ideen einzubringen und die Sammlung zu vergrößern.

Es gibt kein perfektes Konzept für den Umgang mit Kindern und Jugendlichen mit emotionalen Problemen. Daher können wir nur daran arbeiten, gemeinsam die bestmöglichen Lösungen zu finden.

Emotionsregulation

Übungen für jüngere Kinder

Die Schildkröten-Übung hilft auf die eigenen Gefühle und die Gefühle anderer zu achten.

Wir brauchen:

Ein großes Papier mit der Abbildung einer Schildkröte, der Panzer ist in sechs nummerierte Felder unterteilt, in denen verschiedene Gefühle in Form von Zeichnungen oder Bildern abgebildet sind.

Gemeinsam mit den Kindern werden die Namen der Gefühle gefunden und den Feldern auf dem Schildkröten-Panzer zugeordnet.

Ein Kind würfelt und je nach dem, welches Gefühl *erwürfelt* wurde, wird es gebeten, eine kleine Geschichte aus seinem Leben dazu zu erzählen.

Danach wird darüber gesprochen: Kennst Du alle Gefühle auf der Schildkröte? Welche willst Du wieder haben? Welche nie mehr? Wie sind die Geschichten Deiner Freunde? Hast Du so etwas auch schon erlebt?

Gesichter malen – Sensibilisierung auf Gefühle

Wir brauchen Vorlagen, auf der die Symbole für Gefühle abgebildet sind und jeweils ein Oval als Gesichtsumriss.

Die Kinder haben Gelegenheit, die Gesichter den Gefühlen entsprechend zu gestalten und anschließend darüber zu reden.

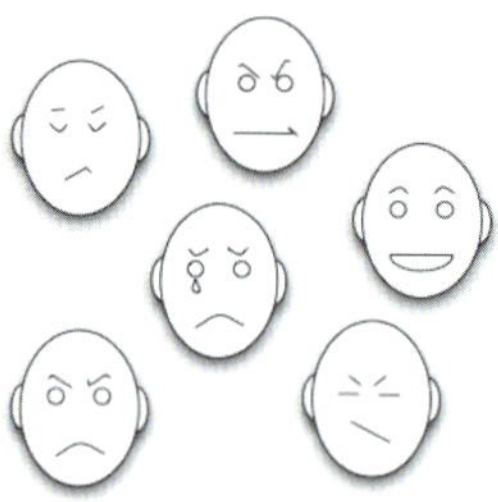

Abb. 77. [134]

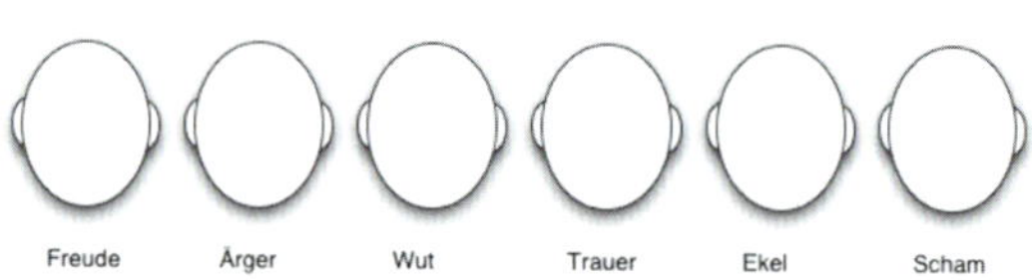

Abb. 78. Mimische Ausdrucksformen

134 Sendera A, Sendera M (2007) Skills-Training bei Borderline und Posttraumatischer Belastungsstörung. Springer: Wien

Beobachtung der Gefühle

(bereits für Schulkinder)

Jedes Kind bekommt vier Fotokarten (Gefühlskarten), auf denen die Gefühle *Freude, Trauer, Scham* und *Wut* dargestellt sind

Der Lehrer beschreibt unterschiedliche Situationen und die Kinder halten der Situation entsprechend die jeweilige Karte hoch.

Möglicherweise bemerken einige Kinder in der gleichen Situation unterschiedliche Gefühle. Das gibt eine gute Möglichkeit über unterschiedliche Wahrnehmungen zu sprechen und den Kindern zu erklären, dass es möglich ist, dass zwei Menschen in der gleichen Situation unterschiedliche Gefühle haben können.

Der Wunsch-Laden

(ältere Schulkinder)

Der Wunsch-Laden ist ein Geschäft, in dem man alles, was es sonst nicht im Geschäft gibt, ohne Geld kaufen kann – Fähigkeiten, Gefühle, Eigenschaften usw., muss aber als Bezahlung etwas hergeben, was man selbst gut kann oder hat.

Der Verkäufer versucht, soviel wie möglich zu erzielen und handelt mit dem Kunden.

So können die Kinder lernen, ihre positiven Eigenschaften und Fähigkeiten zu erkennen und auch anzupreisen und damit ihren Selbstwert zu stärken und Selbstbewusstsein aufzubauen.

Spiele gegen Wut

Erst STOPP – dann denken – dann handeln!

Wut-Ballon

Jedes Kind macht eine Phantasie-Ballonfahrt. Alles, was Ärger und Wut macht, ist auf die Ballastsäcke verteilt. Der Ballon verliert an Höhe. Jedes Kind wirft einen Ballast-Sack ab, den es absolut nicht haben will. Immer wenn der Ballon höher fliegen soll, wird wieder ein Sack abgeworfen.

Zum Schluss lassen alle ganz langsam Luft aus dem Ballon ab und landen sanft auf der Erde.

Freundlichkeits-Gasse

Die Kinder stehen in zwei Reihen gegenüber. Ein Kind beginnt, durch die Gasse zu laufen. Alle lächeln ihm zu. Wenn es vor einem Kind stehenbleibt, muss es etwas Nettes sagen oder das Kind freundlich berühren oder umarmen. Dieses muss dir in die Augen sehen und etwas wirklich Nettes sagen.

Gefühle malen

Bei großer Wut, für die man keine Worte findet, hilft es manchmal, Gefühle mit Farben zu malen und ihnen Namen zu geben. Später kann man versuchen positive Gefühle oder Dinge dazuzumalen und sehen, was sich verändert.

Das tiefe Loch

Ein Kind in der Gruppe lässt sich plötzlich fallen und ruft: Ich bin ins Loch gefallen! Die anderen rufen: Wer soll Dich holen?

Das Kind im Loch erfindet die Bedingungen: Der Lustigste, der, der am besten singen kann, der, der mich am besten tröstet ... Die Gruppe versucht, den Wunsch darzustellen und das Kind im Loch wählt den Gewinner, der es retten darf.

Wütende Tiere

Alle Kinder verwandeln sich in wilde Tiere und machen die Bewegungen, die Laute, zum Beispiel Brüllen, Trompeten, Jaulen oder Fauchen nach. Es darf getrampelt und gestampft, jedoch niemand angegriffen werden. Danach setzen sich alle in einen Kreis und halten eine Tier-Konferenz ab, in der Probleme besprochen und nach Lösungen gesucht wird.

Entspannungstechniken

Autogenes Training (AT)

> *Der Körper ist der Übersetzer der Seele ins Sichtbare.*
>
> Christian Morgenstern

Das autogene Training ist eine auf Autosuggestion basierende Technik. Es wurde von Johannes H. Schultz aus der Hypnose entwickelt. Heute ist das autogene Training eine weitverbreitete und anerkannte Psychotherapiemethode. Seit den sechziger Jahren beschäftigen sich Therapeuten zunehmend mehr mit dem AT für Kinder. Die gängige Meinung, dass AT ab dem achten Lebensjahr erlernbar ist, wird von einigen Kindertherapeuten nicht geteilt, die bereits mit Vier- bis Sechsjährigen eine abgewandelte Form des AT durchführen.

Manche Kindergärten und Schulen bieten AT an und bilden auch Lehrer entsprechend aus.

In der Praxis wird vorwiegend die Grundstufe angewendet.

Die Grundstufe besteht aus sechs Übungen:

- Schwereübung *(Arme und Beine sind ganz schwer)*
- Wärmeübung *(Arme und Beine sind ganz warm)*
- Atemübung *(Atmung ruhig und regelmäßig; es atmet mich)*
- Herzübung *(Herz/Puls ruhig und regelmäßig)*
- Sonnengeflechts-/Bauch-Übung *(Sonnengeflecht/Bauch strömend warm)*
- Stirnübung *(Stirne angenehm kühl)*

Jede Übung wird intensiv mit strecken, Fäuste ballen und gähnen zurückgenommen, außer vor dem Einschlafen, wo das Training direkt in einen erholsamen Schlaf übergehen kann. Es sollte jedoch mindestens eine Übung täglich mit Zurücknehmen erfolgen.

Die Übungen sollen in jedem Fall *autogen* bleiben, das heißt für jeden Übenden individuell und aus sich heraus, ohne Beeinflussung von außen.

Daher lehnen wir persönlich AT über diverse Tonträger ab, da die im AT geforderte Eigenständigkeit dadurch verloren geht.

Die Formeln werden mit dem Trainer erarbeitet und selbständig angewandt. Die Sonnengeflechts-Übung wird bei Kindern meist durch *Bauch* ersetzt.

Positive Befehle im Sinne der Autosuggestion können Einfluss auf Stress, Prüfungsangst, Gefühlsausbrüche nehmen: *Ich bleibe ruhig! Ich schaffe es!...*

Der **formelhafte Vorsatz** wird ebenfalls gemeinsam erarbeitet, der Trainer erklärt die Regeln und hilft bei der Formulierung.
Für alle Suggestionen, ob bewusst gesteuert oder unbewusst, gelten aber die gleichen **Richtlinien:**

Ein Vorsatz wirkt gut, wenn er

- positiv ist, dass heißt keine Verneinungen enthält
- zur persönlichen Situation passt
- in der Gegenwartsform gebildet ist
- nicht mit anderen zur gleichen Zeit verwendet wird
- über längere Zeit regelmäßig benutzt wird

- ein erreichbares realistisches Ziel enthält
- so kurz wie möglich ist
- eventuell in Reimform gehalten ist
- möglichst rhythmisch ist

  Das Unbewusste kennt keine Verneinungen. Etwas, das nicht da ist, zu benennen, ist eine abstrakte Leistung. Das Unterbewusstsein versteht wie ein Kleinkind nur direkte Aufforderungen und ignoriert die Verneinung. Auch Worte, die mit *un-* oder *ent-* beginnen, werden als Verneinung interpretiert.Leider wird dies in vielen Übersetzungen nicht berücksichtigt und aus *Relaxation* wird *Ent-Spannung*.

  Auch der Begriff *Angst* sollte vermieden werden. Begriffe wie Mut, Selbstsicherheit oder Selbstvertrauen sind sinnvoll.

  Die Formulierung in der Gegenwart ist üblich, allerdings können Ausnahmen gemacht werden. Bei sehr starken Schmerzen oder chronischen Krankheiten wäre eine Gegenwartsformulierung ein zu großer Widerspruch. Hier kann die Schmerz-Freiheit oder -Milderung als Zukunfts-Wunsch formuliert werden.

  Eine Möglichkeit, die Formulierung zu überprüfen, ist ein In-sich-Hineinhorchen, während man daran denkt und zu überprüfen, ob die Formulierung stimmig ist.

  Das bedeutet, dass man nicht immer und unter allen Umständen positiv denken kann, wenn es mit der Realität absolut nicht übereinstimmt. Eine Verstärkung muss zur persönlichen Geschichte und den individuellen Zielen passen. Es ist sinnvoll, immer nur ein Ziel anzusteuern und entsprechend zu formulieren.
  In der AT-Oberstufe, von Schultz psychoanalytisch konzipiert, gibt es, entsprechend der Verschiedenheit der Oberstufenmethoden, auch eine unterschiedliche Zahl von Übungen, die jedoch einer eigenen Form der Psychotherapie angehören und hier nicht angeführt werden.

Das autogene Training wird meistens in Gruppen-, seltener in Einzelsitzungen, unter Anleitung eines Arztes, Psychologen oder geschulten Pädagogen innerhalb von circa acht Wochen erlernt. Anfangs sollte man mindestens zweimal täglich üben.

Mögliche Haltungen:

- Droschkenkutscherhaltung
- Sitzhaltung

- Sitzhaltung mit Armlehnen und Kopfauflage
- Liegehaltung
- Schreibtischhaltung

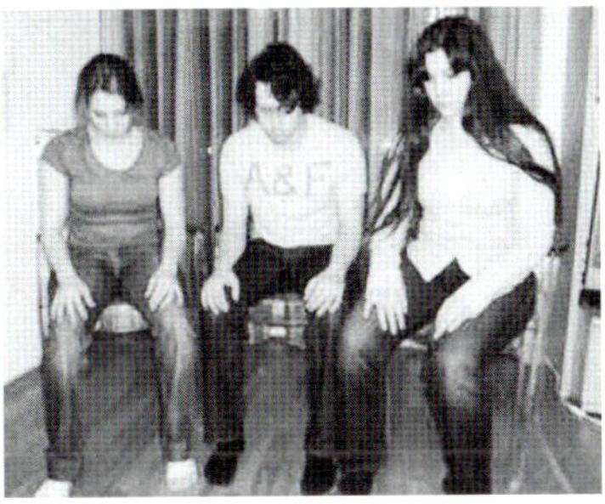

Abb. 79. Droschkenkutscher-Haltung

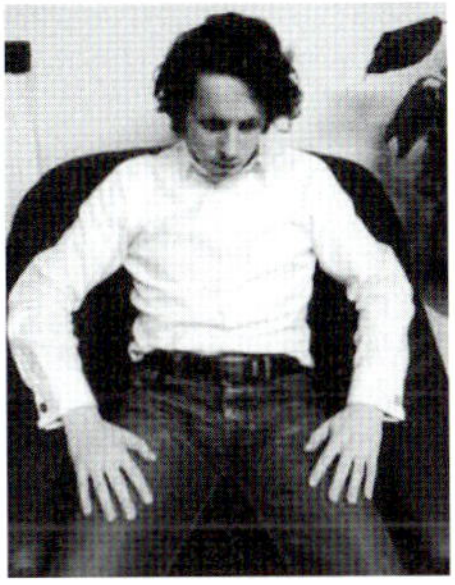

Abb. 80. Lehnstuhl-Haltung

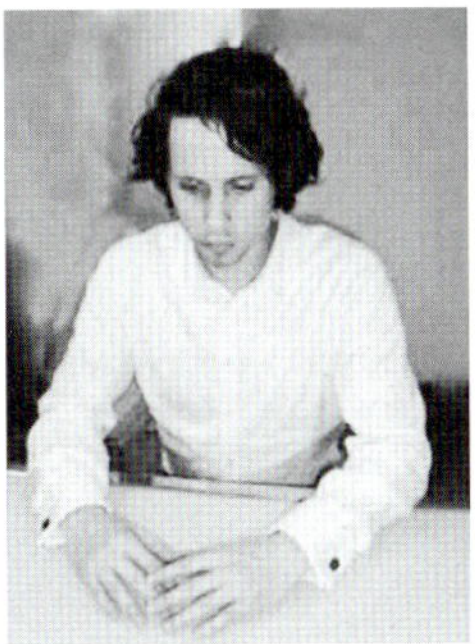

Abb. 81. Schreibtisch-Haltung

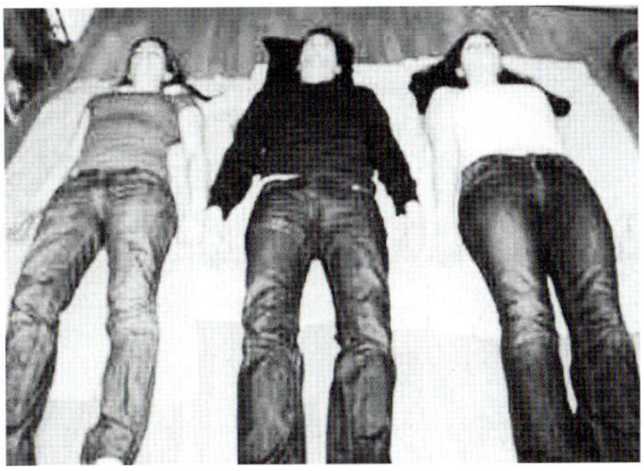

Abb. 82. Liege-Haltung

Ziele

Das Autogene Training kann sich positiv auf ihre Balance zwischen Anforderungen und Fähigkeiten auswirken. Das Kind lernt sich aus überfordernden Situationen zurückzuziehen und Stille, Geborgenheit und Zuwendung zu erhalten und zu teilen. Für Eltern, Pädagogen oder Therapeuten kann das Autogene Training wertvolle Zeit mit dem Kind sein.

Immer öfter übernehmen TV und Spiele-Konsolen die Kinderbetreuung. Der Inhalt mancher Filme oder Berichterstattungen ist oft ungeeignet und löst Stress und Angst aus.

Kinder sind ständig auf der Suche nach ihren eigenen Leistungsgrenzen, wobei auch Langeweile kurzfristig kein Problem darstellen sollte. Schwierig ist es jedoch für Kinder, wenn entweder Langeweile oder zu große Belastung ein Dauerzustand werden. Ein Wechsel zwischen Anspannung und Entspannung ist das Ziel. Kinder benötigen mehr Schlaf als Erwachsene und raschere Abwechslung von Ruhezeiten und Leistungszeiten.

Formeln und Bilder zu *Schwere* und *Wärme* sind bei Kindern auf den ganzen Körper bezogen. Die Kriterien für sichtbare Entspannung können sein: leicht nach außen gekippte Füße, geschlossene, leicht zitternde Augenlider, lockere Gesichtszüge oder knurrender Magen.

Voraussetzung für Autogenes Training mit Kindern ist, dass die Kinder die Entspannungssituationen angenehm erleben.

Das Einhalten von immer gleicher Umgebung und Einrichtung des Raumes wirkt Sicherheit gebend und beruhigend. Das Kind soll zur inneren Ruhe finden und frei sein von Gedanken und Sorgen wie schulischer Leistungsdruck oder Angst. Während der Entspannung kommt es zu Veränderungen im Körper, die vorerst zu einem Schwere- und Wärmegefühl führen. Je jünger ein Kind ist, desto kürzer soll die Übung sein.

Das autogene Training hat einen festen Platz in der Kinderpsychologie und Therapie. Die Möglichkeiten reichen von vordergründig organischen Erkrankungen wie etwa Bronchialasthma, Magen- oder Bauchschmerzen, Kopfschmerzen, Neurodermitis u.v.m., über psychosoziale Störungen, Ängste bis hin zu aggressiven Störungen. Mit Hilfe des AT können Kinder lernen besser mit ihren Affekten umzugehen und gelassener zu werden, Unruhe und Konzentrationsstörungen in den Griff zu bekommen und familiäre Spannungen besser zu bewältigen.

Bei gesunden Kindern stellt das AT eine Möglichkeit dar, Erfahrungen mit dem eigenen Körper zu machen und den Zusammenhang zwischen Körperempfindungen, Gedanken und Gefühlen zu begreifen. Die Kontrolle, die es über sich dabei erhält, stärkt das Selbstbewusstsein.
Das autogene Training ist nur dann wirksam, wenn die Bereitschaft des Kindes gegeben ist.

Kinder lernen über ganzheitliche Erfahrung. Deshalb muss Kindern das Autogene Training anders als Erwachsenen beigebracht werden.

Die Vermittlung beginnt mit der körperlichen Erfahrung von Anspannung und Entspannung. Die Kinder entdecken dann meist selbst die zugehörigen Empfindungen. Die Aufgabe des Trainers ist es, die kindliche Neugier anzuregen und zu erhalten.

Bei Kindern ist die Grenze zwischen Phantasie und Wirklichkeit verschwommen, und Vorstellungen können zu körperlichen Reaktionen führen (ideomotorischer Effekt).

Methode

Jüngere Kinder lernen spielerisch, die Übungen werden in Geschichten eingebaut, die zwar in der Phantasiewelt stattfinden, aber immer Bezug zum Alltag des Kindes haben. Die Altersdifferenz sollte nicht mehr als zwei Jahre betragen, die Gruppengröße mit zehn limitiert sein.

Dies trifft auf Jugendliche genauso zu, dass *Setting* kann meist dem der Erwachsenen angeglichen werden.

Meist erlernen Kinder das AT schneller als Erwachsene, da sie einen natürlicheren Zugang zu ihrem Körper und weniger gedankliche Blockierungen haben.

Kontraindikationen sind akute Psychosen, relative Kontraindikationen sind Minderbegabung und Kinder mit organischem Psychosyndrom nach Schädel-Hirn-Traumata oder entzündlichen Erkrankungen des Gehirns.

Man beginnt mit einfachen spannenden Phantasiegeschichten, in denen wie zufällig einzelne Grundideen- und Formulierungen des Autogenen Trainings auftauchen. Mit der Zeit entstehen Bilder, die Entspannung beinhalten.

Beim Vorlesen oder Erzählen ist auf die Betonung und die Stimmlage zu achten, da Betonung, Sprachrhythmus und Lautstärke bei den Kindern Anspannung und Entspannung erzeugen können.

Man bespricht die auftretenden Empfindungen und erklärt die Zusammenhänge. Der Trainer betont zunehmend die Begriffe *Schwere*, *Wärme* und *Atmung*. Die Vermittlung des Autogenen Trainings verläuft also bei Kindern genau umgekehrt wie bei Erwachsenen, von der ganzheitlichen Wahrnehmung zur formelhaften Struktur.

Bewegung ist für Kinder ungleich wichtiger, sodass man einige Bewegungsspiele einbauen sollte, die dann zur Ruhe führen. Dabei kann der Bewegungsdrang befriedigt, die Körperwahrnehmung verstärkt und körperliche An- und Entspannung selbst entdeckt werden.

Beliebte Bewegungsspiele sind das Nachahmen von Tier-Bewegungen oder Bewegung zu rhythmischer Musik.

Ein bei den Kindern sehr beliebter Einstieg ist das *Springen oder Eintauchen in Bilder* wie im Buch/Film *Mary Poppins,* wo man sich plötzlich in der Landschaft wiederfindet, die auf dem Bild zu sehen ist.

Bei der Körperhaltung sollte zunächst mit einer liegenden Haltung, auch Bauch- und Seitenlage, begonnen werden, da Schlaf und Entspannung für Kinder zusammengehören.

Später können auch zusätzliche Sitzhaltungen eingeübt werden, damit das Kind lernt, überall entspannen zu können.

Wenn die Kinder die Geschichten gut kennen und die Zusammenhänge verstanden haben, kann langsam begonnen werden, die Entspannungsübungen von den Geschichten zu trennen und diese unabhängig zu üben.

Progressive Muskelentspannung nach Jacobson (PMR)

Bei der progressiven Muskelentspannung wird durch willentliche und bewusste An- und Entspannung bestimmter Muskelgruppen ein Zustand tiefer Entspannung des ganzen Körpers erreicht. Dabei werden nacheinander die einzelnen Muskelpartien in einer bestimmten Reihenfolge zunächst angespannt, die Muskelspannung wird kurz gehalten, und anschließend wird die Spannung gelöst. Die Konzentration wird auf den Wechsel zwischen Anspannung und Entspannung gerichtet und auf die dabei auftretenden Empfindungen. Ziel ist eine Senkung der Muskelspannung und verbesserte Körperwahrnehmung. Durch die Entspannung der Muskulatur können auch andere vegetative Symptome reduziert, Muskelverspannungen gelockert und Schmerzzustände verringert werden.

Durch eine körperliche Entspannung (geringer Muskeltonus) soll ein psychischer Entspannungszustand (mentale Entspannung) hergestellt werden.

Als Entspannungs-Induktion vor Imaginationsübungen, eventuell auch vor dem Autogenen Training, kann dieses Verfahren verwendet werden.

Die Phasen der Übung:

- Einspüren: Wie fühlt sich die Muskelgruppe vor der Übung an?
- Anspannungsphase: Die Muskelgruppe wird angespannt. Diese Anspannungsphase dauert circa sieben Sekunden.
- Entspannungsphase: Die Anspannung wird zurückgenommen, die jeweiligen Muskeln locker gelassen. Die Entspannungsphase dauert ca. zwanzig Sekunden.
- Nachspüren: Die Aufmerksamkeit wird auf den Entspannungszustand gerichtet.

Methode

PMR wird für Kinder ab dem vierten Lebensjahr und Jugendliche gerne eingesetzt. Empfehlenswert sind Kleingruppen mit Kindern, die etwa gleich alt sind.

Die Stunde sollte immer gleich ablaufen und aus folgenden Teilen bestehen: Die Kinder werden auf die Entspannung eingestimmt, dann wird ihnen der Übungsteil vermittelt. Anschließend führen sie diesen selbst aus und besprechen danach, wie sie damit zurechtgekommen sind.

Für Kinder ist es wichtig, dass die Übungen nicht als *Lernsituation* im schulischen Sinn erlebt werden und auch zu Hause geübt wird.

Die Entspannung durch PMR wirkt ganzheitlich, auf den Körper, die Gefühle und die Gedanken bzw. die Konzentration. Das Kind lernt besser mit Stress und Ärger umzugehen und weiß, wie es sich selbst helfen kann. Dadurch wird auch sein Selbstbewusstsein gestärkt und der Organismus reagiert weniger stark auf belastende äußere Reize.

Imagination

> *Wer nach außen schaut, träumt. Wer nach innen schaut, erwacht.*
>
> C. G. Jung

Imaginationsverfahren, innere Phantasiebilder, Traumreisen oder Visualisierung sind wichtige Bestandteile vieler Psychotherapie-Verfahren.

Sie bieten die Chance mit unbewussten Anteilen leichter in Kontakt zu treten oder die Möglichkeit zur tiefen Entspannung und Erholung.

Phantasiereisen bringen uns in Kontakt mit inneren Bildern, ermöglichen neue Sichtweisen und fördern die seelische und geistige Entwicklung.

> *Du landest weich auf dem feinen, weißen Sand des Meeresbodens. Heute will Kapitän Nemo mit Dir eine Schatzkarte suchen. Du freust Dich darauf und bist gespannt, ob Ihr sie finden werdet. Er führt Dich sicher durch die Unterwasserwelt, in der es viele wunderbare Tiere und Pflanzen zu sehen gibt. Ein kleiner Schwarm von Fischen begleitet euch wieder bei Eurem Unterwasserausflug. Die Fische schwimmen ruhig und sicher neben Euch her . . .*[135]

Traumatisierte Menschen berichten oft, dass sie nur überleben konnten, weil sie positive Phantasiewelten und *innere Helfer* erfinden konnten.

Es gibt viele Erfahrungsberichte und Studien, die die Wirksamkeit bestätigen. Gelingt es, sich einen Ort vorzustellen, an dem man sich wohlfühlt, dann kann man in diesem Moment auch ein Gefühl von Sicherheit und Ge-

135 Petermann U (2001) Kapitän-Nemo-Geschichten: Geschichten gegen Angst und Stress. Freiburg: Herder

borgenheit spüren – das Gehirn verarbeitet die Erfahrung so, als ob die Situation real wäre.

In der Traumatherapie haben sich einige spezielle Imaginationen oder Übungen als besonders geeignet erwiesen, um die innere Spannung zu reduzieren, Gefühle zu regulieren, mehr Selbstfürsorge zu entwickeln sowie besser mit Intrusionen und *Flash-backs* umzugehen. Luise Reddemann war hier bahnbrechend und viele entsprechende Texte sind in ihrem Buch *Imagination als heilsame Kraft*[136] nachzulesen.

Unterschied:

Imagination: Spontane unbewusste Hervorbringung von Bildern	Visualisierung: aktives Nützen von positiven Bildern

Safe Place **– sicherer Ort – Wohlfühlort**

Der innere *sichere Ort* soll das Gefühl von absoluter Sicherheit und Geborgenheit vermitteln (nach Reddemann und Sachsse[137]). Früh traumatisierte und emotional vernachlässigte Kinder haben dieses Gefühl nie erlebt oder nur sehr ambivalent wahrnehmen können und können sich daher einen solchen ohne Hilfe des Therapeuten gar nicht vorstellen. Man kann sich seinen sicheren Ort frei wählen, am Ende der Übung sucht man sich einen *Anker (eine Körperstelle, eine kleine Geste ...)*, der als Verbindung bestehen bleibt und hilft, das nächste Mal rascher dort zu sein.

Die inneren Helfer

Die inneren Helfer sind Repräsentanten guter innerer Objekte.

In dieser Übung geht es darum, sich innere Helfer vorzustellen, die einem in allen Lebenslagen helfen und trösten oder Antworten auf wichtige Lebensfragen finden können.

Es können unterschiedliche Helfer sein, vielleicht eine weise alte Frau oder ein Heiler, Zauberer, liebevolle oder wilde Tiere und vieles mehr. Spirituelle

136 Reddemann L, Engl V, Lücke S (2003) Imagination als heilsame Kraft. Stuttgart: Klett-Cotta

137 Reddemann Luise, Sachsse Ulrich (1997) Die imaginative Psychotherapie des Traumas. Abstracts von Vorträgen der 47. Lindauer Psychotherapiewochen. – 2. Woche: 20. April bis 25. April 1997 „Das Trauma.“ Buchheim P, Cierpka M, Seifert T (Hrsg) München, Organisationsbüro der Lindauer Psychotherapiewochen, 14

Erfahrungen können wertvoll sein und Unterstützung geben. Reale Menschen aus dem Leben sind nicht sinnvoll, da jeder Mensch auch einmal enttäuschen oder verletzen kann und Helfer immer positiv sein sollen.

Der innere Garten – *The Garden Inside*

Der innere Garten soll ein Ort sein, an dem man sich, ähnlich dem sicheren Ort, zurück ziehen kann, ein Raum zum Ausruhen und Kraft sammeln. Innere Helfer können mitkommen und den Garten zum eigenen kleinen Paradies machen.

Die Baumübung

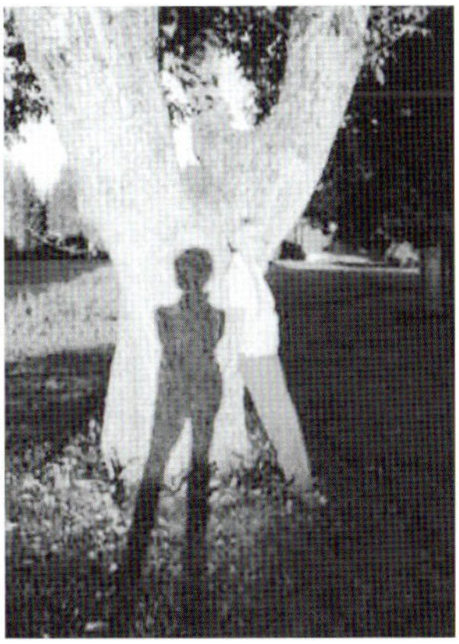

Abb. 83. Baum 1

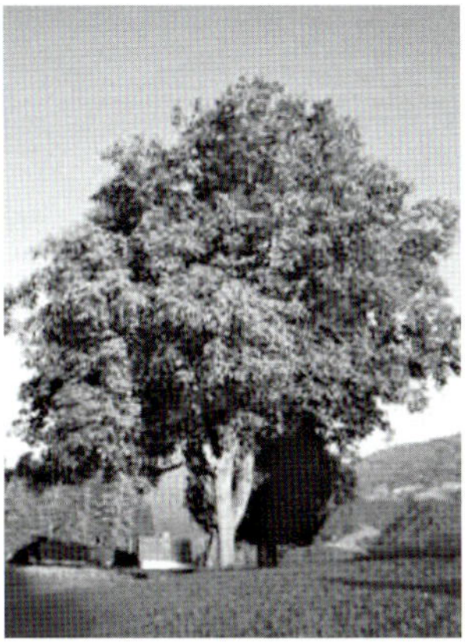

Abb. 84. Baum 2

Man stellt sich einen Baum vor, betrachtet ihn und nimmt Kontakt mit ihm auf. Man nimmt wahr, was der Baum zum Leben braucht, wie er von Erde und Sonne genährt wird. Man kann mit dem Baum eins werden und intensiv spüren, wie es ist, von Erde und Sonne genährt zu werden. Die Übung soll Halt und Stabilität vermitteln und ermöglichen, Energie und Kraft zu tanken.

Bäume als Symbol von Kraft und Beständigkeit findet man in fast allen naturverbundenen Religionen und Ritualen.

Lichtübung

Auch die Vorstellung von Licht und Farben kann positive Gefühle hervorrufen – Geborgenheit, Ruhe und Heilung. Es kann zur körperlichen Entspannung und Schmerzreduktion kommen, trösten und Energie geben.

Das Prinzip wird auch in der Farblichttherapie verwendet, oft kombiniert mit Aromatherapie.

Sich von innerem Gepäck distanzieren

Diese Übung zeigt, wie viele Lasten man im Alltag mit sich trägt und lässt die Erleichterung spüren, wenn man – auch nur vorübergehend – sich von den Lasten befreit und ausruht. Danach kann man entscheiden, welche Lasten man unbedingt wieder aufnehmen will und welche zurückbleiben können.

Der innere Beobachter

Diese Technik wird in vielen therapeutischen Verfahren verwendet, um die erforderliche Distanz zu Problemen oder Gefühlen herzustellen und wird bei Trauma-Expositionsübungen gerne verwendet.

Tresorübung

Diese Übung hilft, alte Trauma-Erinnerungen, Gedankenspiralen und Grübelinhalte sicher und fest wegzuschließen. Man stellt sich den Tresor vor – Material, Größe, Sicherheit, Verschlussmechanismus etc., man kann einen Schlüssel dazu haben, einen Code oder ein Passwort.

In diesem Tresor kann man alles einschließen, von dem man ganz sicher sein will, dass es nur herauskann, wenn man dazu bereit ist.

Die Schutzkugel

Durch bewusste Wahrnehmung des Raumes um den eigenen Körper herum, den man benötigt, um sich sicher zu fühlen, kann man ein Gefühl von Schutz und Geborgenheit entstehen lassen, das besonders bei als bedrohlich empfundenen Situationen mit anderen Menschen helfen kann.

Bildschirmübung

Wenn eine Gefühlsüberflutung droht, versucht man in dieser Übung sich den Ablauf des Ereignisses oder der Situation auf einem Bildschirm oder einer Kinoleinwand *anzusehen,* also selbst nur als *Beobachter* dabei zu sein und das belastende Ereignis aus der Distanz zu betrachten (vergleiche Schritt zurück – Skill/Skills-Training).

Der Notfallkoffer

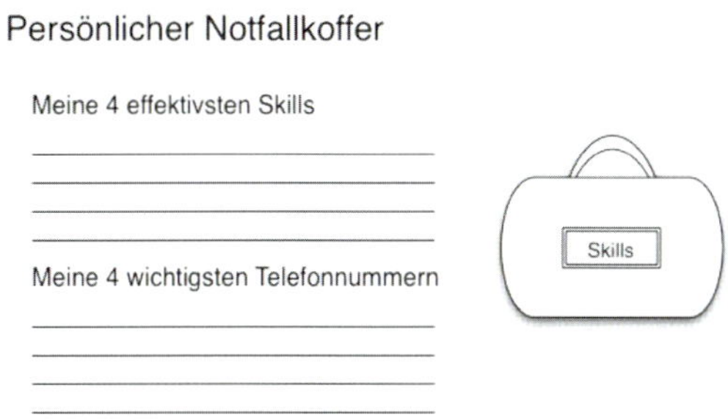

Abb. 85.

Imaginationsarbeit mit Krafttieren

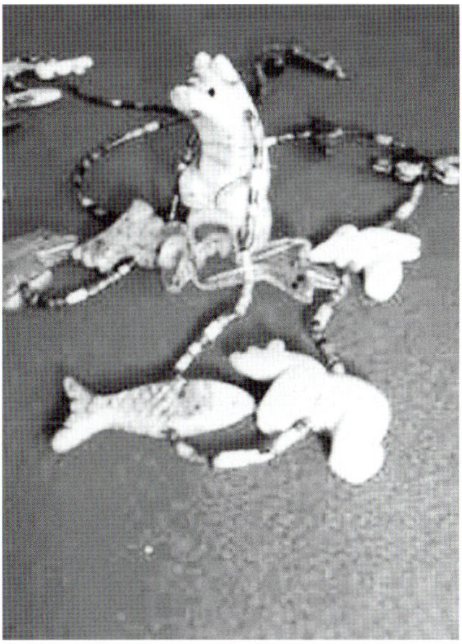

Abb. 86. Kette mit Krafttieren

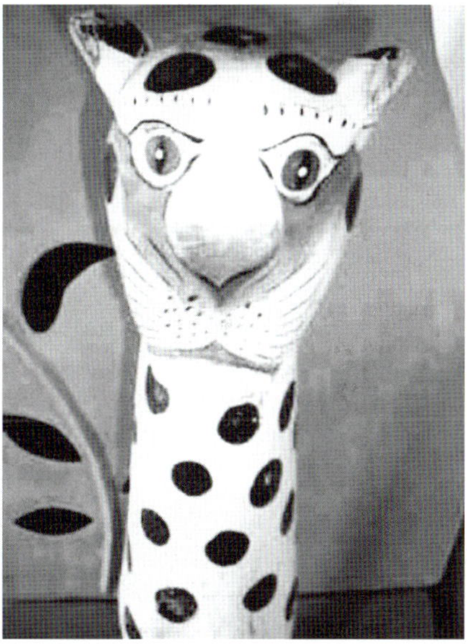

Abb. 87. Wächter

Die Grundlage des Schamanismus ist ein ganzheitliches, naturverbundenes Denken. Alles, was existiert, ist miteinander verbunden und in steter Wechselwirkung zueinander. Ist die Seele aus dem Gleichgewicht geraten, bildet dieses Ungleichgewicht den Boden für die entsprechenden Krankheiten. Das Gleichgewicht der Seele wird wiederhergestellt, indem der Schamane auf seinen Reisen die auslösenden Faktoren für dieses Ungleichgewicht findet. Der Schamanismus ist durchaus als alternative oder ganzheitliche Heilmethode zu verstehen, ersetzt jedoch keinesfalls Diagnostik und Schulmedizin.

Schamanen glauben, dass jedes menschliche Wesen einen oder mehrere *Hüter* hat, die es beschützen und stärken. Diese *Hüter* eines Menschen werden auch *Krafttiere* genannt.

Die Aufgabe eines Krafttieres besteht darin, *seinen* Menschen körperlich, seelisch, geistig und spirituell zu beschützen, indem es Führung und Unterstützung liefert. Hier besitzt das Krafttier die Rolle, die die christliche Religion dem *Schutzengel* zuspricht. Ein Krafttier mag direkte Informationen geben oder die innere Stimme bilden, die reine Intuition, mit deren Hilfe wir vieles durchschauen, Problemlösungen erkennen, Trost finden und unser wahres Selbst erkennen.

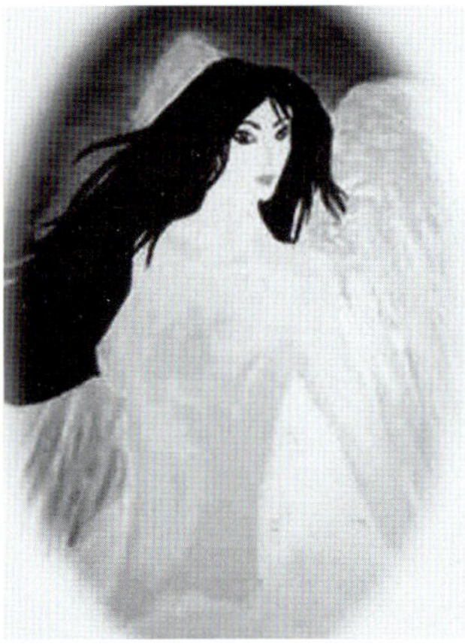

Abb. 88. Schutzengel

Jedes Tier, das erscheint, auch das unscheinbarste, kann zum Krafttier werden, zum geistigen Helfer. Zeigt sich in der Imagination ein Tier, bedeutet das, dass das Kind mit seiner inneren Energie in Kontakt getreten ist.

Im Schamanismus gibt es den Ausdruck **Seelenverlust** bei traumatisierten Menschen, nach Missbrauch, bei Verlust eines geliebten Menschen, aber auch bei Suchtverhalten.

Die Annahme dabei ist, dass traumatisierte Menschen einen Teil von sich abspalten müssen, um überleben zu können. Ein *Seelenteil* geht weg, um nicht das Unerträgliche zu erfahren. Den Körper zu verlassen ist oftmals der beste Weg um unser *Ich* zu schützen.

Diese uralte Weisheit klingt doch – wenn man darüber reflektiert – gar nicht anders als das Resultat unserer neurobiologischen Erkenntnisse der letzten Jahre. Da gerade Kinder und Jugendliche Rituale und Mystik ansprechen, finden wir den *Import* dieser Krafttiere in die Entspannungs- und Imaginationsreisen sinnvoll. Die dabei entdeckten Tiere können anfangs unterstützend auch als *äußere Helfer* in Form von Stofftieren oder Anhängern etc. mitgegeben werden.

Cave!
Bei schwer Traumatisierten können Imaginationen und Phantasiereisen kontraindiziert sein.
Psychosen stellen eine absolute Kontraindikation dar.

Die Reise beginnt mit einer tiefen Entspannung an einem ruhigen Ort, an dem sich das Kind wohlfühlt. In der Imagination kann das Kind die Umgebung aussuchen – Wald, Wiese, Berg, Ufer, Strand ..., alles genau besichtigen und warten, ob sich ein Tier zeigt. Der Trainer kann helfen oder einfach zuhören. Er leitet das Kind an, das Tier zu begrüßen und zu fragen, wer es ist und was es will. Das muss nicht beim ersten Mal passieren, es soll kein Leistungsdruck entstehen. Wenn das Kind Kontakt mit seinem Tier hatte, bedankt es sich und verabschiedet sich. Wenn dieses Tier öfter auftaucht, kann ein innerer Dialog entstehen, das Kind kann seine Sorgen und Ängste teilen und um Kraft bitten. Hat es das Tier für sich internalisiert, kann es in schwierigen Situationen oder abends beim Einschlafen selbst den Kontakt herstellen.

Kleinere Kinder möchten nach der Reise oft das Tier oder die Umgebung malen oder etwas dazu basteln und können so den Therapeuten direkt teilhaben lassen.

Wichtig ist, dass Eltern und Therapeuten die Innenwelt des Kindes respektieren und ernst nehmen.

Kinder haben noch einen ganz anderen natürlicheren Zugang zu Spiritualität und auch die entsprechenden Ressourcen. Erwachsene begleiten es – im Idealfall – indem sie ihnen Raum und Zeit geben, die sozialen Normen zu internalisieren und langsam in die Gesellschaft hinein zu wachsen.

Innere und äußere Realität sind bis zum circa sechsten Lebensjahr eine Einheit.

Imaginationsreisen sind also bis zu diesem Alter insofern schwierig, als das Kind noch keine Unterscheidung treffen kann.

Wings of Horses

I am glad I am alive
I know someday, I'll fly away
On the wings of horses
On the wings of horses
So free

I am young in this world

I wish I had a horse of my own
A wild horse that would never stray
On wings, we could fly home free
A wild horse that would always stay
A wild horse that would always stay
By me

I'm glad my wish will come true
I know that dreams never die
I'm glad that you, will believe too
On the wings of horses
On the wings of horses
So free

Peter Rowan

Achtsamkeit

Im Rahmen der Reformpädagogik und ganzheitlicher Konzepte in Schulen und Kindergärten finden auch immer mehr Methoden wie verschiedene Entspannungsverfahren und eben auch die Lehre der Achtsamkeit – aus dem *Zen* kommend – Interesse.

Achtsamkeit ist eine Haltung, die das ganze Leben begleitet und nicht nur in einer Übungsstunde oder in der Schule da ist.

Achtsamkeit bedeutet *aufmerksam – bewusst – wach – nicht wertend* im Hier und Jetzt durch das Leben zu gehen.

Da wir in unserem Buch *Borderline – die andere Art zu fühlen* ein ausführliches Kapitel der Achtsamkeit gewidmet haben, versuchen wir in diesem Buch den *Spagat,* einerseits unsere treuen Leser nicht zu verärgern und Dinge doppelt zu bringen, andererseits aber Neueinsteigern die wichtigste Information zu geben. Wir bitten daher alle Leser um Verständnis.

Marsha Linehan entwickelte ein Konzept der Achtsamkeit für Borderline-Patienten. Jon Kabat-Zinn setzte die Achtsamkeit primär für Schmerzpatienten ein und entwickelte dann ein Konzept zur Stress-Reduktion.

MBSR-Methode (Mindfullness Based Stress Reduction) nach Jon Kabat-Zinn

Der Mittelpunkt ist das intensive Training der Achtsamkeit – die Schärfung der Wahrnehmung für den eigenen Körper und bewusstes Atmen.

Der Atem ist immer präsent und ermöglicht es, sich jederzeit im Hier und Jetzt zu verankern.

Ziel ist zunächst Ruhe. Darauf folgend werden Geräusche, Gedanken, Gefühle und Körperempfindungen wahrgenommen. Diese werden weder analysiert noch bewertet, sondern betrachtet – wie sie entstehen, vorüberziehen und vergehen können.

Dies ermöglicht den Unterschied zu erkennen zwischen dem augenblicklichen Standpunkt und der Wunschvorstellung, die Realität richtig einzuschätzen und zu erkennen, wohin und wie sehr wir getrieben sind.

Stress wirkt sich auf Körper und Seele aus, die resultierenden Beschwerden und Erkrankungen sind zahlreich.

MBSR wird eingesetzt in der Behandlung von chronischen Schmerzerkrankungen, Depressionen (MBCT), Borderline-Störung, Abhängigkeitserkrankungen sowie Aufmerksamkeitsstörungen und chronischer Erschöpfung.

Es gibt heterogene Gruppen, das heißt, die Teilnehmer haben unterschiedliche Stress-Symptome, eventuell ist auch die Teilnahme an einer symptomspezifischen Gruppe sinnvoll.

Zielsetzung sowohl für Patienten als auch alle, die das Programm als Vorbeugung oder Verbesserung der Lebensqualität ansehen:

- Verminderung oder Vorbeugung psychischer oder somatischer stressbedingter Beschwerden
- Akzeptanz von Situationen, Beschwerden oder Erkrankungen, die im Moment nicht veränderbar sind
- Bessere Stress-Bewältigung und Selbstkontrolle
- Erkennen der jeweils situativ richtigen Distanz und Abgrenzung
- Bessere Wahrnehmung von Emotionen und Körperempfindungen
- Erlernen von individuell stimmigen Entspannungsmöglichkeiten

MBSR ist für Jugendliche geeignet und kann sehr wirkungsvoll eingesetzt werden.

Achtsamkeit und ZEN

Nach Thich Nhat Hanh gibt es zwei Arten, Geschirr zu spülen:

Man spült Geschirr, um sauberes Geschirr zu haben oder man spült Geschirr, um Geschirr zu spülen.[138]

Die Aussage des japanischen Zenmeisters Daisetz Teitaro Suzuki hilft, diese Überlieferung zu verstehen:

> *Die Methode des Zen besteht darin, in den Gegenstand selbst einzudringen und ihn sozusagen von innen zu sehen.*
>
> *Die Blume sehen heißt zur Blume werden, die Blume sein, als Blume blühen und sich an Sonne und Regen erfreuen.*
>
> *Wenn ich das tue, so spricht die Blume zu mir und ich kenne alle ihre Geheimnisse. Und nicht nur das – gleichzeitig mit meiner „Kenntnis" der Blume kenne ich alle Geheimnisse meines eigenen Ich, das mir bislang mein Leben lang ausgewichen war, weil ich*

138 Thich Nhat Hanh (2002) Das Wunder der Achtsamkeit. Berlin: Theseus-Verlag

mich in eine Dualität, in Wahrnehmenden und Wahrgenommenes, in den Gegenstand und Nicht-Gegenstand geteilt hatte – kein Wunder, dass es mir niemals gelang, mein Ich zu erfassen. Jetzt kenne ich jedoch mein Ich, indem ich die Blume kenne.

Das heißt, indem ich mich in der Blume verliere, kenne ich mein Ich ebenso wie die Blume.

Im Mittelpunkt des Zen steht die Überzeugung, dass man anderen Lebewesen nur dann helfen kann, wenn man sich selbst befreit hat.

Es gibt kein *falsch* und *richtig, gut* und *böse,* auch keine Gebote und Verbote, mit Ausnahme der Verpflichtung Leben zu schützen.

Achtsamkeit im Alltag

Im Grunde ist Achtsamkeit ein ziemlich einfaches Konzept. Seine Kraft liegt in der praktischen Umsetzung und Anwendung. Achtsamkeit beinhaltet auf eine bestimmte Art aufmerksam zu sein: bewusst im gegenwärtigen Augenblick und ohne zu beurteilen.

J. Kabat- Zinn

Ab etwa dem zehnten Lebensjahr entwickeln Kinder – mit der Entwicklung des Frontalhirns – die Fähigkeit zur Selbstwahrnehmung und -steuerung. Sie werden unabhängiger von der Meinung und Führung der Eltern und beginnen Verbote und Gebote zu hinterfragen.

Ab dieser Entwicklungsstufe kann Achtsamkeit helfen, die Kontrolle über Impulse, Gefühle, Gedanken und Verhalten zu bewahren, sich selbst zu beruhigen und entsprechend Selbstwert zu entwickeln.

Wie vermittle ich meinem Kind oder meinen Schülern die Philosophie der Achtsamkeit?

Einige Grundgedanken:

- Sag störenden Gedanken und unangenehmen Gefühlen ein energisches *Stopp!* Niemand kann Dich zwingen weiter zu grübeln.
- Genieße, was Dich im Moment zufrieden macht und lasse Ängste und Sorgen los. Suche etwas Schönes, das im Augenblick für Dich da ist – eine Pflanze, ein Tier, ein freundliches Wort … und schaue, höre, rieche, spüre …
- Im Zustand der Achtsamkeit fühlen wir uns mit allem in der Natur in Kontakt statt einsam.

- Bewertungsfrei zu denken und zu handeln bedeutet, den anderen und sich selbst so anzunehmen wie er bzw. man selbst ist. Man kann auch Situationen oder Erlebnisse erleben und erzählen, ohne sie als *gut* oder *schlecht* zu bewerten. Dafür braucht man Übung (siehe *Skills-Training*).
- Versuche in Gedanken einen Schritt zurück zu machen und eine Situation von außen zu betrachten, wie einen Film auf der Leinwand.
- Achtsamkeit und Eile sind nicht vereinbar.
- Viele Dinge gleichzeitig zu tun widerspricht der achtsamen Haltung.
- Nimm alltägliche kleine Freuden nicht als selbstverständlich, sondern dankbar an.
- Ein Achtsamkeitstagebuch kann helfen, sich bewusst zu machen, wie viel – oder wie wenig – Zeit notwendig ist, um Deinem Leben eine neue Qualität zu geben.

Übungen

Achtsamkeitstagebuch: Notiere täglich alle Dinge, die Dir besonders aufgefallen sind, versuche sie nicht zu bewerten, sondern einfach nur genau zu beschreiben. Vielleicht möchtest Du sie auch zeichnen oder einem anderen Menschen davon erzählen.

Atmung: Die Atmung spielt bei der Achtsamkeit eine große Rolle. Den Atem zu beobachten und zu steuern kann bereits eine eigene Übung darstellen, der viele weitere Atemübungen angeschlossen werden können.

- Die Grundübung stellt entspanntes Sitzen und Achten auf den Atem dar, zu Beginn drei bis fünf Minuten. Die Augen sind geschlossen, anschließend wird wie im AT kräftig zurückgenommen und Erfahrung ausgetauscht.
- Bauchatmung: *Achte auf den Atem wie er kommt und geht. Beobachte wie sich der Bauch beim Einatmen nach außen wölbt und beim Ausatmen nach innen geht. Beobachte den Rhythmus. Wenn Du willst, leg die Hand auf die Bauchdecke und spüre den Atem.* Diese Übung kann auch mit Imaginationsübungen verbunden werden.
- Atemzüge zählen
- Ein- und Ausatmung mit Zählen kombinieren
- Ein- und Ausatmung mit Schritten kombinieren

Körperübungen

Viele Übungen stammen von Yoga-Übungen, manche bevorzugen Qigong, dessen Ziel ein ruhiger gelassener Geisteszustand ist.

Qi bedeutet Lebensenergie, Gong Arbeit, beharrliches Üben.

- **Leichtes Lächeln**: Anfangs stößt diese Übung, vor allem bei Jugendlichen, auf Widerstand – Schamgefühle werden durch Kichern oder Stören verdrängt. Wenn es gelingt, die Kinder zu überzeugen, wie sich ein inneres Lächeln auf die Stimmung auswirkt, ist das eine wunderbare Übung. Im Qigong lernt man dieses Lächeln in sein Inneres, in die verschiedenen Organe, an schmerzende Stellen schicken.

  Setzt Euch entspannt hin, aufrecht, die Hände liegen auf den Oberschenkeln, die Stirne ist entspannt und fühlt sich glatt an. Schöne Gedanken oder Erinnerungen kommen und Ihr holt sie in den gegenwärtigen Augenblick. Ein leichtes Lächeln kommt wie von selbst und breitet sich in Euch aus. Es erzeugt ein Gefühl von Zufriedenheit und Freude. Ihr könnt es aufheben, und wenn Ihr aufwacht in den Tag mitnehmen.

- **Die Reise durch den Körper**

  Legt Euch flach mit dem Rücken auf den Boden und schließt die Augen. Atmet langsam und tief ein – und genauso lange aus. Nun spürt von unten beginnend in Euren Körper hinein: von den Zehen über den Bauchnabel bis zu den Augen. Versucht jeden Körperteil, alle Gelenke, Knochen und Organe auf der Reise durch den Körper einzeln wahrzunehmen.

- **Achtsamkeit im Alltag**

  Achtsamkeit ist überall möglich, beim Zähne putzen, frühstücken, duschen, auf dem Schulweg, in der Klasse, beim Unterricht und so weiter. Bei jeder Tätigkeit kann man darauf achten, sie konzentriert, ohne Ablenkung im Hier und Jetzt zu tun und wahrnehmen, wie sie sich anfühlt und was sie mit uns macht.

- **Übungen zum Munte-Werden (Qi-Stärkung):**

  Hände reiben: *Reibt die Hände, bis Ihr Wärme in den Handflächen spürt. Dann legt die Hände nebeneinander mit den Handflächen nach unten auf den Körper und zieht die eine nach oben, die andere nach unten, um die Energie auf dem Körper zu verteilen.*

  Gesicht waschen: *Mit den durch Reiben aufgewärmten Händen könnt Ihr das Gesicht mit Energie „waschen".*

  Ohren massieren: *Der Daumen ist auf der oberen Ohrmuschel, die Finger dahinter. Beginnt die obere Hälfte der Ohren zu massieren, geht die Ohrmuschel hinunter und streicht mit dem Daumen nach außen. Zum Schluss massiert die Ohrläppchen zwischen Daumen und Zeigefinger.*

Augenbrauen – kämmen: *Fahre mit leichtem Druck die Augenbrauen entlang von innen nach außen.*

Kamm-Übung: *Fahre mit allen zehn Fingern mit leichtem Druck von vorne nach hinten durch die Haare.*

Abklopfen: *Klopfe erst mit der rechten, dann mit der linken Hand Deinen Körper von oben nach unten ab. Beginne oberhalb des Brustbeins, wandere die Arme entlang, erst innen, dann außen, der untere Rücken wird leicht massiert, dann klopfe Hüften und Beine ab, außen nach unten und innen wieder zurück.*

Richtiges Stehen: *Hüftbreit, Füße parallel, spürt den Kontakt zum Boden auf der ganzen Fußsohle und nehmt die Oberfläche und Beschaffenheit der Unterlage wahr. Zieht das Kinn leicht nach hinten, das Becken wird leicht vorgekippt und die Knie werden leicht gebeugt. Die Hände hängen locker neben dem Körper.*

Konzentriert Euch wieder auf die Atmung, nehmt die Teile Eures Körpers wahr.

Nach dem Aufwachen reibt fest die Hände, streckt Euch und seid wieder wach und munter.

Energieball (Zentrierungsübung):

Stellt Euch vor, Ihr habt einen Ball in den Händen vor Euch und könnt ihn spüren. Versucht die Hände wandern zu lassen, den Abstand zu verändern, den Ball zu bewegen. Zum Schluss haltet Ihr den Ball vor den Bauch, lasst ihn los und legt die Hände auf mit der Handfläche nach unten, übereinander, Euren Unterbauch unterhalb des Nabels. Die Mädchen legen die rechte Hand, die Buben die linke nach unten.

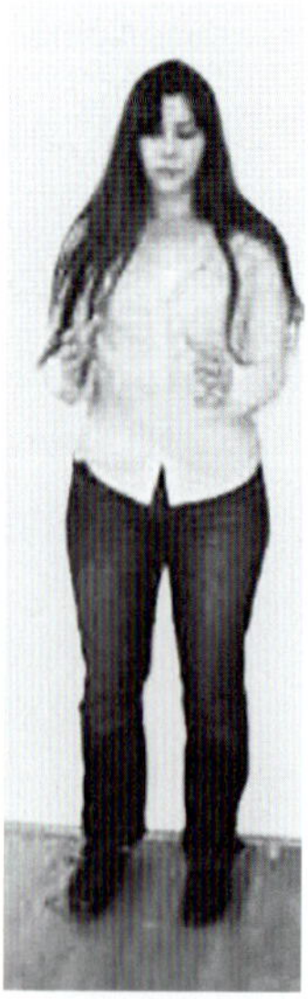

Abb. 89. Energieball

Sensorische Übungen

- **Rosinenübung:** Nimm Dir eine Rosine, betrachte sie zuerst, schau wie sie sich anfühlt, riecht, zerkaue sie langsam, um den Geschmack bewusst zu genießen.

  Das kannst Du auch mit allen möglichen anderen Lebensmitteln machen, auch solchen, die Dir nicht so gut schmecken. Versuche trotzdem alles wahrzunehmen, ohne zu bewerten.
- **Riechfläschchen:** Es gibt eine Reihe von Fläschchen mit unterschiedlichen Gerüchen. Zu Beginn übt man das Erkennen von Gerüchen, die Unterscheidung, dann erkennt man, wie die unterschiedlichen Gerüche wirken und ob und wie sie Befinden und Gefühle ändern können. Scharfe unangenehme Düfte werden im *Skills-Training* als *Stress-Toleranz-Skill* verwendet.
- **Hör-Memory:** Kleine Dosen mit unterschiedlichen Inhalten, von denen es, wie im Karten-Memory, jeweils zwei gibt, regen an, ganz genau zuzuhören und die gleichen Paare wieder zu erkennen und zuzuordnen.
- **Tast-Sack:** In einem Sack sind lauter kleine alltägliche Gegenstände. Ein Kind greift hinein und erfühlt einen Gegenstand, darf aber nicht sagen, welcher es ist. Es versucht ihn ganz genau zu beschreiben, solange bis ein anderes Kind errät, was es ist.

Kognitive Übungen

- Fließbandübung: *Stell Dir vor, Gedanken und Gefühle und Impulse laufen auf einem Fließband vorbei.*
  Du ordnest sie und packst sie in verschiedene Schachteln – eine für Gedanken, eine für Gefühle und eine für Impulse …
- Rückwärts-Zählen, Zählen in verschiedenen Schritten, Zählen von Gegenständen
- Kombination von Atmen und Schritte-Zählen

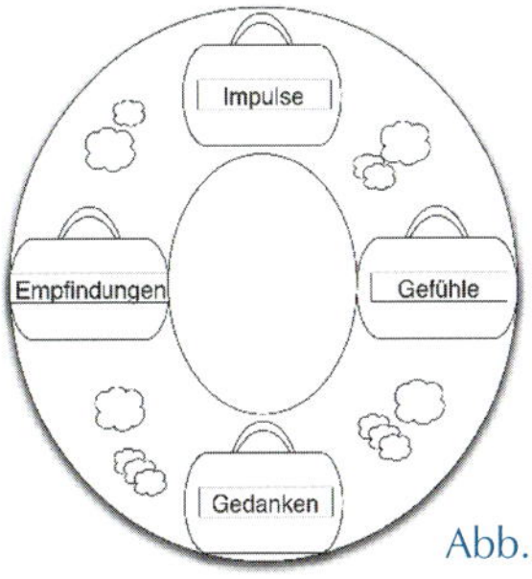

Abb. 90. Fließband

Jugendliche, die an fernöstlichen Kulturen und Philosophien interessiert sind, werden sicher auch Gefallen finden an den fünf Grundübungen der Achtsamkeit wie sie Thich Nhat Hanh formuliert.

- **Die erste Übung: Achtung vor dem Leben**

  Im Bewusstsein des Leidens, das durch die Zerstörung von Leben entsteht, bin ich entschlossen, Mitgefühl zu kultivieren und Wege zu erlernen, das Leben von Menschen, Tieren, Pflanzen und Mineralien zu schützen. Ich bin entschlossen, nicht zu töten, es nicht zuzulassen, dass andere töten und keine Form des Tötens zu unterstützen, weder in der Welt noch in meinem Denken oder in meiner Lebensweise.

- **Die zweite Übung: Großzügigkeit**

  Im Bewusstsein des Leidens, das durch Ausbeutung, soziale Ungerechtigkeit, Diebstahl und Unterdrückung entsteht, bin ich entschlossen, liebende Güte zu kultivieren und Wege zu erlernen, für das Wohlergehen von Menschen, Tieren, Pflanzen und Mineralien tätig zu sein. Ich will Großzügigkeit praktizieren, indem ich meine Zeit, Energie und materiellen Mittel mit denen teile, die sie wirklich brauchen. Ich bin entschlossen, nicht zu stehlen und nichts zu besitzen, was anderen zusteht. Ich will das Eigentum anderer achten, aber auch andere davon abhalten, sich an menschlichem Leiden oder dem Leiden anderer Lebensformen auf der Erde zu bereichern.

- **Die dritte Übung: Sexuelle Verantwortung**

  Im Bewusstsein des Leidens, das durch sexuelles Fehlverhalten entsteht, bin ich entschlossen, Verantwortungsgefühl zu kultivieren und Wege zu erlernen, die Sicherheit und Integrität von Individuen, Paaren, Familien und der Gesellschaft zu schützen. Ich bin entschlossen, keine sexuelle Beziehung einzugehen ohne Liebe und die Bereitschaft zu einer langfristigen und verpflichtenden Bindung. Um mein eigenes Glück und das der anderen zu bewahren, bin ich entschlossen, meine Bindungen und die anderer zu respektieren. Ich will alles tun, was in meiner Macht steht, um Kinder vor sexuellem Missbrauch zu schützen und um zu verhindern, dass Paare und Familien durch sexuelles Fehlverhalten auseinanderbrechen.

- **Die vierte Übung: Aufmerksames Zuhören und liebevolles Sprechen**

  Im Bewusstsein des Leidens, das durch unachtsame Rede und aus der Unfähigkeit, anderen zuzuhören, entsteht, bin ich entschlossen, liebevolles Sprechen und tiefes Zuhören zu kultivieren, um anderen Freude und Glück zu bereiten und ihr Leiden lindern zu helfen. Im

Wissen, dass Worte sowohl Glück als auch Leiden hervorrufen können, bin ich entschlossen, nichts Unwahres zu sagen und Worte zu gebrauchen, die Selbstvertrauen, Freude und Hoffnung fördern. Ich werde keine Nachrichten verbreiten, ohne ganz sicher zu sein, dass sie der Wahrheit entsprechen und werde nichts kritisieren, worüber ich nichts Genaues weiß. Ich will Äußerungen unterlassen, die Uneinigkeit oder Zwietracht verursachen können, oder die dazu führen können, dass Familien oder Gemeinschaften zerbrechen. Ich bin entschlossen, alle Anstrengungen zur Versöhnung und Lösung aller Konflikte, so klein sie auch sein mögen, zu unternehmen.

- **Die fünfte Übung: Achtsamer Umgang mit Konsumgütern**

Im Bewusstsein des Leidens, das durch unachtsamen Umgang mit Konsumgütern entsteht, bin ich entschlossen, auf körperliche und geistige Gesundheit zu achten – sowohl meine eigene, als auch die meiner Familie und Gesellschaft – indem ich achtsames Essen, Trinken und Konsumieren praktiziere. Ich will nur das zu mir nehmen, was den Frieden, das Wohlbefinden und die Freude in meinem Körper, meinem Bewusstsein und im kollektiven Körper und Bewusstsein meiner Familie und Gesellschaft erhält. Ich bin entschlossen, weder Alkohol noch andere Rauschmittel zu mir zu nehmen und keine Nahrungsmittel oder andere Dinge zu konsumieren, die Gifte enthalten, wie z. B. bestimmte Fernsehprogramme, Zeitschriften, Bücher, Filme und Gespräche. Ich bin mir bewusst, dass ich das Vertrauen meiner Vorfahren, meiner Eltern, meiner Gesellschaft und zukünftiger Generationen missbrauche, wenn ich meinen Körper oder mein Bewusstsein derart schädigenden Einflüssen aussetze. Ich werde daran arbeiten, Gewalt, Angst, Ärger und Verwirrung in mir selbst und in der Gesellschaft zu transformieren, indem ich angemessene körperliche und geistige Nahrung zu mir nehme. Ich weiß, dass eine bewusste Lebensweise entscheidend ist für meine eigene Veränderung und für die Veränderung der Gesellschaft.

Stress-Toleranz – *die Notbremse*

Wenn Emotionsregulation und Achtsamkeit noch nicht ausreichend trainiert sind, so heftige Gefühle oder schwierige Situationen auftauchen, dass sie im Moment nicht in den Griff zu bekommen sind, dann brauchen wir eine **Notbremse**.

Die Übungen, die Marsha Linehan in der DBT als Stress-Toleranz[139, 140] eingeführt hat, sind auch für Jugendliche sinnvoll und können für diese adaptiert und für Kinder verändert werden.

Stress-Toleranz-*Skills* sind da, um im Moment Überleben zu sichern. Sie sollen eine kurze Zeitspanne überbrücken, um zu ermöglichen, danach neue Gedanken zu fassen und nach neuen, anderen Wegen zu suchen.

Bevor *Skills* (Fertigkeiten), die für die Notbremse geübt wurden, eingesetzt werden, stellt man die Fragen:

Kann ich die Situation verändern? Kann ich das Problem jetzt lösen?

Falls die Antwort *nein* lautet, ist es der richtige Zeitpunkt, die Notbremse zu ziehen und *Stress-Toleranz-Skills* einzusetzen.

Bei der Suche nach rasch und intensiv wirksamen *Skills* werden alle fünf Sinne *(sensorische Ebene)* sowie der Körper (motorische Ebene, Atemübungen) eingesetzt.

Ziel: Im Hier und Jetzt bleiben und die Realität mit Hilfe der fünf Sinne überprüfen

Wir unterscheiden zwischen kurzfristig und langfristig wirksamen Möglichkeiten.

Kurzfristig wirksame Fertigkeiten:

Ablenkung durch aktives Gegensteuern wie zum Beispiel

- auspowern durch Sport und Tanz

139 Linehan M (1996) Trainingsmanual zur Dialektisch Behavioralen Therapie der Borderline- Persönlichkeitssrörung. München: CIP-Medien

140 Sendera A, Sendera M (2007) Skills-Training bei Borderline- und Posttraumatischer Belastungsstörung. Wien, New York: Springer

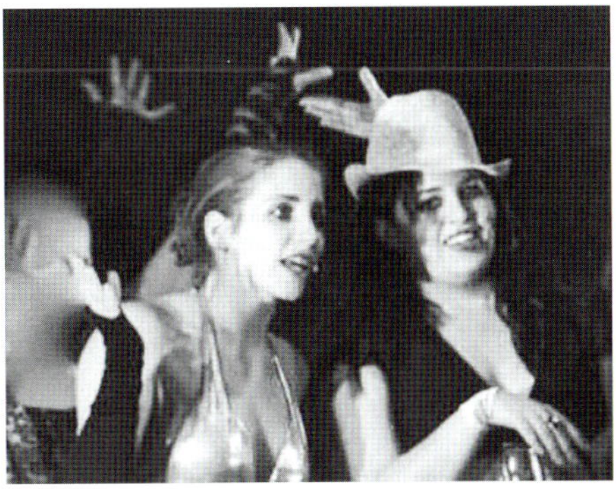

Abb. 91. Tanz 1

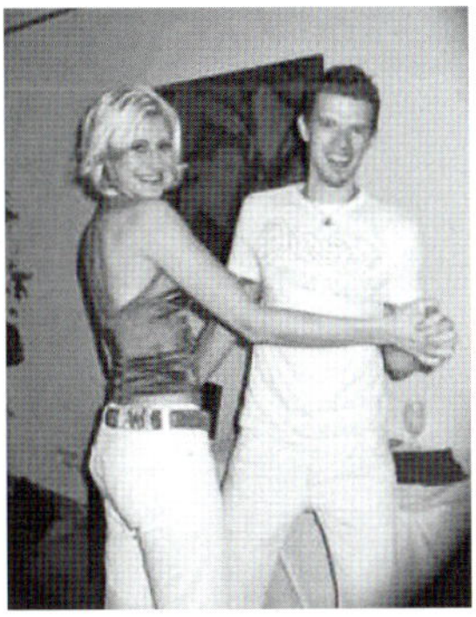

Abb. 92. Tanz 2

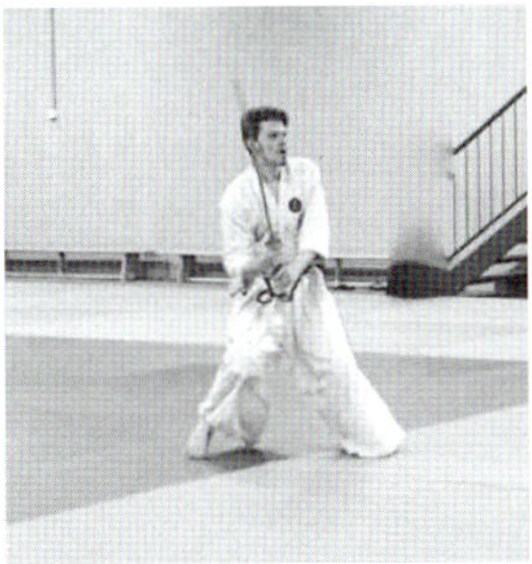

Abb. 93. Schwertkampf

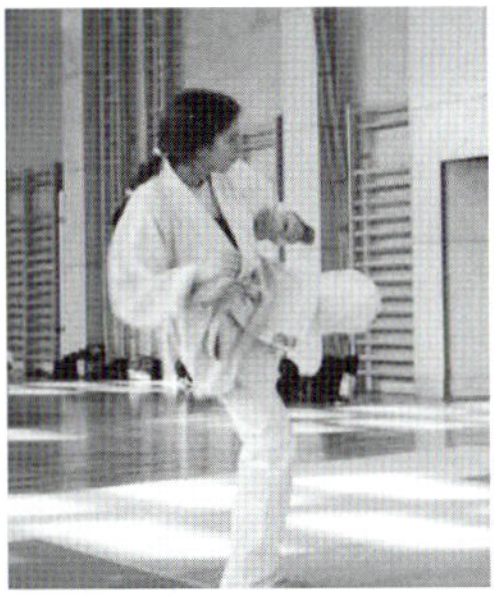

Abb. 94. Jiu- Jitsu

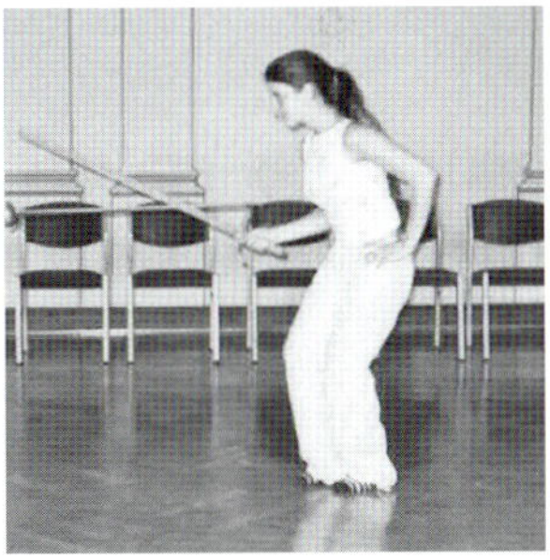

Abb. 95. Fechten

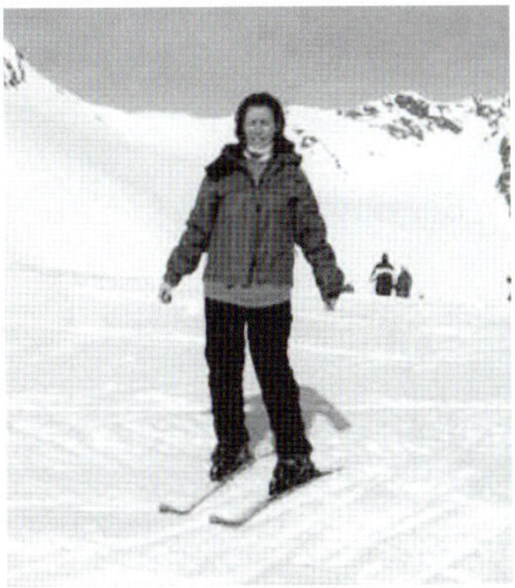

Abb. 96. Schi fahren

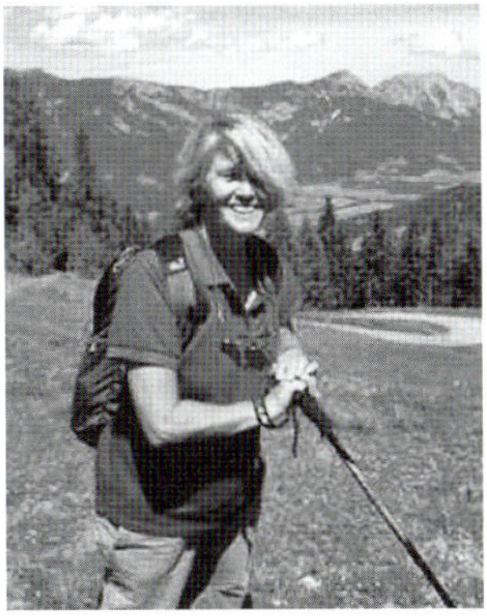

Abb. 97. Wandern

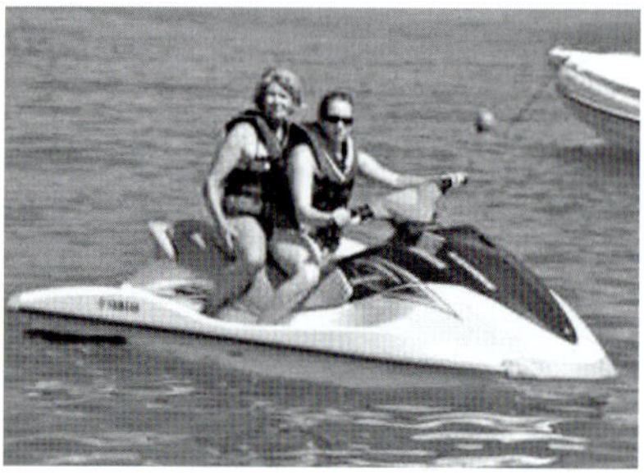

Abb. 98. Wassersport

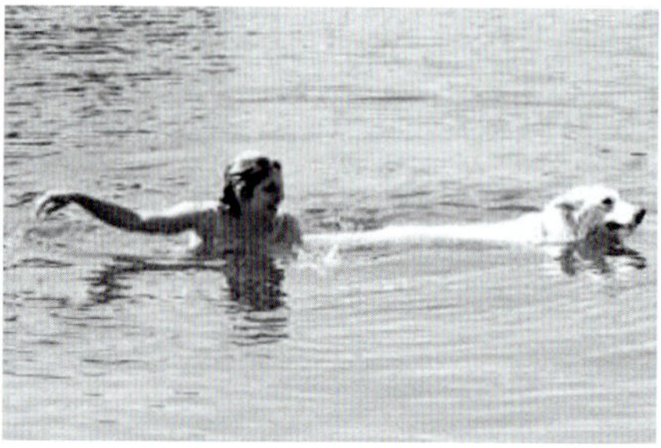

Abb. 99. Schwimmen

- Kontakt zu Freunden, spontane Unternehmungen
- konzentriertes Computer-Spielen
- Rätsel-Lösen, Sudoku
- Geschicklichkeitsübungen, Balance-Übungen
- kalt duschen (**Achtung**: Nie heiße Duschen empfehlen!!! Diese wirken zwar auch, können aber infolge gestörten Temperaturempfindens bei dissoziativen Zuständen zu Verbrühungen führen.)
- Eiswürfel, Igelball, Schnalzen mit einem Gummibändchen gegen den Unterarm

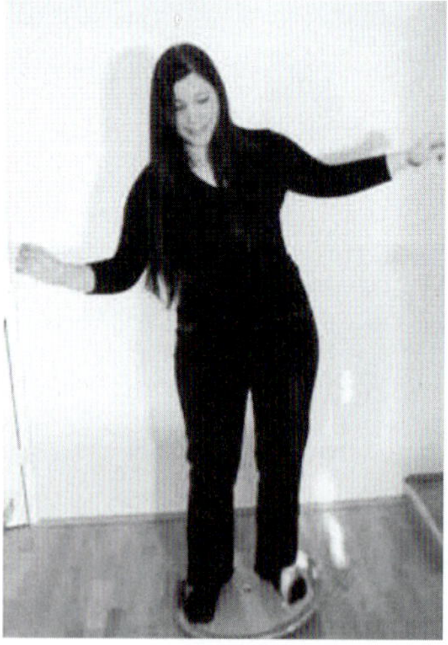

Abb. 100. Balance-Übung

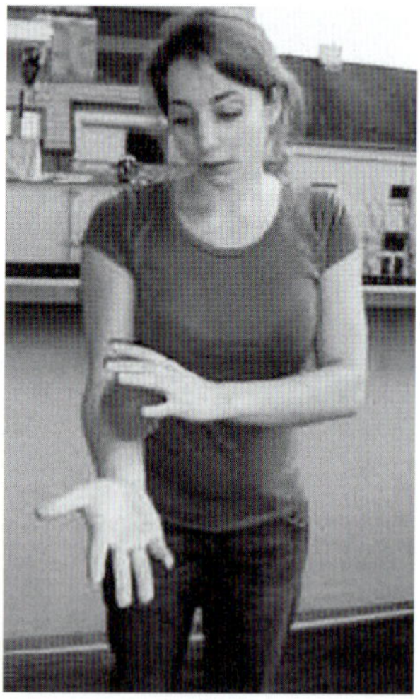

Abb. 101. Igelball

- Beißen in eine getrocknete Chili-Schote

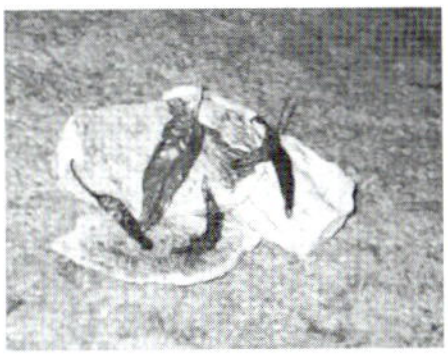

Abb. 102. Chili-Schoten

- Scharfe Gerüche, z. B. Chinaöl und andere, unangenehme Gerüche, bei geringerem Stress auch angenehme Gerüche bewusst wahrnehmen
- Unter *Hirn-Flickflacks* verstehen wir rasche kognitive Leistungen, wie zum Beispiel schnell in Siebenerschritten rückwärts zählen; auch hier ist eine Kombination mit Bewegung ideal, zum Beispiel zusätzliches Werfen eines oder mehrerer Bälle bzw. jonglieren.
- Der Notfallkoffer:[141]

  Der Notfallkoffer ist eine Zusammenstellung von Notfalltelefonnummern, Adressen, Aktivitäten und *Skills*, hierarchisch geordnet und individuell erstellt. Die darin enthaltenen *Skills* sollten ausreichend geübt worden sein.

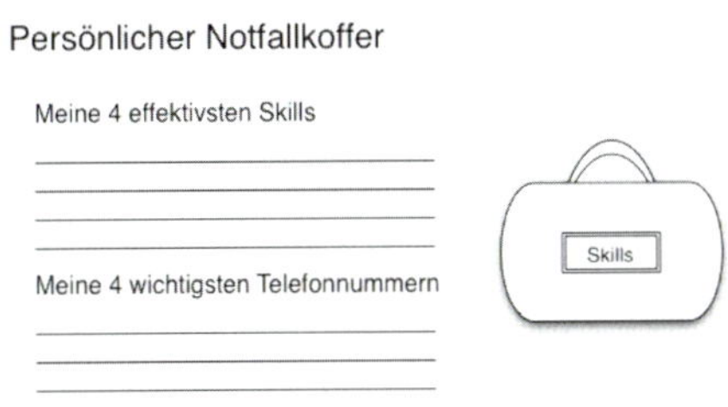

Abb. 103. Notfallkoffer

Wenn es noch möglich und die Spannung nicht zu hoch ist, können Übungen zur **Beruhigung** gemacht werden:

- in die Natur gehen und sich die Umgebung bewusst machen
- Musik hören
- etwas Gutes mit Genuss essen (siehe Achtsamkeit)
- falls es die Möglichkeit gibt, sich mit Tieren beschäftigen (Haustiere streicheln, bürsten, spielen, in den Stall fahren und ausmisten, Tiere versorgen u.v.m.)

141 Aus Sendera A, Sendera M (2007) Skills-Training bei Borderline- und Posttraumatischer Belastungsstörung. Springer-Verlag: Wien, New York

- angenehme Vorstellungen und Entspannungsübungen versuchen, Distanzierungsübungen, ermutigende positive Formulierungen finden und aufschreiben, einen *sicheren Ort* aufsuchen (siehe dort)

Wenn sich durch all diese Maßnahmen die Situation zwar kurzfristig erleichtern, aber nicht verändern lässt, wird der Begriff der **Radikalen Akzeptanz** eingeführt.

Dies bedeutet nicht, aufzugeben oder die Dinge gutzuheißen, sondern die Situation so, wie sie im Moment ist, zu akzeptieren und zu begreifen, dass eine Veränderung im Moment nicht möglich ist.

Annehmen ist NICHT gleich gutheißen!

In einem Zustand, in dem gar nichts mehr hilft, keine Auswege mehr möglich erscheinen und kämpfen aussichtslos ist, bleibt nur übrig, die Situation zu akzeptieren, wie sie im Moment ist.

Es ist, wie es ist – die Situation lässt sich durch Wunschdenken nicht verändern!

Nicht akzeptierter Schmerz wird erst zu Leid, wenn die Emotion und die entsprechende Bewertung dazukommen.

Akzeptanz kann dabei helfen, subjektives Leid zu mindern und die Basis schaffen für mögliche spätere Veränderungen.

Soziale Kompetenz – Zwischenmenschliche *Skills*

Im Allgemeinen bedeutet soziale Kompetenz einfühlsam, fair und konstruktiv mit den Mitmenschen umzugehen. Im Mittelpunkt des Beziehungsgeschehens stehen der Mensch und sein sozialer Umgang mit der Umwelt. Beziehungen sind nicht statisch, sie unterliegen genau so einer Veränderung wie der Mensch selbst. Das bedeutet, dass die Identität durch die Begegnung mit anderen Personen und aus den Erfahrungen, die man durch die Reaktionen der Mitmenschen erhält, geprägt wird und einer lebenslangen Entwicklung unterliegt. Das *Selbst* ist das Bild, das ich mir aufgrund der Reaktionen der Anderen auf mein Verhalten mache, es ist das Bewusstsein der eigenen Identität.

> Identitätsentwicklung ist nicht denkbar ohne soziale Umgebung und Kommunikation, sie kann sich nur im Kontakt mit anderen Personen entwickeln.

Die zwei Teilkomponenten des *Selbst* sind

- das **Selbstwertgefühl**

  ein positives Selbstwertgefühl, d. h. die Wertschätzung gegenüber der eigenen Person, stärkt die soziale Kompetenz

- das **Selbstkonzept** – es besteht in der Selbstzuschreibung von Eigenschaften, Fähigkeiten, Merkmalen und typischen Verhaltensweisen.

  Ein optimales Selbstkonzept gewährleistet die wirkliche Übereinstimmung des Selbstbildes mit den idealen Vorstellungen von sich selbst.

Nicht nur bei Kindern ist das soziale Verhalten gestört, wenn sie ein gemindertes Selbstwertgefühl haben. Um sich sozial kompetent verhalten zu können, braucht man daher einerseits Selbstsicherheit, Selbstvertrauen, Selbstbehauptungsstrategien, Durchsetzungsvermögen, Kontakt- und Teamfähigkeit, Empathie und die Fähigkeit der adäquaten sozialen Wahrnehmung, andererseits situationsadäquate Verhaltens- und Denkmuster *(Skills)*. Ziel ist die Wahrung und Unterstützung des Selbstwertgefühls, von der Umwelt wird eine positive Bestätigung des Selbstbildes erwartet. Die Rückmeldungen durch andere auf unser Verhalten verdeutlichen, wie man uns sieht und wie man zu uns rational und emotional steht.

Die Schwierigkeiten und Defizite im Umgang mit anderen Menschen ergeben sich oft aus der Unfähigkeit die eigenen Bedürfnisse, Werte und Ziele adäquat zu verbalisieren und die damit verbundenen Emotionen richtig steuern zu können. Soziale Kompetenz erfordert

- emotionale Selbstregulierung in sozialen Situationen
- Selbstkontrolle, um die Emotionen situationsadäquat handhaben zu können
- Selbstreflexion, um die Angemessenheit der Handlungen einschätzen zu können
- Verantwortungsbewusstsein
- Selbstachtung

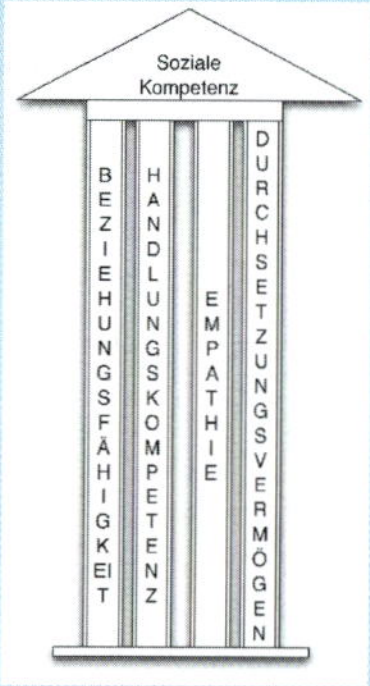

Die Säulen der sozialen Kompetenz sind Beziehungsfähigkeit, Handlungskompetenz, Empathie und Durchsetzungsvermögen.

Abb. 104. Säulen – soziale Kompetenz

Die Bausteine der sozialen Kompetenz sind nach Crisand[142]

- Durchsetzungsvermögen
- Eigeninitiative
- Empathie (Einfühlungsvermögen)
- Frustrationstoleranz
- Kollegialität
- Kompromissfähigkeit
- Kontaktfähigkeit
- Kooperationsfähigkeit
- Kritikfähigkeit
- Offenheit
- Rollenflexibilität

142 Crisand E (2002) Soziale Kompetenz als persönlicher Erfolgsfaktor. Heidelberg: Sauer

- Selbstreflexion
- Selbstvertrauen
- Sensibilität
- soziale Verantwortung
- soziale Wahrnehmung
- Teamfähigkeit

Die *Soziale Wahrnehmung* ist der erste Schritt für sozial kompetentes Verhalten. *Soziale Wahrnehmungskompetenz* bezeichnet die Fähigkeit, Situationen und Personen, bezogen auf das persönliche Ziel, angemessen wahrzunehmen und relevante Signale korrekt zu interpretieren. Dazu gehört frühzeitig und sensibel alle relevanten Signale der Situation und der an ihr beteiligten Personen zu erkennen und einzuschätzen.

Unter *sozialer Kompetenz* versteht man demnach das Handlungsrepertoire, das uns in sozialen Situationen zur Verfügung steht.

Systematische Denkfehler führen daher zu in sich logischen Fehlschlüssen und Fehlwahrnehmungen, ohne Überprüfung und In-Betracht-Ziehen anderer Möglichkeiten.

Zum Beispiel:

> *Wenn ich einen Fehler mache, bin ich bei meinen Freunden sofort unten durch.*
>
> *Meine Freundin war sehr kurz angebunden, weil sie mich los sein will.*
>
> *Ich muss jede Prüfung unbedingt mit „Sehr Gut" bestehen, sonst bin ich ein Versager.*

Nach Petermann und Petermann gibt es bei Kindern zwei Voraussetzungen für sozial kompetentes Verhalten:

- frei sein von sozialer Angst
- die Verfügbarkeit über soziale Fertigkeiten

Frei sein von sozialer Angst wird als Motiv-Voraussetzung beschrieben, die es ermöglicht, eigenständig mit fremden Personen eine situationsadäquate und kompetente Kommunikation aufzunehmen. Personen mit sozialen Ängsten versuchen die Kontaktaufnahme mit fremden Personen zu vermeiden.

Ein positives *Selbstkonzept* verhindert die Entwicklung sozialer Ängste, es kann sich *Selbstvertrauen* aufbauen, das wiederum die Voraussetzung für *Selbstsicherheit* ist.[143]

Dabei spielen folgende Faktoren eine wichtige Rolle:

- Selbstwahrnehmung, Selbstwertschätzung und Selbstverantwortung
- soziale Wahrnehmung, soziale Beziehungen, Kommunikation, Problembearbeitung, Regeln des Zusammenlebens
- Konfliktbewältigungs- und Lösungsstrategien

Viele Kinder und Jugendliche haben Schwierigkeiten mit anderen zurechtzukommen, Regeln einzuhalten, Kontakte zu knüpfen und zu halten, sich in eine Gruppe einzufügen oder können ihre Wünsche und Bedürfnisse nicht ausdrücken bzw. ihre Ziele nicht erreichen.

Daher gilt es folgende Bereiche zu schulen:

- Konflikt- und Problemlösung
- Aufbau und die Aufrechterhaltung tragfähiger Kontakte und Freundschaften
- Verbesserung der Eigen- und Fremdwahrnehmung von Gefühlen, Gedanken und Handlungen
- Angemessenen Umgang mit schwierigen Gefühlen und Impulsen
- Stärkung der Empathiefähigkeit und eine verbesserte Regelakzeptanz und Regeleinhaltung

Durchsetzungsvermögen bedeutet nicht destruktive Aggressivität!

Im Kontakt mit anderen spielen drei Faktoren eine wichtige Rolle:

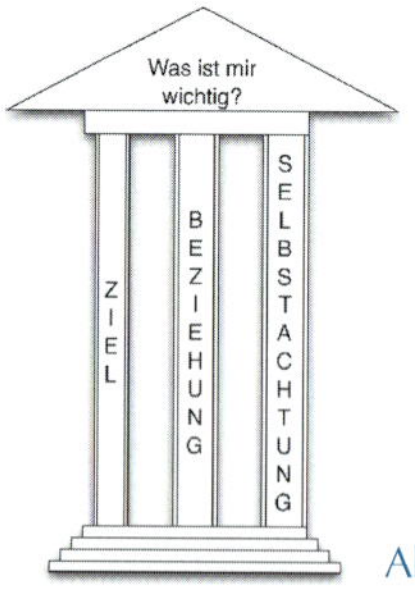

Abb. 105. 3 Säulen – Zwischenmenschliche ***Skills***

143 Petermann U, Petermann F (1989) Training mit sozial unsicheren Kindern. München: PVU

- **Orientierung auf das Ziel**

  Hier ist es wichtig, sich in wichtigen Situationen auf das Ziel zu konzentrieren. Die Bedürfnisse und Wünsche sollen ernst genommen werden! Das bedeutet die aktive Rolle zu übernehmen, von sich aus die Initiative zu ergreifen und eigene Meinungen und Interessen anderen gegenüber aktiv durchsetzen zu können.

  Dies umfasst:

  – die eigene Meinung und eigene Wünsche zu äußern
  – die eigene Meinung/Interessen anderen gegenüber durchzusetzen
  – sich einzubringen
  – *Nein* sagen zu können
  – um einen Gefallen bitten
  – Versuchungen zurückweisen

  Beispiele: Rollenspiel

  – einen geliehenen Gegenstand oder Geld zurückverlangen
  – das Halten von Regeln einfordern
  – sich nicht zurückdrängen lassen

- **Orientierung auf die Beziehung**

  Hier ist es wichtig, trotz schwieriger Situationen mit anderen in Kontakt bleiben zu können. *Skills* sollen helfen die Beziehung aufzubauen, zu halten und wenn erforderlich, zu verbessern.

  Der Vertrauensaufbau erfordert nach Petermann und Petermann

  – Ziele klar, transparent und direkt beschreiben
  – eigenes Handeln strukturieren
  – wertschätzendes Verhalten zeigen
  – zuversichtliche Bemerkungen an Menschen richten
  – Menschen direkt ansprechen und fragen
  – Störungen vorrangig behandeln
  – in kritischen Situationen unterstützen und vermitteln
  – Fehlschläge, Rückschläge klären und entschärfen
  – Freude zeigen, loben, aber auch berechtigten Ärger ausdrücken
  – kleine Entwicklungsschritte beachten und würdigen

Beispiele:

- Um etwas bitten können: z. B. fragen, ob man mitspielen darf
- *Nein*-sagen lernen: z. B. sagen, dass man nicht mitmachen möchte oder der besten Freundin einen Wunsch abschlagen können.

- **Orientierung auf die Selbstachtung**

Es soll darauf geachtet werden, sich in Beziehungen so zu verhalten, dass die eigenen Werte, Bedürfnisse und Wünsche respektiert werden.

Immer nachgeben, seine Wünsche verleugnen, um geliebt zu werden und sich immer hilflos zu fühlen, verringern die Selbstachtung und den Selbstwert.

Die Selbstachtung ist wichtig für eine konstruktive Persönlichkeitsentwicklung, die Fähigkeit zum Zusammenleben und die seelische Gesundheit.

Die sechs Säulen der Selbstachtung[144]

- Bewusst leben heißt, bewusst und achtsam der Realität begegnen, Neuem gegenüber aufgeschlossen sein, die Rückmeldungen der Umwelt überdenken, Automatismen und Gewohnheiten erkennen, eigene Fehler sehen und korrigieren wollen.
- Selbstakzeptanz bedeutet, zu sich selbst zu stehen, sich selbst zu akzeptieren, die eigenen Gefühle anzuerkennen, sich zu beobachten und aus ihnen zu lernen.
- Selbstverantwortung heißt, Verantwortung für das eigene Handeln zu übernehmen, nicht nach Ausreden zu suchen oder sich durch Schuldzuweisungen reinzuwaschen. Dazu gehören die eigenen Entscheidungen, Werturteile, die persönlichen Prioritäten, die Zeit-Ökonomie, die Wahl der Ziele, die Art und Weise, mit anderen zu kommunizieren, der Einsatz und die Anstrengung bei der Bewältigung von Aufgaben. Selbstverantwortung bedeutet, Kontrolle über das eigene Leben zu übernehmen.
- Selbstbehauptung ist die Bereitschaft, offen für die eigenen Interessen einzustehen und die eigenen Überzeugungen und Meinungen zu vertreten.

144 Branden N (1995) The six pillars of self esteem. Los Angeles: Bantham

- Das Leben auf Ziele auszurichten bedeutet, die Verwirklichung von Lebenszielen nicht dem Zufall zu überlassen, sondern diese Ziele selbst zu definieren und unter Einsatz aller Möglichkeiten anzustreben, die eigenen Fähigkeiten zu fördern, produktiv und kreativ zu sein, Bereitschaft zu zeigen und sich für die selbstdefinierten Ziele einzusetzen zu wollen.
- Persönliche Integrität bedeutet die Übereinstimmung von Werten, Überzeugungen und Idealen mit dem eigenen Verhalten sowie diese Werte auch zu leben. Worte und Taten müssen übereinstimmen – ohne Doppelmoral und übertriebene Vorstellungen.

Beispiele:

- Den besten Freund nicht anlügen, wenn man etwas anderes machen möchte als er.
- Nicht allen anderen alles recht machen, nur um mit dabei sein zu dürfen. (Achtung: Gruppendruck!)

Übungen

Interaktive Spiele und Verhaltensübungen

- Verschiedene Aufgaben werden allein, zu zweit oder in einer Gruppe bearbeitet. Zu einem gewählten Thema werden verschiedener Szenen nachgespielt. Als Einstieg können Bilder, kurze Texte, Lieder, Filme oder Alltagssituationen gewählt werden. Es können auch nonverbale Techniken, Tanz, Musikinstrumente oder Puppen zum Einsatz kommen.
- Angeleitete Identifikationsübungen:

  Tiere, Personen, Berufe nachahmen
- Schulung non-verbaler und verbaler Ausdrucksformen durch den Einsatz von Gestik, Mimik, Körpersprache und Stimme.

  Spiel:

  Armer schwarzer Kater

  Alle Mitspieler sitzen im Kreis auf dem Boden. Der arme schwarze Kater schleicht von der Mitte des Kreises aus von einem Mitspieler zu anderen. Er klagt jämmerlich *„Miau, Miau"* und schneidet lustige Grimassen. Ziel ist es, einen Mitspieler zum Lachen zu bringen. Gelingt dies, ist dieser nun der schwarze Kater.

Redewendungen oder Begriffe nachspielen oder darstellen:

z. B. ein aufrechter Mensch,

seine Meinung vertreten,

Jemand dazu bringen, etwas zu tun (Was setze ich ein?):

- mit fester Stimme sprechen
- Blickkontakt halten
- den Wunsch klar und deutlich formulieren
- *Ich*-Sätze verwenden
- fair und kompromissbereit sein

- Übungen, die das Führen und Folgen, Vertrauen und Verantwortungsübernahme beinhalten: z. B.
  - frei im Raum gehen und dem Entgegenkommenden die Hand geben
  - sich mit verbundenen Augen führen lassen
  - Bewegungskombinationsübungen
- Körperkontakt
  - Tobe-Ecke
  - Spiel- und Sportangebote zum Abbau überschüssiger Energien und Aufbau von Selbstbewusstsein, Respekt, Disziplin, Fairness und Höflichkeit durch klare Regeln und Absprachen
  - Übungen aus der Kampfkunst, in denen die Kinder die eigene Kraft und Beweglichkeit sowie die des Übungspartners spüren
- Blickkontaktübung
  z. B. sich in die Augen schauen, bis der erste lacht
- Einsatz von Handpuppen zur Einübung von Regeln und Ritualen, sowie zur Regulation von Emotionen und zur Schulung des Einfühlungsvermögens
- Verändern dysfunktionaler Überzeugungen

  Beispiel für störende Gedanken

  Wenn ich nicht von allen gemocht werde, kann ich das nicht aushalten.

  Wenn ich nicht immer für die anderen da bin, werde ich nicht geliebt.

Ich muss immer stark sein und darf keine Schwäche zeigen.

Das, was die anderen möchten, ist mir egal.

Wenn ich um etwas bitte, bin ich ein schwacher Mensch.

Wenn ich nein sage, werde ich ausgeschlossen.

Niemand mag mich.

Ich bin dumm.

Ich bin ein schlechter Mensch und verdiene, dass mich niemand mag.

Ich werde mich lächerlich machen.

Fragen, die helfen:

Ist meine Sichtweise der Situation die einzig richtige?

Gibt es Alternativen?

Wie wirkt sich meine selbstkritische Sichtweise aus?

Was hilft mir eher?

Was wäre eine hilfreichere Betrachtungsweise?

Welche Stärken habe ich?

Kann ich etwas tun, um die Situation zu ändern?

Was kann ich tun, um meine Ziele zu erreichen?

Wie kann ich meine Selbstachtung bewahren?

Wie kann ich meine Beziehungen gut gestalten?

Angemessene Selbstverbalisationen:

Ich kann es aushalten, wenn mich manche Menschen nicht mögen.

Wenn ich „Nein" sage, kann es sein, dass sich der andere ärgert, deswegen muss ich jedoch nicht „Ja" sagen.

Ich muss nicht um jeden Preis überall mit dabei sein.

Ich habe ein Recht auf meine eigene Meinung, auch wenn diese nicht gerne gehört wird.

Ich halte meine eigenen Werte hoch und bin trotzdem fair zu anderen.

Ich bin auch ein wichtiger Mensch.

Meine Freunde sind (nenne ihre Namen) . . .

Techniken der Realitätsüberprüfung (siehe auch Achtsamkeit)

Rollenspiel eines günstigeren Ablaufs interner Regulationsprozesse (veränderte Gedanken und Gefühle)

- Unterscheidung zwischen unsicherem, kompetentem und aggressivem Verhalten üben[145]

  Szenische Darstellung von Alltagssituationen:

  Wie verhalten sich sichere, unsichere und aggressive Personen?

Tabelle 20. Verhaltensmuster

	Sicher	Unsicher	Aggressiv
Inhalt			
Formulierung	eindeutig	unklar	drohend, entwertend
Stimme	kräftig, deutlich, klar	zaghaft, leise	schreiend, brüllend
Mimik, Gestik	Blickkontakt, lockere Körperhaltung	kein Blickkontakt, verkrampft	drohender Blick, unkontrollierte Drohgebärden

- Stimmliche Übungen

  brüllen, flüstern, schmeicheln, sich verteidigen, bitten, fordern
- Darstellen von unsicherem, selbstsicherem und aggressivem Verhalten in bestimmten Alltagssituationen
- Training konkreter Verhaltensweisen, um reale Situationen in der Zukunft besser bewältigen zu können (Probehandeln)
- Förderung des interkulturellen Zusammenlebens

  Ziel ist das bessere Kennenlernen und das Verständnis anderer Kulturen sowie der Abbau von Fremdenfeindlichkeit.

  In der Gruppe stehen u. a. folgende Themen zur Wahl:

  Miteinander essen, Rituale, Körpersprache, Brauchtum und Feste, Wertvorstellungen, Beziehungen, Kleidung, Vorurteile, Mimik und Gestik, verbale Ausdrucksformen

145 Hinsch R, Pfingsten U (2004) Gruppentraining sozialer Kompetenzen GSK. Grundlagen, Durchführung, Anwendungsbeispiele. Weinheim: Beltz PVU

- Weitere Möglichkeiten zur Förderung sind
  - Gruppen- und Einzelgespräche
  - Interviews führen
  - Experten einladen
  - Erlebnispädagogische Freizeitaktivitäten
  - Elterngespräche, Elternabende

Anhang zum Kapitel *ADHS*

ADHS-Hilfestellungen

Wie alle Kinder sind auch ADHS -Kinder einzigartig und haben individuell unterschiedliche Bedürfnisse. Daher kann es auch keine Therapie geben, die für alle perfekt ist, sondern ein vielfältiges Programm, aus dem jeder Therapeut, jeder Lehrer und auch alle Eltern sich das nehmen können, was für ihr Kind am besten funktioniert.

Für Lehrer, die mit ADHS-Kindern effektiv arbeiten möchten, ist es wichtig, auf die speziellen Probleme eingehen zu können, das heißt, über das Krankheitsbild genau informiert zu sein. Wir haben versucht einige Richtlinien zusammenzufassen, die sich bewährt haben.

Viele davon sind bereits selbstverständlicher Teil der Pädagogischen Ausbildung und können teilweise, vor allem in Grundschulen, im normalen Unterricht umgesetzt werden. Zweifellos profitieren alle Kinder von neuen Unterrichtsmethoden, für ADHS-Kinder sind sie unerlässlich.

Leider muss man dazu sagen, dass nicht alle Möglichkeiten und Ideen in unserem Regelschulsystem umsetzbar sind. Große Klassen, zu wenige Lehrer und mangelnde Ressourcen lassen Lehrer, die in einer *normalen* Klasse ADHS-Kinder unterrichten, manchmal verzweifeln. Dazu passt der Leitspruch, den Marsha Linehan uns für die Situation von *Borderline*-Betroffenen mit auf den Weg gegeben hat:

> Tun, was möglich ist!
>
> Jeder kleine Schritt ist besser, als sich gar nicht fortzubewegen.

- Für ADHS-Kinder ist es wichtig, Struktur zu geben, sich besonders klar auszudrücken, Unterrichtsthemen vorher anzukündigen, immer wieder kurz zu wiederholen und zum Schluss nochmals zusammenzufassen.

> Struktur – Wiederholung – Zusammenfassung!

- Besprechen Sie mit den Schülern, was Sie von ihnen erwarten, sowohl bezüglich ihres Verhaltens als auch der Lerninhalte.
- Wenn für den Unterricht der nächsten Stunde bestimmte Materialien und Bücher gebraucht werden, lassen sie diese aufschreiben und als *Erinnerungs-Kärtchen* mit nach Hause nehmen. Eventuell

ist es sinnvoll, mit den Eltern zu vereinbaren, dass diese die Kärtchen verlangen und gemeinsam mit den Kindern die Schultasche einräumen.

- Ebenso können *Erinnerungs-Kärtchen* helfen, die Hausübung nicht zu vergessen.
- Praktische Erinnerungshilfen können mit visuellen oder akustischen Reizen verbunden werden. Zum Beispiel kann ein Handy-Klingelton erinnern, das Hausübungskärtchen hervorzuholen oder eine kleine Plastikfigur am Schreibtisch *ermahnen,* ans Schultasche herrichten zu denken.

Erinnerungshilfen in schriftlicher, visueller oder akustischer Form können auch Spaß machen!

- Wenn Lehrer speziell nur mit ADHS-Kindern arbeiten, stehen sicher auch entsprechende Materialien zu Verfügung. Sollten ein oder wenige Kinder in der Klasse mit anderen sein, ist es sicher schwieriger, zusätzliche Ressourcen zu finden, aber die Mühe lohnt sich spätestens dann, wenn alle Kinder begeistert dabei sind.

  Statt rein verbaler Frontalvorträge kann vermehrt audio-visuelles Material eingesetzt werden, Dinge zum *Anschauen, Zuhören* und auch *Angreifen*... möglichst abwechslungsreich und die Neugier der Kinder erweckend.

Angreifen hilft Begreifen!

- ADHS-Kinder brauchen ausreichend Zeit für ihre Antworten oder für die Bewältigung einer Aufgabe. Vergewissern Sie sich immer, dass das Kind fertig ist und lassen sie sich den Hergang der Aufgabe erklären. Das gibt die Möglichkeit der Vertiefung und das Kind fühlt sich wahrgenommen und respektiert.

Zeit-Nehmen schafft Beziehung!

- Wenn Sie bemerken, dass Schüler vor sich hinträumen, wie es zum Beispiel bei ADS-Kindern häufig sein kann, versuchen Sie herauszufinden, ob es am Mangel an Verständnis liegen kann, ob das Kind frustriert ist, weil es nicht *mitkommt* oder sich in Tagträumen verloren hat.

- Manchmal ist es hilfreich, andere Kinder nochmals wiederholen oder zusammenfassen zu lassen. Mitschülern hört man oft leichter zu, allein der Wechsel des Sprechers kann *aufwecken.*

  Lerngruppen oder *Lernpartner* arbeiten oft effizient zusammen und motivieren sich gegenseitig.

Nützen Sie die Chance, Kinder voneinander lernen zu lassen, in Gruppen, als Partner oder mit Hilfe älterer Kinder, sogenannter *Peers!*

- Schüler, die die Möglichkeit bekommen, ihre Fehler selbst zu korrigieren statt diese dem Rotstift zu überlassen, sind weniger frustriert und lernen dadurch, sich selbst zu kontrollieren.
- Wenn der Lärmpegel in der Klasse zu hoch ist, stoppen Sie kurz und rufen allen die vereinbarten Verhaltensregeln in Erinnerung, zum Beispiel können Handsignale, Lichtsignale oder Abspielen eines bestimmten Liedes zeigen, dass es zu laut ist.

  Oft ist der Übergang von der Pause in die nächste Unterrichtsstunde schwierig oder der Aktivitätslevel nach einer Turnstunde noch sehr hoch. Hier können einige Minuten *Achtsamkeitsübungen* (siehe dort) helfen.

  Achtsamkeitsübungen müssen dann erlernt und trainiert werden, wenn die Kinder ruhig genug, das heißt, aufnahmefähig sind, damit sie im Notfall wirken.

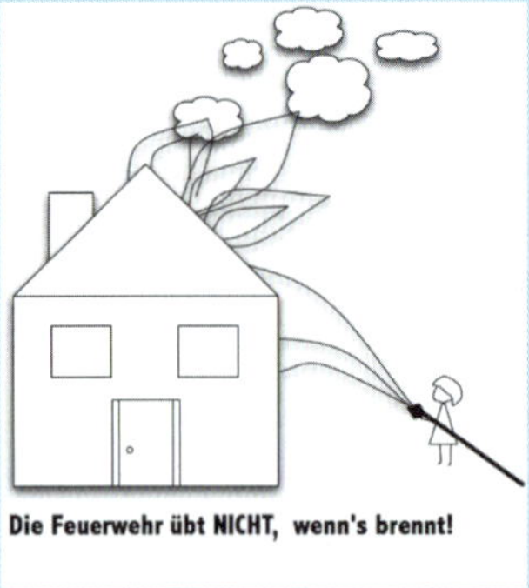

Die Feuerwehr übt nicht, wenn es brennt!

Abb. 106.

- Wenn eine Unterrichtseinheit zu Ende geht, sagen Sie fünf oder zehn Minuten vorher Bescheid. Das hilft, Zeiteinheiten besser wahrzunehmen und nicht plötzlich aus einer Arbeit gerissen zu werden.

- Am Ende der Stunde kann es eine *Vorschau* auf die nächste geben, falls nötig, werden die Kärtchen mit den erforderlichen Materialien gemeinsam geschrieben.

Verhaltensregeln

Die Verhaltensregeln sind dazu da, dass das ADHS-Kind lernt, sich in einer Gemeinschaft zurechtzufinden, soziale Fähigkeiten zu entwickeln und Selbstkontrolle zu erlernen.

Dabei ist es unerlässlich, dass die anderen Kinder in der Klasse ebenfalls diese Regeln einhalten und, im Rahmen der Sozialerziehung, auch lernen, Rücksicht zu nehmen und das *Anders-Sein* ihrer Mitschüler zu akzeptieren und mitzuarbeiten, eine funktionierende Klassengemeinschaft zu erreichen.

- Lob im Sinne einer verbalen Verstärkung nützt ebenso wie Korrektur unerwünschten Verhaltens. Fallweise ist es jedoch sinnvoll, dieses gezielt zu ignorieren, wenn es dazu dient, um Aufmerksamkeit zu erregen.
- Lobende Äußerungen auch während der Arbeit verstärken die Motivation und helfen länger durchzuhalten.
- Ermahnungen sollten immer so formuliert sein, dass das Verhalten, nicht aber das Kind persönlich gemeint ist.
- *Verhaltenssignale* können vereinbart werden, sodass der Unterricht nicht verbal unterbrochen werden muss, sondern die Verständigung über diese Signale erfolgt.

  Die Signale können *optisch* sein, Fingerzeige, Blinken einer Taschenlampe, *akustisch*, ein leises Anschlagen eines Xylophons oder einer Triangel, *taktil*, eine Hand leicht auf die Schulter legen u.v.m.
- Soziale Fähigkeiten können im Rollenspiel oder in Diskussionen erworben werden.
- Überprüfen und eventuell Erneuern der Regeln gemeinsam mit den Kindern kann von Zeit zu Zeit erforderlich sein.
- *Happy-Face*-Sticker, Sternchen, Sammelkarten, kleine Überraschungen etc. machen Freude und motivieren. In Sammelalben können Punkte gesammelt werden, die ab einer bestimmten Menge für eine größere Belohnung eingelöst werden können.

Ziele sollen immer realistisch und Belohnungen immer erreichbar sein!

- Die Einrichtung des Klassenzimmers, die Nähe zum Lehrer, die Wahl des Sitznachbarn spielen eine große Rolle.
- Bezüglich Frühstück und Schuljause sollte besonders bei ADHS-Kindern das Gespräch mit den Eltern gesucht werden. Die Kinder scheinen speziell sensibel auf zuckerreiche Lebensmittel zu reagieren und dadurch noch reizbarer werden. Ein ausgewogenes Frühstück und gesunde Jause helfen nicht nur der physischen Gesundheit, sondern auch der Aufmerksamkeit.

Sprachfähigkeiten und Sprachverständnis

- Für Kinder, die Leseprobleme haben, können verschiedene Leseformen und Lesezeiten vereinbart werden:

  Stummes Lesen in einem ruhigen Raum, in dem sich das Kind entspannen kann.

  Vorlesen, individuell oder der ganzen Klasse, während die Kinder stumm mitlesen.

  Gemeinsames Lesen mit einem anderen Schüler, der gut lesen kann. Die Partner wechseln sich ab.
- Geschichten werden gerne gehört und erzählt. Lassen Sie diese nacherzählen, in verteilten Rollen nachspielen, auf großem Zeichenpapier szenisch malen.
- Eine Tafel mit schwierigen Wörtern kann an der Wand hängen und zum Beispiel einmal täglich für das Üben einiger weniger Wörter herangezogen werden. Die Kinder dürfen abstimmen, welchen Schwierigkeitsgrad das Wort bekommt, zum Beispiel einen roten, gelben oder grünen Punkt. Wenn alle Wörter *grün* sind, kann zur Belohnung ein Lieblingsspiel der Klasse gespielt werden.

  Wenn genügend Computer zur Verfügung stehen, können Spiele helfen, sich phonetisch dem Lernziel zu nähern.
- Gedächtnisstützen, sogenannte *Eselsbrücken*, machen Spaß, wenn sie gemeinsam erarbeitet werden. In schriftlichen Aufgaben können bestimmte Schlüsselwörter farbig hervorgehoben werden.

  Bei mehreren Fragen in einer Aufgabe kann das Kind das Papier so falten, dass immer nur eine Frage zu sehen ist, auf die es sich konzentrieren kann.
- Im *Klassen-Postamt* können Briefe an Mitschüler oder Lehrer aufgegeben oder auch abgeholt werden. Wichtig ist darauf zu achten, dass wirklich alle Kinder Post erhalten und niemand enttäuscht wird.

- ADHS-Kinder haben oft Schwierigkeiten beim Buchstabieren. Üben, gemeinsames Buchstabieren mit anderen Kindern im Sinne eines *Quiz,* Buchstabe ntafeln mit bunten Buchstabe n, die einem bestimmten *Farbkode* folgen, können hilfreich sein.

  Wenn die Ablenkung zu groß ist, kann das Buchstabieren mit Bewegung verknüpft werden – Balancieren, Hüpfen u.v.m.

- Bei Problemen mit der Schrift kann man Linienpapier bevorzugen, mit Fingern den Zeilenabstand messen lassen, buntes Papier oder Farbstifte verwenden.

Mathematisches Verständnis

- Rechnen macht Spaß und ist leichter zu begreifen, wenn es mit entsprechenden Materialien eingeführt wird. (siehe Montessori-Methode)
- Auch dabei kann Gruppen- oder Partnerarbeit motivieren und ein Rechen-*Quiz* den Wissensstand überprüfen, ohne in eine typische Prüfungssituation zu kommen.
- Eselsbrücken für Grundrechnungsarten, praktische Beispiele, Umgang mit Geld, Farbkodes für zum Beispiel +, –,: oder x oder bestimmte Zahlenreihen helfen der Konzentration und Aufmerksamkeit.
- Es gibt viele Computerspiele für fast alle Rechenarten, die eingesetzt werden können, die Kommunikation mit dem Lehrer und den Mitschülern jedoch nicht ersetzen sollen.
- Ebenso wie beim Lesen sind Gedächtnishilfen, Wiederholungen, Zusammenfassungen sinnvoll, Taschenrechner können zur Überprüfung der Leistung von den Kindern selbst eingesetzt werden.

Organisatorische Fähigkeiten

Um die Ablenkbarkeit und Schwierigkeiten mit der Aufmerksamkeit in den Griff zu bekommen, können Lehrer und Eltern, gemeinsam mit den Kindern, **Helfer** erfinden und installieren:

- Fröhliche bunte Notizbücher mit Markern, Lesezeichen und Erinnerungsstickern
- Hefte in bestimmten Farben, die einem Fach zugeordnet werden
- Hilfestellung beim Ein- und Ausräumen der Schultasche und Ordnen des Schreibtisches

- Wecker, Handytöne etc. als Erinnerungs-Signal und zum Erlernen von Zeitmanagement
- Kalender mit ausreichend Platz für die Eintragung von Tagesaktivitäten
- Unterteilung von längeren Aufgaben in kleinere Schritte und Verbindung durch Erinnerungs-Helfer
- Anlegen von *Checklisten,* um erledigte Aufgaben abzuhaken und sich an unerledigte zu erinnern
- Schaffung eines ruhigen, nicht zugemüllten Arbeitsplatzes. Dabei wird das Kind sicher längerfristig immer wieder die Hilfe der Eltern oder Lehrer brauchen.
- Kontrolle der Hausübungen durch die Eltern mit der Möglichkeit durch Checklisten und Erinnerungs-Helfer diese Aufgabe der Selbstkontrolle zu überlassen

  Nicht nur in der Schule, sondern auch zu Hause können viele hilfreiche Ideen den Alltag erleichtern.

- Unter *Selbstinstruktion* verstehen wir das Erlernen und Wiederholen kurzer Schlüsselsätze oder Verse, die in schwierigen Situationen helfen können, zum Beispiel bei der Kontrolle von Wut oder Angst, bei Impulsen, die selbst- oder fremdschädigend sind.

  Ich bin und bleibe ruhig/cool.

  Ich kann anders entscheiden und handeln.

  Ich habe meine Wut im Griff . . .

  Erarbeiten Sie gemeinsam Sätze, die speziell auf ihr Kind zutreffen.

- Es ist erwiesen, dass ADHS-Kinder bei Dingen, die sie interessieren, durchaus aufmerksam und lernfähig sein können.

  Das heißt, dass ein wesentlicher Faktor bei der Hilfe für Ihr Kind ist, seine Interessen kennenzulernen, darüber zu sprechen und gegebenenfalls den richtigen Schultyp zu finden, wo diese ausgelebt werden können bzw. die entsprechenden Ressourcen zur Verfügung stehen.

  Machen Sie nicht den Fehler mit übertriebener Begeisterung und Hilfe zu reagieren, vielleicht will Ihr Kind sein Hobby auch ein bisschen für sich haben.

- Sport und Bewegung ist für alle Menschen ein wichtiger Ausgleich. Kinder brauchen noch viel mehr davon als Erwachsene und ADHS-Kinder nochmals mehr.

  Wenn im Schulprogramm nicht genug Bewegung vorgesehen ist, muss außerhalb dafür gesorgt werden, dass die Kinder sich *austoben* können.

  Damit *toben* nicht in unkontrollierte Raufereien ausarten kann, mag es sinnvoll sein, spezielle Sportarten zu suchen.

Gut bewährt haben sich alle asiatischen Kampfsportarten, die nicht nur *auspowern,* sondern Selbstbeherrschung, Konzentration und Respekt vor dem Gegner vermitteln.

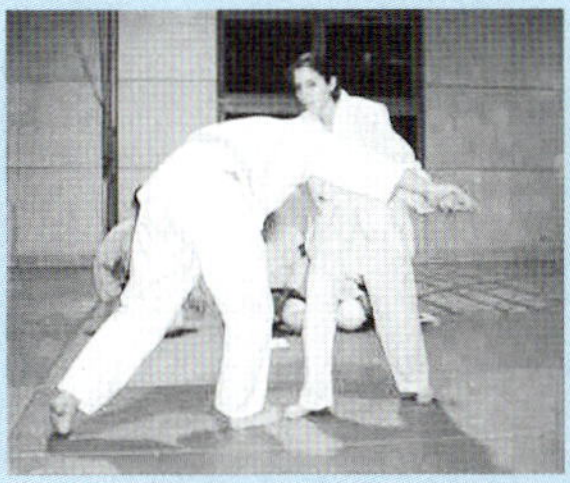

Abb. 107. Kampfsport 1

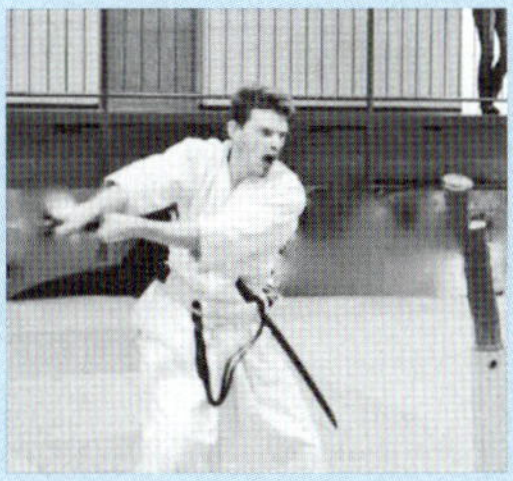

Abb. 108. Kampfsport 2

Asiatische Höflichkeitsrituale können dieses Gefühl geben und zeigen, dass sportlicher Kampf und Aggression sehr verschiedene Dinge sind.

- Gemeinsam mit dem Lehrer Ihres Kindes können Sie den Lernstil ermitteln, den ihr Kind bevorzugt.

  Kinder mit *linguistischer Intelligenz* lesen gerne, schreiben problemlos und können gut Geschichten erzählen. Es braucht Bücher, Schreibhefte, bunte Stifte, Tagebuch und viel verbale Zuwendung.

  Logistisch-mathematisch denkende Kinder haben Freude an naturwissenschaftlichen Fächern, Zahlenrätseln, Denksportaufgaben, logischen Strukturen. Entsprechende Aufgaben, Chemie- und Physikbaukästen, Besuch von Museen u.v.m. können begeistern.

  Räumliche Intelligenz bedeutet ein gutes Vorstellungsvermögen, Gedächtnis für optische Details, Spiele mit Bausteinen wie zum Beispiel *Lego* oder Holzbaukästen, Labyrinthspiele ...

  Kinder mit *körperlich-kinästhetischer Intelligenz* arbeiten gerne mit ihren Händen – basteln, bauen, brauchen Lernmaterialien, die sie angreifen können, haben Freude an Sport und Bewegung.

Ein Kind mit *musikalischer Intelligenz* liebt Musik, Rhythmen, braucht Gesangsunterricht, gemeinsames Singen, Instrumentalunterricht ...

Unter *Zwischenmenschlicher Intelligenz* versteht man die Fähigkeit, Freunde zu haben, Spaß am Umgang mit Mitmenschen, Organisieren von gemeinsamen Erlebnissen, freiwilligen Hilfeleistungen.

Innerpersönliche Intelligenz bedeutet die Fähigkeit zur Selbstreflexion, das Kind kann seine Stärken und Schwächen erkennen, hat Selbstvertrauen. Es braucht einen ruhigen Ort, wo es sich zurückziehenkann, wenn es will und genug Zeit für sich.

Die meisten Kinder zeigen schon früh ihre Neigung zu einer oder meist mehreren Intelligenzarten. Nun kommt es darauf an, die vorhandenen Stärken zu fördern, den richtigen Ansatz zu finden sowie die richtigen Ressourcen zur Verfügung zu stellen.

- Musik kann beruhigen, nervös machen, Fröhlichkeit erzeugen etc.

  Interessant ist, dass bei ADHS-Kindern oftmals stark stimulierende Musik beruhigend wirkt – ein ähnlicher Effekt wie bei Stimulantien?

  In erster Linie ist es wichtig herauszufinden, *welche* Musik sich positiv auswirkt und ob Hintergrundmusik beim Lernen eher ablenkt oder stimuliert.

- Über die positive Wirkung von Farben haben wir schon geschrieben, es soll nochmals erwähnt werden, dass gerade ADHS-Kinder eine besondere Vorliebe für bunte Farben haben und diese helfen können, Signale zu setzen und als Erinnerungshelfer zu fungieren.

- Imagination ist für viele Kinder eine wichtige mentale Ressource. Es gibt verschiedene Methoden, zum Beispiel *Visualisierung* zur Verbesserung der Lernfähigkeit einzusetzen, aber auch am Verhalten zu arbeiten.

  Man kann eine imaginäre Filmleinwand aufstellen und den Kindern ihr Verhalten zeigen, indem sie dieses visualisieren und danach besprechen.

Vorstellungskraft ist ein wichtiger Schritt zur Entwicklung der Selbstkontrolle.

Bei Kindern, die sich mit Visualisierung schwer tun, kann man durchaus auch mit realen Kameras Verhaltensweisen festhalten und nachher besprechen.

Es hat sich gezeigt, dass Kinder während ihrer Wutausbrüche nicht mitbekommen, wie sie wirken und nachher sehr betroffen sind, wenn sie ihr Verhalten gezeigt bekommen.

Achtung! Der Film muss absolut bewertungsfrei und sachlich besprochen werden, damit nicht Schamgefühle die Situation verschlimmern.

Beispiele für Visualisierung:

Zur Beruhigung: ein spezieller Ort in der Natur, ein Lieblingsspielplatz, ein sicherer geheimer Ort, eine Reise ins Zauberland

Für bessere Konzentration: Vorstellen der Lieblingsfarbe, eines Spielzeuges in allen Details, des Lieblingsfilmes

Gegen Aggression oder negative Kritik: Abprallen wie ein Ball von der Wand, Vorüberstreichen des Windes, fließendes Wasser, Schutzkegel oder -mantel

Wenn die Imaginationen gelingen, kann das Kind versuchen, bei Impulsdurchbrüchen oder drohendem Kontrollverlust sich in *seine* Bilder hineinzuversetzen.

- Stärkung des Selbstwertgefühls ist für alle Kinder wichtig. Nach vielen Enttäuschungen, Frustrationen und Misserfolgen ist es für ADHS-Kinder einer der wichtigsten Faktoren ein positives Selbstbild zu entwickeln und geschätzt zu werden.
- Jeder Mensch folgt bestimmten Biorhythmen, die sogenannte Chrono-Psychologie befasst sich mit den Auswirkungen biologischer Rhythmen auf physische und emotionale Aspekte unseres Verhaltens.

  Innerhalb eines Tages, dem zirkadianen Rhythmus, treten Schwankungen der Hormone und Neurotransmitter auf, die zum Beispiel den Wechsel von Ruhe und Aktivität steuern. Das heißt, Phasen von Unruhe und Konzentration können schulisch genützt werden, um zum Beispiel Aktivitäten des Kurzzeitgedächtnisses, Problemlösungsaufgaben am Vormittag zu machen und den Nachmittag eher für motorische Aktivitäten frei zu halten.

  Mit Hilfe eines Tagebuches kann ihr Kind herausfinden, welche Tagesrhythmen ablaufen, wann die beste Zeit für Aufgaben ist, wann es Ruhe bracht. Sicher ist es nicht immer möglich, den Stundenplan für alle Kinder passend zu gestalten, aber allein das Wissen darum kann Möglichkeiten eröffnen.

- Körperliche Entspannungstechniken können helfen, Stress abzubauen und die meist starke muskuläre Anspannung zu mildern.

  Progressive Muskelrelaxation nach Jacobson hat sich bewährt, da das wechselnde Anspannen und Entspannen anfangs unter verbaler Führung des Therapeuten die Aufmerksamkeit des Kindes beansprucht, Konzentration erfordert und wenig Möglichkeiten bietet *wegzudriften*.

  Weitere Methoden sind das *Autogene Training nach J. H. Schultz* und die bereits beschriebenen *Visualisierungsübungen*. Bei letzteren wird vor allem bei jüngeren Kindern gerne mit *Metaphern* gearbeitet.

  Zum Beispiel:

  Ballon: Stell Dir vor, Du bist ein Ballon und beim tiefen Einatmen bläst dieser sich auf, beim Ausatmen entweicht die Luft wieder.

  Puppe: Versuche Deinen Körper steif wie eine Holzfigur zu machen und lass Dich dann fallen, als wärest Du eine Stoffpuppe, die mit allen Gliedern wackeln kann.

  Dicke Luft: Stell Dir vor, die Luft wäre dick wie Brei und Du bewegst Dich ganz langsam dagegen. Plötzlich wird sie wieder dünn und Du kannst locker umherspringen.

  Bauchübung: Stell Dir vor, auf Deinem Bauch liegt eine kleine Katze/ein Meerschwein/ein Hase ... Wenn Du einatmest, hebt sich dein Bauch ganz langsam und vorsichtig, damit die Katze nicht runterfällt. Beim Ausatmen sinkt der Bauch samt Katze langsam herunter. Versuche, die Katze einige Minuten zu schaukeln und stell Dir vor, wie sie dabei genüsslich schnurrt.

- **Beiläufiges oder peripheres Lernen** ist ein wichtiger Begriff für Eltern und Lehrer.

  Wenn man ehrlich überlegt, *leiden* wir alle an einem Aufmerksamkeitsdefizit, wenn das Gebotene langweilig und uninteressant ist.

  Genauso verhält es sich bei ADHS-Kindern. Wie erwähnt, können diese bei spannenden Themen sehr wohl aufmerksam und konzentriert sein oder können ihre Aufmerksamkeit genau auf die Dinge richten, die gar nicht gefragt oder erwünscht sind. Liest der Lehrer monoton den Unterrichtsstoff vor, dann erregt sicher alles andere im Klassenzimmer die Aufmerksamkeit und die Kinder können nachher oft erstaunlich detailliert schildert, was, abgesehen vom Unterricht, in der Klasse alles passiert ist.

Das heißt, ähnlich wie Kleinkinder sprechen oder laufen lernen, nämlich durch beobachten *nebenbei,* weil ihre Neugier und ihr Forschungsdrang erweckt ist, lernen auch ADHS-Kinder *beiläufig.* In den meisten Schulsystemen wird dem kaum Rechnung getragen, der Unterricht ist zentral ausgerichtet.

Erst in den letzten Jahren haben Pädagogen daran gearbeitet, die Lernaktivität von Kindern nachzuahmen und sich die Fähigkeit des Menschen, *beiläufig* zu lernen, zunutze zu machen.

Der Lehrstoff wird eher nebenbei angeboten, während zum Beispiel entspannende Musik läuft. Informationen hängen in farbigen Plakaten an der Wand, einige Tage, bevor im Unterricht dieses Thema besprochen wird. Es gab erstaunliche Ergebnisse, wie viel Wissen bereits *eingesickert* war.

Erfahrene Lehrer erkennen, worauf die Aufmerksamkeit gerichtet ist und setzten den Schwerpunkt ihrer Arbeit dazu in Beziehung.

Ein Beispiel dazu lieferte eine Mutter, die ihren achtjährigen Sohn dazu bringen wollte, pünktlich essen zu kommen. Er spielte in sich versunken in seinem Zimmer mit dem Kaufmannsladen, die Mutter setzte sich dazu, kaufte ein, erzählte ihm, was sie damit kochen würde ... und plötzlich sprang das Kind auf und lief in die Küche zum Abendessen.

Wir alle lernen bis zu achtundneunzig Prozent unseres Wissens und unserer Fähigkeiten im Leben *beiläufig.*

- Die Frage, welche Schule für Ihr Kind die richtige ist, hängt natürlich nicht nur von der Qualität einer Schule und den dortigen Ressourcen ab, sondern auch von den örtlichen und finanziellen Möglichkeiten. Diese unterscheiden sich landesspezifisch sehr stark und daher stellen wir Ihnen im Kapitel Schulen nur mögliche Modelle und Denkansätze vor, damit Sie selbst in Ihrem Umfeld die richtige Schule finden können.
- Echte Verantwortung wirkt sich auf das Verhalten und die Entwicklung der Selbstverantwortung positiv aus. Wenn Sie ihrem Kind die Verantwortung für ein Tier übertragen, für das Sie anfangs gemeinsam sorgen, um dann nach und nach mehr Verantwortung abzutreten, oder zum Beispiel als Lehrer die Verantwortung für Unterrichtsmaterial oder Geld einsammeln übergeben, stärkt das den Selbstwert des Kindes und es fühlt sich respektiert. Dazu ist es natürlich wichtig herauszufinden, was das Kind gut kann und seine Fähigkeiten nicht übersteigt, damit es nicht zu einem Misserfolg wird.

- *Time-out* hilft zu Hause und in der Schulsituation. Droht die Situation zu eskalieren, könnte es einen extra dafür bestimmten Platz oder Raum geben, wo das Kind Auszeit nehmen kann. Dieser kann beziehungsweise sollte freiwillig aufgesucht werden und darf nicht als Strafe oder Ausgrenzung angesehen werden.

Die Kinder dürfen selbst entscheiden wann und wie lange sie in die *Auszeit-Zone* gehen. Diese ist dazu da, dass sie sich beruhigen, nachdenken oder entspannen und mit neuer Distanz an die Situation herangehen können.

Abhängig von den Gegebenheiten kann die *Auszeit-Zone* liebevoll hergerichtet werden. Matratzen zum *Chillen,* Kuscheltiere oder auch ein Boxsack (mit Handschuhen!) u.v.m. können die Auszeit zu einem positiven Erlebnis machen.

Damit niemand vergisst, wieder zurückzukommen, kann zum Beispiel ein Wecker dort stehen, den das Kind selbst einstellen kann.

- Vereinbarungen und Verträge müssen von beiden Seiten gehalten werden.

- Regeln werden gemeinsam festgelegt, erklärt und sind ein fester Bestandteil des Alltages. Änderungen können besprochen und gemeinsam in *Familienversammlungen* vorgenommen werden, doch abgesehen davon, muss sich das Kind darauf verlassen können, dass sowohl Regeln als auch Grenzen ein fester Bestandteil seines Lebens sind.

  Dies ist für ADHS-Kinder besonders wichtig, da sie in ihrem Verhalten an sich schon inkonsistent sind.

  Parallel zu den *Familienversammlungen* könnte man auch in der Schule *Konferenzen* einführen, in denen Kinder die Möglichkeit haben zu lernen, wie man Vorschläge und Kritik konstruktiv anbringen kann und wie wichtig eine gute Gesprächskultur ist.

- Zum Abschluss noch ein Appell an Eltern und Lehrer:

Vergessen Sie trotz aller Probleme nicht, ein positives Bild von Ihrem Kind/Schüler zu behalten und seine Energie, Kreativität, Spontaneität und Sensibilität zu schätzen.

Eltern von ADHS-Kindern stehen oft an der Grenze ihres Leistungsvermögens und am Ende ihrer Nerven. Schuldgefühle, Partnerprobleme, oft depressive Reaktionen und Angst erschweren die Situation.

Das heißt, Eltern brauchen genauso Unterstützung und eventuell therapeutische Hilfe. Dabei können sie durchaus Vorbilder für ihr Kind sein, indem sie zeigen, dass sie für sich sorgen, sich um ihre eigenen Bedürfnisse ebenso kümmern wie um die des Kindes und Wert auf die Partnerschaft legen.

Das heißt, Phasen von Unruhe und Konzentration können schulisch genützt werden, um zum Beispiel Aktivitäten des Kurzzeitgedächtnisses, Problemlösungsaufgaben am Vormittag zu machen und den Nachmittag eher für motorische Aktivitäten frei zu halten.

V. Teil

Literatur-Werkstätte

Parallel zur *Werkstätte* für Skills, Strategien, Übungen und therapeutischen Ideen, haben wir die *Literatur-Werkstätte* angefügt, mit Märchen, Geschichten, Texten und Gedichten, die Kindern und Jugendlichen helfen können und Eltern und Pädagogen tiefenpsychologischen Einblick gewähren.

Da es den Umfang des Buches sprengen würde, alle Ideen und Texte einzubringen, die uns wichtig erscheinen, haben wir Beispiele gewählt und hoffen, dass unsere Leser und Leserinnen auch diese *Werkstätte* weiterführen, ergänzen und für ihren eigenen Gebrauch anpassen.

Märchen

Märchen haben uns über viele Lebensspannen und Generationen hinweg beeinflusst und Wege aufgezeigt, die tief in unserem Inneren verborgen und uns nicht bewusst sind. Existentielle Fragen, Fragen nach dem Sinn des Lebens, nach zwischenmenschlichen Beziehungen, Magie und Phantasie können nicht durch Technik und Computer beantwortet werden, die Stimme der Eltern und Großeltern, die abends zum Einschlafen Märchen erzählt, bleibt uns ein Leben lang in Erinnerung als beruhigende und tröstliche Erfahrung.

Bruno Bettelheim hat in seinem Buch *Kinder brauchen Märchen*[146] darauf hingewiesen, dass Märchen bereichern, die Phantasie anregen und Kindern helfen können, Gefühle zu erklären und zu begreifen. Märchen sprechen von Sehnsüchten, Ängsten, Freude und Leid in einer Form, die unser Unterbewusstsein anspricht, Lösungen aufzeigt und unterschiedlichste Persönlichkeitsanteile und -aspekte klar werden lässt.

Der kindliche Reifungsprozess spiegelt sich in verschiedenen Stufen und Aufgaben wider, die Helden und Prinzessinnen durchmachen müssen, um gerettet oder erlöst zu werden.

Verena Kast[147] interpretiert in ihren Büchern verschiedenste Märchen und erklärt deren Symbolik:

---

146 Bettelheim B (2008) Kinder brauchen Märchen. München: Deutscher Taschenbuchverlag

147 Verena Kast, Prof. Dr. phil., Psychologin und Psychotherapeutin, Professorin an der Universität Zürich, Lehranalytikerin des C. G. Jung-Institutes. 1. Vorsitzende der Internationalen Gesellschaft für Tiefenpsychologie, Mitglied der Leitung der Lindauer Psychotherapiewochen, Autorin

Märchen sprechen in einer Symbolsprache, einer Bildersprache. Wenn wir uns auf die Märchen einlassen, dann sprechen diese Bilder auch die Bilder in unserer Psyche an. Das heißt also, wir können auf einen Schatz von Bildern zurückgreifen, die in unserer Psyche da sind, die nur eben evoziert, die hervorgerufen werden müssen. Wenn wir uns hier mit Märchen beschäftigen, werden diese Bilder hervorgerufen in unserer Psyche. Die Bilder der Märchen bringen die Bilder in unserer Psyche in Bewegung.

Ihre Interpretation des Grimmschen Märchens *Die Nixe im Teich* zeigt die Gefahren und Chancen erotischer Leidenschaften, wobei die Nixe als Symbol für Ängste und Faszination steht, Versuchung und Vertrautes begleiten den Weg.

Wir haben dieses Märchen hier aufgenommen, weil es gerade für heranwachsende Jugendliche, die sexuelle Entwicklung und alle zugehörigen Ängste und Freuden, Neugier und Gefahren steht.

Die Nixe im Teich

Ein Märchen der Gebrüder Grimm

Es war einmal ein Müller, der führte mit seiner Frau ein vergnügtes Leben. Sie hatten Geld und Gut, und ihr Wohlstand nahm von Jahr zu Jahr noch zu. Aber Unglück kommt über Nacht: Wie ihr Reichtum gewachsen war, so schwand er von Jahr zu Jahr wieder hin, und zuletzt konnte der Müller kaum noch die Mühle, in der er saß, sein Eigentum nennen. Er war voll Kummer, und wenn er sich nach der Arbeit des Tages niederlegte, so fand er keine Ruhe, sondern wälzte sich voll Sorgen in seinem Bett. Eines Morgens stand er schon vor Tagesanbruch auf, ging hinaus ins Freie und dachte, es sollte ihm leichter ums Herz werden. Als er über dem Mühldamm dahin schritt, brach eben der erste Sonnenstrahl hervor, und er hörte in dem Weiher etwas rauschen. Er wendete sich um und erblickte ein schönes Weib, das sich langsam aus dem Wasser erhob. Ihre langen Haare, die sie über den Schultern mit ihren zarten Händen gefasst hatte, flossen an beiden Seiten herab und bedeckten ihren weißen Leib. Er sah wohl, dass es die Nixe des Teichs war, und wusste vor Furcht nicht, ob er davongehen oder stehenbleiben sollte. Aber die Nixe ließ ihre sanfte Stimme hören, nannte ihn bei Namen und fragte, warum er so traurig wäre. Der Müller war anfangs verstummt, als er sie aber so freundlich sprechen hörte, fasste er sich ein Herz und erzählte ihr, dass er sonst in Glück und Reichtum gelebt hätte, aber jetzt so arm wäre, dass er sich nicht zu raten wüsste. „Sei ruhig", antwortete die Nixe, „ich will dich reicher und glücklicher machen, als du je gewesen bist, nur musst du mir versprechen, dass du mir geben willst, was eben in deinem Hause jung geworden ist." „Was kann das anders sein", dachte der Müller, „als ein junger Hund oder ein junges Kätzchen?", und sagte ihr zu, was sie verlangte. Die Nixe stieg wieder in das Wasser hinab, und er eilte getröstet und gutes Mutes nach seiner Mühle. Noch hatte er sie nicht erreicht, da trat die Magd aus der Haustüre und rief ihm zu, er sollte sich freuen, seine Frau hätte ihm einen kleinen Knaben geboren. Der Müller stand wie vom Blitz gerührt, er sah wohl, dass die tückische Nixe das gewusst und ihn betrogen hatte. Mit gesenktem Haupt trat er zu dem Bett seiner Frau, und als sie ihn fragte: „Warum freust du dich nicht über den schönen Knaben?", so erzählte er ihr, was ihm begegnet war, und was für ein Versprechen er der Nixe gegeben hatte. „Was hilft mir Glück und Reichtum" fügte er hinzu, „wenn ich mein Kind verlieren soll? Aber was kann ich tun?" Auch die Verwandten, die herbeigekommen waren, Glück zu wünschen, wussten keinen Rat.

Indessen kehrte das Glück in das Haus des Müllers wieder ein. Was er unternahm, gelang, es war, als ob Kisten und Kasten von selbst sich füllten und das Geld im Schrank über Nacht sich mehrte. Es dauerte nicht lange, so war sein Reichtum größer als je zuvor. Aber er konnte sich nicht ungestört darüber freuen: Die Zusage, die er der Nixe getan hatte, quälte sein Herz. Sooft er an dem Teich vorbeikam, fürchtete er, sie möchte auftauchen und ihn an seine Schuld mahnen. Den Knaben selbst ließ er nicht in die Nähe des Wassers; „hüte dich", sagte er zu ihm, „wenn du das Wasser berührst, so kommt eine Hand heraus, hascht dich und zieht dich hinab." Doch als Jahr auf Jahr verging und die Nixe sich nicht wieder zeigte, so fing der Müller an sich zu beruhigen.

Der Knabe wuchs zum Jüngling heran und kam bei einem Jäger in die Lehre. Als er ausgelernt hatte und ein tüchtiger Jäger geworden war, nahm ihn der Herr des Dorfes in seine Dienste. In dem Dorf war ein schönes und treues Mädchen, das gefiel dem Jäger, und als sein Herr das bemerkte, schenkte er ihm ein kleines Haus; die beiden hielten Hochzeit, lebten ruhig und glücklich und liebten sich von Herzen.

Einstmals verfolgte der Jäger ein Reh. Als das Tier aus dem Wald in das freie Feld ausbog, setzte er ihm nach und streckte es endlich mit einem Schuss nieder. Er bemerkte nicht, dass er sich in der Nähe des gefährlichen Weihers befand, und ging, nachdem er das Tier ausgeweidet hatte, zu dem Wasser, um seine mit Blut befleckten Hände zu waschen. Kaum aber hatte er sie hineingetaucht, als die Nixe emporstieg, lachend mit ihren nassen Armen ihn umschlang und so schnell hinabzog, dass die Wellen über ihm zusammenschlugen.

Als es Abend war und der Jäger nicht nach Haus kam, so geriet seine Frau in Angst. Sie ging aus, ihn zu suchen, und da er ihr oft erzählt hatte, dass er sich vor den Nachstellungen der Nixe in acht nehmen müsste und nicht in die Nähe des Weihers sich wagen dürfte, so ahnte sie schon, was geschehen war. Sie eilte zu dem

Wasser, und als sie am Ufer seine Jägertasche liegen fand, da konnte sie nicht länger an dem Unglück zweifeln. Wehklagend und händeringend rief sie ihren Liebsten mit Namen, aber vergeblich: sie eilte hinüber auf die andere Seite des Weihers, und rief ihn aufs Neue: sie schalt die Nixe mit harten Worten, aber keine Antwort erfolgte. Der Spiegel des Wassers blieb ruhig, nur das halbe Gesicht des Mondes blickte unbeweglich zu ihr herauf.
Die arme Frau verließ den Teich nicht. Mit schnellen Schritten, ohne Rast und Ruhe, umkreiste sie ihn immer von Neuem, manchmal still, manchmal einen heftigen Schrei ausstoßend, manchmal in leisem Wimmern. Endlich waren ihre Kräfte zu Ende: Sie sank zur Erde nieder und verfiel in einen tiefen Schlaf. Bald überkam sie ein Traum. Sie stieg zwischen großen Felsblöcken angstvoll aufwärts; Dornen und Ranken hakten sich an ihre Füße, der Regen schlug ihr ins Gesicht und der Wind zauste ihr langes Haar. Als sie die Anhöhe erreicht hatte, bot sich ein ganz anderer Anblick dar. Der Himmel war blau, die Luft mild, der Boden senkte sich sanft hinab und auf einer grünen, bunt beblümten Wiese stand eine reinliche Hütte. Sie ging darauf zu und öffnete die Türe, da saß eine Alte mit weißen Haaren, die ihr freundlich winkte. In dem Augenblick erwachte die arme Frau. Der Tag war schon angebrochen, und sie entschloss sich gleich, dem Traume Folge zu leisten. Sie stieg mühsam den Berg hinauf, und es war alles so, wie sie es in der Nacht gesehen hatte. Die Alte empfing sie freundlich und zeigte ihr einen Stuhl, auf den sie sich setzen sollte. „Du musst ein Unglück erlebt haben", sagte sie, „weil du meine einsame Hütte aufsuchst." Die Frau erzählte ihr unter Tränen, was ihr begegnet war. „Tröste dich", sagte die Alte, „ich will dir helfen: Da hast du einen goldenen Kamm. Harre, bis der Vollmond aufgestiegen ist, dann geh zu dem Weiher, setze dich am Rand nieder und strähle dein langes schwarzes Haar mit diesem Kamm. Wenn du aber fertig bist, so lege ihn am Ufer nieder, und du wirst sehen, was geschieht."
Die Frau kehrte zurück, aber die Zeit bis zum Vollmond verstrich ihr langsam. Endlich erschien die leuchtende Scheibe am Himmel, da ging sie hinaus an den Weiher, setzte sich nieder und kämmte ihre langen schwarzen Haare mit dem goldenen Kamm, und als sie fertig war, legte sie ihn an den Rand des Wassers nieder. Nicht lange, so brauste es aus der Tiefe, eine Welle erhob sich, rollte an das Ufer und führte den Kamm mit sich fort. Es dauerte nicht länger, als der Kamm nötig hatte, auf den Grund zu sinken, so teilte sich der Wasserspiegel, und der Kopf des Jägers stieg in die Höhe. Er sprach nicht, schaute aber seine Frau mit traurigen Blicken an. In demselben Augenblick kam eine zweite Welle herangerauscht und bedeckte das Haupt des Mannes. Alles war verschwunden, der Weiher lag so ruhig wie zuvor, und nur das Gesicht des Vollmondes glänzte darauf.
Trostlos kehrte die Frau zurück, doch der Traum zeigte ihr die Hütte der Alten. Abermals machte sie sich am nächsten Morgen auf den Weg und klagte der weisen Frau ihr Leid. Die Alte gab ihr eine gol-

dene Flöte und sprach: „Harre, bis der Vollmond wiederkommt, dann nimm diese Flöte, setze dich an das Ufer, blas ein schönes Lied darauf, und wenn du damit fertig bist, so lege sie auf den Sand; du wirst sehen, was geschieht."

Die Frau tat, wie die Alte gesagt hatte. Kaum lag die Flöte auf dem Sand, so brauste es aus der Tiefe: Eine Welle erhob sich, zog heran, und führte die Flöte mit sich fort. Bald darauf teilte sich das Wasser, und nicht bloß der Kopf, auch der Mann bis zur Hälfte des Leibes stieg hervor. Er breitete voll Verlangen seine Arme nach ihr aus, aber eine zweite Welle rauschte heran, bedeckte ihn und zog ihn wieder hinab.

„Ach, was hilft es mir", sagte die Unglückliche, „dass ich meinen Liebsten nur erblicke, um ihn wieder zu verlieren." Der Gram erfüllte aufs Neue ihr Herz, aber der Traum führte sie zum dritten Mal in das Haus der Alten. Sie machte sich auf den Weg, und die weise Frau gab ihr ein goldenes Spinnrad, tröstete sie und sprach: „Es ist noch nicht alles vollbracht, harre bis der Vollmond kommt, dann nimm das Spinnrad, setze dich an das Ufer und spinn die Spule voll, und wenn du fertig bist, so stelle das Spinnrad nahe an das Wasser, und du wirst sehen, was geschieht."

Die Frau befolgte alles genau. Sobald der Vollmond sich zeigte, trug sie das goldene Spinnrad an das Ufer und spann emsig, bis der Flachs zu Ende und die Spule mit dem Faden ganz angefüllt war. Kaum aber stand das Rad am Ufer, so brauste es noch heftiger als sonst in der Tiefe des Wassers, eine mächtige Welle eilte herbei und trug das Rad mit sich fort. Alsbald stieg mit einem Wasserstrahl der Kopf und der ganze Leib des Mannes in die Höhe. Schnell sprang er ans Ufer, faste seine Frau an der Hand und entfloh. Aber kaum hatten sie sich eine kleine Strecke entfernt, so erhob sich mit entsetzlichem Brausen der ganze Weiher und strömte mit reißender Gewalt in das weite Feld hinein. Schon sahen die Fliehenden ihren Tod vor Augen, da rief die Frau in ihrer Angst die Hilfe der Alten an, und in dem Augenblick waren sie verwandelt, sie in eine Kröte, er in einen Frosch. Die Flut, die sie erreicht hatte, konnte sie nicht töten, aber sie riss sie beide voneinander und führte sie weit weg.

Als das Wasser sich verlaufen hatte und beide wieder den trocknen Boden berührten, so kam ihre menschliche Gestalt zurück. Aber keiner wusste, wo das andere geblieben war; sie befanden sich unter fremden Menschen, die ihre Heimat nicht kannten. Hohe Berge und tiefe Täler lagen zwischen ihnen. Um sich das Leben zu erhalten, mussten beide die Schafe hüten. Sie trieben lange Jahre ihre Herden durch Feld und Wald und waren voll Trauer und Sehnsucht.

Als wieder einmal der Frühling aus der Erde hervorgebrochen war, zogen beide an einem Tag mit ihren Herden aus, und der Zufall wollte, dass sie einander entgegen zogen. Er erblickte an einem fernen Bergesabhang eine Herde und trieb seine Schafe nach der Gegend hin. Sie kamen in einem Tal zusammen, aber sie erkannten sich nicht, doch freuten sie sich, dass sie nicht mehr so einsam waren.

Von nun an trieben sie jeden Tag ihre Herde nebeneinander: Sie sprachen nicht viel, aber sie fühlten sich getröstet. Eines Abends, als der Vollmond am Himmel schien und die Schafe schon ruhten, holte der Schäfer die Flöte aus seiner Tasche und blies ein schönes, aber trauriges Lied. Als er fertig war, bemerkte er, dass die Schäferin bitterlich weinte. „Warum weinst du?", fragte er. „Ach", antwortete sie, „so schien auch der Vollmond, als ich zum letzten Mal dieses Lied auf der Flöte blies und das Haupt meines Liebsten aus dem Wasser hervorkam." Er sah sie an, und es war ihm, als fiele eine Decke von den Augen, er erkannte seine liebste Frau: Und als sie ihn anschaute und der Mond auf sein Gesicht schien, erkannte sie ihn auch. Sie umarmten und küssten sich, und ob sie glückselig waren, braucht keiner zu fragen.

***

Ein in der heutigen Gesellschaft hoch aktuelles Märchen ist *Der Teufel mit den drei Haaren*. Gier und Neid, sowohl im Königreich als auch bei den einzelnen Menschen sowie mangelnde seelische Ressourcen herrschen vor. Da wird das Glückskind geboren als Symbol für Neubeginn und Hoffnung für die Menschen, die im Königreich der Gier gefangen sind. Das Kind ist sich bewusst, dass es sich und die Menschen retten muss und fürchtet nicht einmal den Teufel.

Der Teufel mit den 3 goldenen Haaren

Gebrüder Grimm

Es war einmal eine arme Frau, die gebar ein Söhnlein, und weil es eine Glückshaut umhatte, als es zur Welt kam, so ward ihm geweissagt, es werde im vierzehnten Jahr die Tochter des Königs zur Frau haben. Es trug sich zu, dass der König bald darauf ins Dorf kam, und niemand wusste, dass es der König war, und als er die Leute fragte, was es Neues gäbe, so antworteten sie: „Es ist in diesen Tagen ein Kind mit einer Glückshaut geboren: Was so einer unternimmt, das schlägt ihm zum Glück aus. Es ist ihm auch vorausgesagt, in seinem vierzehnten Jahre solle er die Tochter des Königs zur Frau haben." Der König, der ein böses Herz hatte und über die Weissagung sich ärgerte, ging zu den Eltern, tat ganz freundlich und sagte: „Ihr armen Leute, überlasst mir euer Kind, ich will es versorgen." Anfangs weigerten sie sich, da aber der fremde Mann schweres Gold dafür bot und sie dachten: „Es ist ein Glückskind, es muss doch zu seinem Besten ausschlagen", so willigten sie endlich ein und gaben ihm das Kind.

Der König legte es in eine Schachtel und ritt damit weiter, bis er zu einem tiefen Wasser kam: Da warf er die Schachtel hinein und dachte: „Vor dem unerwarteten Freier habe ich meiner Tochter geholfen." Die Schachtel aber ging nicht unter, sondern schwamm wie ein Schiffchen, und es drang auch kein Tröpfchen Wasser hinein. So schwamm sie bis zwei Meilen von des Königs Hauptstadt, wo eine Mühle war, an dessen Wehr sie hängen blieb. Ein Mahlbursche, der glücklicherweise da stand und sie bemerkte, zog sie mit einem Haken heran und meinte große Schätze zu finden, als er sie aber aufmachte, lag ein schöner Knabe darin, der ganz frisch und munter war. Er brachte ihn zu den Müllersleuten, und weil diese keine Kinder hatten, freuten sie sich und sprachen: „Gott hat es uns beschert." Sie pflegten den Findling wohl, und er wuchs in allen Tugenden heran.

Es trug sich zu, dass der König einmal bei einem Gewitter in die Mühle trat und die Müllersleute fragte, ob der große Junge ihr Sohn wäre. „Nein", antworteten sie, „es ist ein Findling, er ist vor vierzehn Jahren in einer Schachtel ans Wehr geschwommen, und der Mahlbursche hat ihn aus dem Wasser gezogen." Da merkte der König, dass es niemand anders als das Glückskind war, das er ins Wasser geworfen hatte, und sprach: „Ihr guten Leute, könnte der Junge nicht einen Brief an die Frau Königin bringen, ich will ihm zwei Goldstücke zum Lohn geben?" „Wie der Herr König gebietet", antworteten die Leute, und hießen den Jungen sich bereit halten. Da schrieb der König einen Brief an die Königin, worin stand" „Sobald der Knabe mit diesem Schreiben angelangt ist, soll er getötet und begraben werden, und das alles soll geschehen sein, ehe ich zurückkomme."

Der Knabe machte sich mit diesem Briefe auf den Weg, verirrte sich aber und kam abends in einen großen Wald. In der Dunkelheit sah er ein kleines Licht, ging darauf zu und gelangte zu einem Häuschen. Als er hineintrat, saß eine alte Frau beim Feuer ganz allein. Sie erschrak, als sie den Knaben erblickte, und sprach: „Wo kommst du her und wo willst du hin?" „Ich komme von der Mühle", antwortete er, „und will zur Frau Königin, der ich einen Brief bringen soll: Weil ich mich aber in dem Walde verirrt habe, so wollte ich hier gerne übernachten." „Du armer Junge", sprach die Frau, „du bist in ein Räuberhaus geraten, und wenn sie heimkommen, so bringen sie dich um." „Mag kommen, wer will", sagte der Junge, „ich fürchte mich nicht: Ich bin aber so müde, dass ich nicht weiterkann", streckte sich auf eine Bank und schlief ein. Bald hernach kamen die Räuber und fragten zornig, was da für ein fremder Knabe läge. „Ach", sagte die Alte, „es ist ein unschuldiges Kind, es hat sich im Walde verirrt, und ich habe ihn aus Barmherzigkeit aufgenommen: Er soll einen Brief an die Frau Königin bringen." Die Räuber erbrachen den Brief und lasen ihn, und es stand darin, dass der Knabe sogleich, wie er ankäme, sollte ums Leben gebracht werden. Da empfanden die hartherzigen Räuber Mitleid, und der Anführer zerriss den Brief und schrieb einen andern, und es stand darin, sowie der Knabe ankäme, sollte er sogleich mit der

Königstochter vermählt werden. Sie ließen ihn dann ruhig bis zum andern Morgen auf der Bank liegen, und als er aufgewacht war, gaben sie ihm den Brief und zeigten ihm den rechten Weg. Die Königin aber, als sie den Brief empfangen und gelesen hatte, tat, wie darin stand, hieß ein prächtiges Hochzeitsfest anstellen, und die Königstochter ward mit dem Glückskind vermählt; und da der Jüngling schön und freundlich war, so lebte sie vergnügt und zufrieden mit ihm.

Nach einiger Zeit kam der König wieder in sein Schloss und sah, dass die Weissagung erfüllt und das Glückskind mit seiner Tochter vermählt war. „Wie ist das zugegangen?", sprach er, „ich habe in meinem Brief einen ganz andern Befehl erteilt." Da reichte ihm die Königin den Brief und sagte, er möchte selbst sehen, was darin stände. Der König las den Brief und merkte wohl, dass er mit einem andern war vertauscht worden. Er fragte den Jüngling, wie es mit dem anvertrauten Briefe zugegangen wäre, warum er einen andern dafür gebracht hätte. „Ich weiß von nichts", antwortete er, „er muss mir in der Nacht vertauscht sein, als ich im Walde geschlafen habe." Voll Zorn sprach der König: „So leicht soll es dir nicht werden, wer meine Tochter haben will, der muss mir aus der Hölle drei goldene Haare von dem Haupte des Teufels holen; bringst du mir, was ich verlange, so sollst du meine Tochter behalten." Damit hoffte der König ihn auf immer loszuwerden. Das Glückskind aber antwortete: „Die goldenen Haare will ich wohl holen, ich fürchte mich vor dem Teufel nicht." Darauf nahm er Abschied und begann seine Wanderschaft.

Der Weg führte ihn zu einer großen Stadt, wo ihn der Wächter an dem Tore ausfragte, was für ein Gewerbe er verstände und was er wüsste. „Ich weiß alles", antwortete das Glückskind. „So kannst du uns einen Gefallen tun", sagte der Wächter, „wenn du uns sagst, warum unser Marktbrunnen, aus dem sonst Wein quoll, trocken geworden ist, und nicht einmal mehr Wasser gibt." „Das sollt ihr erfahren", antwortete er, „wartet nur, bis ich wiederkomme." Da ging er weiter und kam vor eine andere Stadt, da fragte der Torwächter wiederum, was für ein Gewerb er verstünde und was er wüsste. „Ich weiß alles", antwortete er. „So kannst du uns einen Gefallen tun und uns sagen, warum ein Baum in unserer Stadt, der sonst goldene Äpfel trug, jetzt nicht einmal Blätter hervor treibt." „Das sollt ihr erfahren", antwortete er, „wartet nur, bis ich wiederkomme." Da ging er weiter, und kam an ein großes Wasser, über das er hinüber musste. Der Fährmann fragte ihn, was er für ein Gewerb verstände und was er wüsste. „Ich weiß alles", antwortete er. „So kannst du mir einen Gefallen tun", sprach der Fährmann, „und mir sagen, warum ich immer hin- und herfahren muss und niemals abgelöst werde." „Das sollst du erfahren", antwortete er, „warte nur, bis ich wiederkomme."

Als er über das Wasser hinüber war, so fand er den Eingang zur Hölle. Es war schwarz und rußig darin, und der Teufel war nicht zu Haus, aber seine Ellermutter saß da in einem breiten Sorgenstuhl. „Was willst du?", sprach sie zu ihm, sah aber gar nicht so böse aus. „Ich wollte gerne drei goldene Haare von des Teufels Kopf", antwortete er, „sonst kann ich meine Frau nicht behalten." „Das ist viel verlangt", sagte sie, „wenn der Teufel heimkommt und findet dich, so geht dirs an den Kragen; aber du dauerst mich, ich will sehen, ob ich dir helfen kann." Sie verwandelte ihn in eine Ameise und sprach: „Kriech in meine Rockfalten, da bist du sicher." „Ja", antwortete er, „das ist schon gut, aber drei Dinge möchte ich gerne noch wissen, warum ein Brunnen, aus dem sonst Wein quoll, trocken geworden ist, jetzt nicht einmal mehr Wasser gibt; warum ein Baum, der sonst goldene Äpfel trug, nicht einmal mehr Laub treibt; und warum ein Fährmann immer herüber- und hinüberfahren muss und nicht abgelöst wird." „Das sind schwere Fragen", antwortete sie, „aber halte dich nur still und ruhig, und hab acht, was der Teufel spricht, wenn ich ihm die drei goldenen Haare ausziehe."

Als der Abend einbrach, kam der Teufel nach Haus. Kaum war er eingetreten, so merkte er, dass die Luft nicht rein war. „Ich rieche rieche Menschenfleisch", sagte er, „es ist hier nicht richtig." Dann guckte er in alle Ecken und suchte, konnte aber nichts finden. Die Ellermutter schalt ihn aus, „Eben ist erst gekehrt", sprach sie, „und alles in Ordnung gebracht, nun wirfst du mirs wieder untereinander; immer hast du Menschenfleisch in der Nase! Setze dich nieder und iss dein Abendbrot." Als er gegessen und getrunken hatte, war er müde, legte der Ellermutter seinen Kopf in den Schoß und sagte, sie sollte ihn ein wenig lausen. Es dauerte nicht lange, so schlummerte er ein, blies und schnarchte. Da fasste die Alte ein goldenes Haar, riss es aus und legte es neben sich. „Autsch!", schrie der Teufel, „was hast du vor?" „Ich habe einen schweren Traum gehabt", antwortete die Ellermutter, „da hab ich dir in die Haare gefasst." „Was hat dir denn geträumt?", fragte der Teufel. „Mir hat geträumt, ein Marktbrunnen, aus dem sonst Wein quoll, sei versiegt, und es habe nicht einmal Wasser daraus quellen wollen, was ist wohl schuld daran?" „He, wenn sie's wüssten!", antwortete der Teufel, „es sitzt eine Kröte unter einem Stein im Brunnen, wenn sie die töten, so wird der Wein schon wieder fließen." Die Ellermutter lauste ihn wieder, bis er einschlief und schnarchte, dass die Fenster zitterten. Da riss sie ihm das zweite Haar aus. „Hu! Was machst du?", schrie der Teufel zornig. „Nimm's nicht übel", antwortete sie, „ich habe es im Traum getan." „Was hat dir wieder geträumt?", fragte er. „Mir hat geträumt, in einem Königreiche stünd ein Obstbaum, der hätte sonst goldene Äpfel getragen und wollte jetzt nicht einmal Laub treiben. Was war wohl die Ursache davon?" „He, wenn sie's wüssten!", antwortete der Teufel, „an der

Wurzel nagt eine Maus, wenn sie die töten, so wird er schon wieder goldene Äpfel tragen, nagt sie aber noch länger, so verdorrt der Baum gänzlich. Aber lass mich mit deinen Träumen in Ruhe, wenn du mich noch einmal im Schlafe störst, so kriegst du eine Ohrfeige." Die Ellermutter sprach ihn gut zu und lauste ihn wieder, bis er eingeschlafen war und schnarchte. Da fasste sie das dritte goldene Haar und riss es ihm aus. Der Teufel fuhr in die Höhe, schrie und wollte übel mit ihr wirtschaften, aber sie besänftigte ihn nochmals und sprach: „Wer kann für böse Träume!" „Was hat dir denn geträumt?", fragte er, und war doch neugierig. „Mir hat von einem Fährmann geträumt, der sich beklagte, dass er immer hin- und herfahren müsste, und nicht abgelöst würde. Was ist wohl schuld?" „He, der Dummbart!", antwortete der Teufel, „wenn einer kommt und will überfahren, so muss er ihm die Stange in die Hand geben, dann muss der andere überfahren, und er ist frei." Da die Ellermutter ihm die drei goldenen Haare ausgerissen hatte und die drei Fragen beantwortet waren, so ließ sie den alten Drachen in Ruhe, und er schlief, bis der Tag anbrach.

Als der Teufel wieder fortgezogen war, holte die Alte die Ameise aus der Rockfalte, und gab dem Glückskind die menschliche Gestalt zurück. „Da hast du die drei goldenen Haare", sprach sie, „was der Teufel zu deinen drei Fragen gesagt hat, wirst du wohl gehört haben." „Ja", antwortete er, „ich habe es gehört und will's wohl behalten." „So ist dir geholfen", sagte sie, „und nun kannst du deiner Wege ziehen." Er bedankte sich bei der Alten für die Hilfe in der Not, verließ die Hölle und war vergnügt, dass ihm alles so wohl geglückt war. Als er zu dem Fährmann kam, sollte er ihm die versprochene Antwort geben. „Fahr mich erst hinüber", sprach das Glückskind, „so will ich dir sagen, wie du erlöst wirst", und als er auf dem jenseitigen Ufer angelangt war, gab er ihm des Teufels Rat „wenn wieder einer kommt und will übergefahren sein, so gib ihm nur die Stange in die Hand." Er ging weiter und kam zu der Stadt, worin der unfruchtbare Baum stand, und wo der Wächter auch Antwort haben wollte. Da sagte er ihm, wie er vom Teufel gehört hatte, „Tötet die Maus, die an seiner Wurzel nagt, so wird er wieder goldene Äpfel tragen." Da dankte ihm der Wärter und gab ihm zur Belohnung zwei mit Gold beladene Esel, die mussten ihm nachfolgen. Zuletzt kam er zu der Stadt, deren Brunnen versiegt war. Da sprach er zu dem Wächter, wie der Teufel gesprochen hatte, „Es sitzt eine Kröte im Brunnen unter einem Stein, die müsst ihr aufsuchen und töten, so wird er wieder reichlich Wein geben." Der Wächter dankte und gab ihm ebenfalls zwei mit Gold beladene Esel.

Endlich langte das Glückskind daheim bei seiner Frau an, die sich herzlich freute, als sie ihn wiedersah und hörte, wie wohl ihm alles gelungen war. Dem König brachte er, was er verlangt hatte, die drei goldenen Haare des Teufels, und als dieser die vier Esel mit dem Golde sah, ward er ganz vergnügt und sprach: „Nun sind alle Bedingungen erfüllt und du kannst meine Tochter behalten. Aber, lieber Schwiegersohn, sage mir doch, woher ist das viele Gold? Das sind ja gewaltige Schätze!“ „Ich bin über einen Fluss gefahren“, antwortete er „und da habe ich es mitgenommen, es liegt dort statt des Sandes am Ufer.“ „Kann ich mir auch davon holen?“, sprach der König und war ganz begierig. „So viel Ihr nur wollt“, antwortete er, „es ist ein Fährmann auf dem Fluss, von dem lasst Euch überfahren, so könnt Ihr drüben Eure Säcke füllen.“ Der habsüchtige König machte sich in aller Eile auf den Weg, und als er zu dem Fluss kam, so winkte er dem Fährmann, der sollte ihn übersetzen. Der Fährmann kam und hieß ihn einsteigen, und als sie an das jenseitige Ufer kamen, gab er ihm die Ruderstange in die Hand und sprang davon. Der König aber musste von nun an fahren zur Strafe für seine Sünden.

***

Ein in verschiedenen Kulturkreisen auch heute noch tragisch-aktuelles Märchen, *Das Mädchen ohne Hände* spiegelt in seiner Grausamkeit die Unterdrückung und soziale Wahrheit vieler Frauen in patriachalischen Lebensumständen und zeigt innerpsychisch die durch das Verhalten des Vaters bedingte tiefe Depressionsneigung des Mädchens auf. Die silbernen Hände helfen ihr zu leben, aber sie sind nur Begleiter auf dem Weg zu ihrer eigenen Identität und Selbständigkeit. Die Großmut des Königs macht ihr Schuldgefühle und als er im Krieg ist, symbolisieren die teuflisch vertauschten Briefe die Ehe-Konflikte und das in vielen Beziehungen typische Aneinander-Vorbeireden. Dies verbannt sie wieder in tiefe Einsamkeit. Es wird verjagt – der erste Ansatz zur Eigenständigkeit, wenn auch nicht aus eigenem Antrieb. Das Haus, *in dem jeder frei wohnt*, ist schließlich ihr Haus der Selbstfindung. Sieben Jahre arbeitet das Mädchen an ihrem *Ich* – und wird belohnt durch das Nachwachsen der Hände. Die Botschaft ist, dass man den steinigen Weg der *Ich*-Findung nicht umgehen kann und dass *Früchte und Königreich* nicht einfach in den Schoß fallen. Im christlichen Märchen findet sie Rettung – und den guten Vater – in Gottes Gnade. Die *erwachsene* Beziehung findet sie zum Schluss dadurch, dass sie selbst zur reifen Frau geworden ist und der König, der ebenfalls sieben Jahre Entbehrung auf sich genommen hat, um sie zu finden, sie als gleichwertige und eigenständige Partnerin annehmen kann.

Das Mädchen ohne Hände

Gebrüder Grimm

Ein Müller war nach und nach in Armut geraten und hatte nichts mehr als seine Mühle und einen großen Apfelbaum dahinter. Einmal war er in den Wald gegangen, Holz zu holen, da trat ein alter Mann zu ihm, den er noch niemals gesehen hatte, und sprach: „Was quälst du dich mit Holzhacken, ich will dich reich machen, wenn du mir versprichst, was hinter deiner Mühle steht."

„Was kann da anders sein als mein Apfelbaum?", dachte der Müller, sagte „ja", und verschrieb es dem fremden Manne. Der aber lachte höhnisch und sagte: „Nach drei Jahren will ich kommen und abholen, was mir gehört", und ging fort. Als der Müller nach Haus kam, trat ihm seine Frau entgegen und sprach: „Sage mir, Müller, woher kommt der plötzliche Reichtum in unser Haus? Auf einmal sind alle Kisten und Kasten voll, kein Mensch hat's hereingebracht, und ich weiß nicht, wie es zugegangen ist." Er antwortete: „Das kommt von einem fremden Manne, der mir im Walde begegnet ist und mir große Schätze verheißen hat; ich habe ihm dagegen verschrieben, was hinter der Mühle steht: Den großen Apfelbaum können wir wohl dafür geben." „Ach, Mann", sagte die Frau erschrocken, „das ist der Teufel gewesen: Den Apfelbaum hat er nicht gemeint, sondern unsere Tochter, die stand hinter der Mühle und kehrte den Hof."

Die Müllerstochter war ein schönes und frommes Mädchen und lebte die drei Jahre in Gottesfurcht und ohne Sünde. Als nun die Zeit herum war, und der Tag kam, wo sie der Böse holen wollte, da wusch sie sich rein und machte mit Kreide einen Kranz um sich. Der Teufel erschien ganz frühe, aber er konnte ihr nicht nahekommen. Zornig sprach er zum Müller: „Tu ihr alles Wasser weg, damit sie sich nicht mehr waschen kann, denn sonst habe ich keine Gewalt über sie." Der Müller fürchtete sich und tat es.

Am andern Morgen kam der Teufel wieder, aber sie hatte auf ihre Hände geweint, und sie waren ganz rein. Da konnte er ihr wiederum nicht nahen und sprach wütend zum Müller: „Hau ihr die Hände ab, sonst kann ich ihr nichts anhaben." Der Müller entsetzte sich und antwortete: „Wie könnt ich meinem eigenen Kinde die Hände abhauen!" Da drohte ihm der Böse und sprach: „Wo du es nicht tust, so bist du mein, und ich hole dich selber." Dem Vater ward Angst, und er versprach, ihm zu gehorchen. Da ging er zu dem Mädchen und sagte: „Mein Kind, wenn ich dir nicht beide Hände abhaue, so führt mich der Teufel fort und in der Angst hab ich es ihm versprochen. Hilf mir doch in meiner Not und verzeihe mir, was ich Böses an dir tue." Sie antwortete: „Lieber Vater, macht mit mir, was Ihr wollt, ich bin Euer Kind." Darauf legte sie beide Hände hin und ließ sie sich abhauen.

Der Teufel kam zum dritten Mal, aber sie hatte so lange und so viel auf die Stümpfe geweint, dass sie doch ganz rein waren. Da musste er weichen und hatte alles Recht auf sie verloren. Der Müller sprach zu ihr: „Ich habe so großes Gut durch dich gewonnen, ich will dich zeitlebens aufs köstlichste halten." Sie antwortete aber: „Hier kann ich nicht bleiben, ich will fortgehen; mitleidige Menschen werden mir schon so viel geben wie ich brauche." Darauf ließ sie sich die verstümmelten Arme auf den Rücken binden, und mit Sonnenaufgang machte sie sich auf den Weg und ging den ganzen Tag, bis es Nacht ward. Da kam sie zu einem königlichen Garten, und beim Mondschimmer sah sie, dass Bäume voll schöner Früchte darin standen; aber sie konnte nicht hinein, denn es war ein Wasser darum. Und weil sie den ganzen Tag gegangen war und keinen Bissen genossen hatte, und der Hunger sie quälte, so dachte sie: „Ach, wäre ich darin, damit ich etwas von den Früchten äße, sonst muss ich verschmachten." Da kniete sie nieder, rief Gott den Herrn an und betete. Auf einmal kam ein Engel daher, der machte eine Schleuse in dem Wasser zu, sodass der Graben trocken ward und sie hindurchgehen konnte. Nun ging sie in den Garten, und der Engel ging mit ihr. Sie sah einen Baum mit Obst, das waren schöne Birnen, aber sie waren alle gezählt. Da trat sie hinzu und aß eine mit dem Munde vom Baume ab, ihren Hunger zu stillen, aber nicht mehr. Der Gärtner sah es mit an, weil aber der Engel dabeistand, fürchtete er sich und meinte, das Mädchen wäre ein Geist, schwieg still und getraute nicht zu rufen oder den Geist anzureden. Als sie die Birne gegessen hatte, war sie gesättigt, und ging und versteckte sich im Gebüsch.

Der König, dem der Garten gehörte, kam am anderen Morgen herab, da zählte er und sah, dass eine der Birnen fehlte, und fragte den Gärtner, wo sie hingekommen wäre: Sie läge nicht unter dem Baume und wäre doch weg. Da antwortete der Gärtner: „Vorige Nacht kam ein Geist herein, der hatte keine Hände und aß eine mit dem Munde ab." Der König sprach: „Wie ist der Geist über das Wasser hereingekommen? Und wo ist er hingegangen, nachdem er die Birne gegessen hatte?" Der Gärtner antwortete: „Es kam jemand in schneeweißem Kleide vom Himmel, der hat die Schleuse zugemacht und das Wasser gehemmt, damit der Geist durch den Graben gehen konnte. Und weil es ein Engel muss gewesen sein, so habe ich mich gefürchtet, nicht gefragt und nicht gerufen." Als der König sprach: „Verhält es sich, wie du sagst, so will ich diese Nacht bei dir wachen." Als es dunkel ward, kam der König in den Garten, und brachte einen Priester mit, der sollte den Geist anreden. Alle drei setzten sich unter den Baum und gaben acht. Um Mitternacht kam das Mädchen aus dem Gebüsch gekrochen, trat zu dem Baum, und aß wieder mit dem Munde eine Birne ab; neben ihr aber stand der Engel im weißen Kleide. Da ging der Priester hervor und sprach: „Bist du von Gott gekommen oder von der Welt? Bist du ein Geist oder ein Mensch?" Sie antwortete: „Ich bin kein Geist, sondern ein armer Mensch, von allen verlassen, nur von Gott nicht." Der König sprach: „Wenn du von aller Welt verlassen bist, so will ich dich nicht verlassen." Er nahm sie mit sich in sein königliches Schloss, und weil sie so schön und fromm war, liebte er sie von Herzen, ließ ihr silberne Hände machen und nahm sie zu seiner Gemahlin. Nach einem Jahr musste der König über Feld ziehen, da befahl er die junge Königin seiner Mutter und sprach: „Wenn sie ins Kindbett kommt, so haltet und pflegt sie wohl und schreibt mir's gleich in einem Briefe."

Nun gebar sie einen schönen Sohn. Da schrieb es die alte Mutter eilig und meldete ihm die frohe Nachricht. Der Bote aber ruhte unterwegs an einem Bache, und da er von dem langen Wege ermüdet war, schlief er ein. Da kam der Teufel, welcher der frommen Königin immer zu schaden trachtete, und vertauschte den Brief mit einem andern, darin stand, dass die Königin einen Wechselbalg zur Welt gebracht hätte.

Als der König den Brief las, erschrak er und betrübte sich sehr, doch schrieb er zur Antwort, sie sollten die Königin wohl halten und pflegen bis zu seiner Ankunft. Der Bote ging mit dem Brief zurück, ruhte an der nämlichen Stelle und schlief wieder ein. Da kam der Teufel abermals und legte ihm einen andern Brief in die Tasche, darin stand, sie sollten die Königin mit ihrem Kinde töten. Die alte Mutter erschrak heftig, als sie den Brief erhielt, konnte es nicht glauben und schrieb dem Könige noch einmal, aber sie bekam keine andere Antwort, weil der Teufel dem Boten jedesmal einen falschen Brief unterschob; und in dem letzten Briefe stand noch, sie sollten zum Wahrzeichen Zunge und Augen der Königin aufheben. Aber die alte Mutter weinte, dass so unschuldiges Blut sollte vergossen werden, ließ in der Nacht eine Hirschkuh holen, schnitt ihr Zunge und Augen aus und hob sie auf. Dann sprach sie zu der Königin: „Ich kann dich nicht töten lassen, wie der König befiehlt, aber länger darfst du nicht hier bleiben: Geh mit deinem Kind in die weite Welt hinein und komme nie wieder zurück." Sie band ihr das Kind auf den Rücken, und die arme Frau ging mit weinenden Augen fort.

Sie kam in einen großen wilden Wald, da setzte sie sich auf ihre Knie und betete zu Gott, und der Engel des Herrn erschien ihr und führte sie zu seinem kleinen Haus, darin war ein Schildchen mit den Worten „Hier wohnt ein jeder frei." Aus dem Häuschen kam eine schneeweiße Jungfrau, die sprach: „Willkommen, Frau Königin", und führte sie hinein. Da band sie ihr den kleinen Knaben von dem Rücken und hielt ihn an ihre Brust, damit er trank, und legte ihn dann auf ein schönes gemachtes Bettchen. Da sprach die arme Frau: „Woher weißt du, dass ich eine Königin war?" Die weiße Jungfrau antwortete: „Ich bin ein Engel, von Gott gesandt, dich und dein Kind zu verpflegen." Da blieb sie in dem Hause sieben

Jahre, und war wohl verpflegt, und durch Gottes Gnade wegen ihrer Frömmigkeit wuchsen ihr die abgehauenen Hände wieder.

Der König kam endlich aus dem Felde wieder nach Haus, und sein erstes war, dass er seine Frau mit dem Kind sehen wollte. Da fing die alte Mutter an zu weinen und sprach: „Du böser Mann, was hast du mir geschrieben, dass ich zwei unschuldige Seelen ums Leben bringen sollte!", und zeigte ihm die beiden Briefe, die der Böse verfälscht hatte, und sprach weiter: „Ich habe getan, wie du befohlen hast", und wies ihm die Wahrzeichen, Zunge und Augen. Da fing der König an noch viel bitterlicher zu weinen über seine arme Frau und sein Söhnlein, dass es die alte Mutter erbarmte und sie zu ihm sprach: „Gib dich zufrieden, sie lebt noch. Ich habe eine Hirschkuh heimlich schlachten lassen und von dieser die Wahrzeichen genommen, deiner Frau aber habe ich ihr Kind auf den Rücken gebunden, und sie geheißen, in die weite Welt zu gehen, und sie hat versprechen müssen, nie wieder hierher zu kommen, weil du so zornig über sie wärest."

Da sprach der König: „Ich will gehen, so weit der Himmel blau ist, und nicht essen und nicht trinken, bis ich meine liebe Frau und mein Kind wiedergefunden habe, wenn sie nicht in der Zeit umgekommen oder Hungers gestorben sind." Darauf zog der König umher, an die sieben Jahre lang, und suchte sie in allen Steinklippen und Felsenhöhlen, aber er fand sie nicht und dachte, sie wäre verschmachtet. Er aß nicht und trank nicht während dieser ganzen Zeit, aber Gott erhielt ihn. Endlich kam er in einen großen Wald und fand darin das kleine Häuschen, daran das Schildchen war mit den Worten „Hier wohnt jeder frei." Da kam die weiße Jungfrau heraus, nahm ihn bei der Hand, führte ihn hinein und sprach: „Seid willkommen, Herr König", und fragte ihn, wo er herkäme. Er antwortete: „Ich bin bald sieben Jahre umhergezogen und suche meine Frau mit ihrem Kinde, ich kann sie aber nicht finden." Der Engel bot ihm Essen und Trinken an, er nahm es aber nicht, und wollte nur ein wenig ruhen. Da legte er sich schlafen, und deckte ein Tuch über sein Gesicht. Darauf ging der Engel in die Kammer, wo die Königin mit ihrem Sohne saß, den sie gewöhnlich Schmerzenreich nannte, und sprach zu ihr: „Geh heraus mitsamt deinem Kinde, dein Gemahl ist gekommen." Da ging sie hin, wo er lag, und das Tuch fiel ihm vom Angesicht.

Da sprach sie: „Schmerzenreich, heb deinem Vater das Tuch auf und deckte ihm sein Gesicht wieder zu." Das Kind hob es auf und deckte es wieder über sein Gesicht. Das hörte der König im Schlummer und ließ das Tuch noch einmal gerne fallen. Da ward das Knäbchen ungeduldig und sagte: „Liebe Mutter, wie kann ich meinem Vater das Gesicht zudecken, ich habe ja keinen Vater auf der Welt. Ich habe das Beten gelernt, unser Vater, der du bist im Himmel; da hast du gesagt, mein Vater wäre im Himmel und wäre der liebe Gott: Wie soll ich einen so wilden Mann kennen? Der ist mein Vater nicht." Wie der König das hörte, richtete er sich auf und fragte, wer sie wäre. Da sagte sie: „Ich bin deine Frau, und das ist dein Sohn Schmerzenreich." Und er sah ihre lebendigen Hände und sprach: „Meine Frau hatte silberne Hände." Sie antwortete: „Die natürlichen Hände hat mir der gnädige Gott wieder wachsen lassen"; und der Engel ging in die Kammer, holte die silbernen Hände und zeigte sie ihm. Da sah er erst gewiss, dass es seine liebe Frau und sein liebes Kind war, und küsste sie und war froh, und sagte: „Ein schwerer Stein ist von meinem Herzen gefallen." Da speiste sie der Engel Gottes noch einmal zusammen, dann gingen sie nach Haus zu seiner alten Mutter. Da war große Freude überall, und der König und die Königin hielten noch einmal Hochzeit und sie lebten vergnügt bis an ihr seliges Ende.

***

Das kürzeste bekannte Märchen der Gebrüder Grimm ist *Das eigensinnige Kind.*

Hier wird Eigensinn des Kindes zum Verbrechen und Mord zur gerechtfertigten Sühne.

Bei den vielen Interpretationsmöglichkeiten fällt doch vorrangig der Aspekt der *missglückten* Erziehung auf, ein Anachronismus seit den Zeiten der Reformpädagogik, der die Darstellung der Mutter in diesem Märchen mit heutigen Erziehungsidealen nicht vereinen kann. Leider ist das auch heute nicht in allen Kulturen und sozialen Schichten selbstverständlich und Zeitungsberichte sowie Nachrichten aus unserer Welt, in unserem Jahrhundert zeigen, dass Bestrafung bis zur Ermordung junger Mädchen, die dem Vater und den Gebräuchen nicht gehorchen, nicht *Geschichte* und auch nicht *Märchen* ist.

Das eigensinnige Kind

Gebrüder Grimm

Es war einmal ein Kind eigensinnig und tat nicht, was seine Mutter haben wollte. Darum hatte der liebe Gott kein Wohlgefallen an ihm und ließ es krank werden, kein Arzt konnte ihm helfen und bald darauf lag es auf dem Totenbettchen. Als es nun ins Grab versenkt und die Erde über es gedeckt war, so kam auf einmal sein Ärmchen wieder hervor und reichte in die Höhe und wenn sie es hineinlegten und frische Erde darüber taten, so half das nicht und das Ärmchen kam immer wieder heraus. Da musste die Mutter selbst zum Grabe gehen, mit der Rute aufs Ärmchen schlagen und, wie sie das getan hatte, zog es sich hinein, und das Kind hatte nun erst Ruhe unter der Erde.

***

Das Mädchen mit den Schwefelhölzern friert und hungert symbolisch nach Liebe und emotionaler Wärme, die sie beim brutalen lieblosen Vater nicht finden kann. Nur die Erinnerung an die Großmutter, die es in der Wärme und im Licht der Streichhölzer wiederfindet, hält es aufrecht. Sogar die Pantoffeln, die es an die Mutter erinnern, hat es verloren. Es hört auf in der realen Welt um sein Überleben zu kämpfen. Mit dem Schein und der Wärme der Schwefelhölzchen flüchtet es immer mehr in die Welt der Phantasie und der – wie die Psychologen sagen würden – Dissoziation. Dies hilft ihr kurzfristig, führt aber letzten Endes zu ihrem Tod.

Das kleine Mädchen mit den Schwefelhölzern

Hans Christian Andersen

Es war ganz grausam kalt; es schneite und es begann dunkler Abend zu werden, der letzte Abend im Jahre, Silvesterabend. In dieser Kälte und Finsternis ging auf der Straße ein kleines, armes Mädchen mit bloßem Kopf und nackten Füßen. Ja, sie hatte ja freilich Pantoffeln angehabt, als sie von zu Hause wegging. Es waren sehr große Pantoffeln, ihre Mutter hatte sie zuletzt benützt, so groß waren sie und die verlor die Kleine, als sie über die Straße eilte, weil zwei Wagen so schrecklich schnell vorbeifuhren. Der eine Pantoffel war nicht zu finden und mit dem andern lief ein Junge davon. Er sagte, dass er ihn als Wiege benützen könne, wenn er selbst Kinder hätte.

Da ging nun das Mädchen auf den kleinen, nackten Füßen, die rot und blau vor Kälte waren. In einer alten Schürze trug es eine Menge Schwefelhölzer und mit einem Bund davon in der Hand ging sie dahin. Keiner hatte ihm während des ganzen Tages etwas abgekauft, keiner ihm einen Pfennig gegeben. Zitternd vor Kälte und Hunger stolperte es dahin, ein Bild des Jammers. Die Schneeflocken bedeckten ihre langen, blonden Haare, die sich so schön um den Nacken lockten, aber daran dachte sie freilich nicht. Aus allen Fenstern leuchteten Lichter und es roch herrlich nach Gänsebraten, es war ja Neujahrsabend. Ja, daran dachte sie.

In einem Winkel zwischen zwei Häusern, das eine sprang ein wenig mehr in die Straße vor als das andere, da setzte es sich hin und kauerte sich zusammen. Die kleinen Füße hatte es an sich gezogen, aber es fror noch mehr. Heimgehen wagte es nicht, es hatte ja keine Schwefelhölzer verkauft und brachte keinen einzigen Pfennig Geld. Ihr Vater würde sie gewiss schlagen und kalt war es auch daheim, sie hatten nur grade das Dach über sich, und da pfiff der Wind herein, obschon Stroh und Lumpen in die größten Spalten gestopft waren. Ihre kleinen Hände waren vor Kälte erstarrt. „Ach, ein kleines Schwefelholz konnte gut tun!" Hätte sie nur gewagt, eines aus dem Bund zu ziehen, es an der Wand anzustrei-

chen und die Finger daran zu wärmen! Sie zog eines heraus. „Ritsch!“, wie das sprühte, wie es brannte! Es war eine warme helle Flamme wie eine Lichtchen, als sie die Hand darum hielt, ein wunderbares Lichtchen! Dem kleinen Mädchen schien es, als säße es vor einem großen Eisenofen mit blanken Messingkugeln und Messingtrommel, das Feuer brannte so herrlich, wärmte so gut. Die Kleine streckte schon die Füße aus, um auch diese zu wärmen, doch da erlosch die Flamme und der Ofen verschwand, sie saß mit einem kleinen Stumpf eines abgebrannten Schwefelholzes in der Hand.

Ein neues wurde angesteckt, es brannte, es leuchtete und wie der Schein auf die Mauer fiel, wurde diese durchsichtig wie ein Schleier. Sie sah ganz bis in die Stube hinein, wo der Tisch mit einem schimmernden weißen Tuch gedeckt stand mit seinem Porzellan und herrlich dampfte die gebratene Gans, die mit Pflaumen und Äpfeln gefüllt war. Und was noch prächtiger anzusehen war, die Gans sprang von der Schüssel, watschelte über den Boden mit Gabel und Messer im Rücken auf das arme Mädchen zu. Da erlosch das Schwefelholz, und es war nur die dicke, feuchtkalte Mauer zu sehen.

Sie zündete ein neues an. Da saß sie unter dem herrlichsten Weihnachtsbaum, der war noch größer und noch mehr geputzt als der, den sie am letzten Weihnachtsabend durch die Glastüre bei dem reichen Kaufmann gesehen hatte. Tausende von Lichterchen brannten an den grünen Zweigen, und bunte Bilder wie sie in den Schaufenstern zu sehen waren, sahen auf sie herab. Die Kleine streckte beide Hände danach aus, doch da erlosch das Schwefelhölzchen. Die vielen Weihnachtslichter stiegen höher und höher, sie sah sie jetzt als Sterne am Himmel und einer von ihnen fiel und bildete einen langen Feuerstreifen am Himmel.

„Jetzt stirbt jemand!“, sagte die Kleine, denn die alte Großmutter, die Einzige, die es lieb gehabt hatte, aber jetzt tot war, hatte gesagt: „Wenn ein Stern fällt, steigt eine Seele empor zu Gott!“

Sie strich wieder ein Schwefelholz an der Mauer an, es leuchtete im Umkreis, und in dem Glanz stand die alte Großmutter, so hell, so leuchtend, so mild und liebevoll.

„Großmutter!“, rief die Kleine, „oh, nimm mich mit! Ich weiß, du bist fort, wenn das Schwefelholz ausgeht, fort, wie der warme Ofen, der herrliche Gänsebraten und der große, prachtvolle Weihnachtsbaum!“ Und sie strich in Eile den ganzen Rest Schwefelhölzer an, die im Bund waren, sie wollte die Großmutter recht festhalten. Die Schwefelhölzer leuchteten mit einem solchen Glanz, dass es heller war als am lichten Tag. Großmutter war früher niemals so schön gewesen, so groß. Sie nahm das kleine Mädchen auf ihre Arme und sie flogen in Glanz und Freude empor! Und da war keine Kälte, kein Hunger, keine Angst – sie waren bei Gott!

Aber im Winkel, an die Mauer gelehnt, saß in der kalten Morgenstunde das kleine Mädchen mit roten Wangen, mit einem Lächeln um den Mund – tot, erfroren am letzten Abend des alten Jahres. Die Neujahrssonne ging auf über der kleinen Leiche. Starr saß das Kind dort mit den Schwefelhölzchen, von denen ein Bund fast abgebrannt war. „Es hat sich wärmen wollen", sagte man. Niemand ahnte, was es Schönes gesehen hatte, in welchem Glanz es mit der Großmutter zur Neujahrsfreude eingegangen war!

***

Mangelnde Akzeptanz durch sein Anders-Sein erfährt *Hans mein Igel* im gleichnamigen Märchen, das immer wieder in Interpretationen als *das* Borderline-Märchen bezeichnet wird. Das Elternhaus von Hans ist (emotional) kalt und er muss sein Leben hinter dem wärmenden Ofen verbringen, um überhaupt überleben zu können. Er wird nie satt, erhält keine Geborgenheit, das heißt, seine Grundbedürfnisse bleiben unerfüllt. Er ist vom Vater unerwünscht, kehrt seinen Kummer nach innen, eher in Form einer depressiven Reaktion.

Die Igelhaut mit den Stacheln steht für Abwehr, aber auch für Aggression, die untere Körperhälfte ist jedoch zart und verletzlich. Vordergründig wird die stachelige Seite wahrgenommen, die verletzliche dabei gerne übersehen.

Auch ein Igel stellt seine Stacheln nur als Abwehr auf, sonst ist er ein Tier, das Wärme liebt und unter guten Lebensbedingungen ein fröhlicher und friedlicher Genosse sein kann.

Erst die Musik gibt Hans die Chance sich auszudrücken – wie auch bei vielen Borderline-Betroffenen Kunst und Kreativität das Mittel ist sich der Welt mitzuteilen. Im weiteren Verlauf wählt Hans die Isolation, doch durch die Hilfe, die er den Königen geben kann, steigert sich sein Selbstwert trotz seines massiven Misstrauens gegen Vaterfiguren. Beim ersten König bestätigt sich sein Schema – er soll verstoßen werden, rächt sich aber mit einer an Vergewaltigung erinnernden Aktion an der Königstochter. Auch das Schlachtfest zeigt sich als Symbol seiner ungebremsten Aggressionen. Nach vielen Enttäuschungen wird er am zweiten Hof jedoch angenommen, gewinnt das Vertrauen der Königstochter und kann dadurch seine Igelhaut mit den Stacheln ablegen und verbrennen, das heißt, damit auch seine einzige Waffe und seinen Schutz vernichten. Zuerst ist er schwarz, wie gebrannt – noch trauernd und unsicher, mit vielen Narben. Die heilenden Salben – Hautkontakt, Zuwendung – ermöglichen ihm den Beginn eines neuen Lebens. Er schafft es, den Bann zu brechen und seinem Vater zu verzeihen.

Hans mein Igel

Gebrüder Grimm

Es war einmal ein Bauer, der hatte viel Geld und Gut, aber so reich er auch war, so fehlte doch etwas an seinem Glück: Er hatte mit seiner Frau keine Kinder, öfters, wenn er mit den anderen Bauern in die Stadt ging, spotteten sie über ihn und fragten, warum er keine Kinder hätte. Da ward er zornig, und als er nach Hause kam sprach er: „Ich will ein Kind haben, und sollt's ein Igel sein!" Da kriegte seine Frau ein Kind, das war oben ein Igel und unten ein Junge, und als sie das Kind sah, erschrak sie und sprach: „Siehst du, du hast uns verwünscht!" Da sprach der Mann: „Was kann das alles helfen, getauft muss der Junge werden, aber wir können keinen Gevatter dazu nehmen." Die Frau sprach: „Wir können ihn auch nicht anders taufen als Hans mein Igel." Als er getauft war, sagte der Pfarrer: „Der kann wegen seiner Stacheln in kein ordentliches Bett kommen." Da wurde hinter dem Ofen ein wenig Stroh zurechtgemacht und Hans mein Igel daraufgelegt. Er konnte auch an der Mutter nicht trinken, denn er hätte sie mit seinen Stacheln gestochen. So lag er da hinter dem Ofen acht Jahre und sein Vater war ihn müde und dachte, wenn er nur stürbe; aber er starb nicht, sondern blieb da liegen. Nun trug es sich zu, dass in der Stadt ein Markt war und der Bauer wollte hingehen. Da fragte er seine Frau, was er ihr sollte mitbringen. „Ein wenig Fleisch und ein paar Wecke, was zum Haushalt gehört," sprach sie. Darauf fragte er die Magd, die wollte ein Paar Toffeln und Zwickelstrümpfe. Endlich sagte er auch: „Hans mein Igel, was willst du denn haben?" „Väterchen", sprach er, „bring mir doch einen Dudelsack mit!" Wie nun der Bauer wieder nach Hause kam, gab er der Frau, was er ihr gekauft hatte, Fleisch und Wecke, dann gab er der Magd die Toffeln und die Zwickelstrümpfe, endlich ging er hinter den Ofen und gab dem Hans mein Igel den Dudelsack. Und als Hans mein Igel den Dudelsack hatte, sprach er: „Väterchen, geht doch vor die Schmiede und lasst mir meinen Gockelhahn beschlagen, dann will ich fortreiten und will nimmermehr wiederkommen." Da war der Vater froh, dass er ihn loswerden sollte und ließ ihm den Hahn beschlagen und als er fertig war, setzte sich Hans mein Igel darauf, ritt fort, nahm auch Schweine und Esel mit, die wollte er draußen im Walde hüten. Im Wald aber musste der Hahn mit ihm auf einen hohen Baum fliegen, da saß er und hütete die Esel und Schweine und saß lange Jahre, bis die Herde ganz groß war, und sein Vater wusste nichts von ihm. Wenn er aber auf dem Baum saß, blies er seinen Dudelsack und machte Musik, die war sehr schön. Einmal kam ein König vorbeigefahren, der hatte sich verirrt, und hörte die Musik. Da verwunderte er sich darüber und schickte seinen Diener hin, er sollte sich einmal umgucken, wo die Musik herkäme. Er guckte sich um, sah aber nichts als ein kleines Tier auf dem Baum oben sitzen, das war wie ein Gockelhahn, auf dem ein Igel saß, und der machte die Musik. Da sprach der König zum Bedienten, er sollte fragen, warum er dasäße und ob er nicht wüsste, wo der Weg in sein Königreich ginge. Da stieg Hans mein Igel vom Baum und sprach, er wollte den Weg zeigen, wenn der König ihm wollte verschreiben und versprechen, was ihm zuerst begegnete am königlichen Hofe, sobald er nach Haus käme. Da dachte der König: „Das kann ich leicht tun, Hans mein Igel versteht's doch nicht, und ich kann schreiben, was ich will." Da nahm der König Feder und Tinte und schrieb etwas auf, und als es geschehen war, zeigte ihm Hans mein Igel den Weg, und er kam glücklich nach Haus. Seine Tochter aber, wie sie ihn von weitem sah, war so voll Freuden, dass sie ihm entgegenlief und ihn küsste. Da gedachte er an Hans mein Igel und erzählte ihr, wie es ihm ergangen wäre und dass er einem wunderlichen Tiere hätte verschreiben sollen, was ihm daheim zuerst begegnen würde und das Tier hätte auf einem Hahn wie auf einem Pferd gesessen und schöne Musik gemacht; er hätte aber geschrieben, es sollt's nicht haben, denn Hans mein Igel könnt es doch nicht lesen. Darüber war die Prinzessin froh und sagte, das wäre gut, denn sie wäre doch nimmermehr hingegangen.

Hans mein Igel aber hütete die Esel und Schweine, war immer lustig, saß auf dem Baum und blies auf seinem Dudelsack. Nun geschah es, dass ein anderer König gefahren kam mit seinen Bedienten und Läufern, und hatte sich verirrt und wusste nicht, wieder nach Haus zu kommen, weil der Wald so groß war. Da hörte er gleichfalls die schöne Musik von Weitem und sprach zu seinem Läufer, was das wohl wäre, er sollte einmal zusehen. Da ging der Läufer hin unter den Baum und sah den Gockelhahn sitzen und Hans mein Igel oben drauf. Der Läufer fragte ihn, was er da oben vorhätte. „Ich hüte meine Esel und Schweine; aber was ist Euer Begehren?" Der Läufer sagte, sie hätten sich verirrt und könnten nicht wieder ins Königreich, ob er ihnen den Weg nicht zeigen wollte. Da stieg Hans mein Igel vom Baum herunter und sagte zu dem alten König, er wolle ihm den Weg zeigen, wenn er ihm zu eigen geben wollte, was ihm zu Haus vor seinem königlichen Schlosse als Erstes begegnen würde. Der König sagte ja – und unterschrieb dem Hans mein Igel, er sollte es haben. Als das geschehen war, ritt er auf dem Gockelhahn voraus und zeigte ihm den Weg, und gelangte der König glücklich wieder in sein Reich. Wie er auf den Hof kam, war große Freude darüber. Nun hatte er eine einzige Tochter, die war sehr schön, lief ihm entgegen, fiel ihm um den Hals und küsste ihn und freute sich, dass ihr alter Vater wiederkam. Sie fragte ihn auch, wo er so lange in der Welt gewesen wäre; da erzählte er ihr, er hätte sich verirrt und wäre beinahe gar nicht wiedergekommen, aber als er durch einen großen Wald gefahren wäre, hätte einer, halb wie ein Igel, halb wie ein Mensch, rittlings auf einem Hahn in einem hohen Baum gesessen und schöne Musik gemacht, der hätte ihm fortgeholfen und den Weg gezeigt, er aber hätte ihm dafür verspro-

chen, was ihm am königlichen Hofe zuerst begegnete, und das wäre sie, und das täte ihm nun so leid. Da versprach sie ihm aber, sie wollte gerne mit ihm gehen, wann er käme, ihrem alten Vater zuliebe.

Hans mein Igel aber hütete seine Schweine, und die Schweine bekamen wieder Schweine und wurden so viel, dass der ganze Wald voll war. Da wollte Hans mein Igel nicht länger im Walde leben und ließ seinem Vater sagen, sie sollten alle Ställe im Dorf räumen, denn er käme mit einer so großen Herde, dass jeder schlachten könnte, der nur schlachten wollte. Da war sein Vater betrübt, als er das hörte, denn er dachte, Hans mein Igel wäre schon längst gestorben. Hans mein Igel aber setzte sich auf seinen Gockelhahn, trieb die Schweine vor sich hin ins Dorf und ließ schlachten. Hu! Da war ein Gemetzel und ein Hacken, dass man's zwei Stunden weit hören konnte. Danach sagte Hans mein Igel: „Väterchen, lasst mir meinen Gockelhahn noch einmal vor der Schmiede beschlagen, dann reit ich fort und komme mein Lebtag nicht wieder." Da ließ der Vater den Gockelhahn beschlagen und war froh, dass Hans mein Igel nicht wiederkommen wollte.

Hans mein Igel ritt fort in das erste Königreich. Da hatte der König befohlen, wenn einer käme auf einem Hahn geritten und hätte einen Dudelsack bei sich, dann sollten alle auf ihn schießen, hauen und stechen, damit er nicht ins Schloss käme. Als nun Hans mein Igel dahergeritten kam, drangen sie mit Bajonetten auf ihn ein, aber er gab dem Hahn die Sporen, flog auf, über das Tor hin vor des Königs Fenster, ließ sich da nieder und rief ihm zu, er sollt ihm geben, was er versprochen hätte, sonst so wollt er ihm und seiner Tochter das Leben nehmen. Da gab der König seiner Tochter gute Worte, sie möchte zu ihm hinausgehen, damit sie ihm und sich das Leben rettete. Da zog sie sich weiß an, und ihr Vater gab ihr einen Wagen mit sechs Pferden und herrliche Bediente, Geld und Gut. Sie setzte sich ein und Hans mein Igel mit seinem Hahn und Dudelsack neben sie, dann nahmen sie Abschied und zogen fort, und der König dachte, er kriegte sie nicht wieder zu sehen. Es ging aber anders, als er dachte, denn als sie ein Stück Weges von der Stadt waren, da zog Hans mein Igel der Königstochter die schönen Kleider aus und stach sie mit seiner Igelhaut, bis sie ganz blutig war, und sagte: „Das ist der Lohn für eure Falschheit, geh hin, ich will dich nicht", und jagte sie damit nach Haus, und war sie beschimpft ihr Lebtag. Hans mein Igel aber ritt weiter auf seinem Gockelhahn und mit seinem Dudelsack nach dem zweiten Königreich, wo er dem König auch den Weg gezeigt hatte. Der aber hatte bestellt, wenn einer käme, wie Hans mein Igel, sollten sie das Gewehr präsentieren, ihn frei hereinführen, Vivat! rufen und ihn ins königliche Schloss bringen. Wie ihn nun die Königstochter sah, war sie erschrocken, weil er doch gar zu wunderlich aussah; sie dachte aber, es wäre nicht anders, sie hätte es ihrem Vater versprochen. Da ward Hans mein Igel von ihr willkommen geheißen und mit ihr vermählt, und er musste mit an die königliche Tafel gehen und sie setzte sich zu seiner Seite, und sie aßen und tranken. Wie's nun Abend war, und sie schlafen gehen wollten, da fürchtete sie sich sehr vor seinen Stacheln. Er aber sprach, sie sollte sich nicht fürchten, es geschähe ihr kein Leid und sagte zu dem alten König, er sollte vier Mann bestellen, die sollten vor der Kammertür wachen und ein großes Feuer anmachen, und wenn er in die Kammer ginge und sich ins Bett legen wollte, würde er aus seiner Igelhaut heraus kriechen und sie vor dem Bett liegen lassen. Dann sollten die Männer hurtig herbei springen und sie ins Feuer werfen, auch dabeibleiben, bis sie vom Feuer verzehrt wäre. Wie die Glocke nun elf schlug, da ging er in die Kammer, streifte die Igelhaut ab und ließ sie vor dem Bette liegen. Da kamen die Männer, holten sie geschwind und warfen sie ins Feuer und als sie das Feuer verzehrt hatte, da war er erlöst und lag im Bett als ein normaler Mensch, aber er war kohlschwarz wie gebrannt. Der König schickte nach seinem Arzt, der wusch ihn mit guten Salben und balsamierte ihn, da ward er weiß und war ein schöner, junger Herr. Als das die Königstochter sah, war sie froh, und am anderen Morgen standen sie mit Freuden auf, aßen und tranken und nun wurde die Vermählung erst recht gefeiert, und Hans mein Igel bekam das Königreich des alten Königs.

Wie etliche Jahre herum waren, fuhr er mit seiner Gemahlin zu seinem Vater und sagte, er wäre sein Sohn; der Vater aber sprach, er hätte keinen, er hätte nur einen gehabt, der wäre aber wie ein Igel mit Stacheln geboren worden und wäre in die Welt gegangen. Da gab er sich aber zu erkennen und der alte Vater freute sich sehr und ging sodann mit ihm in sein Königreich.

***

Das Bäumchen, das nie zufrieden ist mit dem, was es hat, beziehungsweise ist, zeigt uns den harten Weg zur Findung der Identität. Viele Enttäuschungen, Gefahren und Irrtümer liegen auf diesem Weg, bis das Bäumchen erkennt, dass es so, wie es ist, am besten ist und zu sich stehen kann.

Vom Bäumchen, das andere Blätter hat gewollt

Friedrich Rückert

Es ist ein Bäumlein gestanden im Wald
In gutem und schlechtem Wetter;
Das hat von unten bis oben halt
Nur Nadeln gehabt statt Blätter;
Die Nadeln, die haben gestochen,
Das Bäumlein, das hat gesprochen:

„Alle meine Kameraden
Haben schöne Blätter an,
Und ich habe nur Nadeln,

Niemand rührt mich an;
Dürft' ich wünschen, wie ich wollt',
Wünscht' ich mir Blätter von lauter Gold."

Wie's Nacht ist, schläft das Bäumlein ein,
Und früh ist's aufgewacht;
Da hatt' es goldene Blätter fein,
Das war eine Pracht!
Das Bäumlein spricht: „Nun bin ich stolz;
Goldene Blätter hat kein Baum im Holz."

Aber wie es Abend ward,
Ging ein Bauer durch den Wald
Mit großem Sack und langem Bart,
Der sieht die gold'nen Blätter bald;
Er steckt sie ein, geht eilends fort
Und lässt das leere Bäumlein dort.

Das Bäumlein spricht mit Grämen:
„Die gold'nen Blättlein dauern mich,
Ich muss vor den andern mich schämen,
Sie tragen so schönes Laub an sich.
Dürft' ich mir wünschen noch etwas,
So wünscht' ich mir Blätter von hellem Glas."

Da schlief das Bäumlein wieder ein,
Und früh ist's wieder aufgewacht;
Da hatt' es gläserne Blätter fein,
Das war eine Pracht!
Das Bäumchen sprach: „Nun bin ich froh;
Kein Baum im Walde glitzert so."

Da kam ein großer Wirbelwind
Mit einem argen Wetter,
Der fährt durch alle Bäume geschwind
Und kommt an die gläsernen Blätter;
Da lagen die Blätter von Glase
Zerbrochen in dem Grase.

Das Bäumlein spricht mit Trauern:
„Mein Glas liegt in dem Staub;
Die anderen Bäume dauern
Mit ihrem grünen Laub.
Wenn ich mir noch was wünschen soll,
Wünsch' ich mir grüne Blätter wohl."

Da schlief das Bäumlein wieder ein,
Und wieder früh ist's aufgewacht;
Da hatt' es grüne Blätter fein.
Das Bäumlein lacht
Und spricht: „Nun hab' ich doch Blätter auch.
Dass ich mich nicht zu schämen brauch."

Da kommt mit vollem Euter
Die alte Geiß gesprungen;
Sie sucht sich Gras und Kräuter
Für ihre Jungen;
Sie sieht das Laub und fragt nicht viel,
Sie frisst es ab mit Stumpf und Stiel.

Da war das Bäumchen wieder leer,
Es sprach nun zu sich selber:
„Ich begehre nun keine Blätter mehr,
Weder grüner, noch roter, noch gelber!
Hätt' ich nur meine Nadeln,
Ich wollte sie nicht tadeln."

Und traurig schlief das Bäumlein ein,
Und traurig ist es aufgewacht;
Da besieht es sich im Sonnenschein
Und lacht und lacht!
Alle Bäume lachen's aus;
Das Bäumlein macht sich aber nichts daraus.

Warum hat's Bäumlein denn gelacht,
Und warum denn seine Kameraden?
Es hat bekommen in der Nacht
Wieder alle seine Nadeln,
Dass jedermann es sehen kann.
Geh' 'naus, sieh's selbst, doch rühr's nicht an!
Warum denn nicht?
Weil's sticht.

***

Im Märchen *Rotkäppchen,* wohl eines der bekanntesten der Gebrüder Grimm, geht es um die innere Entwicklung eines kleinen Mädchens.

Rotkäppchen scheint eher als verwöhntes Kind angesehen, da zum Beispiel ihre Großmutter nicht wusste, *was sie ihr schenken sollte.*

Die heile Welt, in der Rotkäppchen aufwächst, führt dazu, dass es im späteren Verlauf des Märchens offensichtliche Gefahren nicht erkennt.

Die Farbe *Rot* des Käppchens kann für das Leben, in diesem Falle die kindliche Lebensfreude des kleinen Mädchens stehen, aber auch für die Entwicklung vom Mädchen zur Frau, da sie oftmals in Verbindung mit der weiblichen Menstruation gebracht wird.

Der Ausspruch der Mutter, *dass sie hübsch sittsam gehen und nicht vom rechten Weg abkommen solle,* übergibt Rotkäppchen erstmals eine große Verantwortung und warnt vor der Gefahr.

Rotkäppchens naives Vertrauen zum Wolf lässt sich auf die Erziehung der Mutter, sowie der Großmutter zurückführen, die es von allem Schlechten fern hielten.

Ferner lässt sich auch somit die Kernaussage dieses Schreckmärchens hervorheben – die Person des Wolfes steht für den Mann als Verführer im negativen Sinne.

Der Jäger spielt in Rotkäppchen die klassische Rolle des Beschützers, der im letzten Moment alle rettet – als Tradition der damaligen Zeit.

Ziel des Märchens ist es einerseits die Gefahren, die abseits des rechten Weges lauern, aufzuzeigen, aber andererseits auch darzustellen, dass es immer einen Ausweg gibt.

Rotkäppchen hat gelernt auf sich selbst aufzupassen.

In einer Zeit, wo das Thema Missbrauch und Vergewaltigung immer öfter und eindringlicher nicht nur an Erwachsene, sondern auch an Jugendliche und auch Kinder herangetragen wird, um sie durch Wissen und Information zu schützen, bekommt Rotkäppchen wieder neue Aktualität.

Rotkäppchen

Gebrüder Grimm

Es war einmal eine kleine süße Dirne, die hatte jedermann lieb, der sie nur ansah, am allerliebsten aber ihre Großmutter, die wusste gar nicht, was sie dem Kinde alles geben sollte. Einmal schenkte sie ihm ein Käppchen von rotem Samt und weil ihm das so wohl stand und es nichts anderes mehr tragen wollte, hieß es nur mehr Rotkäppchen. Da sprach eines Morgens die Mutter zum Rotkäppchen: „Liebes Rotkäppchen, Großmutter ist schwach und krank und kann nicht zu uns kommen. Ich habe Kuchen gebacken, geh und bringe Großmutter von dem Kuchen und auch eine Flasche Wein, sie wird sich daran laben. Mach dich auf, bevor es heiß wird und wenn du hinauskommst, so geh hübsch sittsam und komm nicht vom Wege ab, sonst fällst du und zerbrichst das Glas und die Großmutter hat nichts." „Ich will schon alles gut machen", sagte Rotkäppchen, band ihr Schürzchen um, nahm einen leichten Korb, in den es die Flasche und den Kuchen von der Mutter legen ließ, und ging fröhlichen Schrittes in den Wald hinein. Wie es so völlig arglos dahinwandelte, kam ein Wolf daher. Das gute Kind kannte noch keine Wölfe und hatte keine Furcht. Als der Wolf näher kam, sagte er: „Guten Tag Rotkäppchen!" „Schönen Dank, Wolf." „Wo soll es denn hingehen so in aller Frühe, mein liebes Rotkäppchen?", fragte der Wolf. „Zur alten Großmutter, der nicht wohl ist!", antwortete Rotkäppchen. „Was trägst du unter deiner Schürze?" „Wir haben Kuchen gebacken, und Mutter hat mir auch Wein mitgegeben, den soll sie trinken, damit sie wieder stark wird."

„Wo wohnt denn deine Großmutter?", fragte der Wolf. „Ei gar nicht weit von hier, ein Viertelstündchen, da steht ja das Häuschen gleich am Walde, Ihr müsst ja daran vorbeigekommen sein. Es stehen Eichenbäume dahinter, und im Gartenzaun wachsen Haselnüsse!", sagte das Rotkäppchen.

Der Wolf dachte bei sich: „Das junge zarte Ding, das ist ein fester Bissen, der wird noch besser schmecken als die Alte! Du musst es listig anfangen, damit Du beide erschnappest." Er tat als wolle er Rotkäppchen noch ein Stückchen begleiten, und sagte zu ihm: „Sieh nur, wie da drüben und dort drüben so schöne Blumen stehen, und horch nur, wie allerliebst die Vögel singen! Warum schaust Du Dich nicht um? Du gehst ja für Dich hin, als ob Du zur Schule gingest und es ist so lustig draußen im Wald." Rotkäppchen machte die Augen auf und als es sah wie die Sonnenstrahlen durch die Bäume hin und her tanzten und alles voll schöner Blumen stand, dachte es: „Wenn ich der Großmutter einen frischen Strauß mitbringe, wird er ihr Freude machen. Es ist so früh am Tag, dass ich noch rechtzeitig ankomme." Es lief vom Wege ab in den Wald hinein und pflückte Blumen. Wenn es eine gepflückt hatte, meinte es weiter weg noch eine schönere zu sehen und geriet so immer tiefer in Wald hinein. Der Wolf aber ging geradewegs zur Großmutter und klopfte an die Türe.

„Wer ist draußen?" „Das Rotkäppchen!", rief der Wolf mit verstellter Stimme. „Die Mutter schickt mich mit Wein und auch Kuchen!"

„Drück nur die Klinke", rief die Großmutter, „ich bin zu schwach und kann nicht aufstehen." Die Tür sprang auf, der Wolf lief hinein und verschlang die Großmutter mit Haut und Haaren. Dann zog er ihre Kleider an, setzte ihre Haube auf, zog die Vorhänge zu und legte sich ins Bett. Nach einer Weile kam das Rotkäppchen. Es war sehr verwundert, alles so offen zu finden und als es in die Stube trat, kam es ihm sehr seltsam vor und es dachte: „Ei, du mein Gott, wie ängstlich wird's mir heut zu Mut und ich bin sonst so gerne bei der Großmutter!"

Wie das Rotkäppchen nun an das Bett trat, da lag die alte Großmutter, hatte die Haube tief ins Gesicht gezogen und sah so wunderlich aus. „Ei, Großmutter, was hast du so große Ohren?", rief das Rotkäppchen. „Dass ich dich besser hören kann!" „Ei, Großmutter!

Was hast du für große Augen!" „Dass ich dich besser sehen kann!" „Ei, Großmutter, was hast du für große Hände!" „Dass ich dich besser packen kann!" „Ei, Großmutter, was hast du für ein entsetzlich großes Maul!" „Dass ich dich besser fressen kann!" Kaum hatte der Wolf das gesagt, tat er einen Satz aus dem Bett und fraß das arme Rotkäppchen.

Jetzt war der Wolf sehr satt, und es gefiel ihm sehr im Stübchen der Alten und in dem weichen Bett, und er legte sich wieder hin und schlief ein und schnarchte laut.

Zufällig kam der Jäger vorbei und dachte: „Wie die alte Frau schnarcht! Du musst hinein, und nachsehen, was mit ihr ist. Da trat der Jäger in das Häuschen und als er zum Bett trat, sah er den Wolf darin liegen. „Finde ich dich da, du alter Sünder", sagte er, „ich habe dich lange gesucht." Er wollte die Büchse anlegen, da fiel ihm ein, der Wolf könnte die Großmutter gefressen haben und sie wäre noch zu retten. Und da schoss der Jäger nicht, sondern nahm eine Schere und schlitzte dem fest schlafenden Wolf den Bauch auf. Nach ein paar Schnitten sprang das Rotkäppchen heraus und rief: „Ach wie dunkel war das im Leib des Wolfes!" Nach dem Rotkäppchen kam auch noch die Großmutter lebendig heraus. Der Wolf schlief noch immer fest und da nahmen sie Steine und füllten dem Wolf den Leib. Als der Wolf aufwachte, wollte er fortspringen. Aber die Steine waren so schwer, dass er niedersank und sich tot fiel. Da waren alle drei vergnügt. Der Jäger zog dem Wolf den Pelz ab und ging damit heim. Die Großmutter trank den Wein und aß den Kuchen, und erholte sich wieder. Rotkäppchen aber dachte: „Du willst dein Lebtag nicht wieder alleine vom Wege ab und in den Wald gehen, wenn es dir die Mutter verboten hat."

***

Das hässliche Entlein

Die Entwicklung des Entleins zum stolzen Schwan wird in drei Teilen erzählt.

Die frühkindlichen Lebenserfahrungen des Entleins auf dem Bauernhof, seine Flucht und sein Überleben unter schlimmsten Bedingungen und schließlich die Lösung seines Problems in der Selbstfindung.

Die Entenmutter verstößt ihr Kind und bietet ihm nicht die Geborgenheit, die für eine gesunde Entwicklung notwendig ist. Seine Andersartigkeit wird weder von der Familie noch von der Umwelt als *Besonderheit* erkannt, es wird gedemütigt und verspottet.

Das Entenjunge hat wie jedes Kind feine Sensoren für alle Zeichen der Ablehnung. Ohne Liebe und Fürsorge kann es kein Vertrauen entwickeln und schließt daraus, dass es nicht liebenswert wäre, weil niemand es lieben könne. Es hat keine Chance Selbstbewusstsein aufzubauen, entwickelt und internalisiert ein negatives Selbstbild.

Da beginnt es unerträgliche Angst zu haben und zeigt schließlich im eisigen Winter Resignation und alle Symptome einer kindlichen Depression – es hat sich selbst aufgegeben.

Die Rettung durch den Bauern kann es noch nicht annehmen, da es nicht glauben kann, dass die Menschen ihm helfen wollen.

Als es schließlich zu seinen Artgenossen findet, hat es einen weiten und schwierigen Weg der Selbstfindung hinter sich. Doch es hat sich gelohnt – es ist stark und voller Selbstvertrauen und kann nun das Leben meistern.

***

Das hässliche Entlein

Hans Christian Andersen

Es war herrlich draußen auf dem Lande; es war Sommer, das Korn stand gelb, der Hafer grün, das Heu war unten auf den grünen Wiesen in Schobern aufgesetzt und da ging der Storch auf seinen langen roten Beinen und plapperte ägyptisch, denn diese Sprache hatte er von seiner Mutter gelernt. Rings um den Acker und die Wiese waren große Wälder und mitten in den Wäldern tiefe Seen, ja es war wirklich herrlich da draußen auf dem Lande! Mitten im Sonnenschein lag dort ein altes Rittergut, von tiefen Kanälen umgeben und von der Mauer bis zum Wasser herunter wuchsen große Klettenblätter, die so hoch waren, dass kleine Kinder unter den höchsten aufrecht stehen konnten; es war aber so wild darin, wie im tiefsten Walde. Hier saß eine Ente auf dem Neste, welche ihre Jungen ausbrüten musste, aber es wurde ihr fast zu langweilig, ehe die Jungen kamen, dazu bekam sie selten Besuch. Die andern Enten schwammen lieber in den Kanälen umher, als dass sie hinauf liefen, sich unter ein Kleeblatt zu setzen und mit ihr zu schnattern.

Endlich brach ein Ei nach dem andern. „Piep, piep!", sagte es und alle Eidotter waren lebendig geworden und die jungen Entlein steckten den Kopf heraus.

„Rapp, rapp!", sagte sie, und so rappelten sich alle, was sie konnten und sahen nach allen Seiten unter den grünen Blättern und die Mutter ließ sie sehen, so viel sie wollten, denn das Grüne ist gut für die Augen.

„Wie groß ist doch die Welt!", sagten alle Jungen, denn nun hatten sie freilich ganz anders Platz, als drinnen im Ei.

„Glaubt Ihr, dass dies die ganze Welt sei?", sagte die Mutter. „Die erstreckt sich noch weit über die andere Seite des Gartens, gerade hinein in des Pfarrers Feld, aber da bin ich noch nie gewesen! Ihr seid doch alle beisammen?", fuhr sie fort, und so stand sie auf. „Nein, ich habe noch nicht alle, das größte Ei liegt noch da. Wie lange soll das noch währen? Jetzt bin ich es bald überdrüssig!" Und so setzte sie sich wieder.

„Nun, wie geht es?", sagte eine alte Ente, welche gekommen war, um ihr einen Besuch abzustatten.

„Es währt so lange mit dem einen Ei!", sagte die Ente, die da saß; „es will nicht entzwei gehen; doch blicke nur auf die andern hin, sind sie nicht die niedlichsten Entlein, die man je gesehen? Sie gleichen allesamt ihrem Vater; der Bösewicht kommt nicht, mich zu besuchen."

„Lass mich das Ei sehen, welches nicht bersten will!", sagte die Alte. „Glaube mir, es ist ein Kalekutenei (= Truthahnei). Ich bin auch einmal so angeführt worden, und hatte meine große Sorge und Not mit den Jungen, denn ihnen ist bange vor dem Wasser. Ich konnte sie nicht hineinbekommen, ich rappte und schnappte, aber es half nichts. Lass mich das Ei sehen. Ja, das ist ein Kalekutenei, lass Du das liegen und lehre lieber die andern Kinder schwimmen."

„Ich will doch noch ein bisschen darauf sitzen", sagte die Ente, „habe ich nun so lange gesessen, kann ich auch noch einige Zeit sitzen."

„Nach Belieben", sagte die alte Ente und ging von dannen.

Endlich borst das große Ei. „Piep, piep!", sagte das Junge und kroch heraus; es war groß und hässlich. Die Ente betrachtete es. „Das ist doch ein gewaltig großes Entlein", sagte sie; „keins von den andern sieht so aus; sollte es doch ein kalekutisches Kücklein sein? Nun, wir wollen bald dahinterkommen; in das Wasser muss es, ob ich es auch selbst hineinstoßen soll."

Am nächsten Tage war schönes, herrliches Wetter. Die Sonne schien auf all' die grünen Kletten. Die Entleinmutter ging mit ihrer ganzen Familie zu dem Kanal hinunter; platsch!, da sprang sie in das Wasser. „Rapp, rapp!", sagte sie, und ein Entlein nach dem andern plumpste hinein; das Wasser schlug ihnen über dem Kopfe zusammen, aber sie kamen gleich wieder empor und schwammen so prächtig, die Beine gingen von selbst, und alle waren sie darin, selbst das hässliche, graue Junge schwamm mit.

„Nein, es ist kein Kalekut", sagte sie; „sieh, wie herrlich es die Beine gebraucht, wie gerade es sich hält, es ist mein eigenes Kind. Im Grunde ist es doch ganz hübsch, wenn man es nur recht betrachtet. Rapp, rapp! Kommt nur mit mir, ich werde Euch in die große Welt führen, Euch im Entenhof vorstellen, aber haltet Euch immer nahe zu mir, damit niemand auf Euch trete, und nehmt Euch vor den Katzen in acht!"

Und so kamen sie in den Entenhof hinein. Da drinnen war ein schrecklicher Lärm, denn da waren zwei Familien, die sich um einen Aalkopf bissen, und am Ende bekam ihn doch die Katze.

„Seht, so geht es in der Welt zu!", sagte die Entenmutter und wetzte ihren Schnabel, denn sie wollte auch den Aalkopf haben. „Braucht nur die Beine!", sagte sie. „Seht, dass Ihr Euch rappeln könnt, und neigt Euren Hals vor der alten Ente dort; sie ist die vornehmste von allen hier; sie ist aus spanischem Geblüt, deswegen ist sie so dick. Seht Ihr, sie hat einen roten Lappen um das Bein, das ist etwas außerordentlich Schönes und die größte Auszeichnung, welche einer Ente zuteilwerden kann; das bedeutet so viel, dass man sie nicht verlieren will und dass sie von Tier und Menschen erkannt werden soll! Rappelt Euch; setzt die Füße nicht einwärts. Ein wohlerzogenes Entlein setzt die Füße weit voneinander, gerade wie Vater und Mutter; seht, so! Nun neigt Euren Hals und sagt: „Rapp!"

Und das taten sie; aber die anderen Enten ringsumher betrachteten sie und sagten ganz laut: „Sieh da! Nun sollen wir noch den Anhang haben, als ob wir nicht schon genug wären, und pfui!, wie das eine Entlein aussieht, das wollen wir nicht dulden!" Und sogleich flog eine Ente hin und biss es in den Nacken.

„Lass es in Ruhe!", sagte die Mutter. „Es tut ja niemand etwas."

„Ja, aber es ist so groß und ungewöhnlich", sagte die beißende Ente, „und deshalb muss es gepufft werden."

„Es sind hübsche Kinder, welche die Mutter hat", sagte die Ente mit dem Lappen um das Bein. „Alle zusammen schön, bis auf das eine, das ist nicht geglückt; ich möchte wünschen, dass sie es umarbeiten könnte."

„Das geht nicht, Ihro Gnaden", sagte die Entleinmutter; „es ist nicht hübsch, aber es hat ein gutes Gemüt und schwimmt so herrlich wie eins von den andern, ja, ich darf sagen, noch etwas besser; ich denke, es wird hübsch heranwachsen und mit der Zeit etwas kleiner werden; es hat so lange in dem Ei gelegen und deshalb nicht die rechte Gestalt bekommen!" Und so zupfte sie es im Nacken und glättete das Gefieder. „Es ist überdies ein Enterich", sagte sie, „und darum macht es nicht so viel aus. Ich denke, er wird gute Kräfte bekommen, er schlägt sich schon durch."

„Die andern Entlein sind niedlich", sagte die Alte. „Tut nun, als ob Ihr zu Hause wäret, und findet Ihr einen Aalkopf, so könnt Ihr mir ihn bringen."

Und so waren sie wie zu Hause.

Aber das arme Entlein, welches zuletzt aus dem Ei gekrochen war und so hässlich aussah, wurde gebissen, gestoßen und zum Besten gehalten, und das sowohl von den Enten wie von den Hühnern. „Es ist zu groß", sagten sie allesamt, und der kalekutische Hahn, welcher mit Sporen zur Welt gekommen war und deshalb glaubte, dass er Kaiser sei, blies sich wie ein Fahrzeug mit vollen Segeln auf, ging gerade auf dasselbe los, und dann kollerte er und wurde ganz rot am Kopfe. Das arme Entlein wusste weder, wo es stehen noch gehen sollte; es war betrübt, weil es hässlich aussah und vom ganzen Entenhofe verspottet wurde.

So ging es den ersten Tag, und später wurde es schlimmer und schlimmer. Das Entlein wurde von allen gejagt, selbst seine Geschwister waren böse gegen dasselbe und sagten immer: „Wenn die Katze Dich nur fangen möchte, Du hässliches Geschöpf!", und die Mutter sagte: „Wenn Du nur weit fort wärest!" Die Enten bissen es, und die Hühner schlugen es, und das Mädchen, welches die Tiere füttern sollte, stieß mit dem Fuße danach.

Da lief und flog es über das Gehege; die kleinen Vögel in den Büschen flogen erschrocken auf. „Das geschieht, weil ich hässlich bin!", dachte das Entlein und schloss die Augen, lief aber gleichwohl weiter; so kam es hinaus zu dem großen Moor, wo die wilden Enten wohnten. Hier lag es die ganze Nacht, es war sehr müde und kummervoll.

Am Morgen flogen die wilden Enten auf und sie betrachteten den neuen Kameraden. „Was bist Du für einer?", fragten sie, und das Entlein wandte sich nach allen Seiten und grüßte, so gut es konnte.

„Du bist außerordentlich hässlich!", sagten die wilden Enten. „Aber das kann uns gleichgültig sein, wenn Du Dich nur nicht in unsere Familie hineinheiratest." Das Arme dachte wahrlich nicht daran, sich zu verheiraten, wenn es nur die Erlaubnis hatte, im Schilfe zu liegen und etwas Moorwasser zu trinken.

So lag es ganze zwei Tage. Da kamen zwei wilde Gänse oder richtiger wilde Gänseriche dorthin; es war noch nicht lange her, dass sie aus dem Ei gekrochen waren, und deshalb waren sie auch so keck.

„Höre, Kamerad", sagten sie, „Du bist so hässlich, dass wir Dich gut leiden mögen; willst Du mitziehen und Zugvogel sein? Hier nahebei in einem andern Moor gibt es einige liebliche, wilde Gänse, alle zusammen Fräulein, die da Rapp! sagen können. Du bist imstande, Dein Glück zu machen, so hässlich Du auch bist!"

„Piff, paff!", ertönte es und beide wilden Gänseriche fielen tot in das Schilf nieder, und das Wasser wurde blutrot. „Piff, paff!", erscholl es wieder und ganze Scharen wilder Gänse flogen aus dem Schilfe auf und dann knallte es wieder. Es war große Jagd; die Jäger lagen rings um das Rohr herum, ja einige saßen oben in den Baumzweigen, welche sich weit über das Schilf hinstreckten, der blaue Dampf zog gleich Wolken in die dunklen Bäume hinein und ging weit über das Wasser hin; zum Moor kamen die Jagdhunde: platsch! platsch! – das Schilf und Rohr neigte sich nach allen Seiten. Das war ein Schreck für das arme Entlein; es wendete den Kopf, um ihn unter den Flügel zu stecken, und im selben Augenblick stand ein fürchterlich großer Hund dicht bei dem Entlein, die Zunge hing ihm lang aus dem Halse heraus, und die Augen leuchteten greulich hässlich; er streckte seinen Rachen dem Entlein gerade entgegen, zeigte ihm die scharfen Zähne und – platsch! platsch! ging er wieder, ohne es zu packen.

„O, Gott sei Dank!", seufzte das Entlein, „ich bin so hässlich, dass mich selbst der Hund nicht beißen mag!"

So lag es ganz still, während der Bleihagel durch das Schilf sauste und Schuss auf Schuss knallte.

Erst spät am Tage wurde es still, aber das arme Junge wagte noch nicht, sich zu erheben; es wartete noch mehrere Stunden, bevor es sich umsah, und dann eilte es fort aus dem Moor, so schnell es konnte. Es lief über Feld und Wiese und es war ein Sturm, dass es ihm schwer wurde, von der Stelle zu kommen.

Gegen Abend erreichte es eine kleine Bauernhütte, die war so baufällig, dass sie selbst nicht wusste, nach welcher Seite sie fallen wollte und darum blieb sie stehen. Der Sturm umsauste das Entlein so, dass es sich niedersetzen musste, um sich dagegen zu stemmen und es wurde schlimmer und schlimmer. Da bemerkte es, dass die Tür aus der einen Angel gegangen war, und so schief hing, dass es durch die Öffnung in die Stube hineinschlüpfen konnte, und das tat es.

Hier wohnte eine alte Frau mit ihrer Katze und ihrem Huhne. Die Katze, welche sie Söhnchen nannte, konnte einen Buckel machen und spinnen, sie sprühte sogar Funken, aber dann musste man sie gegen die Haare streicheln. Das Huhn hatte ganz kleine, niedrige Beine und deshalb wurde es Kückelchen-Kurzbein genannt; es legte gut Eier und die Frau liebte es wie ihr eigenes Kind.

Am Morgen bemerkte man sogleich das fremde Entlein, und die Katze fing an zu spinnen und das Huhn zu glucken.

„Was ist das?", sagte die Frau und sah sich rings um, aber sie sah nicht gut, und so glaubte sie, dass das Entlein eine fette Ente sei, die sich verirrt habe. „Das ist ja ein seltsamer Fang!", sagte sie.

„Nun kann ich Enteneier bekommen. Wenn es nur kein Enterich ist! Das müssen wir erproben."

Und so wurde das Entlein für drei Wochen auf Probe angenommen, aber da kamen keine Eier. Und die Katze war Herr im Hause und das Huhn war die Frau und immer sagten sie: „Wir und die Welt!", denn sie glaubten, dass sie die Hälfte seien und zwar der allerbeste Teil. Das Entlein glaubte, dass man auch eine andere Meinung haben könne, aber das litt das Huhn nicht.

„Kannst Du Eier legen?", fragte es.

„Nein!"

„So wirst Du Deinen Mund halten!"

Und die Katze sagte: „Kannst Du einen krummen Buckel machen, spinnen und Funken sprühen?"

„Nein!"

„So darfst Du auch keine Meinung haben, wenn vernünftige Leute sprechen!"

Das Entlein saß im Winkel und war bei schlechter Laune; da fiel es ihm ein, an die frische Luft und den Sonnenschein zu denken; es bekam so sonderbare Lust, auf dem Wasser zu schwimmen, dass es nicht unterlassen konnte, dies der Henne zu sagen.

„Was fehlt Dir?", fragte diese. „Du hast nichts zu tun, deshalb bekommst Du die Grillen! Lege Eier oder spinne, so gehen sie vorüber."

„Aber es ist so schön, auf dem Wasser zu schwimmen", sagte das Entlein, „so herrlich, es über dem Kopfe zusammenschlagen zu lassen und auf den Grund niederzutauchen!"

„Ja, das ist ein großes Vergnügen!", sagte die Henne. „Du bist wohl verrückt geworden! Frage die Katze danach, sie ist die klügste, die ich kenne, ob sie es liebt, auf dem Wasser zu schwimmen oder unterzutauchen; ich will nicht von mir sprechen. Frage selbst unsere Herrschaft, die alte Frau, klüger als sie ist niemand auf der Welt! Glaubst Du, dass sie Lust hat, zu schwimmen und das Wasser über dem Kopfe zusammenschlagen zu lassen?"

„Ihr versteht mich nicht!", sagte die Ente.

„Wir verstehen Dich nicht? Wer soll Dich denn verstehen können? Du wirst doch wohl nicht klüger sein wollen als die Katze und die Frau, mich will ich nicht erwähnen! Bilde Dir nichts ein, Kind, und danke Deinem lieben Schöpfer für all' das Gute, das man Dir erwiesen! Bist Du nicht in eine warme Stube gekommen und hast einen Umgang, von dem Du etwas lernen kannst? Aber Du bist

ein Schwätzer, und es ist nicht erfreulich, mit Dir umzugehen. Mir kannst Du glauben, ich meine es gut mit Dir, ich sage Dir Unannehmlichkeiten, und daran kann man seine wahren Freunde erkennen! Sieh zu, dass Du Eier legen oder spinnen und Funken sprühen lernst!"

„Ich glaube, ich gehe hinaus in die weite Welt!", sagte das Entlein.

„Ja, tue das!", sagte das Huhn.

Und so ging das Entlein; es schwamm auf dem Wasser, es tauchte unter, aber von allen Tieren wurde es wegen seiner Hässlichkeit übersehen.

Nun trat der Herbst ein, die Blätter im Walde wurden gelb und braun, der Wind riss sie ab, sodass sie umhertanzten und oben in der Luft war es sehr kalt. Die Wolken hingen schwer von Hagel und Schneeflocken, und auf dem Zaun stand ein Rabe und schrie: „Au, au!", vor lauter Kälte. Ja, man konnte ordentlich frieren, wenn man daran dachte. Das arme Entlein hatte es wahrlich nicht gut. Eines Abends, als die Sonne schön unterging, kam ein ganzer Schwarm herrlicher, großer Vögel aus dem Busche; das Entlein hatte solche nie so schön gesehen. Sie waren ganz blendend weiß, mit langen, geschmeidigen Hälsen, es waren Schwäne. Sie stießen einen ganz eigentümlichen Ton aus, breiteten ihre prächtigen, langen Flügel aus und flogen von der kalten Gegend fort nach warmen Ländern, nach offenen Seen. Sie stiegen sehr hoch, und dem hässlichen, kleinen Entlein wurde es sonderbar zumute; es drehte sich im Wasser wie ein Rad rund herum, streckte den Hals hoch in die Luft nach ihnen aus und stieß einen so lauten und sonderbaren Schrei aus, dass es sich selbst davor fürchtete. Oh, es konnte die schönen, die glücklichen Vögel nicht vergessen und sobald es sie nicht mehr erblickte, tauchte es gerade bis auf den Grund und als es wieder heraufkam, war es gerade wie außer sich. Es wusste nicht, wie die Vögel hießen, nicht, wohin sie flogen, aber doch war es ihnen gut, wie es nie jemand gewesen. Es beneidete sie durchaus nicht. Wie konnte es ihm einfallen, sich solche Lieblichkeit zu wünschen! Es wäre schon froh gewesen, wenn die Enten es unter sich geduldet hätten, das arme, hässliche Tier!

Der Winter wurde immer kälter; das Entlein musste im Wasser herumschwimmen, um das völlige Zufrieren desselben zu verhindern, aber in der Nacht wurde das Loch, worin es schwamm, kleiner und kleiner; es fror, sodass es in der Eisdecke knackte; das Entlein musste fortwährend die Beine gebrauchen, damit das Wasser sich nicht schloss; zuletzt wurde es matt, lag ganz still und fror so im Eise fest.

Des Morgens früh kam ein Landmann, der dies sah. Er ging hin und schlug mit seinem Holzschuh das Eis in Stücke und trug das Entlein heim zu seiner Frau. Da wurde es wieder belebt.

Die Kinder wollten mit demselben spielen, aber das Entlein glaubte, sie wollten ihm etwas zu Leide tun, und fuhr in der Angst gerade in den Milchnapf hinein, sodass die Milch in die Stube hinausspritzte; die Frau schrie, schlug die Hände zusammen, worauf es in das Butterfass, dann hinunter in die Milchtonne und dann wieder aufflog. Wie sah es da aus! Die Frau schrie und schlug mit der Feuerzange danach, die Kinder rannten einander über den Haufen, um das Entlein zu fangen; sie lachten und schrien! Gut war es, dass die Tür aufstand und es zwischen die Reiser in den frisch gefallenen Schnee schlüpfen konnte; da lag es, ganz ermattet.

Aber all' die Not und das Elend, welches das Entlein in dem harten Winter erdulden musste, zu erzählen, würde zu trübe sein. Es lag im Moor, zwischen dem Rohre, als die Sonne wieder warm zu scheinen begann. Die Lerchen sangen, es war herrlicher Frühling.

Da konnte auf einmal das Entlein seine Flügel schwingen, sie brausten stärker als früher und trugen es kräftig davon und ehe dasselbe es recht wusste, befand es sich in einem großen Garten, wo die Äpfelbäume in Blüte standen, wo der Flieder duftete und seine langen, grünen Zweige gerade bis zu den gekrümmten Kanälen hinunterneigte. Oh, hier war es schön und frühlingsfrisch! Gerade vorn aus dem Dickicht kamen drei prächtige weiße Schwäne. Sie brausten mit den Federn und schwammen leicht auf dem Wasser. Das Entlein kannte die prächtigen Tiere und wurde von einer eigentümlichen Traurigkeit befallen.

„Ich will zu ihnen hinfliegen, zu den königlichen Vögeln und sie werden mich totschlagen, da ich so hässlich bin und mich ihnen zu nähern wage; aber das ist ja gleichviel! Besser, von ihnen getötet, als von den Enten gezwackt, von den Hühnern geschlagen, von dem Mädchen, welches den Hühnerhof hütet, gestoßen zu werden und im Winter Mangel zu leiden." Es flog hinaus in das Wasser und schwamm den prächtigen Schwänen entgegen. Diese erblickten es und schossen mit brausenden Federn auf dasselbe los. „Tötet mich nur!", sagte das arme Tier und neigte seinen Kopf der Wasserfläche zu und erwartete den Tod. Aber was erblickte es in dem klaren Wasser? Es sah sein eigenes Bild unter sich, das kein plumper, schwarzgrauer Vogel mehr, hässlich und garstig, sondern selbst ein Schwan war.

Es schadet nichts, in einem Entenhofe geboren zu sein, wenn man nur in einem Schwanen-Ei gelegen hat.

Es fühlte sich ordentlich erfreut über all' die Not und die Drangsal, welche es erduldet; nun erkannte es erst sein Glück an all' der Herrlichkeit, die es begrüßte.

Die großen Schwäne umschwammen es und streichelten es mit dem Schnabel.

Im Garten kamen da einige kleine Kinder, die warfen Brot und Korn in das Wasser, und das kleinste rief: „Da ist ein neuer!" Und die anderen Kinder jubelten mit: „Ja, es ist ein neuer angekommen!" Sie klatschten mit den Händen und tanzten umher, liefen zum Vater und zu der Mutter und es wurde Brot und Kuchen in das Wasser geworfen, und sie sagten alle: „Der neue ist der schönste, so jung und so prächtig!" Und die alten Schwäne neigten sich vor ihm.

Da fühlte er sich beschämt und steckte den Kopf unter seine Flügel; er wusste selbst nicht, was er beginnen sollte, er war allzu glücklich, aber durchaus nicht stolz; denn ein gutes Herz wird nie stolz! Er dachte daran, wie er verfolgt und verhöhnt worden war und hörte nun alle sagen, dass er der schönste aller schönen Vögel sei. Selbst der Flieder bog sich mit den Zweigen gerade zu ihm in das Wasser hinunter und die Sonne schien warm und mild. Da brausten seine Federn, der schlanke Hals hob sich und aus vollem Herzen jubelte er: „So viel Glück habe ich mir nicht träumen lassen, als ich noch das hässliche Entlein war!"

***

Goldilocks and the three bears

... ist ein wunderbares Märchen für einen großen Bruder oder eine große Schwester, die mit einem nachkommenden Geschwisterchen zurechtkommen müssen, das alle bewundern, das im Mittelpunkt steht, seine Sachen kaputt macht und vor allem die Liebe und Aufmerksamkeit der Eltern beansprucht,

Ich wurde auf dieses Märchen aufmerksam, als ich zu meinem fünfjährigem Sohn Zwillingsmädchen bekam und er nach einigen Monaten im Montessori-Schultheater plötzlich darauf bestand die Rolle von Goldilocks zu spielen und dies auch, mit einer blonden Perücke versehen, durchsetzte.

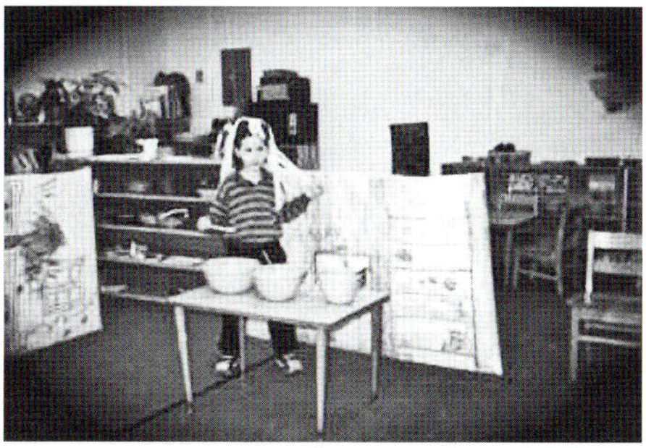

Abb. 109. Goldilocks – Mountaineer-Montessori School

The Story of Goldilocks and the Three Bears

Robert Southey

Once upon a time, there was a little girl named Goldilocks. She went for a walk in the forest. Pretty soon, she came upon a house. She knocked and, when no one answered, she walked right in. At the table in the kitchen, there were three bowls of porridge. Goldilocks was hungry. She tasted the porridge from the first bowl.

"This porridge is too hot!", she exclaimed.

So, she tasted the porridge from the second bowl.

"This porridge is too cold", she said

So, she tasted the last bowl of porridge.

"Ahhh, this porridge is just right", she said happily and she ate it all up.

After she'd eaten the three bears' breakfasts she decided she was feeling a little tired. So, she walked into the living room where she saw three chairs. Goldilocks sat in the first chair to rest her feet.

"This chair is too big!", she exclaimed.

So she sat in the second chair.

"This chair is too big, too!", she whined.

So she tried the last and smallest chair.

"Ahhh, this chair is just right", she sighed. But just as she settled down into the chair to rest, it broke into pieces!

Goldilocks was very tired by this time, so she went upstairs to the bedroom. She lay down in the first bed, but it was too hard. Then she lay in the second bed, but it was too soft. Then she lay down in the third bed and it was just right. Goldilocks fell asleep. As she was sleeping, the three bears came home.

"Someone's been eating my porridge", growled the Papa bear.

"Someone's been eating my porridge", said the Mama bear.

"Someone's been eating my porridge and they ate it all up!", cried the Baby bear.

"Someone's been sitting in my chair", growled the Papa bear.

"Someone's been sitting in my chair", said the Mama bear.

"Someone's been sitting in my chair and they've broken it all to pieces", cried the Baby bear. They decided to look around some more and when they got upstairs to the bedroom, Papa bear growled, "Someone's been sleeping in my bed",

"Someone's been sleeping in my bed, too", said the Mama bear,

"Someone's been sleeping in my bed and she's still there!" exclaimed Baby bear. Just then, Goldilocks woke up and saw the three bears. She screamed, "Help!" And she jumped up and ran out of the room. Goldilocks ran down the stairs, opened the door, and ran away into the forest. And she never returned to the home of the three bears.

***

Moderne Märchen und Geschichten

Auch wenn die alten Märchen nichts von ihrer tiefenpsychologischen Aktualität verloren haben, so lassen sich doch manche Eltern von der Grausamkeit abschrecken und greifen lieber zu modernen Märchen und Geschichten, die sich auf das heutige Leben und unseren Alltag beziehen und auch das veränderte Rollenbild der Geschlechter berücksichtigen.

Es ist nicht möglich, alle Autoren hier anzuführen, trotzdem möchten wir zwei erwähnen, die in der Therapie, aber auch bei unseren Kindern, sehr beliebt waren.

Märchen, die Kindern helfen und ***Neue Märchen, die Kindern helfen*** von Gerlinde Ortner stellen *Vermittler* dar, zwischen Kindern und Erwachsenen, Alltags-Situationen und Problemen. Das gemeinsame Besprechen der Geschichten ermöglicht den Zugang zur Gefühlswelt und den Vorstellungen des Kindes.

Die Tränenkugel, die hilft, wenn die Mutter einmal weg muss, ein Schornsteinfeger, der zeigt, wie man Freundschaft mit anderen Kindern schließt, ein freundlicher Geist *Huh*, der ängstlichen Kindern hilft und viele andere Ideen und Figuren nehmen sich kindlicher Sorgen und Ängste an.

***

Weitere Geschichten gegen Angst und Stress kann man bei Ulrike Petermann finden in ihrem Buch ***Die Kapitän-Nemo-Geschichten***.

Die Abenteuer des Kapitäns führen die Kinder in ein Phantasiereich, in dem sie sich entspannen, besser konzentrieren lernen, besser einschlafen und Ruhe finden können.

Die Geschichten sind sehr hilfreich bei verhaltensauffälligen Kindern, ADHS, aber auch Kindern, die im hektischen Alltag Schutz vor Überflutung brauchen und einen ruhigen Zufluchtsort.

Zur Einleitung von Imaginationsübungen, Phantasiereisen und als Rahmen für andere Entspannungstechniken wie Autogenem Training oder Progressiver Muskelentspannung können die Geschichten ebenfalls gut eingesetzt werden.

***

Texte zum Nachdenken von Sonja Sutor

Zu Hause

Nicht die Gesellschaft,

Nicht der Ort, an dem man zufällig wohnt –

Sondern das Gefühl, nicht allein zu sein

***

Genügen (Selbstwert)

Selbst zugebundene Schuhbänder –

Die Gesichter rundherum lachen, aus ihrem Mund kommt aber:

Nicht gut genug.

Die erste Schularbeit ein Einser. Aber mit Minus.

Es wird auf die Schulter geklopft, man bekommt ein Eis.

Der Mund sagt aber wieder:

Nicht gut genug.

Schulabschluss. Auf die Universität aufgenommen. Erster Abschnitt. Zweiter Abschnitt. Diplomprüfung. Doktoratstudium, nebenher aber natürlich schon arbeiten.

Alle drehen sich im Kreis herum. Du drehst Dich selbst.

Die Gesichter verschwimmen aber, waren sowieso nie wirklich zu lesen.

Es reicht, zu hören:

Nicht gut genug.

Den Kopf senken und weiter, immer weiter vorwärts. Irgendwann wird es genügen.

Niemanden ansehen. Niemanden fragen. Es braucht keine Rückmeldung, man weiß ja selbst:

Es reicht noch nicht.

Vorwärts, vorwärts, vorwärts, dann bleibt man einmal stehen, durch Zufall.

Ganz komisch ist es, wieder Atem zu holen. Und still.

Sie sind alle in verschiedene Richtungen gegangen, ohne dass es bemerkt wurde.

Ganz vorne stehen – ist es denn ganz vorne? Die Richtungen sind auf einmal so verschieden.

Nicht gut genug. Noch lange nicht gut genug.

Die Stimme ist bekannt, aber es fällt erst jetzt auf.

Die Eigene.

Sonja Sutor

***

Zwei Welten (Stimmungsschwankungen)

Es ist Unsinn zu sagen, dass alles sinnlos ist. Alles grau. Alles leer. In manchen Situationen mag es einem so vorkommen, aber man weiß in Wahrheit trotzdem, dass es nicht so ist.

Das kann daran liegen, dass es nur eine Treppe hinauf gibt, aber keine hinunter. Hinauf wohin, das bleibt jedem selbst überlassen, aber es gibt diesen Ort, dieses Gefühl. Es Glück zu nennen ist vielleicht übertrieben, es zu beschreiben fast unmöglich. Fest steht aber, dass es eben nicht sinnlos ist. Nicht grau und nicht leer. Im Gegenteil, der Herzschlag steigt vielleicht etwas, mehr Blut wird ins Gesicht gepumpt, bringt die Augen zum Strahlen und die Gesichtszüge dazu, sich zu verziehen. Spannung wäre ein passenderes Wort als Glück, aber auch das ist nur ein kleiner Teil eines viel komplexeren Ganzen. Körperlich gesehen lässt es sich aber mit Spannung vergleichen.

In diesen Momenten, wodurch sie auch immer ausgelöst werden oder stattfinden, fühlt man sich lebendig. Es ist möglich, sich über die Öde hinwegzusetzen und zu fühlen.

Hier beginnt das Problem: in der einen Welt ist es ein beflügelndes Erlebnis, da es aber nur durch bestimmte Dinge ausgelöst werden kann, dadurch von ihnen und meistens auch anderen Personen abhängig ist, ein vergängliches. Es hört also auf.

Die Leiter nach oben war, wie schon gesagt, da, aber es gibt keine nach unten, ergo, man stürzt hinunter. In sinnlose, graue Leere und Langeweile.

Die bekommt einen Gewohnheitsstatus, wenn man lange genug in ihr verweilt (was soll man auch sonst, schließlich lässt es sich nicht ändern). Es kommt ein Schleier, der dabei hilft aufzuhören, wirklich zu fühlen.

Jetzt fällt man aber hinunter, mit offenem Herzen, offener Seele in dieses Nichts hinein, ist ihm schutzlos ausgeliefert und allein. Wie ein Raubtier springt es einen an, eine Bestie, die zu Boden reißt, wo man ohnehin schon kaum mehr kriechen kann, geschweige denn aufstehen.

Es wird die obere Welt immer geben, in irgendeiner Form. Möglicherweise nicht immer zugänglich, aber es wird sie geben. Genauso wie die untere, welche noch viel unverwüstlicher und dauerhafter ist.

Könnte man es sich aussuchen, keine Frage: obere Welt. Sie macht frei, sie macht es möglich, zu fühlen. Auch schmerzende Gefühle, aber wenigstens sind sie echt.

Jetzt muss man leider noch hinzufügen, dass es aber die untere Welt ist, die wir Leben nennen. Alltag. Arbeiten, essen, schlafen, was man eben so tut oder tun muss, um sein Leben zu meistern. Die obere ist ein abgelegener Teil, der alleine nicht existieren kann. Die untere ist die Erde, die obere der Baum. Man ist also abhängig, und wenn die Welt nur ein Blatt ist so braucht man doch zumindest einen Baum, der einen stützt und es möglich macht, hier oben zu bleiben und zu wachsen. Mal ehrlich, wer hat denn so einen Baum? Es wachsen Gräser auch hoch hinaus, sie können stützen, können stark sein, aber irgendwann brechen sie ab und sind verschwunden, wieder liegt auf dem Boden. Also keine dauerhafte Option.

Trotz allem, könnte man es sich aussuchen: Glück in totaler Abhängigkeit oder Elend in persönlicher Freiheit?

Sonja Sutor

Literaturverzeichnis

Ahnert L (Hrsg) (2008) Frühe Bindung. München: Reinhardt

Altner N (2009) Achtsam mit Kindern leben: Wie wir uns die Freude am Lernen erhalten. Ein Entdeckungsbuch – Mit einem Vorwort von Jon Kabat-Zinn. München: Kösel

Andersen H C (2009) Hans Christian Andersen Märchen. Weinheim: Beltz

Andrews T (2003) Die Botschaft der Krafttiere – Was die Geschöpfe uns zu sagen haben. Köln: Bastei Lübbe

Armstrong T (2007) Das Märchen vom ADHS. Paderborn: Junfermann

Asendorpf JB (1993) Entwicklungsgenetik der Persönlichkeit. In: M Markefka, B Nauck (Hrsg), Handbuch der Kindheitsforschung. Neuwied: Luchterhand

Astington JW (2000) Wie Kinder das Denken entdecken. München: Reinhardt

Baier D, Pfeiffer C, Rabold S, Simonson J, Kappes C (2010) Kinder und Jugendliche in Deutschland. Gewalterfahrungen, Integration, Medienkonsum. Forschungsbericht.

Baumrind D (1996) The discipline controversy revisited. Family Relations: Journal of Applied Family and Child Studies, 45

Becher K S (2005) Ivanhoe im Kindergarten. Gründau –Rothenbergen: Triga

Bergmann W, Hüther G (2010) Computersüchtig: Kinder im Sog der modernen Medien. Weinheim: Beltz

Bettelheim B (1993) Kinder brauchen Märchen. München: Deutscher Taschenbuch Verlag

Boenisch J, Bünk, C (Hrsg) (2003) Methoden der Unterstützten Kommunikation. Karlsruhe: Loeper Verlag

Boenisch J (2002) Didaktik des Unterrichts mit körperbehinderten Kindern. Stuttgart: Kohlhammer

Boenisch J, Bünk C (Hrsg) (2001) Forschung und Praxis der Unterstützten Kommunikation Karlsruhe: Loeper Verlag

Bowlby J (1995) Elternbindung und Persönlichkeitsentwicklung. Therapeutische Aspekte der Bindungstheorie. Heidelberg: Dexter

Braun-Scharm H (2001) Depressionen und komorbide Störungen bei Kindern und Jugendlichen. Stuttgart: Wissenschaftliche Verlagsgesellschaft

Bretherton I (1987) New perspectives on attachment relations: Security, communication, and internal working models. In: JD Osofsky (Ed), Handbook of Infant Development. New York: Wiley

Breuer S (2008) Tiere als Co-Therapeuten: Wie Tiere Menschen helfen können. Grundlagenkonzept für tiergestützte Therapie und Pädagogik durch Haus- und Nutztiere auf dem Bauernhof. Saarbrücken: VDM Dr. Müller

Bright P (2009) Fünf Angstbären und ein unheimlicher Gast. Bindlach: Loewe Verlag

Brisch KH, Hellbrügge T (2009) Bindung und Trauma. Entwicklung und Schutzfaktoren für die Entwicklung von Kindern. Stuttgart: Klett-Cotta

Brisch KH (2003) Bindungsstörungen und Trauma. Grundlagen für eine gesunde Bindungsentwicklung. In: Brisch KH, Hellbrügge T (Hrsg) Bindung und Trauma. Risken und Schutzfaktoren für die Entwicklung von Kindern. Stuttgart: Klett-Cotta

Brunner S (2007) Ich mach Schluss, mich vermisst ja doch keiner! – Suizidalität von Jugendlichen als Symptom der depressiven Störung. Grin Verlag

Buzzi G (2006) Krafttiere – wie sie stärken, schützen, heilen. München: Ariston

Buzzi G (2010) Begegne Deinem Krafttier – Spirituelle Helfer, Beschützer und Heiler. München: Goldmann

Caspi A, McClay J, Malfitt T, Mill J, Martin J, Craig I W, Taylor A (2002) Role of genotype in the Cycle of Violence in Maltreated Children. Science 2

Cicchetti D, Ganiban J, Barnett D (1991) Contributions from the study of high-risk populations to understanding the development of emotion regulation. In: J. Literatur 161

Cierpka M, Reich G (2001) Die familientherapeutische Behandlung von Anorexie und Bulimie. In: Reich, G Cierpka M Psychotherapie der Essstörungen. Stuttgart: Thieme

Cordier C (2008) Umgang mit Jugendlichen bei Verdacht auf Suizidalität im Kontext schulischer Beratung. Grin Verlag

Cowell C (2008) Kathi Braun und das Ungeheuer. Köln: Boje

Craig, T, Boardman, A, Mills, K, Daly-Jones O, Drake H (1993) The South London Somatization Study. In: Longitudinal Course and the Influence of Early Life Experiences, British Journal of Psychiatry

Damasio A (1999) Ich fühle, also bin ich. Die Entschlüsselung des Bewusstseins. München: List

Dilling H, Mambour W, Schmidt, MH (Hrsg) (1993) Internationale Klassifikation psychischer Störungen, ICD. Bern: Huber

Döpfner M, Fröhlich J, Lehmkuhl G. (2000) Hyperkinetische Störungen. Göttingen: Hogrefe

Döpfner M, Fröhlich J, Wolff Metternich T (2007) Ratgeber ADHS: Informationen für Betroffene, Eltern, Lehrer und Erzieher zu Aufmerksamkeitsdefizit-/Hyperaktivitätsstörungen. Göttingen: Hogrefe

Döpfner M, Schürmann S, Fröhlich J (2002) THOP das Therapieprogramm für Kinder mit hyperkinetischem und Oppositionellen Problemverhalten. Weinheim: Beltz

Döpfner M, Schürmann S, Fröhlich J (2007) Therapieprogramm für Kinder mit hyperkinetischem und oppositionellem Problemverhalten THOP: Materialien für die klinische Praxis. Weinheim: Beltz

Dornes, M. in Ahnert, L. (Hrsg) (2008). Frühe Bindung. Entstehung und Entwicklung. München: Ernst Reinhardt

Dröschel, R (2000) Weise Eule, schöner Schwan – Orakel der Helfertiere. Freiburg: Bauer

Du Bois R (2005) Zur Einschätzung von Aufmerksamkeitsstörungen, Hyperaktivität und Impulsivität. In: du Bois R, Resch F (Hrsg) Klinische Psychologie des Jugendalters. Stuttgart: Kohlhammer

Egle U, Hoffmann S, Joraschky P (Hrsg) (2000) Sexueller Missbrauch, Misshandlung, Vernachlässigung. Stuttgart: Schattauer

Ehlers A (1999) Posttraumatische Belastungsstörungen. Göttingen: Hogrefe

Essau C A, Conradt J (2004) Aggression bei Kindern und Jugendlichen: Mit 88 Übungsaufgaben. Stuttgart: utb

Essau, C A, Petermann F (1999) Angststörungen bei Kindern und Jugendlichen. Epidemiologie, Risikofaktoren und Interventionen. Münchner Medizinische Wochenschrift, 141

Farke W, Graß H, Hurrelmann K (2002) Drogen bei Kindern und Jugendlichen: Legale und illegale Substanzen in der ärztlichen Praxis. Stuttgart: Thieme

Fonagy P, Gergely G, Jurist E, Target M (2004) Affektregulierung, Mentalisierung und die Entwicklung des Selbst. Stuttgart: Klett-Cotta

Garber K., A. Dodge (eds), The developmet of emotion regulation and dysregulation. Cambridge University Press

Gardner H (1991) Abschied vom IQ – die Rahmentheorien der vielfachen Intelligenzen. Stuttgart: Klett-Cotta

Green A (1977) The borderline concept. In: Hartocollis P (ed) Borderline personality disorders. New York: International Universities Press

Greiffenhagen S, Buck-Werner O N (2007) Tiere als Therapie. Neue Wege in Erziehung und Heilung. Nerdlen/Daun: Kynos Verlag

Grimm J, Grimm W (2001) Mein erstes Märchenbuch: Die schönsten Märchen der Brüder Grimm. Würzburg: Arena

Grinker RR, Werble B u. Drye RC (1968). The borderline syndrome. A behavioral study of egofunctions. New York: Basic Book

Grünbichler B (2009) Lost in Cyberspace? Chancen und Risiken von Online-Rollenspielen als Herausforderung für die Soziale Arbeit. Berlin: Books on Demand

Hacker F (1985) Aggression. Die Brutalisierung der modernen Welt. Zürich: Molden

Haupt U (2006) Wie lernen beginnt: Grundfragen der Entwicklung und Förderung schwer behinderter Kinder. Stuttgart: Kohlhammer

Heuer G (1979) Selbstmord bei Kindern und Jugendlichen. Ein Beitrag zur Suizidprophylaxe aus pädagogischer Sicht. Stuttgart: Klett-Cotta

Huppert R, Kienzle N (2010) Ratgeber Schizophrenie: Informationen für Betroffene, Eltern, Lehrer und Erzieher. Göttingen: Hogrefe

Hüther G, Krens I (2010) Das Geheimnis der ersten neun Monate: Unsere frühesten Prägungen. Weinheim: Beltz

Hüther G, Bonney H (2002) Neues von Zappelphilipp. ADS/ADHS: verstehen, vorbeugen und behandeln. Meilen: Walter

Hüther G, Michels I (2009) Gehirnforschung für Kinder – Felix und Feline entdecken das Gehirn. München: Kösel

Igelhaut S (2008) Soziales Lernen mit Tieren: Entstehung und Bedeutung der Mensch-Tier-Interaktion in der Sozialen Arbeit. Grin Verlag

Janssen PL (2001) Psychoanalytische Konzepte der Borderline-Struktur. In: Dammann G, Janssen PL (Hrsg) Psychotherapie der Borderline-Störungen, Krankheitsmodelle und Therapiepraxis – störungsspezifisch und schulenübergreifend. Stuttgart: Thieme

Janssen PL (2001). Psychoanalytische Konzepte der Borderline-Struktur. In: Dammann G, Jantzen Wolfgang (1998) Vom Nutzen der Syndromanalyse am Beispiel des Rett-Syndroms. Behindertenpädagogik, 37. Heft 4

Jordan A (2007) Das Eismeer in mir: Gedanken von Kindern und Jugendlichen mit Essstörungen, Depressionen und Psychosen. Hamburg: Hamburger Kinderbuch Verlag

Juul J, Voelchert M (2010) Pubertät – wenn Erziehen nicht mehr geht: Gelassen durch stürmische Zeiten. München: Kösel

Kabat-Zinn J, Kesper-Grossmann U (2009) Die heilende Kraft der Achtsamkeit. Freiburg: Arbor

Kabat-Zinn J (1999) Stressbewältigung durch die Praxis der Achtsamkeit. Freiburg: Arbor

Kabat-Zinn J (2006) Gesund durch Meditation: Das große Buch der Selbstheilung. Freiburg: Arbor

Kabat-Zinn M, Kabat-Zinn J (2006) Mit Kindern wachsen: Die Praxis der Achtsamkeit in der Familie. Freiburg: Arbor

Kagan J, Zentner M (1996) Early childhood predictors of adult psychopathology. Harvard Review of Psychiatry 3

Kahl K G, Puls J, Schmid G (2007) Praxishandbuch ADHS: Diagnostik und Therapie für alle Altersstufen. Stuttgart: Thieme

Kahl K G, Puls J H, Schmid G (2007) In: Praxishandbuch ADHS. Stuttgart: Thieme

Kernberg P, Weiner A, Bardenstein K (2000) Persönlichkeitsstörungen bei Kindern und Jugendlichen. Stuttgart: Klett-Cotta

Kernberg P, Weiner A, Bardenstein K (2005) Persönlichkeitsstörungen bei Kindern und Jugendlichen. Stuttgart: Klett-Cotta

Klein M (2007) Kinder und Suchtgefahren. Risiken – Prävention – Hilfen. Stuttgart: Klett -Cotta

Koch E, Resch F (2002) Psychodynamische und therapeutische Aspekte der Selbstverletzung, In: Subkowski P (Hrsg) Aggression und Autoaggression bei Kindern und Jugendlichen. Göttingen: Vandenhoek und Ruprecht

Kohlberg, Turiel E (1978) Moralische Entwicklung und Moralerziehung. In: Portele G (Hrsg) Sozialisation und Moral: Neue Ansätze zur moralischen Entwicklung und Erziehung. Weinheim: Beltz

Kohlberg L A (1966) A cognitive-developmental analysis of children's sex role concepts and attitudes. In EE Maccoby (ed) The development of sex differences Stanford, CA. University Press. Stanford

Köhnen M, Roos E (2002) Nichtsprechende Kinder reden mit. Unterstützte Kommunikation im Unterricht. Übungsreihen für Geistig Behinderte Heft H 5, Dortmund: Dortmund: Modernes Lernen

Koneczny M (2006) Hunde im Kindergarten: Ein Tierbesuchsprojekt nicht nur für Vorschulkinder – Praktische Anleitung zur tiergestützten Arbeit. Dortmund: Modernes Lernen

Krüger A, Reddemann L (2009) Psychodynamisch Imaginative Traumatherapie für Kinder und Jugendliche. PITT-KID – Das Manual. Stuttgart: Clett-Kotta

Leuzinger-Bohleber M (2009) Frühe Kindheit als Schicksal?: Trauma, Embodiment, Soziale Desintegration. Psychoanalytische Perspektiven. Mit kinderanalytischen Fallberichten von Angelika Wolff und Rose Ahlheim. Stuttgart: Kohlhammer

Leuzinger-Bohleber M, Brandl Y, Hüther G (2006) Schriften des Sigmund-Freud-Instituts Bd 4: ADHS – Frühprävention statt Medikalisierung. Theorie, Forschung, Kontroversen. Göttingen: Vandenhoeck und Ruprecht

Leuzinger-Bohleber M, Canestri J, Target M (2009) Frühe Entwicklung und ihre Störungen: Klinische, konzeptuelle und empirische psychoanalytische Forschung. Kontroversen zu Frühprävention, Resilienz und ADHS. Frankfurt a. M.: Brandes & Apsel

Linehan M (1996) Trainingsmanual zur Dialektisch-Behavioralen Therapie der Borderline-Persönlichkeitsstörung. München: CIP

Linehan MM (1996) Dialektisch-Behaviorale Therapie der Borderline Persönlichkeitsstörung. München: CIP

Ludwig H, Oswald P, Schulz-Benesch G (2008) Grundgedanken der Montessori-Pädagogik: Quellentexte und Praxisberichte. Freiburg: Herder

Meyer W U, Reisenzein R, Schützwohl A (2001) Einführung in die Emotionspsychologie. Bern: Huber

Montessori M (1988) Kosmische Erziehung (Schriften Montessori). Freiburg: Herder

Montessori M (1992) Dem Leben helfen: Das Kind in der Familie und andere Vorträge. Nach der Rückkehr aus Indien. Über die Bildung des Menschen (Schriften Montessori). Freiburg: Herder

Montessori M (2007) Das kreative Kind: Der absorbierende Geist. Wiebelsheim: Quelle und Meyer

Montessori M (2008) Grundlagen meiner Pädagogik: Und weitere Aufsätze zur Anthropologie und Didaktik. Wiebelsheim: Quelle und Meyer

Montessori M (2009) Kinder sind anders. Stuttgart: Klett-Cotta

Montessori M, Ludwig H (2010) Maria Montessori – Gesammelte Werke: Die Entdeckung des Kindes. Freiburg: Herder

Müller E (1998) Die kleine Wolke: Autogenes Training mit Märchen und Gute-Nacht-Geschichten. München: Kösel

Müller E (1993) Träumen auf der Mondschaukel. München: Kösel

Müller E (1994) Auf der Silberlichtstraße des Mondes. Frankfurt am Main: Fischer

Neraal T, Wildermuth M (Hrsg) (2008) ADHS-Symptome verstehen – Beziehungen verändern. Gießen: Psychosozial-Verlag

Nevermann C, Reicher H (2009) Depression im Kindes- und Jugendalter: Erkennen, Verstehen, Helfen. München: Beck

Nitsch C, Hüther G (2004) Kinder gezielt fördern: So entwickeln sich Kinder spielend. Hamburg: Gräfe und Unzer Verlag

Oerter R, Montada L (1987) Entwicklungspsychologie. Weinheim: Psychologie Verlag

Oerter R, Montada L (Hrsg) (2008) Entwicklungspsychologie. Landsberg: Beltz

Olbrich E, Otterstedt C (2003) Menschen brauchen Tiere: Grundlagen und Praxis der tiergestützten Pädagogik und Therapie. Stuttgart: Franckh-Kosmos

Orbach S. (2001) Anti-Diätbuch. München: Frauenoffensive

Ortner G (1998) Märchen, die Kindern helfen: Geschichten gegen Angst und Aggression, und was man beim Vorlesen wissen sollte. Wien: Orac

Pernhaupt G, Czermak H (1992) Die gesunde Ohrfeige macht krank. Über die alltägliche Gewalt im Umgang mit Kindern. Wien: Orac

Pestalozzi H (2006) Wie Gertrud ihre Kinder lehrt. Bad Schwartau: Wfb Verlagsgruppe

Petermann F (2008) Lehrbuch der Klinischen Kinderpsychologie. Göttingen: Hogrefe

Petermann F, Petermann U (2008) Training mit aggressiven Kindern. Göttingen: Hogrefe

Petermann U (2001) Die Kapitän-Nemo-Geschichten: Geschichten gegen Angst und Stress. Freiburg: Herder

Petermann U (2007) Entspannungstechniken für Kinder und Jugendliche: Ein Praxisbuch. Weinheim: Beltz

Pfister M (2001) Der Regenbogenfisch hat keine Angst mehr. Zürich: Nord-Süd-Verlag

Piaget J (2003) Das Erwachen der Intelligenz beim Kinde. Stuttgart: Klett-Cotta

Piaget J (1977) The developement of thougt. Equilibration of cognitive structure. New York: Viking Press

Priebe B, Israel G, Bäuerle D (1995) Sucht- und Drogenvorbeugung mit Kindern und Jugendlichen in Elternhaus und Schule. Berlin: Quadriga

Reddemann L, Dehner-Rau C, Bleick A (2007)Trauma: Folgen erkennen, überwinden und an ihnen wachsen. Stuttgart: Trias

Reddemann L (2007) Imagination als heilsame Kraft. Zur Behandlung von Traumafolgen mit ressourcenorientierten Verfahren. Stuttgart: Trias

Reddemann L (2008) Psychodynamisch Imaginative Traumatherapie: PITT – das Manual. Stuttgart: Klett-Cotta

Remschmidt H (2004) Schizophrene Erkrankungen im Kindes- und Jugendalter: Klinik, Ätiologie, Therapie und Rehabilitation. Stuttgart: Schattauer

Rhan L, Rhan U (2009) „Ich rauche doch nur Joints!": Was Erwachsene über Drogen wissen sollten (und Jugendliche ihnen nie erzählen würden). München: Kösel

Ringel E (1978) Das Leben wegwerfen? Reflexionen über den Selbstmord. Wien: Herder

Rosner R, Steil R (2008) Posttraumatische Belastungsstörung. Göttingen: Hogrefe

Rosner R, Steil R (2009) Ratgeber Posttraumatische Belastungsstörung: Informationen für Betroffene, Eltern, Lehrer und Erzieher. Göttingen: Hogrefe

Rossmann P (2009) Depression und Trauer. In: Diagnostik in der klinischen Kinderpsychologie. Die ersten sieben Lebensjahre. Göttingen: Hogrefe

Rousseau J J (1998) Emile oder Über die Erziehung. Stuttgart: Reclam

Rytz T (2006) Bei sich und in Kontakt. Körpertherapeutische Übungen zur Achtsamkeit im Alltag. Bern: Hogrefe

Salbert U (2006) Ganzheitliche Entspannungstechniken für Kinder: Bewegungs- und Ruheübungen, Geschichten und Wahrnehmungsspiele aus dem Yoga, dem Autogenen Training und der Progressiven Muskelentspannung. Münster: Ökotopia

Saskia H (2008) Tiergestützte Pädagogik und ADHS: Nutzenanalyse eines sozialpädagogischen Projekts mit Kleintieren, Schafen und Ponys. Saarbrücken: Dr. Müller

Sachsse U (2002) Selbstverletzendes Verhalten. Psychodynamik – Psychotherapie. Das Trauma, die Dissoziation und ihre Behandlung Göttingen: Vandenhoeck und Ruprecht

Saß H, Wittchen, HU, Zaudig M (Hrsg) (1996) Diagnostisches und Statistisches Manual Psychischer Störungen DSM-IV. Göttingen: Hogrefe

Saumweber K (2009) Tiergestützte Pädagogik in der stationären Jugendhilfe: Die Wirkung tiergestützter Interventionen bei verhaltensgestörten Jugendlichen in stationären Jugendhilfemaßnahmen. Berlin: Books on Demand

Schäfer M, Frey D (1999) Aggression und Gewalt unter Kindern und Jugendlichen. Göttingen: Hogrefe

Schäfer U, Bauer M (2009) Stimmungsschwankungen bei Kindern und Jugendlichen. Hamburg: Deutsche Gesellschaft für Bipolare Störungen DGBS, Norderstedt: Books on Demand

Schäfer U, Gerber W D (2006) AD(H)S – Die Aufmerksamkeitsdefizit-Hyperaktivitätsstörung. Ein Ratgeber für Eltern, Erzieher und Lehrer. Norderstedt: Books on Demand

Schaumann U (2009) Methodische Vorgehensweise und spezielle Techniken der IBT. In: Waibel M, Jakob-Krieger C, Integrative Bewegungstherapie, Störungsspezifische und ressourcenorientierte Praxis. Schattauer: Stuttgart

Schiffer E (2010) Warum Huckleberry Finn nicht süchtig wurde: Anstiftung gegen Sucht und Selbstzerstörung bei Kindern und Jugendlichen. Weinheim: Beltz

Schröder A (2006) ADS in der Schule: ADS in der Schule. Handreichungen für Lehrerinnen und Lehrer. Göttingen: Vandenhoeck & Ruprecht

Schwaiger U, Peters A, Sipos V (2003) Essstörungen. Stuttgart: Thieme

Sellin B (1993) Ich will kein in mich mehr sein. Botschaften aus einem autistischen Kerker. Köln: Kiepenheuer & Witsch

Sendera A, Sendera M (2005) Emotionen. In: Lexikon Psychologie. Hundert Grundbegriffe. Reclam: Stuttgart

Sendera A, Sendera M (2007) Skills-Training bei Borderline- und Posttraumatischer Belastungsstörung. Wien: Springer

Siegler R, DeLoache J, Eisenberg N (2008) Entwicklungspsychologie im Kindes- und Jugendalter. Heidelberg: Spektrum

Steiner R (2009) Die Erziehung des Kindes / Die Methodik des Lehrens: Fünf Vorträge, gehalten in Stuttgart vom 8.–11. April 1924. Dornach: Rudolf Steiner Verlag

Stern A (1938) Psychoanalytic investigation of and therapy in the borderline group of neuroses. Psychoanalytic Quaterly 7

Straßburg H M, Dacheneder W, Kreß W (2008) Entwicklungsstörungen bei Kindern. Praxisleitfaden für die interdisziplinäre Betreuung. München: Urban und Fischer

Strauß B, Buchheim A, Kächele H (Hrsg) (2002) Klinische Bindungsforschung. Stuttgart: Schattauer

Strauß B, Buchheim A, Kächele H (Hrsg) (2002) Klinische Bindungsforschung. Stuttgart: Schattauer

Teml H, Teml H (1994) Komm mit zum Regenbogen. Phantasiereisen für Kinder und Jugendliche. Linz: Veritas

Thich Nhat Hanh (1992) Ich pflanze ein Lächeln: Der Weg der Achtsamkeit. Stuttgart: Theseus Verlag

Thich Nhat Hanh (1997) Schlüssel zum Zen. Der Weg zu einem achtsamen Leben. Freiburg: Herder

Thich Nhat Hanh (2002) Das Wunder der Achtsamkeit. Stuttgart: Theseus Verlag

Thomasius R, Küstner U (2005) Familie und Sucht. Stuttgart: Schattauer

Tröhler D (2008) Johann Heinrich Pestalozzi. Stuttgart: UTB Profile (Uni-Taschenbücher S)

Waldschmidt I (2006) Maria Montessori: Leben und Werk. München: C.H. Beck

Weinberg D (2008) Traumatherapie mit Kindern. Strukturierte Trauma-Intervention und traumabezogene Spieltherapie. Stuttgart: Klett-Cotta

Wicki W, Bürgisser T (2008) Praxishandbuch Gesunde Schule: Gesundheitsförderung verstehen, planen und umsetzen. Bern: Haupt

Wilken, E (2000) Mit den Händen sprechen. In: Wilken E: Unterstützte Kommunikation. Stuttgart: Kohlhammer

Winnicott D W (1965/1974/1984). Reifungsprozesse und fördernde Umwelt. München: Kindler

Wittmann A J, Holling H (2004) Hochbegabtenberatung in der Praxis. Göttingen: Hogrefe

Sachverzeichnis

A

Abhängigkeitspotential 188, 299
Ablenkbarkeit 131, 151, 174, 178, 182, 192, 236–237, 405
Absencen 184
Absetzversuche 165
Abstraktion 127, 319
Abusus 186
Abwehr 43, 115, 124, 166, 435
Abwehrmechanismen 40, 96
Acht-Monatsangst 262
Achtsamkeit 111, 121, 202, 252, 315, 331, 375–379, 382, 384, 387, 398, 462, 465–466
Achtsamkeitstagebuch 378
ADD 150, 155, 188
Adderall 196
ADHD 150, 180, 188, 194
ADHS 149–151, 153–167, 170–171, 173–175, 178–187, 191, 193–202, 204, 209, 218, 221, 237, 267, 317, 331, 340, 400–401, 403–413, 455, 459–460, 462–465
ADHS-Hilfestellungen 400
ADI-R 129
Adipositas 119–120
Adoleszenz 6, 22–23, 115, 178, 200, 282
Adoptionsstudien 222, 296
ADOS 129
ADS 149–151, 154, 167, 170–171, 178, 182, 184, 401, 462, 466
Affekte 29, 254, 257
Affektive Störungen 168, 213, 257, 266
Affektivität 84, 86
Affektmotorik 163
Affektverflachung 254, 257
Affolter 132
Aggression 29, 42, 77, 79–82, 96, 123–124, 223, 244, 350, 407, 409, 435, 461–462, 464–465
Aggressionsumkehr 247
Akathisie 259
Akut-Therapie 228, 238
Akzeptanz 22, 59, 109–112, 121, 231, 241–242, 282, 287, 322–323, 376, 388, 435
Alarmsignale 215
Albträume 81, 253, 262, 264, 273, 275, 292
Alpakas 337
Alpha-Grundrhythmus 162
Ammensprache 60
Amphetamin 162, 300–301
Amygdala 49, 82, 264–265, 279–280
Anamnese 171, 179, 185–186, 201, 214, 237, 344
Anfallsleiden 171, 191, 221, 237
Angst 9, 23, 27, 31, 33, 42, 47–48, 50, 54, 56, 65, 79, 87, 91, 96, 100–101, 103, 106, 114, 127, 140, 151, 156, 161, 165, 174, 186, 191, 208, 218–219, 223–224, 231, 241, 253–254, 262–265, 267–270, 273, 279–281, 286, 298–299, 302, 335, 338–339, 349, 362–364, 367, 383, 391, 406, 413, 419, 428, 434, 445, 452, 455, 464
Angstfragebögen 266
Ängstlichkeit 29, 35, 87, 189
Anorexia nervosa 114–118
Anpassungsstörung 266
Anthroposophie 310
Anticholinergika 256
Antihistaminika 171
Antipsychotika 239–240, 259
Antrieb 235, 239, 254, 257, 300, 307, 427
Antriebslosigkeit 217–219, 243, 298
Apathie 257
Appetitminderung 189, 194
Apraxie 138
Arbeitsgedächtnis 159, 172
Arbeitsplatz 169–170, 181
Arbeitstempo 172
Asperger-Syndrom 129–132, 184
Assoziationen 67, 166
AT 360–362, 364–365, 378

AT-Oberstufe 362
Atemübung 361
Ätiologie 158, 255, 264, 271, 465
Atmung 361, 365, 378, 380
Atomoxetin 180, 193–197
Auditive Verarbeitungsstörung 182
Aufmerksamkeits-Defizit-Hyperaktivitäts-Störung 150, 156
Aufmerksamkeits-Defizit-Störung 150
Aufmerksamkeitszentrum 159–160
Ausdrucksmotorik 163, 167
Auslösefaktoren 241
Auszeit-Zone 412
Autismus 106, 126–131, 184, 258, 331
Autoaggression 42, 56, 79, 81, 124, 462
Autogenes Training 360, 364, 464
Autonomie 6, 23, 25, 30, 38, 51–53, 114, 123–124, 165, 246, 262, 267
Autorität 308, 311
Ayres 133
Azetylcholin 188

B

Balance 31, 39, 65, 109–111, 121–122, 215, 252, 282, 363, 386
Basalganglien 161
Bauchübung 410
Baumübung 369
Bedürfniskategorien 44
Beeinflussungswahn 257
Behandlungsziel 152
Behaviorismus 11, 222
Belohnung 11, 159, 338, 403–404, 426
Benotung 323
Benzedrin 155
Benzodiazepine 240, 267
Beruhigungsmittel 251, 301
Betablocker 267
Betäubungsmittelgesetz 192, 299
Bewältigungsstrategien 93, 201, 214–215, 286
Bewegungsdrang 177, 187, 316, 365
Bewusstsein 6, 22, 40, 206, 254, 307, 318, 382–383, 389
Bewusstseins-Verschiebung 298
Beziehungsabbruch 167
Beziehungskurve 203
Beziehungsverhalten 90, 163, 336
Bezugsperson 26–34, 54, 56, 60, 63, 65, 76, 78, 92, 95, 130, 143, 148, 163–164, 184, 217, 264–265, 270, 277, 291
Bindung 10, 23–24, 26, 28–33, 51–52, 62, 66, 78, 93, 97, 100, 163, 184, 217, 219, 332–333, 338, 343, 382, 459–460
Bindungserfahrungen 29, 33–34
Bindungsforschung 28, 30, 36, 164, 466
Bindungsmuster 30, 33, 93
Bindungsstile 30, 33
Bindungstheorie 26, 59, 97, 163, 459
Bindungsverhalten 26, 31–32, 53, 71, 107, 143, 148, 264, 333
Bio-psycho-soziale Theorie 155
Biochemie 164
Biologie 72
Biorhythmus 36, 215
Biperiden 256
Bipolare Störung 187, 465
Bizarres Verhalten 257
Blickkontakt 7, 123, 126, 130, 140, 220, 286, 396, 398
Blindenhund 335
Blockierungen 365
BLS 90–92, 187
Bobath Konzepte 133
Borderline-Störung 40, 43, 90–91, 93–94, 96–97, 100, 105–106, 150, 191–192, 252, 285, 331, 376, 462
Brandings 102
BTM-Rezepte 192
Bulimia nervosa 114, 118
Bulimie 115–118, 121–122, 460

C

Cannabis 180, 185–186, 243, 250–251, 256, 298–299
Carbamazepin 229, 239–240
Casa dei Bambini 313
Caspi A 460
Chatrooms 302
Checklisten 406

Chorea Huntington 258
Chrono-Psychologie 409
Clozapin 259
Co-Therapeuten 331, 345, 459
Coaching 202
Colliculi superiores 160
Coming-out 22
Compliance 109, 259
Concerta 196
Containment 29, 164
Coping-Mechanismus 290
Coping-Strategien 30, 181, 201, 241, 275, 331
Corpus callosu 161
Crack 299
Craving 121, 299
Crystal Meth 300
Cuttings 102
Cyber-Junkies 224
Cyber-Suizide 247

D

Da-Costa-Syndrom 274
Dalton-Plan 314
Das eigensinnige Kind 432
Das hässliche Entlein 444–445
Das Mädchen mit den Schwefelhölzern 433
Das Mädchen ohne Hände 427
Daueraufmerksamkeit 173
DBT 108–109, 111, 252, 272, 281–282, 285–286, 384
DBT-A 108, 111, 282
DBT-PTSD 281–282
Deeskalation 202
Defektzustand 254
Definition 8, 41, 46, 227, 262, 274
Defizite 73–74, 89, 94, 97, 119, 129, 161, 168, 171–172, 344, 389
Delinquenz 56, 76, 85
Delphin-Therapie 338
Denkstörungen 255, 257
Depersonalisation 290
Depression 56, 94, 100–101, 115, 120, 142, 161, 181, 184, 186, 190–191, 213, 215–227, 229–231, 234–235, 237–238, 251, 263, 266, 270, 278, 280, 445, 464–465
Depressionsskala 221
Der Junge im Bus 261
Designerdrogen 243, 256, 299–300
Desintegrative Störung 258
Desipramin 196
Destruktivität 254
Diabetes mellitus 266
Diagnosemethoden 157
Diagnostik 102, 112, 127, 152, 168, 181, 185, 217, 220, 237, 257, 265–266, 272, 371, 462, 465
Dialektisch-Behaviorale Therapie 101, 108, 463
Diathese-Stress-Theorie 100
Didactica magna 307
Didaktisches Material 321
Die Nixe im Teich 418
Differentialdiagnosen 266
Diskriminations-Training 283, 286
Disposition 13, 96, 120, 152, 159, 175, 278–279, 295–296
Dissozialität 150, 153, 179
Dissoziation 102, 187, 279, 282, 290, 433, 465
Distanzlosigkeit 169
Dolphin-Human-Therapy 338
Dopamin 158, 160, 187–188, 192–193, 197, 221, 238, 259, 278, 301
Dopamin-Agonisten 187
Dopamin-Defizit 160, 197
Dopaminrezeptor-Gen 158
Dopamintransporter-Gen 158
Dosierung 180, 189–190, 195, 228, 239
Drogen 180, 224, 237, 243, 246, 255–257, 266–267, 282, 289, 294–295, 297, 299–302, 461, 465
Drogen-Abusus 180, 266
Drogen-assoziierte Psychosen 255
Drogen-Screening 237, 257
Droschkenkutscher-Haltung 363
DSM-III 155
DSM-IV 84–85, 91, 128, 156, 158, 169–170, 274–275, 465
Dunkelangst 214

Dynamik 105, 165
Dysfunktion 40, 127, 158, 162, 223, 271
Dysfunktionale Denkmuster 218
Dyskalkulie 74
Dyskinesien 160, 259
Dysphorie 232
Dysthymie 215

E

Early Onset Schizophrenia 255
Ecstacy 256
Edison-Gen 153
Edukation 109, 111, 120, 225
EEG 161–162, 184, 237, 239, 254, 257
Eigenmedikation 243
Eigenverantwortlichkeit 298, 321
Einengung 244, 247, 253, 273
EKG 240, 257
Eltern-Training 293
Elternberatung 183, 225, 242
Elternschulung 184
EMDR 284
Emotionale Störung mit Trennungsangst 264
Emotionale Taubheit 273
Emotionen 21, 33, 35, 41–43, 46–57, 64, 93–94, 100, 106–107, 123, 127, 141, 193, 234, 265, 268, 308, 332, 376, 389–390, 396, 466
Emotions-Regulation 202
Emotionsregulations-Störung 181
Empathie 127, 153, 164, 332, 389–390
Empathiestörung 164
Endorphine 107
Energieball 380
Entfremdungserlebnisse 255
Entspannung 301, 343, 364–367, 369, 373
Entwertung 83, 95, 98
Entwicklung 5–16, 18–19, 22, 24–30, 33, 35, 39, 46, 49, 54–57, 60–62, 65–67, 71–73, 75, 78, 84–85, 92, 95–97, 108, 112, 115, 127, 129, 132, 135–136, 141–142, 145, 148, 152–153, 158, 168, 171, 174, 182, 185–186, 192, 197, 201, 205, 212, 214–216, 219, 222, 224–226, 239, 250, 257, 262, 271, 275–279, 287, 293, 298, 309, 311, 316–319, 321, 328, 332–333, 341, 346, 367, 377, 389, 392, 408, 411, 418, 441–442, 444, 460–461, 463
Entwicklungsaufgaben 6, 13, 71, 114
Entwicklungskrisen 245
Entwicklungsmodelle 9
Entwicklungsphasen 8, 14, 39, 312, 332
Entwicklungspsychologie 5, 10–11, 15, 36, 53, 135, 464, 466
Entwicklungsstand 17, 169–170, 226
Entwicklungsstörung 135, 141–142, 145, 162, 184, 266
Entwicklungstabellen 6–8
Entwicklungsverzögerung 143, 162
Enzephalitis 258
Epilepsie 136, 184, 230, 256, 266
Epileptische Psychosen 256, 258
Equasym 196
Ergotherapie 259, 272
Erhaltungstherapie 228, 238
Erinnerungshilfen 401
Ernährung 49, 117–120, 155, 328–329
Erregbarkeit 35, 128, 160, 193, 231, 240
Erregungsniveau 54, 93, 100, 289
Essstörungen 72, 106, 113, 115, 217, 220, 267, 280, 290, 460, 462, 466
Essverhalten 117–119, 216, 222, 289
Euphorie 243, 299, 302
Eurhythmie 310
Eutonie 319
Existenzängste 276
Exposition 281–282
Extraversion 45
Eye Movement Desensitization and Reprocessing 284

F

Familiendynamik 75, 246
Familientherapie 200, 242, 258–259, 267–268
Feedback 179
Fehlerquote 173

Fehlerwerte 173
Fehlinterpretationen 173, 251, 283
Feinfühligkeit 26, 29, 62, 148, 164
Feinmotorik 65, 132, 182, 321, 327
Fixierung 43–44
Flash-backs 253, 273, 275, 288, 368
Flooding 281
Flüchtlingskinder 276
fMRT 126
Folgeerkrankungen 152
Förderung 25, 56, 122, 133–134, 141, 147–148, 175, 227, 312–313, 315, 398–399, 461
Foren 303
Fragebögen 171, 190, 221
Freiarbeit 314, 322
Freiheit 9, 53, 80, 309–310, 362, 458
Fremdbeobachtung 189
Frontalhirn 160
Frühdiagnostik 157
Frühprävention 198, 463
Frühwarnzeichen 227, 241–242, 244, 252, 283
Frustration 35, 179, 247, 269
Frustrationstoleranz 6, 59, 65, 74, 93–94, 183, 193, 217, 295, 390
FSK 129
FWI-Test 173

G

GABA 279
Gamma-Amino-Buttersäure 279
Gedanken-Ausbreitung 257
Gedankenabriss 257
Gedankenlautwerden 257
Gedankensperre 257
Gefühle 28–29, 31, 36, 42, 48–49, 52, 54–57, 61, 64, 66, 79, 87, 90, 94–95, 98–100, 105, 110, 119, 123, 126, 138, 166–167, 187, 218–219, 221, 223, 227, 230, 235, 253, 273, 280, 285–286, 288, 293, 295, 298, 309, 332, 343–345, 351, 358–360, 367–369, 375, 377, 381, 384, 394, 398, 417, 458
Gehirnreifung 162
Gehirnstoffwechsel 167, 199
Gender Mainstreaming 20
Generalisierte Angststörung 263
Genetik 12, 82, 126, 137, 158, 163, 222, 270, 278
Genotyp 12
Genvariante 12
Gereiztheit 219, 232, 242
Geriatrie 332
Geschlechtsidentifikation 17
Geschlechtsidentität 18–19, 37, 46
Gesprächskultur 316, 412
Gewalt 72, 77–83, 94, 151, 224, 262, 269, 277, 286–287, 292, 295, 307–308, 315, 350, 383, 421, 428, 464–465
Gewalt-Gen 82
Glukose 162
Glutamat 126, 188
Go/no go-Tests 172
Goldilocks and the three bears 453
Größenwahn 236
Grübeln 217–219, 263, 285, 289
Grundrechte 315
Gruppenarbeit 178

H

Halbwertszeit 192–193
Halluzinationen 236, 256–257, 299
Halluzinogene 256, 302
Hamburg-Wechsler-Intelligenztest 173
Handlungskompetenz 110, 331, 390
Hans mein Igel 435–436
Haus der Kinder 314
HAWIK-III 173
Hebephrenie 255
Heilpädagogik 332, 334
Heimkinder 276
Hepatotoxizität 196
Heritabilität 158
Herzübung 361
HHN-Achse 224
High-Risk 185, 255, 281
High-Risk-Familien 255
Hilfestellungen 77, 133, 204, 329
Hilflosigkeit 77, 163, 167, 219, 223, 231, 273, 296
Hippokampus 222, 225, 279–280

Hippotherapie 138–139, 339–340
Hirn-Flickflacks 387
Hochbegabung 131, 174–175, 323
Homosexualität 22
Hör-Memory 381
Hormone 333, 409
Horrortrip 302
HPA-Achse 222
Hyperkinetische Störung 156, 168, 185, 460
Hypermotorik 166
Hypersensibilität 193
Hypomanie 237
Hypothese 190
Hypoxie 159

I

IBT 122, 466
ICD-10 74, 85, 90, 128, 137, 143, 145, 156, 158, 168–169, 274
Ich-Schwäche 246
Ideenflucht 236
Identifikation 40, 268
Identität 6, 14, 17, 20–23, 57–58, 90, 113, 123–124, 246, 319, 389, 427, 439
Identitätsfindung 58, 215, 235
Identitätskonstruktion 58
Identitätskrisen 81, 245
Ideologie 277
Illegale Drogen 297
Imagination 67, 281, 367–368, 372–373, 408, 465
Imaginationsverfahren 367
Imitations-Suizid 247
Impulsdurchbrüche 74, 285
Impulshemmung 152
Impulsivität 45, 82, 88, 94, 141, 153, 158, 163, 167, 169–170, 179, 185, 188, 193, 264, 461
Impulskontrolle 80, 84, 86, 90, 97, 100, 162, 170, 177–178, 181, 185, 206, 277
Indigokinder 154
Innere Helfer 369
Innerpersönliche Intelligenz 408
Integration 6, 76–77, 120, 122, 165, 198–199, 203, 259, 284, 286, 323, 459
Integrative Bewegungstherapie 122, 466
Intellekt 254
Intellektualisierung 41
Intelligenz 12, 15, 132, 172, 175–176, 209, 296, 311, 317–318, 336, 407–408, 464
Intensität 47, 49, 53, 84, 135, 164, 171, 179, 183, 187, 236, 276, 288
Interaktionen 10, 28, 36, 49, 51, 55–56, 60, 63, 94, 97, 128, 132, 143, 148, 163, 174, 182, 212
Interaktionsstile 71
Interaktive Spiele 395
Internet 81, 181, 301–303
Interpersonelle Skills 202
Interpersonelle Therapie 227
Interpretation 61, 110, 112, 164, 182, 418
Intoxikation 196, 258
Introversion 45
Intrusionen 280, 283, 290, 368
Invalidierung 36, 98, 110
IQ 175, 182, 257, 311, 461
IROMEC 134
Irreversibilität 246
Isolierung 23, 43, 178
Ivanhoe 335, 459

J

Jacobson 366, 410
Jena-Plan 314
Johanniskraut 229–230
Joint 299

K

Kampfsport 407
Kanner-Syndrom 129
Katastrophisieren 218
Katecholamine 158
Kernsymptome 148, 161, 187
Ket 300
Ketamin 300
Killerhund 335

Kind-Hund-Beziehung 334
Klassifikation 35, 74, 90, 137, 460
Koffein 159, 243
Kognitionen 51, 84, 201, 223, 284, 286
Kognitiv-behaviorale Psychotherapie 201
Kohärenzgefühl 277
Kohäsionsgesellschaft 318
Kokain 185, 198, 243, 256, 258, 299
Koma-Trinken 294
Kommunikation 53, 61–62, 65, 128–129, 132, 134, 137, 140, 151, 163, 181, 193, 202, 332, 336, 338, 340, 343, 345, 389, 391–392, 405, 459, 463, 467
Kommunikationsstil 63, 234
Komorbidität 88, 181–182, 184, 186, 218, 227, 237, 266, 269, 271, 278, 280, 285
Kompensation 42
Konflikte 22, 39, 53, 77, 107, 124, 164, 178–179, 227, 319, 322, 383, 427
Konsumverhalten 180
Kontakt 7, 16, 26, 33, 56, 112, 123, 126–127, 130, 132, 134, 143, 163, 166–167, 233, 260, 276, 281, 284, 296–297, 300, 333–334, 367, 369, 372–373, 377, 380, 386, 389, 392–393, 465
Kontaktstörung 166
Kontinuität 57, 260
Kontraindikation 191, 240, 373
Kontrollverlust 284, 288, 409
Kontrollwahn 257
Kontroversen 150, 198, 463
Konzentration 53, 65, 82, 132, 173, 192–193, 228, 239, 321, 327, 333–334, 339, 346, 366–367, 405, 407, 409–410, 413
Konzentrationsfähigkeit 77, 120, 138, 152, 172–173, 300, 313
Kooperation 6, 178–179, 267, 350
Koordination 60, 65, 132, 135, 138–139, 182, 320–321, 339
Körperhaltung 32, 48, 123, 132, 220, 365, 398
Körperübungen 121, 286
Kortex 159, 161–162, 172, 193, 199, 279
Kortisol 333
Kosmische Erziehung 463
Krafttiere 372, 459–460
Krampfanfälle 239, 300
Krankheitsmodell 200
Kreativität 23, 28, 95, 153, 175, 181, 310, 328, 412, 435
Krisen 22, 77, 90, 100, 165, 245, 253, 281, 294, 331, 347
Krisen-Hopping 281
Krisenintervention 204
Kulturelle Unterschiede 157
Kunsttherapie 167

L

L-Dopa 187
Lamas 337–338
Lamotrigin 240
Lautunterscheidung 146
Lawinenhund 335
Lebenskrisen 295
Lebensqualität 260, 275, 282, 376
Leberwerte 189, 240
Leere 32, 90–91, 105, 107, 187, 288, 344–345, 457
Legasthenie 74, 145–146, 327–328
Leidensdruck 152, 187, 189, 199, 290
Leistungsdiagnostik 266
Leistungsschwäche 178
Leitsymptome 85–88, 170, 174, 184
Lernhilfe 198
Lernpartner 402
Lernprozess 13, 44, 60, 308
Lernstörungen 74, 141, 182
Lerntheorie 44, 222
Lernverhalten 160, 220
Leseprobleme 404
Libido 190, 236, 299
Liegehaltung 363
Lithium 229, 239, 243
Locus coeruleus 160
LSD 256, 302

M

Magistraliter-Rezeptur 196
Major Depression 160, 186, 220, 275

Mandelkern 49, 222, 264–265, 279
Manie 235–237, 243
MAO 82, 191–192
MAO-A-Gen 82
MAO-Hemmer 191–192
Märchen 235, 417–418, 422, 427, 432, 435, 441, 453, 455, 459, 461, 464
Marihuana 256
Mary Poppins 365
MBSR 375–376
MDK 235, 238, 241
Medienkonsum 77, 81, 214, 459
Medikation 150, 164, 166, 174, 187, 189, 195, 197, 239, 241
Medikinet 196
Meningitis 258
Mentalisierung 97, 106, 461
Mephedron 300
Merkfähigkeit 182
Metallica 249
Methylphenidat 151, 161–162, 180, 183, 188–193, 196–197, 199, 209, 237
Migräne 230
Milieutherapie 343
Mimik 28–29, 32, 48, 53, 62, 216–217, 220, 282, 336, 395, 398
Mindblindness 127
Minderbegabung 145, 182, 365
Minimal Brain Damage 155
Minimale Cerebrale Dysfunktion 155
Mischzustände 236, 250
Missbrauch 8, 33, 52, 75, 78–79, 100, 113, 118, 143, 151, 198, 221, 224, 267, 276–277, 287, 290, 292, 372, 382, 442, 461
Misshandlung 33, 75–76, 78–79, 82, 143, 221, 461
Misstrauen 23, 52, 255, 298
Mobbing 221, 269
Monoaminooxidase 82, 192
Montessori-Methode 309, 327, 405
Morbus Parkinson 160, 197
Morphine 256
Motivation 8, 13, 44, 61, 110, 159, 175, 179, 181, 222, 308, 311, 315, 327, 333–334, 403
Motorik 7, 56, 138, 159, 217, 220, 320, 334
Mountaineer-Montessori School 453
MRT 237, 257
MTB 112
Musiktherapie 132
Muskeltonus 182, 239, 339, 366
Mutismus 89, 131, 140
Mutter-Kind-Trainingsprogramme 226

N

Nebenwirkungen 150, 152, 171, 189–190, 194–197, 221, 228–230, 240, 259
Negativ-Symptome 257
Neid 56, 422
Neologismen 128, 257
Neugierverhalten 33
Neuroanatomie 161
Neurobehaviorales Modell 101
Neurobiologie 264
Neurofeedback-Methoden 203
Neuroleptika 256, 259
Neuron 188
Neuroneogenese 225
Neurophysiologie 49, 161
Neuropsychologie 127, 162
Neurotizismus 37, 45
Neurotransmitter 82, 115, 160, 192, 221, 238, 259, 279, 301, 409
Newsgroups 303
Nikotin 243, 301
Noradrenalin 82, 160, 188, 192–193, 221, 228, 238, 301
Notfallkoffer 371, 387
Nucleus accumbens 159–160, 193, 222

O

Objekt 29, 42, 78, 95, 165, 286
Objektverlust 166
Ocytocin 333
off label 229, 240
Olanzapin 240, 259
Omega-3-Fettsäuren 155
Online-Spiele 302
Opiate 107, 256, 301–302

Opioide 301–302
Oppositionsverhalten 174, 179
Organisation 82, 131, 160, 202, 254, 314
Organische Psychosen 257
Orthorexia nervosa 116, 118

P

Pädagogik 132, 308–311, 313–315, 321, 323, 329, 331–332, 344, 459, 463–465
Panikstörung 191, 263, 267
Paracelsus 152
Parathymie 254
Parietalkortex 160
Patchwork-Familie 224
Pathogenese 238
Pathologie 8, 95, 163, 215
Pavor nocturnus 262
Peergroups 52, 82, 179, 215, 262
Pemolin 196
Persönlichkeitsstörung 84–85, 88, 90–91, 101, 170, 174, 185–187, 278, 282, 293, 463
Persönlichkeitsstruktur 264
Persönlichkeitstypen 246
Pessimismus 53, 218–219
PET 49, 126, 161–162
Pflegekinder 276
Phänomen 10, 46, 173, 206
Phänotyp 12
Phantasie 6, 28, 40, 65, 87, 95, 214, 284, 310, 319, 321, 359, 364, 417, 433
Phantasiebilder 367
Phäochromozytom 266
Pharmakotherapie 152, 190–191, 196, 225, 228, 238
Phasenprophylaxe 237–238, 240
Phencyclidin 256
Phobien 43, 148, 186, 232, 266
Piercing 102
PITT 281, 463, 465
PMR 366–367
Positiv-Symptome 257
Posttraumatic Stress Disorder 273–274
Posttraumatische Belastungsstörung 88, 273, 276, 287, 347, 461, 465
Potential Space 96
Prävalenz 156, 213, 270
Prävention 120, 184, 271, 302, 331–332, 357, 462
Priorität 319
Problembewältigung 227
Prognose 115, 127, 148, 199, 237, 260, 270–271
Progressive Muskelentspannung 366
Projektion 40–41, 96, 268
Projektive Identifizierung 42, 94
Prolaktin 333
Protektive Faktoren 224
Pseudo-ADD 151
Psilocybin 256
Psychoanalyse 94, 223, 226
Psychoanalytisches Modell 163
Psychodynamisch Imaginative Traumatherapie 463, 465
Psychodynamische Therapie 267
Psychoedukation 200, 202, 238, 242, 258–259, 272, 285, 293
Psychologische Konzepte 222
Psychopharmaka 171, 239, 241, 258, 268
Psychosen 191, 250–251, 254, 256, 294, 365, 373, 462
Psychostimulantien 155, 188, 192, 195–196, 198
Psychotherapie 66, 96, 102, 108, 112, 165, 167, 199–200, 202–204, 225–226, 228, 238, 241–242, 258–259, 267, 272, 280, 329, 362, 367–368, 460, 462, 465
PTSD 67, 166, 224, 265, 273–276, 278–280, 282, 285, 287, 289–290, 292–293
Pubertät 6–7, 14–15, 21–23, 39, 57, 81, 117, 157, 165–166, 177, 179, 215, 220, 255, 263, 347, 350, 462
Publikationen 79, 178
Pulvinar 160
Purging 116, 118

Q

Qi 379
Quetiapin 240, 259

R

Rapid Cycler 187, 235
Rationalisierung 41
Räumliche Intelligenz 407
Raumorientierung 146
Reagibilität 98
Reaktionsbildung 42
Reaktive Bindungsstörung 143, 184
Realängste 262
Realitätsbeziehung 254
Realitätsüberprüfung 398
Rebound 188–189, 191
Reboxetin 196
Rechenschwäche 74
Rechtschreibschwäche 145
Rechtschreibtraining 147
Rededrang 193, 236–237, 242, 257
Reformpädagogik 307, 375, 432
Reformpädagogische Konzepte 310
Regression 8, 42, 232
Reifung 6, 13, 16, 262, 294, 332
Reizbarkeit 91, 166, 195, 216–217, 230, 236, 273, 299
Reizüberflutung 151
Reizverarbeitung 133, 146, 162, 182
Reizwahrnehmung 158
Relaxation 362
Resilienz 10, 14, 67, 224, 235, 275–278, 296, 463
Responder-Rate 195
Ressourcen 110, 112, 122, 152, 171, 179, 200–201, 204, 227, 277, 282, 291, 312, 330, 373, 400–401, 406, 408, 411, 422
Restless-Legs-Syndrom 171, 187
Retardierung 71, 341
Retraumatisierung 166, 284, 291
Rett-Syndrom 129, 135–139, 462
Rezidivprophylaxe 228
Riechfläschchen 381
Risikofaktoren 72–73, 75, 97, 159, 220, 224, 234, 238, 275, 286, 461
Risperidon 185, 240, 259
Ritalin 151, 153, 196, 198–199
Roboter Kaspar 134
Roboter-Delphin 338
Rollenspiel 65, 202, 393, 398, 403
Rollenumkehr 79
Rosinenübung 381
Rotkäppchen 441–444

S

Salutogenese 277
Säugling 10–11, 35, 60, 163–164, 235, 317
Schädel-Hirn-Traumata 365
Schamanismus 371–372
Schemamodelle 51
Schemata 14, 29, 31, 37, 46, 51–52, 55, 107, 184, 201, 223, 227, 283, 286
Schildkröten-Übung 358
Schizoaffektive Störungen 255
Schizoide Gefühlsarmut 92
Schizophrene Psychose 221
Schizophrenie 160, 168, 185, 237, 254–255, 258, 266, 461
Schlaf 25, 66, 160, 220, 222, 239, 242, 251, 262, 353, 361, 364–365, 420
Schlafentzugstherapie 230
Schlafmittel 301
Schlafstörungen 76, 93, 189, 194, 216–217, 219, 232, 236, 273, 289
Schmerzreize 283
Schmerzwahrnehmung 271
School-Report 323
Schreckneurose 274
Schreibtischhaltung 363
Schreikinder 164
Schulangst 141–142, 268–269
Schulhof-Verkauf 180
Schulleistungen 166
Schulmedizin 371
Schulphobie 270
Schultyp 198, 269, 406
Schulverweigerung 142, 233, 253
Schutzengel 372
Schutzhund 335
Schutzkugel 370

Schweregrad 73, 106, 152–153, 159, 238, 264
Schwereübung 361
Seelenteil 372
Seelenverlust 372
Sekundäre PTSD 287
Selbstachtung 390, 394, 397
Selbstakzeptanz 394
Selbständigkeit 6, 23, 134, 298, 308, 319, 427
Selbstbestimmung 29–30, 310
Selbsteinschätzung 59, 177, 236
Selbsterleben 231
Selbstheilungsversuch 216
Selbstinstruktion 406
Selbstkontrolle 6, 53, 160, 165, 198, 206, 268, 320, 376, 390, 403, 406, 408
Selbstkonzept 37, 46, 84, 277, 283, 389, 392
Selbstmanagement 201
Selbstmord 244, 247, 252, 295, 461, 465
Selbstmordimpulse 246
Selbstreflexion 179, 198, 390–391, 408
Selbstregulation 29–30, 66, 177, 193, 281
Selbstschädigung 90, 152, 157
Selbstsicherheit 45, 333, 362, 389, 392
Selbsttötung 245
Selbstverletzendes Verhalten 102, 105–106, 108, 465
Selbstvertrauen 23, 59, 74, 111, 113, 198, 218, 246, 273, 277, 321, 328, 333, 343, 345, 362, 383, 389, 391–392, 408, 445
Selbstwert 58–59, 73, 113, 174, 200–201, 215, 219, 232–233, 246, 284, 287, 359, 377, 394, 411, 435, 456
Selbstzuschreibung 218, 389
Sensibilisierung 123, 358
Sensorische Integrationstherapie 133
Sensorische Übungen 381
Serotonin 82, 160–161, 188, 195, 221, 225, 228–229, 238, 272, 301, 333
Serotonin-Wiederaufnahmehemmer 195
Setting 41, 91, 120, 122, 185, 328, 365
Sexuelle Orientierung 21
Sichere Bindung 27, 31, 333
Signalerkennung 162
Sinnesmaterial 313, 320
Sitzhaltung 362–363
Skala 173
Skills 80, 109, 111–112, 121, 134, 202–203, 233, 252, 272, 282–283, 285, 287, 290, 293, 357–358, 370, 378, 381, 384, 387, 389, 392–393, 417, 466
Skills-Training 80, 111, 203, 272, 285, 287, 290, 293, 357–358, 370, 378, 381, 384, 466
SNRI 191, 228, 267
Somatisierung 42, 271, 290
Somatoforme Störung 88, 266, 270
Sonder- und Heilpädagogik 227
Sonnengeflecht 361
Soziale Ängste 269
Soziale Integration 259
Soziale Kompetenz 65, 389–390
Soziale Übertragung 16
Soziales Lernen 462
Soziales Umfeld 171
Sozialisation 13, 15, 54, 63, 463
Sozialreformer 309
Sozialverhalten 7, 14, 127, 138, 153, 184, 197, 323, 333–334
Sozialverhaltensstörung 183, 185–186
Spaltung 40, 94–96
Spannungsreduktion 97, 187
Special K 300
SPECT 161
Speed 243, 299–300
Spice 299
Spiegelneurone 332, 343
Spieltherapie 67, 144, 226, 267, 466
Spike-Wave-Aktivität 184
Spiritualität 373
Spontaneität 26, 53, 412
Sprachentwicklung 6–7, 13, 54, 59, 61–62, 131–132, 141, 205

Spracherwerb 59–61, 129
Sprachverständnis 61, 404
SSRI 160, 190–191, 195–196, 228–229, 267, 280
Stabilisierung 108, 137, 199, 284–285
Stabilität 45, 146, 172, 180, 235, 242, 369
Stationäres Setting 204
Stigmatisierung 156, 185, 241, 260
Stimmen-Hören 288
Stimmungsschwankungen 93, 177, 187, 193, 195, 214–215, 217, 243, 294, 296–298, 457, 465
Stimulantien 155–156, 164, 180, 190–192, 195, 198, 221, 237, 408
Stimuli 51, 160
Stirnübung 361
Störung des Sozialverhaltens 106, 168, 184, 266–267
Straffälligkeit 150, 157
Strafvollzug 82, 151, 332, 337
Strattera 196–197
Stress-Killer 228
Stress-Toleranz 252, 381, 384
Striatum 159–161
Struwwelpeter 154, 268
Stummes Lesen 404
Sublimierung 41
Substantia nigra 160
Substanzmissbrauch 72, 91, 174, 179, 185, 213, 216, 236–237
Subtypen 156
Sucht 103, 107, 185, 280, 294–295, 302, 464, 466
Suchtentwicklung 180, 189
Suchtmittelgesetz 180, 196
Suchtpotential 193, 240, 302
Suchtverhalten 153, 185, 197, 302, 372
Suggestionen 361
Suizid 102, 237, 245–247, 250–253, 299
Suizid-Methoden 251
Suizidhandlungen 245–246
Suizidphantasien 247
Suizidrisiko 153, 219, 250, 280
Suppenkaspar 154
SVV 102, 105–107
Symbiose 165
Symbolsprache 418
Sympathomimetikum 193
Symptom-Trias 177, 273
Symptomatik 74, 85, 93, 97, 152, 155, 163–164, 175, 177, 184, 191, 199, 218, 227, 231, 236, 238, 256–259, 263, 268, 270, 279, 281, 286
Symptomsprache 167
Symptomträger 79

T

TADS-Studie 229
Tagesstruktur 241, 259
Tast-Sack 381
Täterkontakt 284
Tätowierung 103–105
TEACCH-Programm 133
Tegmentum 160
Temperament 15, 35–37, 46, 57, 71, 73, 97, 164, 264, 296
Tests 157, 162, 172–173
TFP 112
Thalamus 160, 265
Therapie 40, 80, 109–110, 112, 120–121, 123, 133–134, 138, 140, 142, 147, 152, 154, 160, 165, 167, 174, 179–180, 186–192, 197–198, 200–202, 213, 220, 225–229, 237–239, 242, 250–252, 256, 258–259, 267–268, 272, 274, 281–286, 291–292, 297–298, 313, 331–332, 336–339, 343–344, 357, 364, 384, 400, 455, 459, 461–465
Therapieansätze 108, 138, 142, 144, 148, 152, 284
Therapiehund 335
Tic 183, 190–192, 194
Tic-Störungen 183, 190–192, 194
Tiefenpsychologische Ansätze 203
Tiergestützte Therapie 132, 331, 344, 346
Tierschutz 342
Tierversuch 197
Titrier-Methode 189
Toleranz 181, 242, 313, 322, 331, 349

Toxine 159
Trait 38
Trauer 48, 65, 217, 246, 253, 274, 336, 359, 421, 465
Trauma 33, 102, 224, 273–276, 279–284, 286–288, 290–292, 368, 370, 460, 463–466
Trauma-Gedächtnis 279–280, 282
Trauma-Kognitionen 284
Traumaarbeit 284
Traumatisierung 163, 274, 280, 283, 285, 290
Traumreisen 367
Trennungsängste 75, 214, 216, 262, 273
Trigger 273, 288
Trizyklische Antidepressiva 256
Typ-I-Trauma 287
Typ-II-Trauma 287

U

Über-Ich 39, 262
Überdosierung 196, 255, 300
Überforderung 151, 182, 207, 214, 217–218, 224, 232–233, 269, 272
Übergangsphänomene 95
Überstimulation 156
Übertragung 41–42, 165
Umwelt 5, 8–13, 19, 27–28, 35–37, 39, 41, 44, 46, 49, 54, 57, 59–61, 63–65, 72, 74, 80, 82, 84, 95–96, 98–99, 105, 126–128, 130, 133, 137, 153, 176–177, 179, 226, 241, 264, 290, 302, 317, 329, 389, 394, 444, 467
Umwelteinflüsse 37, 46, 128, 222
Unaufmerksamkeit 110, 168–169
Unsicher-ambivalente Bindung 31
Unsicher-desorganisierte Bindung 31, 33
Unsicher-vermeidende Bindung 31
Unterforderung 175, 182, 221
Ursehnsucht 343
Urverstimmung 223

V

Valproat 229, 239
Variabilität 8
Vegetativum 254
Venlafaxin 196
Verbindungsschwäche 146
Verdrängung 39–40
Vergiftung 240, 251, 254
Verhaltensbeobachtung 171, 179, 237
Verhaltensfragebogen 285
Verhaltensregeln 157, 402–403
Verhaltenssignale 403
Verhaltenstherapie 144, 202, 223, 226–227, 242, 267
Verlaufskontrolle 174
Verleugnung 40
Vermeidung 43, 51–53, 114, 270, 273, 275, 282, 288–289
Vernachlässigung 33, 75–79, 143, 145, 164, 187, 217, 254, 277, 302, 461
Versagen 65, 153, 166, 199–200, 231, 269
Verschiebung 16, 42, 215
Vertrauenskrisen 245
Very Early Onset Schizophrenia 255
Vigilanz 160
Visualisierung 367–368, 408–409
Vitalität 153, 164
Voltigieren 339
Vulnerabilität 36, 97–98, 110, 278, 283

W

Wachheit 160, 301
Wächter 371, 424, 426
Wachtherapie 225, 230
Wahn 115, 257
Wahrnehmungsstörung 182, 254
Wahrnehmungstherapie 132
Waldorfpädagogik 312
Waldorfschule 310–311, 313
Walking the Middle Path 111, 252
Wärmeübung 361
Wendung gegen das Selbst 43
Werkstätte 204, 235, 280, 285, 357, 417
Wieder-Erleben 122, 273–275, 288
Wirkdauer 188–189, 196, 299
Wirkfaktoren 79

Wirksamkeit 148, 164, 188, 190, 193, 200, 229, 267, 367
Wunsch-Laden 359
Wut 22, 35, 42–43, 47–48, 50, 65, 79–80, 91, 94, 96, 100–101, 105–106, 135, 163, 217–219, 223, 247, 253, 274, 286, 359–360, 406

X
XTC 300

Z
Zappelphilipp 149, 154, 462
Zeitmanagement 202, 406
Zen 109, 252, 375–377, 466
Zentrierungsübung 380
Zielhierarchie 201
Zingulum 159
Zoo-Spiel 173
Zwänge 9, 75, 265
Zwangssymptome 255
Zwillingssprache 62
Zwillingsstudien 115, 158, 222, 238, 264, 271, 278